AF811162

Das
System der Medicin
des
Theophrastus Paracelsus
aus dessen Schriften ausgezogen und dargestellt

von

Dr. H. A. Preu.

Mit

einer Vorrede und einem Ueberblicke

über die

Geschichte der Medicin

zur

Beförderung des Verständnisses ihrer Reformation im 16ten und ihrer Aufgabe im 19ten Jahrhunderte

von

Dr. J. M. Leupoldt.

Berlin,
Verlag von G. Reimer.
1838.

Vorrede.

Die Heilkunde ist gegenwärtig unverkennbar in einer der wichtigsten Epochen ihrer Geschichte begriffen. Dieß aber nur so im Allgemeinen anerkennen, sich dabei lobend oder tadelnd, fürchtend oder hoffend nur an Vereinzeltes halten, oder höchstens der ersten der besten oberflächlichen oder einseitigen Deutung vertrauen, fördert in der Hauptsache kaum mehr, als die deßfallsigen Zeichen der Zeit nach Möglichkeit ignoriren. Um deßhalb zu möglichster Sicherheit und Klarheit zu gelangen, muß der gegenwärtige Gesammtbestand der Medicin als bestimmtes Glied ihrer ganzen Geschichte und zugleich als Frucht ihrer Vergangenheit und als Keim ihrer Zukunft gründlich zu erkennen gesucht werden. Dazu reicht aber auch eine noch so vollständige Kenntniß der äußeren Erscheinungen und des Materials der bisherigen Geschichte der Medicin und ihres gegenwärtigen Zustandes nicht hin, sondern ist vor Allem auch ein tieferes Eingehen auf den innerlichen Lebensgrund und Geist, sowie auf die Gesetze und Typen ihrer Entwickelung erforderlich. Ja, diese Forderung schließt sofort die weitere einer möglichst vollständigen und klaren Ueber- und Einsicht über und in alle wesentlichen Elemente, Seiten und Beziehungen der Heil-Wissenschaft als solcher, sowie deren verschiedene Richtungen, Gegensätze, Stufen und Combinationen, in sich.

*

Denn es sind dieselben Momente, die in der Geschichte der Medicin objectiver, concreter und mehr nach und neben einander hervortreten, und die in der Theorie mehr subjectiv, abstract, zumal und in einander gedacht werden; die aber historisch nicht als das wiedererkannt werden, was sie eigentlich sind, wenn sie nicht vorher bis auf einen gewissen Grad wissenschaftlich erkannt sind, obwohl auch umgekehrt die Theorie durch die Geschichte orientirt und belehrt werden muß. Und endlich kann die Geschichte der Medicin genügend nicht gewürdigt werden ohne die ernsteste und lebendigste Anknüpfung an die Geschichte überhaupt und namentlich an die gesammte Culturgeschichte, deren eigentliches Lebensprincip aber wesentlich religiöser Natur ist und sich zuletzt rück- und vorwärts in göttliche Offenbarung verliert, wie sie vollständig und rein nur das Christenthum darbietet.

Wie es indessen damit bei neuerlichen Deutungs- und Orientirungsversuchen in Bezug auf die Gegenwart der Medicin auch stehen mag, so hat sie doch ein glücklicher Instinct mehr und mehr insbesondere an die, in der ersten Hälfte des 16ten Jahrhunderts, hauptsächlich durch Paracelsus, vollends zu Stande gekommene, Reformation derselben anknüpfen gemacht. Denn es wird sicherlich immer klarer werden, daß unsre ganze gegenwärtige Entwickelung, wollen wir sie anders recht verstehen, vorzüglich nach ihrem wesentlichen Zusammenhange mit der im Anfange der neueren Zeit, namentlich des 16ten Jahrhunderts, aufzufassen sei. So zunächst der gegenwärtige Stand jeder besonderen Sphäre für sich mit ihrem damaligen und mit dem dazwischen liegenden Entwickelungsgange; weiter aber aller zusammen mit der damaligen und nachherigen Entwickelung des religiösen Lebens insbesondere.

Je mehr dieß gelingt, desto klarer wird es werden, daß insbesondere die Reformation der Medicin der nächste Keim, Knospe und Blüthe, ja, der Frühling der Medicin der neueren Zeit sei. Zwar wurde Sinn und Ziel jener über die Mannigfaltigkeit ihrer Erscheinungen und Erzeugnisse in der Folgezeit nur zu lange und zu sehr verkannt. Dennoch aber hat ihre Frucht, nach mancher Metamorphose in der Zwischenzeit, wohl erst in der Gegenwart und nächsten Zukunft vollends zur Reife zu gelangen. Der Standpunkt für die Orientirung der gegenwärtigen und nächstkünftigen Heilkunde wird daher gleich sehr verrückt, wenn man entweder nicht bis auf die Paracelsische Reformation, oder, sie mißachtend und überspringend, sofort über sie hinaus zurückgeht. Sie ist der nächste entschiedene Anfang eines neuen großen und reichen Entwickelungscyklus, der nunmehr erst, mit allem Dazwischenliegenden, objectiv und subjectiv vollendet werden soll. Und jener Anfang ist seinem innersten Wesen und tiefsten Grunde nach von so reicher und edler Natur, daß die Heilkunde erst durch die rechte lebendige Wiederanknüpfung an denselben auch vollends in das ihr für die Gegenwart gebührende Verhältniß zu dem edelsten Gemeingute ächter höherer Geistesbildung treten und sich dadurch die Würde, die Achtung und den Einfluß hauptsächlich sichern kann, an denen sie, wie an jenem Verhältnisse, auch in neuester Zeit hie und da mehr verloren als gewonnen hat.

Bei späteren deßfallsigen Anknüpfungen der Gegenwart der Heilkunde an die Paracelsische Reformation konnte aber nicht entgehen, daß die vorhandenen Geschichtswerke, und namentlich das von Sprengel, gerade in dieser Beziehung der nöthigen Vollständigkeit, Unparteilichkeit und Competenz manchfach ermangelten. Zudem sind die älteren Ausgaben der Schriften des Paracelsus verhältnißmäßig selten geworden, ist ihre Benützung auch sonst mit mancher Schwierigkeit verbunden, erschwert Vielen schon der Ueberreichthum der gegenwärtigen medicinischen Literatur das

Studium älterer Werke überhaupt nur gar zu sehr und ist zum Theil eben deßhalb nicht so leicht eine neue Gesammtausgabe zu erwarten. Daher sind denn auch in der letzten Zeit mehrfache Auszüge aus denselben veranstaltet und bessere Deutungen versucht worden, wie namentlich von Rixner und Siber, Locs, Damerow, Schultz, Jahn, Werber u. A., nachdem der Unterzeichnete wenigstens seit 15 Jahren wiederholt darauf hingewiesen hat. Auch in Frankreich ist Paracelsus („le célèbre docteur, qui reforma les sciences et donna au XVIe siècle une impulsion prodigieuse") neuerlichst wenigstens zum Helden eines historischen Romans: Un medecin d'autrefois, par Fabre d'Olivet, Paris 1838. 2 Vol., gemacht worden. Allein trotz des ernsteren wissenschaftlichen Charakters und bei allem Verdienstlichen der deßfallsigen deutschen Arbeiten fielen doch auch sie in Bezug auf die gesammte Heilkunde theils überhaupt noch lange nicht vollständig genug aus, theils wurden sie mit und ohne Wissen und Willen mehr nur unter besonderen Gesichtspunkten unternommen. Durch Mancherlei abgehalten, selbst bald genug einen, dem weiteren Bedürfnisse entsprechenden, Versuch zu machen, war es daher dem Unterzeichneten sehr erwünscht, daß sich Herr Dr. Preu, ein zu manchen schönen Hoffnungen berechtigender junger Arzt, bestimmen ließ, sich der Sache zu unterziehen.

Seine Arbeit besteht in wortgetreuen Auszügen aus der Huser'schen Ausgabe der Paracelsischen Schriften, Straßb. 1616—18, 3 Bde in Folio, die er mit Fernhaltung jeder einseitigen Ansicht und unbekümmert um Lob oder Tadel, die daraus im Einzelnen für Paracelsus resultiren könnten, machte und nach der natürlichen Gliederung und Reihenfolge der medicinischen Doctrinen ordnete. Dabei war ihm Grundsatz, den Text des Paracelsus möglichst wörtlich wiederzugeben. Nur die Orthographie wurde hie und da, soweit dieß zur Erleichterung des Lesens nöthig schien, verändert. Gleichwohl wurden die meisten derjenigen Anomalien, welche auf Kürze des Ausdrucks beruhen, als charakteristisch beibehalten. Alle nichtparacelsischen Worte, selbst nur zur Bildung von Uebergängen eingeschaltete Partikeln, sind eingeklammert. Nur wo längere Paragraphen oder selbst Tractate in's Kurze zusammenzuziehen waren, fand hin und wieder eine Versetzung ganzer Sätze Statt, um die Einheit des Gedankens, wo sie durch Zusammenziehung, Auslassung von Wiederholungen, Gleichnissen u. dergl. gelitten haben würde, wieder herzustellen. Wo zwei Abhandlungen aus verschiedenen Abtheilungen in Eine verschmelzt wurden, wie z. B. über die Gebärung des Menschen, ist das aus der einen in die andere Herübergenommene durch eckige Klammern kenntlich gemacht. Von der Unterzeichnung der einzelnen Auszüge bedeutet H. die angeführte Huser'sche Ausgabe, die römische Ziffer den Band und die arabische die Seite. Zur Berichtigung oder Erläuterung wurde nicht selten die lateinische Redaction der Schriften des Paracelsus von Bitiscus, Genevae 1658, III Voll. in folio, benützt und dieß dann durch (B.) angedeutet. Um diese Arbeit gehörig zu würdigen, ist namentlich auch zu bedenken, daß man früher sogar die Möglichkeit überhaupt bezweifelte, einen systematisch geordneten Auszug aus den Paracelsischen Schriften zu machen.

Je mehr nun die Schwierigkeiten in dieser, wie in mancher anderen Rücksicht, zu einem nicht geringen Theile gerade in der Tiefe, dem Reichthume und der Vielseitigkeit des Paracelsus begründet sind, desto wünschenswerther mußte es auch in Ansehung dieses Auszugs erscheinen, daß durch Heraushebung der einfachen Grundbedeutung der Paracelsischen Reformation der Fall vermieden werde: „vor Bäumen den Wald nicht zu sehen."

Da aber etwas namentlich auch nur dann richtig erkannt wird, wenn es „nicht aus seinem Zusammenhange gerissen“ betrachtet wird, so mußte diese Reformation vorerst selbst aus dem früheren Entwickelungsgange der Medicin zu begreifen gesucht werden. Zwar führte dieß zunächst nur auf den eigenthümlichen Uebergang des Mittelalters in die neue Zeit zurück, dessen Hauptfrucht von Seiten der Geschichte der Medicin eben die Paracelsische Reformation ist. Allein da auch das Mittelalter selbst, im Ganzen und nach einzelnen Beziehungen, da ebenso der Wendepunkt vom Alterthume in dasselbe häufig noch bei Weitem nicht gehörig gewürdigt wird und da endlich zwischen der Paracelsischen Reformation, dem späteren Fortgange und dem gegenwärtigen Stande der Entwickelungsgeschichte der Heilkunde einerseits und zwischen der Geschichte der Medicin im Alterthume andrerseits manchfache interessante und fruchtbare, aber noch lange nicht hinreichend erörterte, Vergleichspunkte Statt finden: so wurde für nothwendig erachtet, dem Auszuge aus den Paracelsischen Schriften einen gedrängten Ueberblick über die ganze frühere Geschichte der Medicin vorauszuschicken.

Ihm aber eine noch ausführlichere Uebersicht ihrer späteren Entwickelung und ihres gegenwärtigen kritischen Zustandes, sowie Andeutungen ihres wahrscheinlichen nächstkünftigen Fortgangs folgen zu lassen, schien das Bedürfniß deßfallsiger Orientirung noch dringlicher zu heischen.

Indem sich nun der Unterzeichnete zu dieser Zuthat entschloß, sollte und konnte jedoch dieselbe auf die Arbeit des Herrn Dr. Preu so wenig irgend einen Einfluß ausüben, daß letztere dieselbe sein würde, wenn erstere auch ganz anders ausgefallen wäre, sowie denn vielleicht auch der Auszug hie und da anders ausgefallen seyn dürfte, wenn ihn der Unterzeichnete unternommen hätte. Stimmen beide im Wesentlichen gleichwohl zusammen, so liegt der Grund einzig in der Sache. Wo sie aber weniger zusammenzupassen scheinen sollten, da käme es erst noch auf eine speciellere Interpretation und Commentation an, deren man sich vorerst überhaupt enthalten hat.

Hoffentlich erinnert diese nicht sowohl gemeinsame als vereinigte Arbeit zur guten Stunde wenigstens an manches Einzelne, dessen Andenken wünschenswerth und förderlich ist, setzt sie manche einzelne Erscheinung besser in's Licht und gewährt sie namentlich auch künftigen ausführlicheren Darstellungen der Geschichte der Medicin, besonders in Beziehung auf wesentliche Bedeutung, inneren Zusammenhang und organische Gliederung ihres Inhalts, manchen beachtenswerthen Anhaltspunkt. Das Höchste und Wünschenswertheste wäre freilich, daß sie merklich zur Vertiefung, Verlebendigung und Veredlung der ärztlichen Bildung überhaupt, welche Eigenschaften zu ihrer Breite nicht überall im entsprechenden Verhältnisse stehen, möchte beizutragen vermögen. Dagegen dürfte aber namentlich der beigegebene Ueberblick über die Geschichte der Medicin, vorzüglich nach seiner Beziehung auf die neuere und neueste Zeit, hie und da wohl auch zum Anstoß gereichen und Widerspruch hervorrufen. Möge dieß jedoch auch von der anderen Seite nur immer auf eine der Wissenschaft würdige Weise geschehen! Möge dieß insbesondere auch der Fall sein in Bezug auf dasjenige, was über den selbstständigeren anthropologischen Charakter der Medicin, ihr damit zusammenhängendes Verhältniß zur eigentlichen Naturwissenschaft, vollends aber zur blos empirischen Naturkunde, und über noch Mehreres und Anderes, das der Heilkunde ebenfalls noththut, — namentlich gegenüber einer gewissen Ueberschätzung und Uebertreibung der an sich und innerhalb ihrer Grenzen zwar sehr schätzbaren, aber dermalen zum Theil allzu ausschließlich beliebten, naturhistorisch-physiologischen Richtung, zu bedenken gegeben wird! Dergleichen bis zu einem gewissen Grade zu hoffen, ermuthigt insbesondere auch der Umstand, daß die Paracelsische Prophezeiung: se a paucissimis intellectum iri, a pluribus vero contemni von der letzten Zeit bei Weitem nicht mehr in dem Maase gilt, als von der früheren.

Zu näherer und vielseitigerer Verständigung schließt sich vielleicht an diese Arbeit bald die im Anhange bezeichnete Zeitschrift an, zu deren Eröffnung der Herr Verleger dieser Schrift und der Unterzeichnete, rein im Interesse der Sache und ohne sonst darnach zu geizen, bereit sind, wenn sie auch anderwärtig als wünschenswerth erachtet werden wird und auf Theilnahme rechnen darf, worüber sachgemäße Aeußerungen stets willkommen sein und hiermit wiederholt ausdrücklich erbeten werden.

Erlangen, am 25. August 1838.

Leupoldt.

Inhalts-Anzeige.

Berichtigungen.

S. 46. Z. 10 v. u. l. speculatio st. speculativ.
— 50. — 1 v. u. l. angeboren st. angeborne.
— 56. — 16 v. o. l. zuwider st. zuwieder.
— 64. — 2 v. u. l. hat's st. hatts.
— 76. — 6 v. o. setze nach „wächst" einen Punkt.
— 82. — 7 v. o. l. jeglichem st. jeglichen.
— 89. — 3 v. u. l. gehn st. gehe.
— 100. Anm. l. tereniabin st. tereniabie.
— 116. Z. 10 v. o. setze nach „werden" das Zeichen).
— 136. — 7 v. u. l. wider st. wieder.
— 153. — 4 v. o. l. Chiromantie st. Chiromanti.
— 157. — 3 v. u. l. einem st. einen.
— 171. — 16 v. o. l. verwandt st. verwand.
— 171. — 23 v. o. l. nun st. nur.
— 187. — 10 v. o. l. nur st. und.
— 192. — 19 v. o. l. der st. die.
— 200. — 1 v. u. l. anders st. auders.
— 206. in der Spalte unter „pulmo" l. crudo st. erudo.
— 208. Z. 15 v. u. l. gleich als st. gleichfalls.
— 209. — 3 v. u. l. ein st. eiu.
— 222. — 9 v. o. l. Matth. st. Math.
— 238. — 12 v. o. l. ceti st. coti.
— 246. — 18 v. o. l. materia st. marteria.
— 282. — 9 v. o. l. nehmen st. nimmt.
— 326. — 15 v. u. l. ablöslich st. ablässig.
— 333. — 1 v. o. l. noch st. nach.
— 333. — 10 v. o. setze nach „Sinne" das Zeichen).
— 342. — 14 v. o. l. Schaden st. Schade.
— 342. — 6 v. u. l. Nervenfibern st. Nervenfiebern.
— 345. — 1 v. o. l. hebe st. habe.
— 348. — 15 v. u. l. auf welche st. welche.
— 351. — 4 v. o. l. nach st. noch.
— 351. — 18 v. u. l. Saite st. Seite.
— 356. — 1 v. u. l. wurde st. wurden.
— 358. — 7 v. u. l. der st. die.
— 365. — 1 v. u. l. ganz st. gauz.
— 368. — 17 v. u. l. dennoch st. demnach.
— 369. — 2 v. u. l. Peart st. Pearst.
— 370. — 18 v. o. l. und Schelling unternahm es sofort ꝛc. st. und unternahm es sofort Sch.
— 371. — 10 v. o. l. Vegetatives st. Vegit.
— 377. — 2 v. o. l. analogen st. analog.
— 377. — 14 v. o. l. verknüpfen st. ankn.
— 382. — 18 v. u. l. daran st. davon.
— 384. — 11 v. o. l. Hauptstärke st. Hauptstücke.
— 385. — 1 v. o. l. denn st. dann.
— 400. — 9 v. u. ist nach „Römer" zu setzen: Theil nahmen.
— 410. — 5 v. o. l. Kliniken st. Kliniker.
— 410. — 7 v. o. l. an psychiatrischen fast gänzlich fehlt st. an einer psych. fehlt.

I.

Ueberblick der Geschichte der Medicin

bis zu ihrer Reformation durch Paracelsus.

I.

Mythische Urgeschichte der Medicin.

1. Begriff mythischer Geschichte überhaupt.

Bei Auffassung der mythischen Geschichte überhaupt sind zwei Extreme zu vermeiden; sie entweder nur als nichts sagendes Gefasel und müssiges Spiel der Einbildungskraft oder als einen nur etwas verhüllten und verblümten Inbegriff baarer, tiefer Weisheit anzusehen. Sie stellt zwar einerseits im Ganzen und ihrem weitesten Umfange nach die Geschichte der Menschheit während ihrer frühesten Jugend dar, aufgefaßt von einem noch weniger entwickelten, darum jedoch auch noch weniger vereinseitigten, sondern totaleren, instinktreicheren, ja wohl einem somnambul hellseherischen Zustande sich nähernden Bewußtsein; so aber andererseits zugleich, daß dieß nicht blos auch ein mehr kindlich und kindisch subjektives und träumerisches ist, sondern Gegenstand und Auffassung zum Theil selbst als positiv abnorm zu betrachten sind. Sie ist in objektiver und subjektiver Hinsicht die Geschichte der Menschheit nicht sowohl in ihrem reinen Urzustande, als vielmehr zunächst nach ihrem κατ' ἐξοχην sogenannten Falle, in den dadurch zunächst gesetzten Mißverhältnissen zu Gott und zur Natur, in ihrer Entwickelung zu Raçen und Völkern, sammt den sie begleitenden krankhaften Entwickelungszufällen und den Spaltungen und Vereinseitigungen ihres desorientirten und bis zu Delirien gestörten Bewußtseins. So vorzüglich in der heidnischen Menschheit, gegen deren krankhaften Entwickelungsprozeß sich das Judenthum wie Heilkraft verhielt und es im Christenthume zur Krisis kommen sollte. Nur aus solchem Zusammenhange erklären sich auch die durch alle Mythologie hinziehende zum Theil tiefe Trauer, ernsten Büßungen, und schrecklichen Opfer.

Dabei findet in aller Mythologie eine jugendliche Indifferenz, Vermischung und Verwirrung sinnlicher und übersinnlicher, religiöser, poetischer und wissenschaftlicher Elemente der Betrachtung und Behandlung der Natur, des Menschen und Gottes Statt — im Ganzen zwar noch vorherrschende Ahnung eines steten und allseitigen Zusammenhangs mit Gott, aber doch mit für dessen richtige Erfassung getrübtem und dem blos Natürlichen einseitig zugeneigtem Bewußtsein, sowie unter zuviel Antheil einer mehr subjektiven, träumerischen und selbst delirirenden Einbildungskraft und Phantasie — daher mehr Bilder und Symbole, als Ideen und Begriffe, und häufige Personification einzelner Beziehungen und Kräfte der Natur und Gottes — zum Theil tief treffender Instinkt in beiderlei Beziehung, besonders aber in Bezug auf allgemeinere Verhältnisse des Naturlebens — aber bei beschränkterer Erkenntniß des Einzelnen und seines Zusammenhangs als Ursache und Wirkung auch häufiges Ueberspringen von Vermittelungen und unmittelbares Anknüpfen an Gott und mehr oder weniger mährchenhaftes phantastisch entstellendes Anknüpfen an Personen und Sachen, die der Nachwelt nicht bekannt genug wurden.

2. Die mythische Geschichte der Medicin insbesondere.

Sie ist, unter den so eben angedeuteten allgemeinen Verhältnissen, die Geschichte der Fötusexistenz der Heilkunde, in ihrer noch ursprünglichen innigeren Verschmelzung mit andern Elementen und Berufsarten der Wirklichkeit, vorzüglich dem Priesterstande, der Indifferenz aller, allmählig sich mehr sondernden und ausbildenden Richtungen höheren inneren Lebens. Ihr zufolge erscheint Erkranken mehr als unmittelbares Verhängniß Gottes oder als Werk von Dämonen und außerordentlichen Menschen; aus Zorn, bösem Willen oder zur gerechten Strafe und als eine Art Erziehungsmittel verhängt. Deßhalb wird auch Heilung ebendaher und von Versöhnung der Verursacher durch Priester als Mittelspersonen und religiöse Verrichtungen, wie Gebete, Gesänge, Beschwörungsformeln, geweihte Amulete, Opfer u. dgl. erwartet. Doch schlossen sich daran unmittelbar heilsam an Reisen zu Tempeln, zum Theil analog unsern Badereisen; wohlthätige Wirksamkeit der häufig vorzüglich gut gelegenen und erhaltenen Tempellocalitäten, ähnlich späteren christlichen Klöstern; damit bisweilen verbundene und benützte Mineralwasser und Gasquellen; eigenthümlich geordnete Lebensweise; Fasten, Baden, Räucherungen u. s. w.; Anwendung bereits erprobter innerer und äußerer Heilmittel; vortheilhafte Stimmung von Geist und Gemüth; der Tempelschlaf, der sich oft um so mehr kritisch bewähren konnte, als er nicht selten zum sogenannten magnetischen gesteigert worden zu sein scheint, so wie endlich der mehr oder weniger deutlichen Aufschluß über Heilmittel und Heilverfahren gebende lebensmagnetische Traum.

3. Werth der mythischen Geschichte der Medicin.

Jedes Entwicklungsfähige erscheint im Anfange und am Schlusse seiner Entwicklung am totalsten. In dazwischen liegenden Phasen derselben tritt es meist viel einseitiger und mehr nur theilweise hervor. Daher kann die vollständige Natur von Etwas und das Ziel seiner Entwicklung aus seiner Urgeschichte an sich besser entnommen werden, als aus dem weiteren Fortgange derselben, deren Ende nur der durchgebildetste und verklärte Anfang ist.

Es ist daher namentlich von nicht geringer Wichtigkeit zu bemerken, wie die Medicin in ihrer mythischen Urgeschichte vollständig und wesentlich *anthropologischen* Charakter bewährt. Wie mannigfach auch von einer dichten Dunsthülle in Farben gebrochen und abgebeugt, so dringt doch der Lichtstrahl des Bewußtseins kräftig genug durch: daß Krankheit, wie alles Uebel, ursprünglichst und im Ganzen seine wahre Quelle nur im religiös-sittlichen Mißverhältnisse, im geistigen Falle, im Mißbrauche der Freiheit der Menschheit habe. Wohl wird nun dieser Eine gemeinsame eigentliche Ursprung zum Theil zu unbedingt in jedem einzelnen Falle späteren Erkrankens angenommen, dergleichen häufig mehr nur durch Folgen jenes Urmißverhältnisses, theils im

Erkrankenden selber durch Zeugung vererbte, theils in der äußeren Natur als Schädlichkeiten gesetzte, bedingt sind. Allein dieser Irrthum ist wenigstens nicht größer, als das völlige Ignoriren jener Urquelle. Und dieß um so mehr, als sich denn doch jener ursprüngliche Erzeugungsproceß von Krankheit im Großen und Ganzen zu einem größeren oder kleineren Theile im Kleinen und Einzelnen immer wiederholt. Nur in Folge an sich höchlich auffallender und bedenklicher Verwöhnung und Vorurtheile kann übersehen werden, wie häufig und manchfach Krankheiten näher oder entfernter durch Leidenschaften des Gemüths, durch Mangel oder Uebermaas, Einseitigkeit und Verkehrtheit in Entwicklung und Bethätigung des Seelenlebens überhaupt, und somit des Nervensystems und Gehirns bedingt sind, und wie sehr all derlei zuletzt von dem Zustande des eigentlich geistigpersönlichen, religiössittlichen Lebens der einzelnen Menschen abhängt.

Ist dem aber so, was Wunder dann, daß die Forderung gestellt wird, zur Verhütung, Linderung und Heilung von Krankheiten eben daran, und dadurch an den eigentlichsten Gegenstand der Wechselwirkung des freien geistigen, religiössittlichen, persönlichen Menschenlebens, also an Gott und Göttliches anzuknüpfen? Allerdings nicht auf Kosten der Beachtung und Behandlung anderweitiger Vermittlung, Wege und Weisen; aber mindestens unter nicht weniger Rücksicht auch auf jene Verhältnisse.

Gar wohl ist also die Beachtung und Behandlung des ganzen Menschen, nach seinem persönlichen, wie organischen Seyn, nach Leib, Seele und Geist, durch die mythische Geschichte der Heilkunde dem Wesentlichen nach eine Mahnung für alle spätere Epochen und Perioden ihrer Entwicklung, und ist insbesondere als Ziel derselben wohl im Auge zu behalten, daß Wissen und Wirken in Bezug auf Gesundheit, Krankheit und Heilung nicht blos auf möglichst vollständige Erkenntniß des Menschen als Organismus und seiner deßfallsigen Verhältnisse, sondern wesentlich auch auf die Erkenntniß desselben als Person, als eigentlich geistiges, religiössittlich zu beurtheilendes und zu behandelndes Wesen zu gründen seien, ohne welche letztere eben auch erstere nimmermehr vollständig und richtig sein kann. Denn dazu gehört nicht blos Erkenntniß von Etwas an und für sich, sondern auch seiner Verhältnisse zu Anderem. Das geistig-persönliche, religiössittliche Leben eines menschlichen Individuums (untheilbaren Ganzen) steht aber zu seinem Organismus und jenes zu Gott und göttlicher Ordnung wahrlich nicht in den wenigst nahen und innigen Beziehungen.

4. Uebergang der mythischen Geschichte der Medicin in die reiner historische Zeit derselben — Geburtsstunde der Medicin als eigenthümlichen Berufes.

Dieser Uebergang macht sich durch folgende Momente hindurch. Aus der früheren Indifferenz der verschiedensten Elemente und Richtungen der menschlichen Entwicklung löste sich, wie mehr äußerlich Raçen, Stämme, Völker, Volkszweige, so mehr innerlich zunächst eine σοφια und σοφοι als ein exoterisches Element von der Totalität des Priesterstandes ab, entwickelten sich an dem Einen Baume, aus Einer Wurzel und unter Einer Sonne — Gottes- und Weltweisheit aus ihrer vorherigen Einheit. Durch zunehmendes Bewußtsein und freithätigeres Erkenntnißstreben steigerte sich jene nach einiger Zeit theilweise zum Anfange der Philosophie, deren älteste Jünger aber zugleich noch manches Priesterliche hatten, so wie zugleich Staatskünstler, Aerzte u. dgl. machten. Und nachdem die Philosophie den Materialismus und die Atomistik bis auf einen gewissen Grad erschöpft und überwunden hatte, nachdem sie sich zum νους erhoben und endlich selbst vorzüglich sittlichen Charakter gewonnen hatte, war auch für die Medicin die Zeit gekommen, als besondere Berufsart selbstständiger hervorzutreten.

Objektiv wurde dieß wohl namentlich auch dadurch bedingt, daß mit dem Fortschritt der Entwickelung, die zu einem großen Theile eine abnorme war, besonders sporadische Krankheiten an Zahl, Mannigfaltigkeit und Hartnäckigkeit zunahmen und zu ihrer Erkenntniß und Behandlung immer mehr forderten. Mehr von subjektiver Seite wurde die Medicin aus einem blosen einzelnen Elemente anderer Berufsarten, namentlich des priesterlichen, zu einer eigenen Berufsart:

a) mehr von ihrer höheren wissenschaftlichen Seite durch Philosophen, die ihre Theorie auszubilden versuchten;

b) von mehr empirisch-praktischer Seite durch die Gymnasien mit ihren Dirigenten, Aufsehern und Dienern, sofern dieselben zur Verbesserung der Gesundheit und Heilung von Krankheiten vorzüglich Diät, Einreibungen in die Haut, Bäder und hauptsächlich Bewegung, Leibesübungen, anwendeten;

c) durch die Periodeuten, welche schon vom Behandeln von Kranken mehr nur durch Arzneien Profession in einem niedrigeren Sinne des Worts machten, Prototyp leider! von nur zu vielen Aerzten aller Zeiten; —

d) durch die Priesterschaft selbst, nicht blos sofern sie Krankheits- und Heilungs-Geschichten bekannt machte, sondern auch sofern sich bei ihr selbst der Sinn für mystische und magische Heilvornahmen, wie wohl bei den Kranken auch die Empfänglichkeit dafür, verringert zu haben scheint.

Die Medicin hätte nie so, wie es leider oft und allgemein genug geschah, eine oder die andere dieser ihrer verschiedenen Wurzeln vergessen und versaumen sollen! Der Eine Baum der Erkenntniß, wie des Lebens, mag noch so viele und große Aeste und Zweige bekommen, so hat doch Leben und Fruchtbarkeit jeder stets vorzüglich aus dem gemeinsamen Ganzen, das in ihm selbst nur in besonderer Gestalt erscheint, zu ziehen.

Die gegen das Ende des 5ten Jahrh. v. Chr. und mit Hippokrates zusammen fallende Geburtsstunde der Medicin zu relativ selbstständiger Existenz ist übrigens eine der wichtigsten Epochen der Geschichte. Sie fällt mit der höchsten Höhe des klassischen vorchristlichen Alterthums, mit der schönsten und kräftigsten Entfaltung griechischen Lebens im Perikleischen Zeitalter zusammen, — diesem äußersten und besten Resultate des Experiments: was der Mensch möglichst nur aus und durch sich selbst, bei getrübtem Gottesbewußtsein und zerrüttetem Verhältnisse zu Gott, vermöge und nicht vermöge, wieweit er sich mehr nur aus eigener Kraft vom Falle wiederaufrichten könne. Die größten Dichter, Geschichtschreiber, Philosophen und Künstler drängen sich mehr oder weniger nahe um diese Epoche. Selbst bis in den fernsten Orient hat sich um diesen Zeitpunkt die Geschichte besonders kräftig erregt und fruchtbar gezeigt, namentlich auch in einem Zoroaster, Buddha und Confucius.

Ihm folgt bald die große und bedeutungsvolle griechisch-macedonische Reaction des idealeren Occident gegen den realeren Orient, zunächst und namentlich Persien, durch welche griechische Sprache und Bildung weithin verbreitet und zum Mittel für die spätere Erscheinung und Ausbreitung des Evangeliums wurden, indeß vollends während der, jenem Zeitpunkt zunächst vorhergehenden Jahrhunderte in dem immer lauter und eifriger gewordenen Lehren, Klagen, Erinnern, Vorausblicken, Mahnen, Strafen und Ermuntern der jüdischen Propheten die kritische Exacerbation und anzeigenden Tage der welthistorischen Krisis des kommenden Christenthums zu erkennen sind. Auch durch weit verbreitete mächtige Seuchen und ungewöhnliche Naturereignisse erscheinen jene ergänzt.

Sollte wohl die Heilkunde, die einer so wichtigen Geburtsstunde sich erfreut, zu etwas so Beschränktem, Geist- und Lebensarmem, Oberflächlichem und Handwerksmäßigem bestimmt sein, als sie leider oft von ihren Angehörigen durch Wort und That charakterisirt wird?

II.

Die Geschichte der Medicin im Laufe des klassischen Alterthumes bei Griechen und Römern — von Hippokrates bis Galen.

5. Jahrh. v. Chr. — 2. Jahrh. n. Chr.

1. Allgemeinste Charakteristik dieser ganzen Periode.

Sie bietet, formell betrachtet, eine besondere Verwirklichung des ganzen Gesetzes und Ganges, so wie der wesentlichen Momente aller Entwicklung dar. In Hippokrates selber, diesem fruchtbaren Sprößlinge einer ausgezeichneten priesterärztlichen Familie, erscheint die Medicin, wie sie theils von der Vergangenheit ererbt war, theils durch seine eigne Genialität und den treffenden griechischen Sinn und Takt ergänzt und gefördert wurde, als ursprüngliche Einheit und Totalität, als noch unentfaltete Knospe in empirisch-praktischer Unmittelbarkeit. In der nächsten Folgezeit entfalteten sich mehr und mehr die einzelnen Elemente und Momente dieses Ganzen, bei zunehmender Reflexion und Abstraction, aber zugleich entsprechender Abnahme genialer Fülle und Frische, dergestalt, daß die vereinzelte Ausbildung je Eines derselben die Grundlage einer besondern Schule oder Sekte bildete — bis endlich Galen den hippokratischen Grund und die wesentliche Ausbeute aller einzelnen Sekten, jenen mehr theoretisch durchdringend, ergänzend und befestigend, diese kritisch nach Spreu und Waizen sichtend und bereichernd, mit mächtiger Dialektik zur relativ höheren Einheit seines Systems durchbildete.

Dabei forderte zwar Hippokrates noch eine innige Verbindung zwischen Heilkunde und Weisheit, die ihm noch mehr unmittelbare Einheit von praktischer Gottes- und Weltweisheit war und zu der er daher namentlich auch Erfahrung in Bezug auf religiöse Läuterungen und Versöhntsein durch sie, sowie nicht minder die Anerkennung der Uebermacht des Göttlichen, als Freisein von Aberglauben rechnete, und prieß nur den Weisheitliebenden Arzt hoch. Auch hat er, wie namentlich auch Platon bezeugt, dafür gehalten, daß man über Leibliches des Menschen gehörig nicht urtheilen könne, ohne das Wesen des Ganzen in Betracht zu ziehen. Deßgleichen schließt sich jede der ihm folgenden Schulen enger an eine herrschende Form der Philosophie an. Allein [illegible]nigstens sofort seine nächsten Nachfolger eiferten schon für eine em[illegible]e, übertriebene Selbstständigkeit der Medicin als be[illegible]ct, gegenüber der Tempel- und Priestermedicin und gegen [illegible]selbe, jene verläugnete mehr und mehr den vollen anthropologischen Charakter, die griechische Philosophie sank selbst von der Höhe eines Sokrates, Platon und Aristoteles Stufe um Stufe herab, und Galen, obwohl namentlich bemüht, den Geist des Hippokrates und Platon zu vereinen, verhielt sich doch theils überhaupt zu sehr äußerlich dialektisch, theils insbesondere dem Geiste des Christenthums, so herrlich und kräftig er sich auch zu seiner Zeit bereits bewährt hatte, und damit selbst den tiefsten, lebendigsten und kräftigsten Zügen der Platonischen Philosophie, entfremdet.

So wurde denn auch die Medicin durch diese übrigens große und reiche Entwickelungsperiode doch nicht sowohl als ein Zweig angewandter und praktischer Anthropologie ausgebildet, als vielmehr sehr vorherrschend erst mehr nur nach ihrer niedrigeren Beziehung zum Menschen blos als organischem Wesen, mit Hintansetzung seines geistig-persönlichen Lebens und der gegenseitigen Verhältnisse. Ja, selbst jenes weniger vom Standpunkte auch nur des Organismus als einer vorzugsweise aus und durch sich selbst werdenden und bestehenden Einheit eines Mannigfaltigen; sondern mehr nur noch nach dem für Organisches, allgemeines Naturleben und selbst Unorganisches Gemeinsamen. Selbst Ersteres wird mehr nur als physikalisch-chemisch Geeigenschaftetes, selbst der Organismus des Menschen, dieser vorzugsweise Mikrokosmos unter allem Deuteroorganischen, gleich allem Irdischen, als aus den vier vermeintlichen Elementen, wenn auch in eigenthümlicher Metamorphose, bestehend und von dem protoorganischen Makrokosmos, wie überhaupt von Außen, zu einseitig als abhängig betrachtet und behandelt. Ueberhaupt wurde der Organismus noch zu sehr als Fertiges und nun mehr nur von außen, und zwar nach allgemeinen Elementarqualitäten, Veränderbares, mehr nur naturhistorisch seinen Erscheinungen nach kennen zu lernen, nicht ebenso seinem Ursprunge und Werden nach, nach seinem Wesen und Seyn von innen heraus zu erkennen gesucht. Wie trefflich sich übrigens auch in dieser Sphäre ein offener und scharf auffassender Sinn für das Natürliche bewährte, so mußte so doch vollends das Concrete, Specifische und Individuelle der Krankheiten und der Heilung großentheils entgehen. Vielmehr wurde die Krankheit mehr nur in Veränderung jener Qualitäten gesetzt und die Heilung als Wiederverbesserung derselben durch Neutralisation und Ausleerung angesehen.

2. Hippokratische Medicin.

Sie beruht nicht auf einer unübersehbar breiten Unterlage empirischer naturhistorischer, physicalisch-chemischer und anatomischphysiologischer Kenntnisse. Vielmehr waren für Hippokrates selbst die letztern sehr beschränkt und mangelhaft; daß er aber dennoch der große und musterhafte Arzt war, spricht wohl dafür, daß zu einem solchen Andres leicht noch wesentlicher gehöre, als jene empirischen Einzelkenntnisse. Dahin gehört unstreitig theils die geeignetste Auffassung und Würdigung der Totalität einzelner Menschen, theils, was dem Hippokrates vollends in so hohem Grade eigen war, ein offener, klarer Sinn für die einzelnen Erscheinungen und das Gesammtbild, so wie vorzüglich für die Geschichte der einzelnen Krankheiten und ihres Heilungsprocesses, theils überhaupt vorzugsweiser Beruf zum Arzte, den weder blose Kenntnisse, noch die blose Befähigung für empirische Naturkunde zu ersetzen vermögen.

Nicht weniger der Zeit und Oertlichkeit im Ganzen entsprechend war aber die Aetiologie der Hippokratischen Medicin. Die Individualität der Kranken, wie ihr Aeußeres, allgemeine tellurisch-kosmische Einflüsse, wie die individuelle Lebensweise mit treffendem Blicke beachtend, war jener namentlich auch zu einem großen Theile eine bessere Beachtung und Benützung des Epidemischen für das ärztliche Verfahren eigen, als dieß später oft der Fall war.

Wahrhaft ärmlich erscheint die **materia medica** und Pharmacie des Hippokrates gegen den Ueberreichthum späterer Zeiten und besonders die gegenwärtige. Aber sorgliche Beachtung und Handhabung der Diät, vollends lebendiger Sinn und Respect für die Heilkraft des Organismus selbst und damit Vermeidung des Schadens tolldreister ärztlicher Uebergeschäftigkeit waren hinlänglich geeignet, jenen Mangel zu ersetzen. Mehr als in jeder spätern Zeit war es aber in der Jugend der Medicin zeitgemäs, die Naturheilung als Vorbild der Kunstheilungen kennen zu lernen. Doch ändert sich mit den Zeiten mehr oder weniger auch das Zeitgemäse; und auch davon abgesehen ist Hippokrates Muster doch immer vorzugsweis nur in Bezug auf acute Krankheiten, deren Heilung die Heilkraft des individuellen Organismus selbst großentheils zu bewirken vermag und deren Erscheinungen großentheils nur Aeußerungen ihres Operirens sind. Bei all dem ist

Hippokrates keineswegs als entschiedener Empiriker anzusehen, so geneigt dazu man auch oft erscheint; sondern beruht vielmehr sein Wissen und Handeln noch mehr auf unmittelbarer, ursprünglicher Einheit von Empirie und Speculation.

3. Die nachhippokratischen Schulen der Heilkunde.

a) Die dogmatische Schule, welche nächste Nachkommen und Verwandte des Hippokrates zu Anhängern hatte, trat aus der Indifferenz des Empirischen und Speculativen, welche in der That die Hippokratische Schule charakterisirt, dergestalt heraus, daß sie unter Vorherrschaft regerer Reflexion vorzugsweise bestrebt war, Beobachtetes zu begreifen und zu erklären. Mit dieser vorherrschenden theoretischen Richtung knüpfte sie übrigens hauptsächlich an das Flüssige, die Säfte des Organismus und an ein Flüchtiges und Geistartiges desselben, das Pneuma, Ausfluß und Abbild der Weltseele, an. Aber selbst diese wurden mehr hypothetisch vorausgesetzt, als wirklich erkannt, und man wich daher namentlich auch in Bezug auf die Zahl der ersteren gegenseitig ab. Uebrigens entspricht dieser erste Schritt über Hippokrates hinaus an sich subjektiv und objektiv dem natürlichen Entwicklungsgange. So oft nämlich das Erfahrungsmateriale bis auf einen gewissen Grad angewachsen ist, erwacht das erklären und begreifen wollende und so reflectirende und speculirende Theoretisiren. Und dieses bezog sich zunächst vorzüglich auf das ursprünglichere, indifferentere und allgemeinere Flüssige, das auch in der Entwicklung und Reproduction des Organismus das Frühere ist. Doch war sie nicht ganz einseitig humoralpathologisch oder chemiatrisch, sondern hatte im Pneuma eine höhere Ergänzung. So weit sich der Geist einer Philosophie an dieser Schule vorzugsweise bewährte, so war es noch der jugendlich frische und genial lebendige der Platonischen. Allein theils in Ermangelung eines hinreichenden Maases sicherern empirischen Materiales, theils bei zu geringer Beachtung desselben verflüchtigten sich diese, in sich selber noch weniger reifen und gediegenen theoretischen Bestrebungen und vagirten sie zu willkührlich. Sitz dieser Schule wurde übrigens allmählig Alexandria.

b) Ebenda aber ging sie im 3ten Jahrh. v. Chr. bereits in ihren Gegensatz über, welche Uebergangsstufe wohl als eine besondere Schule, die alexandrinische, aufgefaßt wird. Die Höhe der altgriechischen Bildung war überschritten. Sie verließ selbst ihr Vaterland. Auf dem fremden Boden gesellten sich als Genossen und Gehülfen der Wissenschaft den Griechen auch Egypter und Juden bei. Mit abnehmender geistiger Lebensfülle und Tüchtigkeit der Gesinnung bei denselben wirkten Begünstigungen der Ptolomäer häufig mehr nachtheilig als vortheilhaft. Buhlen um Fürstengunst und Streben nach Wohlleben verbanden sich mit mehr nur äußerlichen und kleinlichen Bestrebungen für ärztliche Kunst und Wissenschaft, welche letztere mehr und mehr in unfruchtbare und spitzfindige Gelehrsamkeit überging. Wie diese durch immer reicher werdende Büchersammlungen, so wurde durch erleichterte Herbeischaffung von todten und lebendigen Naturgegenständen aller Art, durch die Ermöglichung öfterer menschlicher Leichenöffnungen und selbst durch Vorherrschaft der Aristotelischen Philosophie mit ihrer mannigfaltigen Beziehung auf empirische Naturkunde, so wie der stoischen Philosophie, der Sinn für Empirie einseitig genährt. Und so entspann sich bereits in der zweiten Hälfte des dritten Jahrhunderts der Uebergang

c) zur entschieden empirischen Schule der Medicin. Jede einseitige Richtung ermattet in sich selber nach einer gewissen Anspannung und Herrschaft, worauf ihr Gegensatz zur Herrschaft zu kommen pflegt. In diesem Verhältnisse stehen aber eben der einseitig spekulativ theoretisirende Dogmatismus und der Empirismus. Des letzteren nunmehrige einseitige Vorherrschaft wurde, wie durch das schon Erwähnte, auch noch durch Folgendes begünstigt. Durch Herrschendwerden der skeptischen, bald auch der Epikurischen Philosophie, selbst schon Beweiß der Abnahme inneren Adels und eines kräftigeren, umfassenderen und tiefer eindringenden Sinnes, in Folge des zunehmenden Versiegens der vor- und außerchristlichen Entwicklung, so wie der auf Kosten der Tiefe zunehmenden Breite der Bildung — hielt man sich immer lieber nur an die einzelnen, äußerlichen und niedrigen Erscheinungen, als an das Wesen, und mehr an die Mittel, als an den Zweck.

In der Medicin an Krankheitssymptome, Arzneien und Arzneiformeln. Zwar ahnete man allmählig selbst das Ungenügende des „Dreifußes" der empirischen Medicin, nemlich eigene Beobachtung, Kenntniß der Beobachtungen Anderer und Verfahren nach äußerlicher Aehnlichkeit und Unähnlichkeit der Fälle, und fand noch den Epilogismus, d. h. das Erschließen des innerlichen Wesens, des Einen und Allgemeinen, nöthig; allein auch damit traf man höchstens nur den Weg nach diesem und gelangte wohl selbst an dasselbe, erfaßte es aber nicht eben so lebendig, sondern vexirte sich nur selbst mit blosen abstrakt äußerlichen und formellen Definitionen und Worterklärungen (Hypotyposen) davon, Schattenrisse für die lebendigen Dinge nehmend. Dieß das tröstliche Vorbild jener Halbheit, die man später namentlich auch rationelle Empirie nannte.

Uebrigens wurde durch diese Schule besonders die materia medica und Toxikologie bereichert. Jene aber, wie auch in späteren ähnlichen Zeiten, zum Theil zum Nachtheil eines einfacheren und glücklicheren Heilgeschäfts, und diese vollends zum Theil im Zusammenhang mit häufigerer Gefahr der Vergiftung und dem Bedürfnisse nach Schutzmitteln dagegen oder nach Gegengiften — ein trauriges Zeichen der Zeit!

Wie früher in dem einseitigen Dogmatismus, so trat jedoch seiner Zeit auch in seinem Antagonisten, der einseitigen Empirie, Nachlaß, Sättigung und Ueberdruß ein. Wo dieß von Seiten der beiden Glieder eines Gegensatzes geschehen ist, da drängt sich bei den Besten um so mehr das Bestreben auf: die rechte Mitte zu suchen und zu treffen, als theils jene sich gegenseitig die Blößen aufdecken, theils jedes über lang oder kurz selbst die eigene Schwäche verräth.

Dieß wurde auch diesmal der Grund zu einer neuen Schule oder Sekte der Aerzte, nemlich

d) zu der der Methodiker.

Ihre Geburtsstätte ist Rom; ihre völlige Ausbildung erfolgte aber im Laufe des letzten Jahrh. v. und des ersten nach Chr. nur sehr allmälig. Manches äußerlich Bedeutende und Glänzende knüpfte sich, namentlich sofort durch ihren eigentlichen Urheber,

Asklepiades von Bithynien, an dieselbe; allein sie war auf den lockeren Sand der damals herrschenden Bildung gebaut und ermangelte, wie diese, der Wahrheit und des Lebens. Sie gründete auf der Epikurisch-Leukippischen Atomistik, die alles Leben, alles Gesetz, vollends alles Höhere und Ewige ausschloß.

So gab es denn dieser Schule namentlich keine Fähigkeit für Gutes und Böses, keine Sittlichkeit, keine Unsterblichkeit des Menschen. Indeß aber im Grunde von ihr nur anerkannt wurde, was Gegenstand der äußeren Sinne ist, beruhte gleichwohl die ganze ärztliche Theorie derselben, in Folge einer natürlichen Ironie, fast ganz auf der Fiction unsichtbarer Atome und unsichtbarer Kanäle für dieselben im menschlichen Leibe, zu denen in schwierigeren Fällen ein Luftgeist als Deus ex machina zu Hülfe gerufen wurde, der jedoch ebenfalls möglichst mechanisch durch Lungen, Herz und Gefäße umgetrieben werden sollte. Die Krankheiten sollten entweder auf Anhäufung der Atome und Stockung ihrer Bewegung, oder auf Spärlichkeit derselben und zu rascher Bewegung, sowie auf Verengerung oder Erweiterung, Verminderung oder Vermehrung der Kanäle, oder endlich auf gleichzeitigem Vorhandensein dieser entgegengesetzten Zustände beruhen (strictum, laxum, mixtum). Diesen Grundsätzen entsprechend mußten alle Heilmittel entweder erschlaffende oder zusammenziehende sein, denen sich jedoch im Laufe der Zeit noch die metasynkritische Methode zugesellte, durch welche, besonders mit Hülfe von scharfen Vegetabilien, rothmachenden und Brech-Mitteln, so wie theils strengerer, theils charlatanmäßig gekünstelter Diät gänzliche Umwandlung der Grundstoffe und Kanäle erwirkt werden sollte. Eine ziemlich willkührliche Zeitordnung in Bezug auf Diät und Arzneigebrauch, in der sich besonders eine dreitägige Periode bemerklich macht, tritt an die Stelle der durch treue Beobachtung der Natur abgelauschten, von den Methodikern aber nicht blos ignorirten, sondern selbst bekämpften Zeitordnung der Krankheiten, besonders in Bezug auf kritische Vorgänge, nach Hippokratischer Ansicht.

Uebrigens wurde bei acuten Krankheiten auch von dieser Schule mehr nur exspectativ verfahren, in den ersten drei Tagen ihrer Dauer sehr auf Enthaltsamkeit von Speisen und selbst Getränken und außerdem auf innerliche und äußerliche Anwendung kalten Wassers, ferner von Wein, activer und passiver Bewegung, sowie von Reibungen gehalten — zum Theil Artikel, welche auch neuerlichst in Folge ähnlicher organischer Zustände eine größere Rolle spielen. In der Behandlung chronischer Krankheiten ist diese Schule, und namentlich schon ihr Stifter, in mancher Hinsicht von ähnlicher Bedeutung, wie Hippokrates für die der acuten.

Aber freilich die nöthige und erwünschte höhere Ausgleichung zwischen Dogmatismus und Empirismus war auf solche Weise wahrhaft befriedigend nicht zu erzielen. Zu solch' einer Aufgabe ist zugleich ein tieferes und ernsteres Ausholen aus dem Grunde positiver Wahrheit und mehr Achtung für ächte Erfahrung nöthig. Dazu reichte auch

e) die pneumatische Schule nicht hin, die um die Mitte des ersten Jahrh. nach Chr. ebenfalls zu Rom aufkam. Auf dem feuerartigen bildenden Weltgeist, der zugleich vernünftigen Weltseele, des stoischen Pantheismus beruhend und sich hauptsächlich auf das Analogon davon im Menschen, das Pneuma, beziehend, rückte diese Schule dem dynamischen und selbst psychischen Standpunkte, jenseits des mehr chemischen der Dogmatiker und des mehr mechanischen der Methodiker, näher, wie namentlich auch daraus erhellt, daß sie an die Stelle der materiellen Elemente im menschlichen Organismus entschiedener die dynamischen Qualitäten: trokken und feucht, warm und kalt setzte, erstere als die mehr passiven, letztere als die mehr activen, so wie bereits dreierlei Pneuma unterschied; allein die Kraft des außerhalb des Christenthums stehen gebliebenen Alterthums war bereits zu sehr gebrochen und erschöpft. Und so vermochte sie denn weder die fragliche höhere Versöhnung von Gegensätzen in der bisherigen Entwicklung der Heilkunde zu erreichen, noch auch nur ihren eigenen Charakter festzuhalten, sondern ging bald nach allen Richtungen mehr und mehr über und unter

f) in den immer herrschender werdenden Eklekticismus oder Episynthetismus. Ein solcher, d. h. ein mehr nur beliebiges und zufälliges Aggregat von allerlei Ansichten und Verfahrungsweisen, tritt immer auf eine Weile ein, wenn verschiedene einseitige Richtungen ohne allgemein befriedigendes Resultat bis auf einen gewissen Grad verfolgt worden sind und dadurch von verschiedenen Seiten Abspannung, Entmuthigung und Verzweiflung eingetreten ist. Auch die heutige Medicin lebt großentheils in solch' einer Periode. Dergleichen haben wohl das Gute, daß während derselben weniger einseitig verfahren wird; allein ihr Mangel an Productivität und ihr bloses mehr oder weniger mattes Belieben im Wählen oder Verwerfen von allerlei bis dahin zu Tag Gebrachtem kann sich schwerlich mehr dünken als die größte aber doch mehr positiv kräftige und consequente Einseitigkeit, die doch immer etwas zu Tag fördert, obwohl dieß nicht die ganze Wahrheit ist, wie sie meint, sondern nur ein einzelnes Moment derselben, das selbst erst der Einseitigkeit entkleidet und in Spreu und Waizen gesondert werden muß. Doch bilden solche Zeiten des Eklekticismus eine Ebbe, auf die über lang oder kurz eine neue verhältnißmäßige Fluth folgt, und ist der in ihnen herrschende Eklekticismus eine negative Vorbereitung auf ein kommendes positives Wiederzusammenfassen des früher in einzelnen Richtungen auseinandergegangenen Ganzen. Dieß erfolgte dießmal in

4. Galen's System.

In ihm concentrirt sich auf die Medicin alle wissenschaftliche Kraft, die in dem sich freilich seinem Verfall immer rascher nähernden außerchristlichen Alterthume unter dem Genius des nur noch auf kurze Zeit zum Mittel dienenden römischen Weltreichs noch zusammenzuraffen war. Schon waren besonders merklich selbst an seinen Herrschern, wie Tiberius, Caligula, Nero, Domitian, Verfinsterung und Zuckungen des nahen Todes eingetreten, hatten die sich häufenden Gebrechen und Schlechtigkeiten der Zeit Meister der Satyre gegen sich aufgerufen, waren vorzügliche Historiker als Leichenredner und Todtengräber der relativ besseren Zeit und als Warner vor noch schlimmerer in Thätigkeit, aber auch die Philosophie völlig zum Skepticismus und Epikuräismus herabgesunken, die alten politischen und religiösen Kräfte und Formen mehr und mehr gewichen, und hörten selbst Fatum und Orakel merklich auf zu walten und zu sprechen. Da trat, wie sonst kurz vor dem Tode, für kurze Zeit noch einmal ein ruhigerer und lichterer Moment ein, namentlich auch durch Kaiser, wie Trajan, Hadrian und die Antonine repräsentirt. Und in diesen besseren Moment trifft denn nun auch Galen (131 — 200 nach Chr.) mit seinen Werken, dem höheren Abschlusse der gesammten Entwicklung der Heilkunde durch das ganze Alterthum, durch den es als systematisch geschlossenes Ganzes durch die zunächst folgende, zu Gunsten eines Neuen das Alte zerstörende, Zeit vor Untergang bewahrt und künftigen Geschlechtern überliefert werden sollte.

Der tiefste Grund und die innerste Einheit des menschlichen Organismus ist auch diesem Systeme die eingepflanzte Wärme. Ueber sie und zum Theil aus ihr erheben sich jedoch drei Arten von Pneuma, ein physisches, ein zotisches und ein psychisches, denen drei gleichnamige dynamische Regionen oder Kräfteordnungen entsprechen, von denen sich die physische vorzüglich an die Leber, die zotische an das Herz, die psychische an das Hirn knüpft und deren jede eine Mehrheit besonderer Kräfte unter sich begreift. Entsprechend werden mit Platon drei Regionen und Beziehungen der Seele unterschieden, um die sich überhaupt Galen für die Heilkunde schon sehr bemüht, ohne es jedoch damit zu etwas Erklecklichem zu bringen, dergleichen freilich auch von solchem Anfange und Standpunkte nicht zu erwarten war. Im Ganzen herrschte dabei doch die aus einseitiger Beobachtung von unten her geschöpfte Ansicht von der Abhängigkeit der Seele von der Mischung des Leibes vor und überwog die Neigung, jene ebenfalls für materiell und selbst für sterblich zu halten.

Die Anatomie und Physiologie des Galen ist schon ziemlich reich; doch jene noch vielfach mangelhaft und unrichtig, und diese, vorherrschend auf dynamischem Grunde ruhend, aber doch auch chemische und mechanische Gesichtspunkte zulassend, durch vorwaltende teleologische Haltung und dialektische Erörterung von ungemeiner Breite.

Die Angel von Physiologie und Pathologie, Diätetik und Therapie bildet die Voraussetzung der Mischung alles Irdischen aus den vier Empedokleischen Elementen und den daraus resultirenden Elementarqualitäten, wobei für den menschlichen Organismus noch insbesondere die entsprechenden vier Cardinalsäfte und die von ihrem gegenseitigen Vorwalten constituirten vier Temperamente in Betracht kommen.

Symmetrie jener Qualitäten im menschlichen Organismus bildet die Gesundheit, Ametrie aber Krankheit. Das nosologische System hat zur Hauptgrundlage die Eintheilung in Krankheiten der gleichartigen Theile (Arterien, Venen, Nerven, Knochen u. s. w.), in solche der ungleichartigen (besonderen einzelnen Organe) und in allgemeine (Fehlmischungen), wovon jede Abtheilung mehr oder weniger reich erscheint an untergeordneten Gliedern und besonders an Complicationen und gegenseitigen Uebergängen. In Bezug auf Verlauf und Krisen wird der Hippokratischen Ansicht auf alle Weise das Wort geredet, und übrigens manches Vorzügliche über den Unterschied von διαθεσις, νοσος und παθος oder παθημα, so wie in Betreff der Ursachen und Symptome beigebracht.

Auch bei diätetischen und Arznei-Mitteln dreht sich's vorzüglich um Vorherrschen einer oder der andern Elementarqualität (warm und kalt, trocken und feucht), von denen jede in sonst ähnlichen Naturdingen und Substanzen in vier verschiedenen Graden vorkommen. In dieser Hinsicht galt als Hauptgrundsatz der Heilung: contraria contrariis, d. h. die überflüssige Qualität durch Anwendung der entgegengesetzten zu neutralisiren. Doch werden gelegentlich auch mancherlei andere Kräfte der Arzneimittel anerkannt, mancherlei Causalindicationen erörtert und hippokratisch auf die Ausleerung einer materia peccans großes Gewicht gelegt.

Das Ganze bildet ein äußerliches künstliches System. Der Grundriß des Baues ist vorherrschend aristotelisch; ausgebaut ist derselbe mit einem reichen und mannigfaltigen Material aus allen bisherigen Schulen; aber manche der in denselben eingeschlossenen und eingeflochtenen Hippokratischen und Platonischen Lebenskeime kommen nicht zu gehöriger Entwicklung; auch nur am Sokratischen Kerne fehlt es ganz, und der entwickelnden und reifenden Sonne des Christenthums entzogen, finden sich daher an der Stelle von lebendigen Blüthen gar oft nur Eisblumen und findet man hie und da anstatt reifer, erquicklicher Früchte mehr nur den dialektisch erkünstelten Schein von solchen. Und dennoch ist das Galenische System von großer Bedeutung. Die Sache eines gewaltigen Fortschritts von unmittelbarem zu vermitteltem Wissen: das Resultat eines großen Läuterungs- und Vereinigungsprocesses des von verschiedenen Standpunkten und Richtungen aus und unter verschiedenen Gesichtspunkten Beobachteten, Erfahrenen und Erdachten. Aber es bildet endlich auch eine große Lehre in Betreff dessen, was für die Medicin möglich und nicht möglich ist, wenn sie nur als Werk menschlicher Kräfte betrachtet, wenn sie weniger unmittelbar und lebendig aus der Einen Wurzel göttlicher und menschlicher Wahrheit erwächst, sich zu wenig gleichmäßig auf den ganzen Menschen bezieht und zu wenig unter dem vollen Einflusse des Lichts, der Wärme und des Segens aus der Vereinigung menschlichen Vermögens mit ungetrübter unmittelbarer göttlicher Offenbarung gedeiht.

III.

Die Geschichte der Medicin im Mittelalter.

1. Schicksal der alten Medicin im Mittelalter.

Während desselben findet überhaupt der Hauptsache nach keine directe Fortentwicklung der Grundlage des Alterthums Statt. Das heidnische Alterthum, um den Eintritt des Christenthums unter der römischen Weltherrschaft concentrirt, hatte sich dem Wesentlichsten nach um die Zeit dieses größten Wendepunkts der Geschichte bereits ziemlich erschöpft und überlebt. Die große römische Monarchie hatte nur noch eine Weile als Mittel für das Christenthum zu dienen. Dieß vorzüglich durch die mittels derselben unterhaltene allgemeine Communication aller bildsameren Völker, ein Hauptmittel schneller und allseitiger Ausbreitung des Christenthums. Deßgleichen hatte jene diesem noch mehr äußerlich vorzuarbeiten und an die Hand zu gehen durch ihre Gesetzgebung, so wie ihre Staats- und Kriegskunst neuen Organen der göttlichen Weltregierung, großentheils gegen sich selbst, zu überliefern. Uebrigens welkte, verkümmerte und verfiel das Alte selbst bald immer mehr und sichtbarer. Ja es erhob sich zum Theil aus seinem eigenen Innern, in welchem das Christenthum Wurzel geschlagen hatte, bald positive Zerstörung seines alten Wesens. So nicht blos von Werken alter Kunst und Wissenschaft in Folge schon in den ersten christlichen Jahrhunderten ausbrechender Glaubensstreitigkeiten, sondern auch durch Vertreibung heidnischer und selbst heterodoxer christlicher Gelehrten. Aehnlich von außen. So seit dem vierten Jahrhundert in der Völkerwanderung, von der einzelne Elemente sich fast blos als zerstörend für das Alte erwiesen, und die bald dem weströmischen Reiche den völligen Untergang bereitete und auf dessen Trümmern neue germanisch-christliche Reiche constituirte. Deßgleichen war die Eroberung Alexandrias durch die Saracenen mit Zerstörung seiner Bibliotheken und Vertreibung seiner Gelehrten verbunden. Und ähnliche Erfolge hatte die spätere Einnahme und Verheerung Constantinopels durch die Franken, so wie endlich vollends durch die Türken.

Nicht sowohl um eine Fortentwicklung des Alterthums handelte es sich bei seinem Uebergange in's Mittelalter und in dessen Fortgange, als vielmehr sofort mit dem Eintritte des Christenthums um eine völlige Reconstruction der Geschichte, um Beseitigung wesentlicher Verirrungen in ihrem bisherigen Fortgange und um eine ganz andere Grundlage, einen neuen Ausgangspunkt für dieselbe, so wie einen richtigeren Weg von diesem aus einzuschlagen und fortzugehen. Will man dieß einen Rückschritt nennen, so versaume man nur nicht zu bedenken, wie nothwendig und wie viel besser er für sich und in seinen Folgen war, als die reißendsten Fortschritte auf dem alten Wege gewesen sein würden, wenn sie möglich gewesen wären.

Alle einzelnen Richtungen und Bestrebungen, so denn auch die den einzelnen Wissenschaften zu Grunde liegenden, mußten durch das Christenthum in der Form des temporär möglichst alleinherrschenden G l a u b e n s vorerst wieder in den tiefsten Grund und die innerste Einheit des Menschheitslebens zurückgenommen werden, damit sie, nachdem die Menschheit dadurch erst wieder recht zu sich gekommen, so wie Gottes und was zu ihrem Heile noth that, wieder recht inne geworden sein würde — zu um so richtigerer und glücklicherer Entwicklung von Neuem entlassen werden konnten.

Wohl suchte sich die alte Medicin diesem welthistorischen Processe zu entziehen; allein welchen Gewinn hatte sie davon? Wohl wurde dabei durch den Einfluß der römischen Staatskunst der Grund zur sogenannten Staatsarzneikunde, besonders zu einer geordneten Medicinalverfassung gelegt. Der Organismus dieser erscheint in mancher Hinsicht vortheilhaft und durch sie finden sich insbesondere einzelne Classen der Medicinalpersonen äußerlich gar gut und hochgestellt. Und bald bauten Gesetzgebungen germanischer Völkerschaften auf jene Grundlage sowohl in der Richtung auf gerichtliche Medicin, als in der auf medicinische Polizei erklecklich fort. Allein im Wesentlichen legt die alte Heilkunde in dieser ihrer Isolation doch nur eine kümmerliche Existenz an den Tag. Sie blieb der Hauptsache nach doch nur eine immer dürftiger werdende Reproduction des Galenischen Systems und schrumpfte in immer neuen Auszügen aus demselben und aus anderen alten Werken über Medicin und in Auszügen von Auszügen immer mehr zusammen. Im Ganzen erscheinen dabei die griechischen Aerzte bereits vom 8ten Jahrhundert an von den arabischen oder saracenischen mehr und mehr überflügelt, obwohl auch diese mehr nur jener Reproduction der alten naturhistorischen Heilkunde dienten, bis die Reihenfolge von auch nur verhältnißmäßig wichtigen Namen der ersteren gegen das vierzehnte Jahrhundert ganz versiegt.

2. Frühester positiver Einfluß des christlichen Glaubens auf die Medicin im Mittelalter.

Derselbe gilt durchaus ganz vorzugsweise ihrer praktischen Seite im vollsten und weitesten Sinne des Worts. Jene Concentration und neue Orientirung des Bewußtseins der Menschheit durch das Christenthum brachte zunächst die Vorherrschaft einer der alten naturhistorischen Medicin entgegengesetzten Richtung mit sich, die nämlich auf Gott und Geistiges, die sich vorerst von der auf das Natürliche, auf der in der That die alte Medicin einseitig beruhte, schon abwendete. Es galt, den Menschen überhaupt als das zu erfassen und zu behandeln, was er wirklich wesentlichst und hauptsächlich sein soll, als freies geistiges, religiös-sittlich bemeßbares, persönliches Wesen, und jene höhere Beziehung auch der Heilkunde, die seit dem Anfang ihrer relativen Selbstständigkeit und während ihrer ersten großen Entwicklungsperiode durch das Alterthum mehr oder weniger, wo nicht fallen gelassen, so doch in den Hintergrund gedrängt war, wieder mehr hervorzuheben; dieß aber im Vergleich zur alten mythischen und priesterlichen Medicin in einem geläuterten und potenzirten Bewußtsein. In ersterer Hinsicht findet übrigens mehr zwischen der Medicin des Mittelalters und des Alterthums, als zwischen der des letzteren, und der der neueren Zeit ein Gegensatz Statt.

Schon bald bildete sich unter den Christen, insbesondere aus dem Schoose der christlichen Geistlichkeit, eine eigene Art von Aerzten, davon **Parabolani** genannt, daß sie besonders zur Zeit herrschender Seuchen, als Krankenpfleger überhaupt sich jeder Gefahr preis gaben und so großen Einfluß auf das Volk gewannen.

Der christliche Sinn in Geistlichen und Layen äußerte sich, sobald er freier hervortreten durfte, auf eine im Vergleiche zum vor- und außerchristlichen Alterthume sehr bezeichnende Weise in Stiftung von zum Theil höchst großartigen öffentlichen Anstalten für Kranke und Arme, in welcher Beziehung bei Griechen und Römern nur allzuwenig geschehen war. In solchen Anstalten aber wurden die Aerzte von Profession schon im fünften Jahrhunderte von der Krankenbehandlung meistens ausgeschlossen, und überhaupt war bereits vom sechsten Jahrhunderte an im Abendlande, außer den arabischen Besitzungen, die Heilkunde fast ganz nur Sache der christlichen Geistlichen.

Aber auch übrigens erhellt aus Mancherlei, daß die Aerzte von Profession und ihre Heilkunde im christlichen Mittelalter ziemlich gering geschätzt wurden. Nicht blos wegen des ihnen eignen Mangels an Bildung, sondern vorzüglich wegen der einseitigen Richtung der bisherigen Heilkunde auf das Natürliche, gegen welches nun die nicht unbegründete Ueberzeugung seiner früheren allzugroßen Herrschaft über den Menschen die nunmehr eingeschlagene gegensätzliche Richtung auf das Geistige und Göttliche so scheu und mißtrauisch gemacht hatte, daß eine innigere Befreundung mit der Natur und ihre Erfolge sogar leicht als Abfall von Gott und als Sache eines Bündnisses mit dem Bösen angesehen wurden.

So waren denn auch die Kathedral- und Klosterschulen, besonders des Benediktinerordens, zugleich die Lehranstalten auch für Heilkunde und mit Krankenanstalten in Verbindung, in denen Geist und Gemüth betreffende religiöse und kirchliche Heilmittel, je früher, ein um so günstigeres Verhältniß einnahmen und wieder eine mehr anthropologische Heilkunde gepflogen wurde, die, wie viel Mißverstandenes und Einseitiges sie auch darbieten mag, gleichwohl auch eine bessere positivere Bedeutung hat, als ihr zugestanden wird, wenn sie lediglich auf Mangel an Wissen und auf Aberglauben reducirt werden will. Der Mensch sei nur wirklich Mensch und Christ, so werden allerdings der Glaube, der selbst Berge soll versetzen können und werden die Heilsmittel auch mehr zu Heilmitteln werden. Hauptsitze solcher Medicin waren Salerno und Monte Casino im Neapolitanischen.

3. Die Medicin des Mittelalters unter dem Einflusse der Araber oder Saracenen.

Die Geschichte der Araber, dieses in mancher Hinsicht merkwürdigen Volks, bildet überhaupt eine eigenthümliche Episode in der des Mittelalters. Viel davon dürfte sich ganz einfach aus ihrer Ableitung von Ismael, diesem wilden Sprößlinge Abrahams und einer Magd, erklären lassen. An gewissen natürlichen Anlagen, scharfem Sinne, gewandtem Verstande, lebhafter Einbildungskraft fehlte es ihnen nie und sie haben sich in der Glanzperiode des Volks vom Anfang des 7ten Jahrhunderts bis ins 15te bemerklich genug gemacht. Aber nicht weniger eigen sind ihnen eine selbstgefällige Eitelkeit und ein dünkelhaftes Halten auf falsche Selbstständigkeit, wodurch sie vermocht wurden, das ihnen im Christenthume gebotene Beste zu verschmähen, so aber wesentlich desorientirt und des wahren Kernes und Sternes entbehrend in dem selbstgeschaffnen Surrogate des Islamismus Wahrheit und Lüge, Altes und Neues, Gutes und Schlechtes wunderlich zu mischen. Um ihm Geltung zu verschaffen, griffen sie, in Ermangelung ruhigen Vertrauens auf die geistige Kraft, zu physischer Gewaltthat. So dienten sie zwar für das sich zu sehr veräußerlichende und durch den Sieg sicher gewordene Christenthum zur verdienten Zuchtruthe; aber theils ist dieß eben nicht die schönste Rolle, theils stehen sie gar vollends mehr nur als ein welthistorisches Warnzeichen für alle Zukunft da, um anzudeuten, wohin ein maaslos eiteles Selbstvertrauen auf die natürliche Kraft des Menschen führe, wie das sich nur selbst compromittire und prostituire. Denn was war das Endresultat dieses, wenn auch noch so glänzenden Meteors am Himmel des Mittelalters? Doch mehr nur ein mit erborgtem Lichte mondartig Leuchtendes, leicht täuschend in seiner Unsicherheit, am wenigsten aber sonnenhaft erwärmend, erquickend, wachsen und gedeihen machend.

Doch gerade für die Wissenschaft, namentlich für Naturkunde, alchymistische Anfänge der Chemie, astrologische Regungen einer neuen späteren Aera der Astronomie, Vorübungen für den kommenden Aufschwung der Mathematik, für Apothekerkunst und Medicin, hat die saracenische Periode noch am meisten Bedeutung. Möge aber nur auch bedacht werden, daß zur Geschichte der Menschheit noch mehr gehört, als Wissenschaft, und daß auf diese nicht selten gerade dann am meisten gepocht wird, wenn es an anderem, leicht Wesentlicherem, zu sehr fehlt, wodurch doch gerade auch die Wissenschaft selbst Noth leiden muß! Auch die Wissenschaftlichkeit der Araber im Mittelalter dürfte zum Theil auf jenem kecken Dünkel beruhen, der damit auch damals das Wesentlichste der Menschheitsentwicklung zu umgehen und ersetzen zu können wähnte. Uebrigens jedoch scheint in dieser naturwissenschaftlichen Tendenz der Saracenen allerdings ein Complement der temporären Naturscheu der Christen, so wie ein Mittelglied erkannt werden zu müssen, durch welches insbesondere die alte Naturkunde und Medicin so reproducirt und metamorphosirt werden sollte, daß daran der nächstkünftige Aufschwung germanisch-christlicher Entwicklung bequem anknüpfen konnte. Doch ist auch das nur eine untergeordnete Rolle, die noch überdieß bei dem sich überall aufdrängenden einseitig dialectischen und phantastischen

Wesen der arabischen Wissenschaftlichkeit mehr glänzend als erfolgreich gespielt erscheint. Insbesondere schaut aus der arabischen Medicin, sofern sie mehr ist, als blose Reproduction des Galenischen Systems, der Charlatan überall hervor, in ihrer Beziehung auf Astrologie, Uroscopie, Pulsfühlerei, pretiose Heilmittel und Formen u. dgl. Und wie hoch man auch ihre stärkste Seite, die Heilmittellehre und Pharmacie, anschlagen mag; immer bleibt zu bedenken, daß die Zeiten, in welchen sich die Heilkunde am meisten von dieser Seite auszeichnete, gerade nicht ihre besten und gesegnetsten waren.

4. Anfänge germanisch-christlicher Wissenschaft überhaupt und der Reformation der Medicin insbesondere im Uebergange des Mittelalters in die neuere Zeit.

Der religiöse Glaube bildet stets und überall, je reiner, gesunder, kräftiger und gediegener, um so mehr die Grundkraft und Lebenswurzel aller gedeihlichen Entwicklung der Menschheit, so auch aller ächten, fruchtbaren und segensreichen Wissenschaft. Als daher der christliche Glaube als solcher eine gewisse Kraft und Reife erlangt hatte, sproßte aus ihm selbst mit kräftigem Lebenstrieb eine neue wissenschaftliche Entwicklung. Schon im 9ten Jahrhundert, besonders lebhaft vollends vom Wechsel des 10ten und 11ten an, begann sich wissenschaftliche Neu- und Forschbegier immer merklicher zu regen in dem Einen reichen Glaubensgrunde, in den behufs einer künftigen, glücklicheren Entwicklung temporär Alles zurückgeführt, versenkt und aufgelöst war, und in der allbeherrschenden christlichen Kirche, der unmittelbaren Erscheinung und Wirkung jenes Glaubensgrundes. In diesen fand, vergleichbar dem Oscilliren des punctum saliens im bebrüteten Eie, ein immer rührigeres Erwachen logischer und dialectischer Kraft und Thätigkeit Statt, denen zunächst die theils unmittelbar vorhergehende, theils gleichzeitige, arabisch-aristotelische Dialectik Nahrung gab, die sich aber übrigens ihre Objekte vorzüglich in den Kirchenvätern und im Neuplatonismus suchten und als nächste Hauptaufgabe betrachteten, die Sache des Christenthums und der christlichen Kirche wissenschaftlich vor dem Bewußtsein zu vermit- teln und zu rechtfertigen. So gestaltete sich die sogenannte scho- lastische Philosophie, die übrigens vorzüglich die Natur der soge- nannten Universalien oder der Ideen zu erörtern suchte und in vielfachem Mangel empirischer Kenntnisse die Dinge vorzugsweise aus allgemeinen Begriffen zu beurtheilen strebte. Wohl überhob und überschätzte sie sich allmälig zum Theil so, daß sie sich selbst zum Zwecke machte, und sich der Religion und Kirche nicht blos gleichsetzte, sondern weiterhin selbst gegen sie auflehnte; ermangelte jedoch der Kirche gegenüber in sofern nicht immer alles Rechtes, als dieselbe, als temporäre Erscheinung des Christenthums, sich selbst hie und da gegen das bleibende Wesen desselben überschätzte und überhob.

Bald aber trat auf dem Gebiete dieser jugendlichen wissen- schaftlichen Bestrebungen der mehr dialectisch-formellen Scholastik die mehr genial-concrete Mystik entgegen oder berichtigend und ergänzend an die Seite. Ihr gewährte neben dem Christenthum die Platonische und bald auch die jüdische Philosophie, besonders die Kabbalistik, reichliche Nahrung. Dieselbe wendete sich nun auch schon wieder mehr, wie einerseits in mystischer Theosophie und Dämonologie Gott und dem Geiste, so andererseits auch der Natur zu in Fort- und Umbildung arabischer Anfänge der Astro- logie, Alchymie und Magie — in ersterer Beziehung jugendliche Anfänge der Psychologie und Pneumatologie, in letzterer solche für Astronomie und Kosmologie, Chemie und Naturphilosophie, durch beide für die Anthropologie gewährend, — dieß Alles aber in wesentlichem Zusammenhange mit dem Christenthume.

Hierzu kam im 15ten Jahrhundert, besonders nach der Ein- nahme Constantinopels durch die Türken, eine vielseitige An- knüpfung an die alte klassische Literatur, welche damit vertraut gebliebene und nunmehr durch jenes Ereigniß vertriebene griechi- sche Gelehrte dem schon sehr rege gewordenen wissenschaftlichen Eifer im Abendlande entgegenbrachten und wodurch temporär die Philologie eine bedeutende Macht wurde. Die allmähliche Ent- stehung von Universitäten, die Erfindung der Buchdruckerkunst, die Unterstützung, welche Fürsten und Päpste der Wissenschaft angedeihen ließen, waren theils selbst schon Wirkungen dieses neuen wissenschaftlichen Aufschwungs, theils wurden sie weiter Ursachen und Stützen für denselben.

Diesem Gange wissenschaftlicher Entwicklung im Allgemeinen entspricht genau Punkt für Punkt auch der der Heilkunde insbesondere in dieser Uebergangszeit vom Mittelalter zur neuen Zeit. So erhob sich vom 13ten Jahrhundert an mehr und mehr auch in dieser eine beträchtliche dialectische Rührigkeit, die sich aber hauptsächlich an Galen und Avicenna, Aristoteles und Averrhoës anschloß, die Erkenntniß formell vorzugsweise aus allgemeinen Begriffen zu entwickeln suchte und dabei sich hauptsächlich um die Elementarqualitäten, Cardinalsäfte, um die Begriffe von materiell und formell, Substanz und Qualität u. s. w. drehte.

Mehr erst im 15ten Jahrhundert u. f. bezog sich eine mehr geniale und concrete, aber freilich zugleich auch noch mehr jugendlich phantastische ärztliche Forschung auf astrologische, alchymistische, sympathetische, dämonologische Probleme.

Bereits in demselben Jahrhunderte spielte aber auch in der Medicin die Philologie eine bedeutende Rolle, indem es galt, die medicinischen Werke des klassischen Alterthums, besonders des Hippokrates, in ungetrübter Unmittelbarkeit kennen und verstehen zu lernen.

Doch thaten sich um dieselbe Zeit auch schon ziemlich selbstständige Beobachter und Denker unter den Aerzten hervor. Ja, andere versuchten bereits eine offene Opposition gegen die alte Medicin zu Gunsten der keimenden neuen; und wiederum andere suchten als conciliatores zwischen neuer und alter eklektisch zu vermitteln.

Da endlich trat, in der ersten, überhaupt so reichen und entscheidenden Hälfte des 16ten Jahrhunderts, in Paracelsus ein Geist auf, in welchem sich die bisherigen neuen Bestrebungen für die Heilkunde zu kräftiger Eigenthümlichkeit concentrirten und den reichsten Ausgangspunkt für einen sich durch die ganze neuere Zeit erstreckenden eigenthümlichen Entwicklungscyklus derselben bildeten.

Die Größe dieses Zeitpunkts überhaupt spricht zugleich mit für die große Bedeutung des in denselben fallenden Momentes der Geschichte der Medicin insbesondere. Jene erhellt aber namentlich auch aus Folgendem. Durch die Entdeckung von Amerika, durch die Umschiffung Afrika's und die Eröffnung des Seeweges nach Ostindien, durch Sibirien's Entdeckung und Magellan's Reise um die Erde trat ein großer Theil der Länder und Meere unseres Planeten mit all' ihren Schätzen erst vor das Bewußtsein der Menschheit und bewirkte in demselben die gewaltige Revolution vollends, die sich bereits in ihm selber entsponnen hatte. Nicht weniger groß waren die Entdeckungen am Himmel. Und in dem Copernicanischen Systeme eröffnete sich eine ganz neue Weltanschauung. Deßgleichen bezeichnen die Größe dieses Zeitpunktes große Denker, wie Cardanus, Tilesius, Patritius u. a.; große Maler, wie Albrecht Dürer, Leonardo da Vinci u. a.; Dichter, wie Ariost, Camoens, bald auch Torquato Tasso und Shakespeare; Regenten und Päpste, wie Maximilian I., Carl V., Franz I., Leo X., — und endlich vollends die Reformation der christlichen Kirche.

Schon hieraus gestaltet sich mit Recht die Erwartung, daß die damit zusammenfallende Reformation der Heilkunde von tieferer und umfassenderer Bedeutung sein werde, um mehr als einzelne Momente derselben in dieser oder jener Schätzung und Aussage über dieselbe finden zu können. So erscheint Paracelsus allerdings auch in Opposition gegen die alte Medicin; aber dieß charakterisirt ihn keineswegs, wie man neuerlich oft glauben machen wollte, hauptsächlich, indem in seinem Systeme der Medicin zwar auch der spiritualistische Gegensatz der Heilkunde der christlichen Geistlichkeit des Mittelalters gegen den Naturalismus der Medicin des klassischen Alterthums eine Stelle, zugleich aber nicht weniger Vermittelung beider Statt findet. Nicht irgend eine einzelne Seite der Heilwissenschaft tritt in Paracelsus, sondern vielmehr die g a n z e Medicin tritt bei ihm auf höhere Potenz gehoben hervor und eine eigenthümliche höhere Entwicklungsstufe an. Auch dies nicht blos so, daß anstatt des mehr nur äußerlichen naturhistorischen Kennenlernens der Erscheinungen in Bezug auf Gesundheit, Krankheit und Heilung von Seite der alten Medicin, nunmehr eine tiefere Erkenntniß angestrebt und bis auf einen gewissen Grad erreicht wird; oder nicht blos so, daß an die Stelle einer mehr gleichartigen Auffassung des Proto- und Deuteroorganischen, Organischen und Unorganischen, eine wahrhafter organische Auffassung zugleich mit bestimmter Unterscheidung des Makrokosmos und Mikrokosmos und ihrer gegenseitigen Verhältnisse trat; oder daß nunmehr Gesundheit, Krankheit und Heilung, die vordem mehr nur in Verhältnisse der Elementarqualitäten gesetzt wurden, organisch-concreter, specifischer und individueller erkannt wurden u. dgl. m.; geschweige denn, daß der Unterschied etwa gar nur in Einführung chemischer Betrachtung des Organismus und neuer Heilmittel bestünde. Ein Bedeutendes ist es zwar ferner, daß Paracelsus die entscheidende Losung dazu gab, an die Stelle mehr oder weniger blinden Auctoritätsglaubens an die Medicin des Alterthums freies, eigenthümliches, selbstständiges Beobachten, Versuchen und Forschen zu setzen. Allein Alles kommt dabei auf den eigenen Standpunkt und Geist, so wie auf die Früchte davon an. Und dem gemäß charakterisirt sich denn die Paracelsische Grundlage der Medicin der neuen Zeit am wesentlichsten dadurch, daß sich in ihr eben so zuerst in entschiedener und durchgreifender Weise der tiefe und umfassende Geist germanisch-christlicher Wissenschaft aussprach, wie sich an der Medicin des Alterthums der griechisch-römisch-ethnische Genius bewährt hatte, und daß die Medicin nun erst entschiedener mit wahrhaft und vollständig anthropologischem Charakter auftritt, vermöge dessen der Mensch zwar vor Allem tiefer und treffender als organisches oder natürliches Wesen in seinen Verhältnissen zur allgemeinen Natur, und insbesondere als Mikrokosmos zum Makrokosmos, aufgefaßt wurde; zugleich aber auch, auch als Gegenstand der Heilkunde, als freies, geistiges, persönliches, religiös-sittliches Wesen und auch nach seinen deßfallsigen Verhältnissen; daß Gesundheit, Krankheit und Heilung nicht blos unter dem Gesichtspunkt der Natur und ihrer blind nothwendigen gesetzlichen Ordnung, sondern auch unter dem des Geistes, der Freiheit, der Gnade, mit Beziehung auf Gott und das religiös-sittliche Verhältniß des Menschen wissenschaftlich betrachtet zu werden begannen, nachdem sich darauf mehr nur der religiöse Glaube als solcher und in seiner Weise bezogen hatte.

Freilich ist bei Paracelsus von all' dem erst mehr nur der Anfang, ist bei ihm all' das nur erst in unmittelbarerer Totalität zu suchen, findet sich dabei so manches jugendlich Unvollkommene und Kecke, und fehlt es auch sonst nicht an der Lichtseite entsprechendem Schatten. Allein es ist auch wohl zu bedenken, daß von jeder Blüthe zu Gunsten des Fruchtansatzes gar Manches welken und verkümmern muß, was für seine Zeit gleichwohl wesentlich nothwendig war. Ohne ernstere Würdigung der durch Paracelsus bewirkten Reformation nach Gesichtspunkten der oben bezeichneten Art, kann auch der Fortgang der Entwicklung der Medicin durch die ganze neuere Zeit, der gegenwärtige Stand derselben und ihr nächstes Ziel nimmermehr gehörig gewürdigt werden. Knüpfen wir jedoch hieran erst wieder an, wenn wir den Paracelsus selbst im Nachfolgenden werden gehört haben.

II.

Das System der Medicin des Theophrastus Paracelsus.

I.

Die Wissenschaft im Allgemeinen und ihre Quellen.

1.

Ein jegliche vollkommene Gab ist von Gott, und alle Ding sind durch ihn beschaffen, und ohn ihn ist nichts, darum ist es wunderbarlich vor unsern Augen, denn zu solcher Schöpfung und Gaben hat der Mensch nichts gerathen noch geholfen, darum ist es über seinen Verstand. **H. III. 32.**

2.

Viele haben gedacht, daß die Erfindung der Künsten aus dem Menschen komm und da sei, mit sammt der Hülf der Gestirn. — Dieweil aber der Mensch ein Erbe ist des Reichs Gottes, und zum Himmel geordnet, wie kann er denn ein Sohn des Gestirns sein, dieweil der Himmel zergehet und bleibt nicht ganz. Ein jeglicher der mit einer Seel versorgt ist, der hat sein Lehr, Weisheit, Gnad aus Gott, ohn uns, aus keiner Creatur. Es ist uns ein Exempel Salomon, der hat sein Weisheit aus Gott erbeten. So nun Salomon kein Theil am Gestirn hat und die Gestirn nicht angreift, allein Gott, und er ist der weisest, bei wem sollen wir anders die Ding suchen, denn allein bei Gott? — Aus einem Esel mag kein Lautenschlager werden, also aus dem Menschen deßgleichen auch nicht. So er aber weiter begabt ist als ein Esel, so folgt aus dem, daß er wohl dasselbig und ein mehres lernen mag, aber nicht aus dem Gestirn, denn wer ist im Gestirn, der die Lauten schlagen könnt? Niemand. Wi kann dichs denn lehren, der selbst nichts kann. Was wir kön- nen, muß kommen aus einem andern, der es kann, denn wer nichts kann, der lehrt nichts. Also ist die Weisheit, von der die Gelehrten sagen, wir haben (sie) aus dem Gestirn ꝛc. ein Narr- heit vor Gott und wir haben alle keine Gelehrte aus dem Teu- fel, keine aus dem Gestirn, keine aus der Creatur, sondern aus Gott. **H. II. 224.**

3.

So dessen, der den Leib gemacht hat, alle Dinge sind, so müssen wir nun wissen, was uns derselbige gibt, und müssen wissen auch, warum er uns das gibt, d. i. ein Mensch soll voll- kommen sein, als sein Leben, dies ist vollkommen, er sei hübsch oder ungeschaffen, wie er wolle, so lebt er, und das ganz: sein Leben ist nicht gebrochen. Also weiter sein Weisheit, sein Kunst muß also auch sein ganz und nichts gebrochenes daran. Gott gibt dem Menschen das Alles ganz und nicht gebrochen. — Es ist die Weisheit nichts anderes, als eine ewige Freud. — Wer aber mag sie wissen? Der Mensch weiß sie, aus dem, weil sie selbst ist, weil sie in ihm (ihm gegeben) ist, darum weiß sie zu beschreiben. An sich selbst ist sie nicht zu beurtheilen, so wenig als Gott. Weil sie aber dem Tödtlichen gegeben ist, so folgt aus dem, daß sie dem tödtlichen zu anatomiren (zu beschrei- ben) ist, und wo das Tödtlich nicht wär, wer wollt reden und wissen von der Weisheit? Weil sie aber in das Tödtliche gefal- len ist, so ist zu reden von ihr und sie ist geboren, sie ist gli- disch, ist augenscheinlich geworden, so sie vorhin unsichtbar war. Vor der Creatur sind die Künst (Künst, sapientia und Weisheit sind ein Ding) nicht von nöthen gewesen, aber da die Creatur ist worden, da haben die Künst müssen sichtlich werden von we- gen der Creatur. So der Mensch nicht wär geschaffen, wer wüßte von der Weisheit Gottes, von der großen Gewalt Gottes, auch von andern Dingen Gottes? Niemand. Auch die Engel im Himmel habens nicht gewußt, aber in der Beschaffung an den Tag kommen die Weisheit Gottes, und sein Gewalt, sein Macht, und wer Gott ist, und was sein Wesen ist.

Nun folget hernach, daß der Vater der Weisheit im Sohn genommen wird, und in dem, der der Vater selbst ist, von dem nun alle Weisheit und Kunst ausgeht: denn die Creatur hat Gott in ihrer Zahl. Aus dem folgt nun, daß, soll offenbar werden Kunst und Weisheit, dies durch den Sohn muß geschehen, und der Sohn behält die Art seines Vaters und lehrt nicht allein, sie beide lehren, und der Lehrer ist der heilige Geist.

Der Mensch aber ist gefangen in viehischer Art, Gott nicht. Also hat er zwo Weisheit, viehisch und englisch, eine bleibt, die andre nicht.

Also ist die Weisheit der Vater, in dem alle Künst sind, und alle aus ihm gehend. Der Vater vermag alle Ding durch sein Weisheit und Kunst. Also sollen nun wir auch alle Ding vermögen und nichts soll uns widerstehen. Denn alle Ding sind aus Gott, können wirs nicht, so sind wir an dem Ort nicht erweckt, und schlafen noch. Nicht ein Jota wird in den Dingen abgehen, daß nicht alles wird ganz werden. Glauben wir es, so werden wirs haben, denn durch den Glauben werden wir darnach stellen; glauben wirs nicht, so stellen wir nicht nach und also wird nichts daraus, wir können nichts, denn lügen und trügen (wir bauen im Schlaf). So wir aber unserm Vater glauben und halten, daß er die Weisheit sei und daß dieselbige in uns sei, und daß es eine Weisheit sei, die nichts bedarf, als allein Erwecken vom Schlaf, sollen wirs allein aufwecken. Als zu gleich einer, der da schlaf, der ist als todt, wiewohl alles in ihm liegt, Leben und Weisheit. Das Aufwecken gibt ihm alles, daß es offenbar wird. Also in solchem Schlaf werden wir geboren und darin wachsen wir auf, darinnen sollen wir aufgeweckt werden, so grünt aus uns Weisheit und Kunst, wie das Feld vom Sommer, wie der Berg nach dem Winter. —

In der Seel ist der Mensch ein Ding mit dem Engel und wird werden, wie ein Engel. Die englische Vernunft ist in Adam gegossen und langt durch die Geburt an uns. Im Leib aber sind wir, wie das Vieh und des viehischen Verstands Leben, Führung, Nahrung u. s. w. ist im Himmel und kommt aus dem Himmel und wird darin erhalten, wie der Leib von der Erden. II. II. 331.

4.

Also in solcher Gestalt hat Gott alle natürliche Weisheit, Verstand, Klugheit, Natur, Kunst, alles was der Mensch thierisch und zergänglich wissen und können soll dem Gestirn zugestellt und überantwortet und hat ihn dermassen geordnet und geschaffen zu empfahn, und das in zwei Wege; einer ist, der leiblich im Menschen genossen wird — es ziehen die Sinn der Menschen täglich von den obern ihr Vernunft und Weisheit an und sättigen ihr Vernunft und Sinn mit dem täglichen Gestirn und bleiben in ihren Gedanken durch die Erhaltung so sie vom Gestirn empfangen, wie der Leib vom Brod. — Der ander ist, daß es, wie die Sonne durch ein Glas scheint, also in den Menschen kommt, damit daß er aus demselbigen all seine Kunst lernen und erfahren soll, klauben und nehmen, wie die Birn vom Baum, in das er dann geboren ist, wie das Korn vom Acker. — Das Gestirn durchgeht den Menschen mit all seiner Eigenschaft, wie der Regen durch das Erdreich gehet, aus dem dann das Erdreich sein Frucht gibt. So wenig die Erden Frucht gibt, ohne die obere Mithülf, so wenig ist auch des Menschen Weisheit ohne das Gestirn. — Also wachst die musica, also die Kunst in den Metallen, also die Arznei, also alle Pflanzung; und was der irdisch elementisch Leib bedarf und haben muß, das findet er in der Weisheit des Gestirns, und alle Weisheit, die der Mensch hat und haben muß, Gut und Bös, die muß er nehmen und lernen aus dem Gestirn. Was aber betreffend die Seligkeit und den Weg des ewigen Lebens, dasselbige nimmt seinen Ursprung aus dem ewigen Leben. Denn also nimmt ein jegliches Ding seinen Ursprung, aus dem es ist: ein Theil aus dem Ewigen, ein Theil aus dem Zergänglichen, und also Weisheit zu erlangen, es sei Weisheit vom Himmel oder Weisheit von der Erden, soll durch die anziehenden Kräfte geschehen, von einem äusseren Cirkel zum Centrum, und die anziehende Kraft ist nichts als Hunger und Durst, der uns eingeleibt ist. Denn wer da dürst, der gehe zu Christo, den wird nimmer dürsten, d. i. er wird voller Gnaden und göttlicher Weisheit. Also auch den da dürstet nach natürlicher Weisheit, Kunst, gehe zu selbigem Brunnen, welcher das Gestirn ist; wie der ewige

Durst, also auch der vergängliche Sinn seine Vernunft aus dem Gestirn ziehend. Also sollt ihr nun weiter verstehen, daß die natürliche Weisheit dem Leib und nicht der Seele geben ist; darum mögen die Ding, so die Seel berühren, mit dem Licht der Natur nicht befleckt werden, sondern dies soll in der Natur gebraucht und erhalten werden, und die Seel in ihrem Durst sich auch ersättigen von ihrem Brunnen. H. II. 390.

Also ist der Mensch vom hl. Geist erleuchtet, Gott zu erkennen in seinem Wesen. Darum so erkennt niemand Gott, als allein der von Gott ist; (ebenso) niemand die Natur, denn allein der von der Natur ist; ein jegliches hanget an den, aus dem es kommen ist, und kommt. Die Natur zu erkennen, ist der Mensch von den siderischen Geistern erleuchtet. H. II. 443.

5.

Also ist das Gestirn unser natürlicher Schulmeister, in dem wir das Natürliche wissen und verstehen; alle Vernunft und Künsten erben wir von dem Gestirn an uns; nachdem sie stehen am Himmel, also steht dasselbige sidus im Menschen und also ist es ein Schulmeister im Menschen und der Mensch sein Schüler und lernet das natürliche Licht vom Gestirn. — Wie wir durch den Geist des Bildniß (des Ebenbildes Gottes) göttliche Weisheit erfahren und wissen, also durch den ätherischen Geist verstehen wir den irdischen Geist und durch den Geist der Elementen erfahren wir der Elementen Heimlichkeit. Wer mit solchem Geist nicht begabt ist, der weiß nichts Göttliches, der weiß nichts Firmamentisch noch Elementisch: Nur der weiß es, dem sie denselben Geist gegeben haben. Also redet ein jeglicher aus dem er ist; der von der Erden, der redet vom Geist der Erden. — Wer von dem Geist (des Gestirns) gelernt hat, redet dasselbig, das des Gestirns ist, und was gelernt hat von der Erden, redt von derselbigen, und was vom Reich Gottes gelernt hat, redt vom Reich Gottes. Also sind alle bei einander, das Natürliche und das Ewige unter dem Natürlichen. — Es sind also zwei Wirkungen im Menschen (außer dem Lichte des Geistes). Das eine, was Lichts im Menschen ist, kommt aus dem Gestirn, das firmamentische Licht, in natürlicher Weisheit, Vernunft und Künsten, die haben sonst keinen andern Vater, denn also hat Gott das **Medium** geschaffen im natürlichen Licht. Und weiter ist noch eines aus den Elementen, als Unkeuschheit, Essen und Trinken, u. dgl. was Fleisch und Blut betrifft und was also im Blut und Fleisch geboren wird, das soll dem Gestirn nicht zugelegt werden. Denn der Himmel gibt kein Unkeuschheit, macht niemand geizig. Und wie das Feuer aus dem Kießling fället, in dem es nicht gesehen wird, also fällt es auch aus den Sternen in das Fleisch und Blut, das ihr Zundel ist: aber nicht zu den Dingen, die das Fleisch und Blut betrifft, nur die Ding gebiert es in ihm, was Weisheit, Kunst &c. betrifft, denn vom Himmel kommt allein Weisheit und Kunst. Also theilt sich der Zundel des Fleisches in zween Theil, als in den Theil, der ohne Vernunft lebet, und in den Theil, der in Vernunft lebet und ein jeglicher Theil empfängt sein Wesen, was vom Fleisch ist ist thierisch und hangt allen Thieren an, was vom Gestirn ist, ist menschlich und was vom Geist Gottes ist, ist nach dem Bildniß (Gottes). II. II. 340.

6.

Also hab ich die **astra** zu erkennen gegeben, daß sie die sind, die allerlei zergängliche Vernunft geben, Weisheit und Kunst, und der Mensch mag ohne diese nicht sein: sondern dieweil Leib und Seele bei einander stehen und hie auf Erden keines ohne das andere sein mag, also mag auch die natürliche Vernunft und ewige Weisheit wohl sein in einem; aber die natürliche Vernunft mag wohl ohne die ewige Weisheit sein, die, welche nach dem heidnischen handelt und nicht nach dem ewigen achtet: die ewige Vernunft mag aber nicht ohne die natürliche Weisheit sein, indem, daß der Mensch soll aus dem Natürlichen das Ewig erkennen. Darum sind beide bei dem Menschen, der in Gott lebet, fürtrefflich für alle Ding. Mehr aber ist mein Rath zu leben in der Weisheit des Sohnes denn in der Natur, von wegen des Lebens, so dem Tod nachfolget. Ein Heid mag wohl ein Heid sein groß im Lichte der Natur, aber unbekannt im heiligen Geist. — Das Alte lebet aber noch und im Alten das Neue. Also sind beide Lichter vereinigt, keines wider das andere, das eine als zum Tödtlichen, das andere zum Ewigen, ein jedes soll gebraucht werden in dem Maas, wie die Gab geben ist. Denn mir ist wohl wissend, daß der Mensch ein Staub ist, und die elementa, aus denen er gemacht ist, auch ein Staub und die Weisheit des natürlichen Lichts auch ein Staub und das Gestirn aus dem die Weisheit kommt, auch ein Staub, mit dem Staub gehen alle Kunst und Klugheit ab, aber die Werk der Menschen gehen wieder mit dem Werk der Bildniß (Gottes) zu dem Herrn, dem sie zugehören. Darum wird den Menschen das Licht der Natur zu suchen befohlen, auf daß der tödtlich Leib wandlet im Weg des Herrn. Suchen wir am ersten das Reich Gottes, so werden darnach alle Ding geoffenbart im Licht der Natur. Also wird der Zank zwischen dem ewigen und tödtlichen Licht vertragen und die Hungrigen werden erfüllet werden mit gutem Licht und die Faulen werden deß gerathen. — Seliglich wandlet im Weg des Herrn, was in dem Geist geschiebt; das alte Licht ist ein Staub und ein Pulver, das neue aber bleibet in Ewigkeit. **H. II. 343.**

7.

Aus dem Gestirn wird der Mensch (nicht nur) kunstreich geboren, (sondern) auch betrogen. Wiewohl über das das ist, was von Gott dem Menschen wird, so ist doch die Natur also auch in ihr selbst begabet. Nun aber natürlich folget aus dem, daß der Mensch aus dem Gestirn zu den Künsten, zu den Nicht-Künsten, zur Vernunft, zur Thorheit geboren wird, in den oder in den andern Wandel. Aus dem folgt nun, daß etliche Menschen aus angeborner Art viel erfunden haben, und bewährt und noch in solcher Gestalt erfinden und bewähren mögen, also sind auch die geboren, die sophistiren, was sie antasten, denn bös und gut lauft allemal mit einander. Darum dieweil der Mensch ein angeborne Natur hat vom Firmament, aus eigner Geburt zu finden die Subtilitaten oder anderes, und zu dem geboren wird, aber so wäre es besser, der böse Mensch des Gestirns wäre nicht geboren, jedoch aber schreiben sie auch, sie lehren auch, sie thun alle Ding, so wohl, als die Gerechten. Darum sollen wir allererstlich ansehen, was Christus sagt; aus den Werken werdet ihr sie erkennen, d. i. welcher gut oder bös ist, aus ihren Früchten. Aus dem dann folget, daß dem nach soll gefolget werden, der Zeichen und

Werk thut und sein Arbeit vollbringt in das End, in das es zu kommen verordnet ist; der es dahin nicht bringt, den hat ein narrechtiges Gestirn, ein phantastische Constellatio geboren, besser wär es ihm, er wäre nie geboren, denn also die Leut verführen, darum der weise Mann, der aus Gott lernet, überwindet das Gestirn in seiner Vernunft, es sei gut oder bös, durch göttliche Weisheit; sonst mag es kein weis Mann, der allein aus der Natur ist, überwinden. H. III. 73.

II.

Die Medicin, ihre Quellen und Zweige im Allgemeinen; ihr Studium.

8.

Es ist ein Gebot von Gott: du sollst Gott lieb haben, das ist das allerhöchste Gut, über das im Menschen nichts sein mag; das andre ist, du sollst deinen Nächsten lieben, als dich selbst, das ist jetzt das größest nach dem ersten. Nun, was ist auf Erden gegen den Nächsten, darin mehr Lieb mög bewiesen werden, denn so ein Mensch aus rechter Lieb ergründt und erkennet die Arznei der Heilung, seinem Nächsten seinen großen Schmerzen, Krankheit und aus ihnen den Tod zu erkennen, abwendet durch Kraft der Arznei, so ihm Gott zu solcher Lieb beschaffen hat, da nichts ist, das ein größere Lieb, dem Nächsten fürzukommen den Tod, und ihm sein Leben erlängern und ausstärken, das Gott also verordnet hat, und dem Menschen solchen Schmerzen zu nehmen, die Gebrechlichkeit seines Leibes zu wenden, und ihn zu bringen wiederum in sein Macht und Stärke, daß er möge Gott das verbringen, dazu er geboren ist, welches ein Kranker nicht vollbringen mag, sondern muß todtliegen als ein Thier und entschlafen. — So ist das größte Perlein und der edelste Schatz die Heilung, so in der ganzen Arznei für alles ist und nichts auf Erden, das größer sei.

Darum ihr Kranken seid deß eingedenk, wie das so eine große Gab und Gnad von Gott sei, daß ihr (der mehr Theil) von wegen eurer Sünden in die Krankheit verfallen und er unangesehen das Arg und übel, läßt euch Arznei zustehen, daß ihr wiederum aufstehet, wie Lazarus vom Tod. Der Arzt ist euer Nächster und Gott sein Nächster, soll nun eine solche Kunst in der Arznei nicht groß geachtet werden, was ist mehr? was größer? was nützlicher? Oder was ist über den gesunden Leib? Unter dem Zeitlichen nichts. Ihr Aerzet, dieweil ihr nun die Nächsten der Kranken seid, und sollt sie lieben, als euch selbst, so haltet euch so getreulich gegen ihnen, wie der Samaritan in Jericho, der nicht allein sein Wein und Oel als ein Arznei mittheilte den Verwundeten, sondern auch sein Roß, sein Geld und alle Bürgschaft. Sehet an das, o ihr Arzet all, ob die Arznei sei ein Kunst, der Köchin oder der Frauen zur Hoffarth gegeben, ermessets und erwägets, ihr werdet darum zur Rechnung geführet werden. Wie ein elends und überelends Ding ist es nun, so die Arznei der Heilung also das höchst Gut ist, und aber von den erdichteten, vermeinten sophistischen Aerzten sogar in das Widerspiel gebracht und sogar zum bösten Gut das höchste Gut verwandelt. Wie ein schwere Verantwortung wird das sein vor dem obersten Richter, denn ihr sucht euren **Quaestum** ohne Kunst, darum, was ihr daran gewinnet, verderbet ihr den Kranken. Was ist es euch nütz, so ihr aller Kranken Güter gewinnet, und sie am Leib verderbet, ists nicht euer selbst Verdammniß? Darum so trachtet der Kunst nach und ihrer Lieb, so ist euch nichts unmöglich. **H. III. 100.**

9.

Wie und in was Weg die Arznei, auch ohne Menschen Meister mag erlernet werden, die habe ich hie zusammengesetzt.

In die Arznei einzugehen sind zwei Eingang, ein ander Eingang ist in den Büchern durch **Avicennam, Galenum, Mesuem, Rhasin etc.**, ein ander Eingang ist durch das Licht der Natur. Die rechte Thür ist, die das Licht der Natur ist, die ander ist zum Dach hineingestiegen, denn sie stimmen nicht zusammen. — Denn die Bücher, so an euch und mich von den Alten her gelanget haben, haben mich gnugsam zu sein, nicht gedäucht. Sie sind nicht vollkommen, sondern ein ungewisse Schrift, die mehr zur Verführung dient, denn zum rechten schlichtigen Weg. — Denn anders sind die **codices scribentium**, anders das **lumen naturae**, anders das lumen apothecariorum u. dgl. So sie nun nicht eines Wegs sind und der recht Weg doch in einem liegen muß, achte ich, das Buch sei das recht, das Gott selbst geben, geschrieben, dictirt und gesetzt hat. Die andern Bücher geben, so viel sie mögen, der Natur ist nichts benommen. Allein von einem geht die Kunst der Arznei aus, nämlich von Gott. Er hat sie in das Buch geschrieben, da such's, da lies es, da findest du's. — Also willst du ein Arzt werden, am ersten such die Arznei, da sie ist, bist du weise, und erspeculir keine von dir selbst, und besieh alle Bücher, so gemacht sind: was concordirt in das Licht der Natur, das besteht und hat Kraft, was nicht in das concordirt, ist ein labyrinthus, das keinen rechten Eingang noch Ausgang hat.

10.

Das erst und höchst Buch aller Arznei heißt **Sapientia** und ohne dies Buch wird keiner nichts fruchtbares ausrichten. Und das ist sapientia, daß einer wisse und nicht wähne, also daß er alle Ding verstehe und mit Vernunft gebrauche. In selbigem Buch ist Grund der Wahrheit und aller Ding Erkenntniß; denn aus der Erkenntniß werden alle Ding geregiert, geführt und in ihr Vollkommenheit gebracht, und das Buch ist Gott selbst. Denn allein bei dem, der alle Ding geschaffen hat, bei demselbigen liegt die Weisheit und der Grund in allen Dingen; durch ihn wissen wir weislich zu handeln in alle dem, in dem wir wandeln sollen, und ohn ihn wissen wir keinerlei zu handeln, zu regieren, zu gebrauchen, wie es sein soll; ohn ihn ist es alles ein Narrheit. Zu gleicher Weis, wie die Sonne auf uns scheint, müssen auch die Künst von oben herab auf uns scheinen. Denn was ist Weisheit? als allein die Kunst, daß ein jeglicher sein donum, sein officium wisse und kenne, und das mögen wir so wenig haben aus uns selbst, als wir Tag und Nacht, Sommer und Winter haben mögen. Und ob gleichwohl die Arznei natürlich ist, so muß sie doch von dem höchsten Buch uns gezeigt werden, durch dasselbige wir dann lernen, was in ihr sei, wie es in ihr sei, wie es von der Erden genommen soll werden, wie den Kranken (gegeben) und welchen Kranken. — Ob man gleichwohl vermeint, die Natur sei nicht im Reich Gottes, so meint man falsch, denn sie kommt von Gott. Und obschon der Ungläubige ein Arzt ist, ohn Suchung des Reichs Gottes, so wirds dahin vermeint: Ohn Gott ist nichts, der Geist geistet, was er will, ist niemands eigen, er hat sein freien Willen. Darum so muß der Arzt seine principia in selbem auch nehmen, und ohn ihn ist nichts, als ein pseudomedicus, ein Errant, eines fliegenden Geistes. — So soll sich nun niemand befremden, daß ich sag, daß Gott das erste Buch sei. Denn Ursach, wer erkennt die Arbeit am besten, denn der sie gemacht hat? der weiß derselbigen Arbeit Kraft zu geben und anzuzeigen. Wer ist nun, der die Arznei gemacht hat, als allein Gott? Nun fließt es aus ihm, wie die Wärme von der Sonnen, die treibt die Blühe herfür. Also soll unsre Weisheit von Gott auch fließen. Darum sag auch solches, was ist auf Erdreich gefunden worden, das nicht durch Gott an uns gelangt sei. Er hat alles in seiner Hand behalten; wollen wirs aus seiner Hand nehmen, es muß durch bitten geschehen, durch suchen und anklopfen. — Das soll nun ein jeglicher natürlicher Schüler wissen, daß er in solcher Gestalt die Natur erfahren muß. Denn das Wort, das er spricht, lernet von mir, muß erfüllet werden oder es wird kein Grund der Wahrheit erfunden werden, denn was ohn ihn erfunden wird, ist alles ein Blindes, ein Finsterniß ohne Licht. Also müssen die secreta und mysteria der Natur an uns kommen, also werden uns die magnalia Gottes geoffenbart, also kommen herfür die arcana naturae durch den, der sie in die Natur gelegt hat und sich erfreuet in selbigen, so wir darin lernen und forschen die Geschrift Gottes, die uns alle Ding offenbaret. **H. I. 266.**

Es legt das Evangelium einen Grund in allen subtilen Dingen, auf den alles gegründet sein soll, daß es aus ihm fließ und nichts soll aus dem Evangelium weichen noch gewichen gefunden werden. Bin ich ein Jurist, so soll mein Sachen auf die Schrift gesetzt sein, das ist die Juristerei nicht von Menschen, sondern von Christo, also auch bin ich ein Arzt, auf sein Evangelium und Schrift gründen, d. i. was ich nicht kann, durch Erbitten und Anklopfen lernen und erlangen, damit ich mög meinem Nächsten zu Nutz kommen. Und dieweil ich das nicht thu, sondern lern von einem hie ein Stück, von andern Brosamen ꝛc. so richt ich in der Summ' nichts aus, als henkerisch Wesen und Ungewiß. H. II. 232.

11.

Das andere Buch der Arznei, daraus der Arzt lernen soll, ist das Firmament. Nach dem ersten Buch soll dies Buch gelernet werden. — Zu gleicher Weis, wie in einem Buch durch die Buchstaben gesetzt mag werden ein ganze Doctorei also daß ein jeder durch Lesen dieselbige durchfahren mag, also ist im Firmament ein solches Buch, das da lehret die selbigen Kräft und Doctrin zu erkennen. — Wie einer ein Buch auf dem Papier liest, so wird der Arzt gezwungen, die Sternen des Firmaments zusammen zu Buchstaben und die Sentenz nachfolgend daraus zu nehmen. Denn wie ein jegliches Wort eine besondere Kraft hat und doch in ihm selbst kein Sentenz ist, sondern durch vollkommene Wörter, die die Sentenz ganz machen, also müssen die Stern am Himmel auch zusammen kuppelt werden und (man muß) die firmamentisch Sentenz daraus nehmen, d. i. den ganzen Grund in eins fassen und verstehen. Gleich als ein Brief, der einem über hundert Meilen geschickt wird, desselbigen Gemüth verstanden wird, also auch in Briefsweis das Firmament an uns langet. Nun schauet jetzt um den Boten ihr Arzt, wo ihr ihn findet, der euch dahin und her ging. Also soll das ander Buch der Arznei angegriffen werden. Das Buch betriegt niemand: es hats kein falscher Scribent geschrieben; der hats geschrieben, der keines Papiers bedarf, uns daraus zu lehren. In ihm werden die Krankheiten gefunden im Anfang und zu Ausgang. Und dieweil solch Buch des Firmaments auf das Papier gebracht wird, so stehts doch nicht anders auf demselbigen, denn wie ein Schatten an der Wand, oder wie ein Bildniß im Spiegel, die niemand vollkommene Unterrichtung geben können. Wer aber wissen will vollkommene Unterrichtung, der muß denselbigen sehen, von dem der Schatten oder Bild im Spiegel kommt, und so er denselbigen recht sieht, so wird er nicht betrogen und bedarf des Spiegels nicht, sieht das lebendig und aus dem lebendigen kommt der Grund. Also sind die Bücher der Arznei nicht vollkommen in der Feder, sondern an dem Ort, da sie sind. — So ein Buch probirt soll werden, so muß es probirt werden, aus dem es ist. Das Evangelium aus Christo, aus ihm ist es; das natürlich Buch der Natur, aus der Natur ist es. So nun das natürliche Buch des Firmaments nicht im Wissen ist, wie kanns durch das Spiegelbild und den Schatten bewiesen werden, dieweil das nicht verstanden wird, aus dem es geht? Und wie kann der Arzt ein ander Buch haben, denn eben das Buch, das die Menschen gesund und krank macht? Es muß ja der Verstand aus dem fließen, aus dem es ist. — An der Fledermaus (Fewisch, chartaceus liber B.), die ein jeglicher, wie das Rohr vom Luft, umkehrt, hin und her beugt, sich begnügen lassen, ist nicht genug, sondern in den rechten Ursprung und Grund gehen. H. II. 267.

Es wächst kein gelehrt wahrhaftig Mann von tödtlichen Schulmeistern, sondern wir werden alle von oben herab geboren, nicht von uns selbst, und der von oben herab geboren wird, derselbig hat Discipel, (freilich) verlassen denselbigen auch Discipel. Dann folgt ein Irrung in denen, denn die Discipel sind von mancherlei Sternen geboren, ein jeglicher reimts nach seiner Nasen. Daß ich aber komm auf die Arznei, so wisset auch also: Allein der Himmel gebe den Arzt, wer will das wenigste Zahnweh verstehen? Niemand. Soll der Mensch aus ihm selbst das erspeculiren, wer will Glauben in den Fantasten setzen? H. I. 566.

12.

Das dritt Buch der Arznei hat sein corpus in den Elementen. Es ist noth, daß der Arzt wisse die Gesundheit und Krankheit der Elementen, denn sie sind dem Menschen näher und gefreundter, denn Mann und Weib. In beiden ist ein sanitas, ein infirmitas, coaequalis actio, darum zu wissen, was ihr Eigenschaft ist. Denn die vier Element sind im Menschen wesentlich, denn er ist corpus physicum, die Element aber corpus limi, und das corpus physicum entspringt aus dem limo. H. I. 268.

Daß ihr aber wisset, was limus sei: er ist an ihm selbst der Sam, daraus alle Creaturen gewachsen und gegangen sind, zu gleicher Weis, wie aus einem Sämlein ein ganzer Baum wächst. Dieser Sam, aus dem gangen sind alle Creaturen, ist limus major, limbus minor ist die letzte Creatur in die der große limus gehet, denn wie der Mensch aus dem limbo gemacht ist worden, da ist genommen worden alles das, so die Creaturen gewesen sind, aus denselbigen zu gleicher Weis, wie ein sperma genommen wird. Wie ein Sohn vom Vater geboren wird, also ist der klein limus aus dem größeren genommen, und wie der Sohn des Vaters alle Gliedmaß an sich trägt, also trägt auch der Mensch alle Creaturen in ihm. Wie nun am ersten die große Welt aus dem limo gemacht ist worden und nach allen Creaturen der Mensch, so ist damit aller Creaturen, so weit die große Welt begreift, all ihr Art und Eigenschaft, all ihr Wesen und Natur zusammen in ein limum zum andernmal geordnet, das ist der limus, der zu einem Menschen geworden ist. Hieraus folgt nun, daß alle die Künst, Weisheit, und was in dem Menschen ist oder in ihn kommt, in Wissen stehend und bekannt sind allen Creaturen der großen Welt und nichts kann der Mensch, denn was ihm aus dem limo angeboren ist, nichts höheres und mehreres ist im Licht der Natur. H. I. 582.

Darum behalt er auch essentiam limi, wie der Sohn des Vaters essentias im Blut und Fleisch. Weil nun die Elementen Mütter sind corporis physici und auch terrae nascentium und von ihnen entspringt Guts oder Bös, Gesunds und Ungesunds, Reines und Unreines, Dörner und Rosen, also bricht solchs deßgleichen auch im Menschen aus. Das sind nun die Krankheiten der Menschen, und solche Dinge alle soll der Arzt wissen. — So der Arzt die Elementen lernet erkennen, so findet er in den Generatis alle Krankheit, damit der Mensch beladen ist. Also macht die Natur den textum und der Arzt nur die Gloß über dasselbig Buch. H. I. 269.

13.

Das vierte Buch ist das Buch physicum, das lehret den physicum corpus im microcosmo erkennen. Es ist das Buch anatomiae majoris. — Nachdem der Arzt im dritten Buch weiß, wie die ganzen Elementen in ihm selbst geschaffen sind, muß er wissen, wieviel species corporum in dem einigen physico corpore sind. Darnach muß er solche monarchiam mundi finden im Menschen und wissen von allen speciebus der Elementen, daß sie auch im microcosmo sind. — So nun der medicus die concordantiam anatomiae machinae mundi und physici corporis zusammengestellt hat, so folgt hernach auch, so viel species corporales, so viel genera morborum. — So ist denn also von etlichen wohl gesprochen worden, die da sagen: wo der philosophus aufhört, da fängt der Arzt an, in der Gestalt: so der philosophus majorem mundum wohl erkennet im Himmel und Erden, in allen ihren generationibus, so hat er die Erkenntniß zu verstehen minorem mundum. Und wer in solcher Philosophie und Lehre nicht ist, der mag den microcosmum nicht erkennen und was er von der Natur des Menschen schreibt, ist nicht bessers, denn so viel der Blind von Farben redet. II. I. 270.

14.

Das fünft Buch ist die Alchymei. Von wegen des Namens ist sie manchem unangenehm. Aber wie kann der weise Mann dem feind sein, das mißbraucht wird. Wen heißt der Kaiser an den Galgen henken, den Dieb oder was er gestohlen hat? Den Dieb. Darum soll die scientia nicht verachtet werden, von wegen des Nescienten. Es ist ein Kunst, die von Nöthen ist und sein muß. Gott hat Eisen beschaffen, aber das nit, das werden soll, nicht Roßeisen, Sicheln, und Eisenerz; im Erz gibt ers uns. Weiter befiehlt ers dem Feuer und dem Vulcano, der des Feuers Meister ist. Nun muß erstlich das Eisen geschieden werden von den Schlacken, demnach daraus geschmiedet was werden soll, das ist alchymia, das ist der Schmelzer, der Vulcanus heißt (Was das Feuer thut, ist alchymia, auch in den Küchen, auch im Ofen, was das Feuer regiert, ist Vulcanus, auch der Koch, auch der Stubenheizer). Also ist es auch mit der Arznei; die ist beschaffen von Gott, aber nicht bereit bis aufs Ende, sondern in Schlacken verborgen. Nun muß am ersten die Schlacken von der Arznei genommen werden: da ist alchymia und das Amt Vulcani, da ist er ein Apotheker und ein Laborant der Arznei. — Alle Ding werden in prima materia geschaffen und über das folgt der Vulcanus hernach, der machts in ultimam materiam durch die Kunst alchymiae. — Sie ist die Kunst, die das Unnütz vom Nützen thut und bringts in sein letzte materiam und We-

fen. Darum ist sie von Gott gesetzt, als ein rechte Kunst d
Natur. — Es ist uns Brod beschaffen und geben von Gott, al
nicht wie es vom Bäcker kommt, sondern die drei Vulcani, d
Baur, der Müller und der Beck, die machen Brod daraus. A
muß es auch mit der Arznei geschehen. Darum soll sich der A
der alchymia nicht schämen. II. I. 271.

15.

Das sechste Buch ist experientia.

Die Medicin ist nichts, als eine große, gewisse Erfahrenhe
nämlich, daß alles, so einer thut, in der Experienz steht. U
das ist experientia, was da gemacht und wahrhaft erfu
den wird. Und welcher sein Sachen nicht mit der Experie
gelernet hat, und mit der Wahrheit, die in ihr ist, derselbig i
ein zweifelhaftig Arzt, und was die Experienz, die als ei
Richter ist, bewährt oder nicht bewährt, das soll angenomm
oder nicht werden. Darum soll dieselbig experientia mit d
scientia laufen, denn eine scientia ist experientia. Ob glei
wohl ein Experiment einmal gefunden wird in der Experienz u
ist bestanden: erst wenn es mit der scientia in die experie
tiam geführt worden, wird es weiter zu brauchen; aber i
ohne scientia, so ist weiter dasselbig ein Experiment ohne scie
tia. Denn darin scheiden sich von einander experimentum u
experientia: das experimentum ad sortem geht ohne scie
tia, aber experientia hat die Gewißheit, wohin zu gebrauch
mit der scientia, der Mutter der Experienz. H. I. 272.

Das Speculiren macht (ebensowenig als das blose Expe
mentiren) keinen Arzt, sondern die Kunst, die ist kein speculati
sondern ein Experiment durch die Händ erfunden und nachfolge
gehört Contemplation dazu: Acht auf die Natur haben, wie man
brauchen soll, alsdann kommt die Erfahrenheit derselben Kunst, die i
Meister; denn eines Arzts Theorica soll sein Erfahrenheit. H. I. 4

Nicht arzneiisch, sondern experimentisch ist die Kunst, so ge
gehet, ehe ihre Krankheit kommt, wenn ein Theil der Aerzte E
perimenten hat, aber der Krankheit mangeln, so zu ihren Experi
menten dienlich sind, d. i. Kunst vermeinen sie zu haben, hätte
sie nur auch gereimte Krankheiten dazu. H. I. 362.

(So) sind (denn) zween Wege, aus denen alle Künst entspringen, wiewohl der eine die Kunst falsch fürlegt, der andere aber gerecht. Der die Kunst falsch darlegt, sind die menschliche Sinn und eigene fürgenommene Phantasei, in welcher der Mensch speculiret und also aus sich selbst Gereimtes herfürbringet und doch an ihm selbst nichts ist. Der ander Weg ist, daß der Mensch aus Erfahrenheit und Gegenwurf der Natur augenscheinlich und greiflich sein Lehr nimmt, und aus dem, so vor Augen die Erfahrenheit gibt, verbringet sein Sachen. Also wird der eine aus sich selber gelehrt, der ander aus dem Gegenwurf der Erfahrenheit. In solchen zweien Weg werden beschrieben die Bücher der Philosophei, der Arznei und Astronomei und ander mehr, aus dem dann folget daß Falsch und Gerecht in der Philosophei, Arznei und Astronomei gefunden und gelesen werden. —

Die Arznei (insbesondere) mag in ihr nicht gedulden, daß in sie geführt oder eingemischt werd einigerlei Arbeit (derer), so aus eigener fürgenommener Phantasei philosophiren, d. i. phantasiren, sondern aus dem Weg der Erfahrenheit; das ist also Ursach, daß die medici aus der Speculation der Phantasei etlichs Theils die Medicin der Erfahrenheit gefälscht haben. Und dieweil der Mensch vor Gott gezählt ist bei dem mindesten Härlein, dazu auch sein Bildniß ist, gebührt sich nicht, daß die Medicin so von Gott geschaffen ist, durch ein solche eigensinnige Phantasei verführt werde, sondern, daß die, so in der Arznei sich belustigen, mit ihrem Disputiren und Arguiren pro et contra etc. ausgeschlagen werden, wiewohl sie dadurch ihr Einfalt und Thorheit offenbar machen und ihr Anhang ihrem Geschwätz fleißig zuloset, jedoch aber mit schlechtem End beschlossen.

Also sind da zweierlei Schüler, die da anhangen eigener Phantasei und die da anhangen der Erfahrenheit; allein die Erfahrenheit bleibt in der Wahrheit und was eigensinniger Sinn speculirt, das mag nicht bestehen, denn was die Natur in ihr hat, das muß durch den Gegenwurf, den sie giebt, gelernt werden, und ohne denselbigen mag nichts aus dem Schatz der Natur gezogen werden, als ein Exempel, wer mag in ein Berg sehen, was mitten in ihm sei, niemand; wie wollts dann möglich sein, ein unsichtbar Ding zu beschreiben, so doch dem Menschen nicht mehr befohlen ist, denn dem nachzufolgen, was ihm der Gegenwurf fürschneidt, als ein Exempel: Christus hat uns fürgeleget die Lehr der Seligkeit; dieselbig Lehr ist die Erfahrenheit in das ewig Leben und derselbigen müssen wir nachwandeln und nicht nach dem, was wir selbst phantasiren. Wir wissen, die Lauf des Firmaments entspringen aus der Erfahrenheit, welchs bewiesen hat die Lauf des Himmels; ohn solch Erfahrenheit mag von dem Firmament nichts beschrieben werden. Darum was der Mensch schreiben und lehren will, das soll er aus der Erfahrenheit thun, und aus derselbigen sich und andere lehren, sonderlich was betrifft das Leben, wie denn die Arznei dasselbig eine Zeitlang zu regieren hat. In der mag es genommen und gegeben werden, denn die Natur ist, die da lehret, die eigen Phantasei nicht.

(So habe Aristoteles sein Buch Meteororum, Albertus Magnus die Geburt der Metallen, Avicenna und dgl. die Ursprung der Krankheiten ohn die Erfahrenheit aus eigensinniger Phantasei beschrieben.)

Darum weil der Arzt ein solches Subjectum unter ihm hat, das ist den Menschen, in dem die Seel ist, ist von Nöthen, daß er das betrachte, daß ihn Gott geschaffen hat; so er nun von Gott geschaffen ist, und Gott hat ihm den Menschen unterwürfig gemacht, ihm seine Gebrechen zu wenden, ist ihm hierauf nicht befohlen, solches auszurichten mit erdichteten Phantaseien, so aus eignem Kopf herfürfliegen, als wär die Medicin nur ein rhetorica, sondern er muß betrachten, daß solche Phantasei nicht anschlag, sondern für sich nehm die Erfahrenheit und derselbigen nach lehr und erfahre. Denn die Arznei ist zu gleicher Weis, wie ein Handwerk, die alle aus der Erfahrenheit kommen; darum vollbringe sie das mit vollkommenen End, das sie vollbringen sollen und das Ende beweist die Wahrheit. Also soll auch die Arznei ihren Ursprung nehmen und sich enden mit der Wahrheit. Also ist der erst Schulmeister der Arznei das **corpus** und die **materia** der Natur. Was dieselbige anzeigt, dasselbige studire und lerne und aus dir selber nichts. — Aus dem Leim hat der Hafner sein Ursprung genommen, Geschirr und Gefäß aus ihm zu machen und dasselbig durchs Feuer vollendet, also aus dem Leim und Feuer hat der Hafner gelernet; aus der Axt und dem Holz hat der Zimmermann sein Handwerk gelernet; aus der Aschen und Feuer sind die Glaser entstanden; also werden alle Ding, so die Natur vollbringen soll, aus der Erfahrenheit der Natur erfunden. Also ist auch die Arznei auf die Natur gestellet und die Natur selbst ist die Arznei, so soll sie in der Natur auch gelernet und gesucht werden. H. I. 78.

Kein Arzt kann den Grund der Krankheit oder des Menschen fürhalten, er hab denn genugsam Zeugniß aus dem Licht der Natur, dasselbe Licht ist die große Welt. — Der Arzt ist aber aus der Arznei, nicht aus ihm selbst, darum muß er durch der Natur Examen gehen, welche Natur die Welt ist und all ihr Umfang und dasselbige, was die Natur lehrt, muß er seiner Weisheit befehlen, aber nichts in seiner Weisheit suchen, sondern allein im Licht der Natur und hernach dieselbige beschließen im Licht derselbigen Behältniß. Weil nun die Arznei älter ist, als der Arzt, und er ist aus ihr, sie nicht aus ihm: so muß er in dem lernen, das ihn macht, und nicht aus ihm selbst. Also liegt in der Natur die Weisheit, Kunst, Theorik, Practik 2c. des Arzts und in ihm selbst nicht. Im Menschen ist nichts, das ihn zu einem Arzt mache, wiewohl er hat praeclarum ingenium, darin ist aber kein Kunst; es ist leer, als ein wohlgemachter Kasten oder Behälter, aber geschickt zu behalten, was man darein thun will: es ist ohne arzneiische Weisheit, aber was wir erlernen und erfahren, behalten wir darin und brauchens zu seiner Zeit. — Es will der unerfahrne Theil, der nicht aus der Natur geboren ist, nicht sein Schulmeister erkennen, sondern sein eigen Vernunft eine arzneiische Weisheit sein lassen, das allein auf Sand bauen heißt. Denn zwo sind der Weisheit, eine, die wir aus der Erfahrenheit nehmen, und eine, die wir aus unserer Geschicklichkeit haben. Auch die aus Erfahrenheit ist zweifach: die eine ist des Arztes Grund und Erfahrung, (die er namentlich auch durch Uebung der vulkanischen Künst der Chemie gewinnt), die andere, so ohngefähr etwas geräth ohne bemeldete Erfahrung, ist des Arztes Irrsal und Verführung. — Es ist mit diesen Dingen, wie mit dem falschen Glauben, da nicht ein jeglicher, der da spricht: Herr, Herr! wird erhört: d. i. so du kein Arzt bist, gebrauchst dich deß aber doch; so du dein Experiment nimmst, sagst: thu das, so thuts es aber nicht; denn sie erhört dich nicht, bist nicht der rechte Hirt zu diesen Schafen; sie spricht aber wohl: ich kenne dich nicht. Darum alleine der, der berufen ist, ist ein Arzt, demselben wächst die Arznei aus der Erden und sie kennt ihn, sie hat ihn einzusetzen und zu entsetzen. So ist nun der Grund nicht aus unsern Köpfen, noch aus Hörensagen, sondern Erfahrenheit aus der Natur Zerlegung und ihrer Eigenschaft Ergründung. **II. I. 25.**

16.

Das **siebente Buch** ist das der **natürlichen Apotheken.**

Die Natur ist inwendig im Menschen, wie auswendig unter den Menschen. Die Natur gibt ein Apotheken in der Welt und es ist in der Welt ein natürliche Ordnung der Apotheken, also daß alle Wiesen und Matten, alle Berge und Bühel u. s. w. Apotheken sind, dieselbige Apotheken gibt uns die Natur und aus derselbigen sollen wir die unsrige füllen. In der Natur ist die ganze Welt ein Apotheken und nicht mehr denn mit einem Dach bedeckt. Nur einer führt den Mörsel, so weit die ganze Welt geht. Dermassen ist auch im Menschen eine natürliche Apotheken, in der alle Dinge sind, wie in der Welt: Gutes und Böses, von **simplicibus** und **materialibus**. Ein jegliche Apotheken aber hat einen Arzt. Denn die Natur hat in ihr einen Apotheker, derselbige ist, der sie gemacht hat. — Nun ist im Menschen, als im **microcosmo** auch solche Apotheken, wie in der grossen Welt: dazu auch ein Arzt, wie in der grossen Welt, der ordinirt, dispensirt, applicirt, administrirt. — (Nämlich) Alle Arznei ist beschaffen von wegen der Krankheiten. Nun sind ihrer zwo, die eine äusserlich, die ander innerlich. Die äusserlich thut der Mensch selbst, die innere die Natur. Der Mensch ist mit allen Krankheiten beladen und ihnen unterworfen, so bald er vom Mutterleib kommt, und (schon) im Mutterleib. Und es wär nicht möglich, daß der Mensch möchte geboren werden mit dem Leben, mit der Gesundheit, so der inwendig Arzt nicht wär. Nun wie er also voller Krankheiten ist, und das in seiner Natur angeborne hat, so hat er auch von Natur wider ein jegliche Krankheit Arznei. Wie er hat destructorem sanitatis von Natur, so hat er auch conservatorem sanitatis von Natur. Der destructor wirkt und handelt für und für Destruction, Corruption, den Menschen umzubringen; also stark und emsig ist auch conservator Naturae; was der eine zerbricht, und zerbrechen will, das richt der angeborne Arzt wieder auf und zu. Der Mensch muß täglich in ihm seine Wirkung haben und den destructorem und conservatorem handeln und wirken lassen. Die zwei geben für und gegen einander.

Also soll nun der Mensch wissen und verstehen, so Gott ihm seinen natürlichen Arzt und sein natürliche Arznei nicht gegeben hätt, und geschaffen, des äussern Arzts halben bliebe nichts am Leben. Wird die Erden dürr von der Sonnen, so empfängt sie wieder Feuchte vom Regen; die Dürre ist die Krankheit, die Feuchte ihr Arznei. Das hat Gott äusserlich in der Welt geschaffen, also auch innerlich im Menschen. Käme kein Regen in des Menschen solche Dürre, er verödete auch. Wiederum zu viel Regen ertränkt; also im Menschen, zu viel Regen ertränkt ihn. Die Sonne heilet den Regen. Also werden viel Wassersucht geheilt, viel Schwindsucht und andere Krankheit, davon der Mensch nicht weiß, von denen er aus natürlicher angeborener Arznei gesund wird. Denn Gott behüt den Menschen in alle Weg vor dem Tod ihm zu Erfrischung seines Lebens: denn im langen Leben des Menschen hat Gott sein Wohlgefallen. —

Nun sehet, was der Mensch in diesem Buch der grossen Apotheken richten soll; es soll der äusser Arzt nach dem angebornen Arzt sich anlassen und richten, in diesem Buch, wo der angeborne Arzt aufhört, daß gleich im selbigen Recept der äussere Arzt anfahen soll. Wo da gefehlt wird, oder es wird vom Arzt anders ins Haus gestiegen, denn zur Thür hinein, und der Apotheker wird legen quid pro quo, da ist forthin Mühe und Arbeit, labor und dolor. H. I. 274.

17.

Das achte Buch ist theorica medica.

Sie ist die, die da anzeigt, mit ungezweifelter Wahrheit Herkommen, Ursprung, Materien, causas, Eigenschaft, Wesen,

Anfang, Mittel und Ende einer jeglichen Krankheit, dazu auch ihr Heilung, in was Weg dieselbige geschehen soll, und womit, und wie, und was alle Irrung. — Auch da muß ein jeglicher medicus theoricus aus Gott reden, denn aller Anfang ist aus ihm, und er ist alles in allen. Er hat den Arzt geschaffen und die Arznei von der Erden. — Selig ist der Arzt, der in den Büchern, so Gott selbst geschrieben hat, wandelt, die sind gerecht, ganz vollkommen, ohne Falsch, wer in denselbigen wandelt und gehet, der wandelt im Licht und nicht in der Finsterniß. — Gott bleibt in allen Dingen der oberst Scribent, der erst, der höchst und unser aller Text. **II. I. 275.**

18.

Das **neunte Buch** ist gewisse Offenbarung durch **magicam.**

Durch magicam werden offenbar die verborgenen Dinge, die dem Leib nicht sichtbar sind. Sie offenbart alle Heimlichkeit in der Natur; sie ist anatomia medicinae, zerlegt alle corpora der Arznei, in denen die remedia sind, was in demselbigen corpus ist, nicht als in greifliche Glieder, sondern als Kräft und Tugenden, ohne ein corpus. — Ob alle Bücher verdürben und stürben, und alle Arznei mit ihnen, so ist doch noch nichts verloren, denn das Buch magica inventrix findt alles wieder und noch mehr dazu. — Alle Anfäng der magicae gehen vom Orient und von septentrione gehet nichts Gutes. **II. I. 277.**

Es ist die Kunst himmlischer Impression, also daß man des Himmels Wirkung in einen leiblichen Leib gebracht hat, durch welchen Leib ist die Wirkung des Gestirns vollbracht worden. Zu gleicher Weis, wie ein Sam an einer Rosen, in demselbigen ist die Kraft und Eigenschaft der Rosen, und ist doch die Ros nicht da. So er aber vom Menschen in die Erd gesät wird, oder gepflanzt, dann wächst die Ros herfür mit all ihren Kräften und Eigenschaften; also sind es auch himmlische Samen, welche durch die Kunst magica gepflanzt und gesät sind worden z. B. in die Stein Gamahi (Talisman), und ist doch nicht anders als natürlich zu erkennen. Erstlich haben solche Kräft die Aegypter und Perser erkannt und des Himmels Influenz wie ein Samen gehandelt in die Leib der Erden; denn kann der Himmel eine Pestilenz herabsenden (s. u.) und den Menschen tödten, und auch andre dergl. Krankheiten machen, so kann er auch das Gute eben so wohl. Kann er einen Menschen treffen, so kann er auch einen Stein treffen. So sind bei den Aegyptern Stein gewesen, welcher sie bei ihm getragen hat, den sind derselbigen Influenz Krankheiten angekommen; also sind auch hinwiederum Stein gewesen, welcher sie bei ihm getragen hat, denselbigen haben sie bewahrt vor solchen Krankheiten. — Diese Kunst heißt magia, darum aber daß man das Natürliche nicht verstanden hat, ist sie Zauberei genannt worden; denn nicht allein, daß sie in die Stein solche Kräft gebracht haben, sondern auch in die Wörter, in welchen Wörtern solcher Kraft Wirkung ist vollendet worden. Da aber allemal der Mensch, der nichts kann und doch können will, solche Ding fälschet, und machet Kreuz und Segen dazu und ander dergleichen Lappenwerk, ist es dahin gekommen, daß die, so magiam nicht verstanden haben, dem Kreuzen, Beschwören, Segnen dem Glauben geben, als obs durch dieselbigen gewirkt werde, das doch nicht ist, sondern die Kraft ist an sich selbst da gewesen. — Es gibt Gott natürliche Wirkung in viel Weg. Durch die Gewächs der Erden mag man Arznei ordnen für alle Krankheiten, innen und auswendig am Leib und das durch den irdischen Leib appliciren. Also auch ist solche Kraft der Arznei auch im Himmel, wie in der Erden, und nimmt sein Leib in drei Weg: er wirket durch irdische corpora, als durch (Pflanzen) persicariam, durch Gestein, als durch gammahi (Talisman); zum andern in Wörtern gesprochen oder geschrieben, doch nicht, daß die Schrift dem Worte Kraft gebe (B), sondern die (himmlische) Influenz. Zum dritten wirket das sidus durch den Glauben, so er sich gegen dasselbe vereinigt; es ist da gar keine Incantation, sondern natürliche Wirkung vom Himmel, nur in einer andern Gestalt, als die Erde ihre Wirkung hat. H. I. 31.

(Andere Arten von magia sind die insignis magica, Auslegung natürlicher Zeichen, z. B. des Sterns zu Betlehem; magica transfigurativa, die Kunst corpora viventia zu formiren, wie zu Zeiten Mosis; altera in altera, welche Bilder von einem

Menschen machen lehrt, so daß durch sie einem Menschen alles zugefügt werden kann, was ihm sonst unmittelbar natürlich zugefügt werden könnte [De homunculis]; Cabbalistica, welche was die Natur in einem Jahre zu thun vermag, in einem Monat zu Wege bringt. Vgl. H. II. 362. Unterschieden von allen ist die magia coelestis, die Kraft Gottes; so war Moses ein magicus coelestis, die Aegyptischen Zauberer magi infernorum oder malefici. Vgl. H. II. 458.)

19.

Das zehnte Buch lehrt, wie die Arznei kommt von der prima materia in ultimam materiam.

Alles was wächst ist in seiner ersten Materia ohn Form und ist so viel als nichts. Eine Eiche ist erst ein Same, in dem nichts ist, was sie sein soll. So der Same aber faulet, so gehet er in das Gewächs, dann wird ihm gegeben die Form des Baums. Also auch die Arznei. Wie der Mensch am ersten ein Wiegenkind ist, dann wird es ein Kind zum Laufen, je länger, je mehr wird es verständiger u. s. w., endlich gehet an das Alter, die Schwäche und das Abnehmen, also auch ists mit den Formen der Gewächs und mit der Arznei, die dermassen ihre Gradus hat. (Daher sei der corporalische Leib der Arznei erst auf den spiritualischen zurückzuführen, um sie zur Vollendung ihrer specifischen Kraft zu bringen. S. u.) H. I. 278.

20.

Das eilfte Buch handelt von der Gebärung der Krankheiten, nach Inhalt der Philosophei. (S. §. 107 ff.)

Diese Bücher bei dem Kürzesten fürzuhalten und anzuzeigen, hat mich gutgedäucht, damit ein jeglicher wisse, wie die Arznei zu lernen sei und wo ihr Schul sei.

21.

Aber darum, daß ich soweit die Arznei führ, in so viel andre Facultäten, Religion, Künste, scientias, soll mir es niemand verachten, denn ein Arzt soll der gegründetst sein in allen Theilen der Philosophei, Physica und Alchymei und in denen allen soll ihm nichts gebrechen, und was er ist, das soll er mit Grund sein, mit Wahrheit und höchster Erfahrniß; denn unter allen

Menschen der Natur und seines Lichts ist der Arzt der höchst Erkenner und Lehrer, darnach ein Helfer der Kranken. **H. III. 76.**

22.

(Freilich) ist der Weg, so ich anzeig, vielen zu schwer, braucht zu viel Lernens, gehet nicht mit Faulheit zu, denn das Können, so zu einem Arzt gehört, wird nicht ein vierundzwanzigjährigs unzeitigs Kalb zum Doctor lassen machen. Dieweil aber alle hohen Schulen einen jeglichen zum Doctor wollen machen und einer muß Doctor werden vor vierundzwanzig Jahren, so ist es ein genöther Handel: er muß ein Doctor sein, muß aber nichts können. Wie kann einer in so wenig Jahren, in dreien, etwan in fünfen, studiren, daß er ein Doctor mög werden, wie kann er wohl philosophiren, wie **astronomiam**, wie **alchymiam** erfahren und darnach **physicam**, es mag nicht möglich sein. Dazu daß er soll ein **parabolanus** sein, aus der Ursach, daß er die Welt erkunde, und die sitzen an einem Ort, wie ein Bleikloß und klotzen die Zeit aus, die Doctor gibet. Es möchte Gott erbarmen, wie sie sind. Also geht es, also empfindens die Kranken. **H. III. 110.**

23.

Wandern insbesondere macht jeden Handel besser. Gibt es nicht mehr Verstand, denn hinterm Ofen sitzen? — Ist doch die Königin vom End des Meers kommen zu Salomon, allein darum, daß sie sein Weisheit höre. Ursach ist gewesen: die Weisheit ist ein Gab Gottes: Wo er sie hingibt, in selbigem soll man sie suchen. Also auch, wo er die Künste hinlegt, da soll man sie suchen. — Sind doch die Künst nicht alle verschlossen in eines Vaterland, sondern sie sind ausgetheilt durch die ganze Welt. Nicht, daß sie in einem Menschen seien allein oder an einem Ort, sondern sie müssen zusammengeklaubt und gesucht werden da, da sie sind. — Denn Künst haben nicht Füß, daß sie dir die Metzger nachtreiben können (denn will nur einer einen Braten essen, so kommt das Fleisch aus einem andern Lande). Weil sie nun den Gebrechen haben, so mußt du thun, was sie thun sollen. Die engelländischen **humores** sind nicht ungerisch, noch die neapolitanischen preußisch. Darum mußt du dahin ziehen, da sie sind, und je mehr du ihrer erfahrst, je grösser ist dein Verstand in deinem Vaterland. — Wer die Natur durchforschen will, der muß mit den Füssen ihre Bücher treten. Die Schrift wird erforscht durch ihre Buchstaben, die Natur aber von Land zu Land: so oft ein Land, so oft ein Blatt. Also ist **Codex naturae**, also muß man ihre Blätter umkehren. **H. I. 257—9.**

24.

(Dagegen) so befleissiget euch nicht hoch und fest, auf den hohen Schulen zu lernen, sondern in der Natur. Betrachtet, was für einer grossen Zeit es sei, daß ihr die grossen Schwaderlappen **Jacobi de Partibus, Gentilis, Trusiani, Hugonis, Mesuae, Azaronii, Avicennae, Galieni, Rhasis, Montagnanae (sic.)** und anderer, deren Werk ein Schand zu nennen ist (durchnehmet). Was nutzt euch auch, daß ihr euch befleissigt rhetorischen Geschwätzes, die doch keinen Arzt machet, sondern zerbricht: Was sucht ihr in der Logik und in eurer Dialektik, die alle dem Arzt zuwieder sind und Hinderung des Lichts der Natur? Denn die Ding gibt die Natur nicht, aber der schwarz Geist, der euch zu den Augen heraussieht, der jubilirt in solchen phantastischen Dingen. Nicht verzehret eure edle Zeit mit solchen Dingen. Was ists weiter, so ihr in **bonis litteris** übertreffet den **Virgilium**? Sagt mir eins, ob alle **Virgilii** Werk sich mit einem Arzt mögen vergleichen, der allein **thapsum** kennt? Urtheil, welcher des Leibs am würdigsten sei? Was ists, so ihr der **Lucanus** selbst seid, und seid **Ovidius**, und **Horatius**? Was ists nun in Nöthen? Wem seid ihr Nutz, als eurem Maul? Und den losen Macer, der schlechtest unter allen Poëten, auch bei den Ärzten aus den geringsten: sein böseſter Vers ist edler denn aller Poëten und der ganze Homer. Wer wollt also ein Gule (**fungus aut stipes B.**) sein oder wen wollt die Natur also geboren haben, der in seinen Krankheiten nicht all sein **poësie, Graecum et Hebraeum cet.** gebe um einige Kraft zu wissen zu seiner Gesundheit? Ob nicht **Virgilium** gereut hab seiner geschriebenen Thorheit vor seinem End, und auch **Horatium**? Was ist aber das den **medicum** reut? nichts. Denn er hat sein Tage vollbracht mit den **arcanis** (Geheimnissen der Natur) und hat in Gott und in der Natur gelebt, als ein gewaltiger Meister des irdischen Lichts. —

Was ist unser Witz, Vernunft, Fürsichtigkeit, Weisheit, als allein, daß wir dem Nächsten damit zu Nutz erschiessen in seinen Nöthen? Welcher Gefallener schreit, hilf, **Juvenalis**, hilf? Sondern hilf **Hippocrates**, hilf; denen hat es Gott befohlen, der lebt in der Natur ein Meister. Was ist **Terentius** mit **Davo**? Das hat Gott geschaffen, das ander nicht: Schwätzen, Süßreden, Blandiren ist des Mauls Amt; helfen aber, nutz sein, erschließlich, ist des Herzens Amt. Im Herzen wächst der Arzt, aus Gott geht er, des natürlichen Lichts ist er, der Erfahrenheit. Also will ichs, daß ihr lernet; so euch oder den Nächsten ein Noth anfällt, daß ihr wisset zu helfen. — Es ist nichts, da grössere Liebe von Herzen gesucht wird, als im Arzt: da fällt am letzten die Noth hin und alle Juristerei aus und all Historei aus, allein die Noth bewährts: aber der Gesund gibt dies nicht zu, sondern dieweil er wie ein Zweig grünet, ist das Seine das Beste, also ist es den Poëtastern.

So ermahne ich nun euch Aerzt all, daß ihr euch wollt lassen bewegen, das, daß Gott euch die Kranken befohlen hat, aufzusehen und dieselbigen zu verwalten, daß ihr die Kranken nicht verführet durch euern Unverstand. Denn ermesset selbst, daß Gott den Arzt nicht darum gesetzt hat, zu verderben, sondern aufzubringen, nicht zu verzweifeln, sondern für und für zu helfen. Warum ist uns die Hoffnung geben, denn daß wir mehr sollen thun, denn uns zu meinen ist, möglich zu sein? So ihr nun findet in jenen Büchern, daß kein Fürgang darin ist, Nutzen zu schaffen, so müßt ihr doch bei euch selbst ermessen, und bei eures Amts Pflichten, daß ihr weiter den Dingen nachtrachtet, und mehr erfahret, denn geschrieben steht. Denn die Arznei ist noch bis auf diese Stund auf kein Termin kommen oder End, sondern noch für und für vorbehalten, weiters und mehrers zu lernen und zu erfahren. **H. I. 608—10.**

25.

(Ferner) willst du ein Arzt sein, so gedenke, daß zweierlei sind: Leibarznei und Wundarznei. Nicht aus den Ursachen als zween Ursprüng, sondern aus der zweien Theilung der Ursachen, die eine jede Ursach in ihr selber hat. Denn **febris** und **pestilenz** haben ein Ursprung, aber er bricht sich, ein Theil geht in die

Fäule der Inwendigen, als febres und gehört dem Leibarzt zu; der ander Theil geht in die Pestilenz, das ist, in centrum vom Ausgang. Durch ein solches erkennet beide Ständ der Aerzte: ein jegliche Krankheit, die vom centro gehet in die Weite, gehört zum physico, aber die gehet von Weite in centrum, die ist zu geschlossen dem Chirurgico. Dergleichen auch, was zu den Emunctorien (Excretionsorganen überhaupt) begehret nach verordneter Natur, das ist alles physisch; was aber die unnatürliche emunctoria sucht, das ist chirurgisch. Was sichtige Stätten sind der Krankheiten, das ist ein Wund, was unsichtig ist, das ist des Leibs. H. I. 1.

(Wiewohl) es ist kein Wundarznei, die nicht ein physicum muß haben in ihrer Krankheit. Es ist kein Leibarznei, die nicht durch ein Chirurgicum muß geheilt werden. Du heissest erysipela, cancrena, esthiomena cet. Wundkrankheiten, so du aber nicht ein Leibarzt bist, was kannst du? Und der physicus hat sonst kein Prob nicht, wo er nicht ein Chirurgus dazu ist. H. II. 576.

26.

Auch solches soll ein Arzt wissen und verstehn, daß er die Krankheiten unterscheide und ihre Arznei, die aus dem Gestirn entspringt. (Denn) zwei sind der Arznei, des Gestirns und der Elementen; zweierlei Krankheiten sind auch, des Firmaments eine, die ander der Element. Der nun die Firmamentische Krankheit mit sammt ihrer Arznei erkennt und verstehet, derselbig kann medicinam adeptam. Nun seind unter dem membro zwo fürnehmlich species, als physica stellarum und chirurgia stellarum. Physica stellarum folgt aus dem, daß die Sternen selbst nicht gesund sind; dieweil sie auch unser nutrimentum seind, als wohl als Speis und Trank, so empfahen wirs wie sie sind: also werden wir darnach genaturt. Als dergleichen sollt ihr auch verstehen de chirurgia stellarum. Wie die Schwerter Wunden machen, also thuts auch das Gestirn, wie ihr sehet in den apostematibus, als nämlich in der Pestilenz. Nicht daß Wunden werden, wie schneidende Schwerter machen, aber Eröffnung des Leibs. H. II. 366.

27.

Nun ist (aber) die Unterscheid der zweien Arzneien, cölestisch und mundanisch, also von einander geschieden, daß die mundanisch adepta und nicht adepta durch natürliche Kräft und Ordnung gehen, die himmlisch aber ohne die Kräuter und Stern alle. Als so ein Apostel die Finger auf das Haupt legt, so ist er gesund, in summa es gehen vom Wort Gottes alle Kräft und das Wort hat alle Kräft in ihm und so viel mehr, daß alle Natur in ihren Kräften nicht so viel vermag, als allein in einem Wort ist. Diese Kraft ist medicina adepta coelestis, H. II. 451., die Arznei, so durch das Wort Gottes ohn alle Mittel die höchst Arznei ist, von Gott sonderlich gegeben, wie denn durch die Heiligen vielmal bewährt: denn sie haben Blinde sehend gemacht, Todten lebendig, Aussätzig rein u. dgl. viel mehr. — Aus dem werden wider die Gestalt natürlicher Arznei viel gesund, die (wir) von der Natur nicht möchten gesund machen. Darum ist es ein groß Ding um die Heimlichkeit Gottes: er wirkt, wo er will und in wem er will, und wann er will. Darum hat er uns heissen suchen, anklopfen, bitten, darum daß wir nicht alle Ding aus der Natur vermögen, sondern seiner Hülfe täglich bedürfen. Darum wir ihn täglich bitten sollen, damit dasjenig, das uns die Natur nicht geben mag, von ihm geben werde. Ohn solche erbetene Hülf mögen wir in keinen Sachen vollkommen sein. Denn das Wort muß mitlaufen, Ursach: es wäre kein Element nichts, so das Wort es nicht gemacht hätte; item, es wäre auch von allen Creaturen nichts, so das Wort nicht wäre. Das Wort ist das Leben und die Kraft. — Es muß in allen Dingen himmlische Wirkung mit laufen und in allen Dingen muß sie die sein, die da endet und wirkt. H. II. 468.

III.

Die vier Grundlagen der Medicin.

28.

Die vier Eckſteine, darinnen mein Gemüth ist, euch auditores dahin zu bewegen, ausserhalb deren nichts anzunehmen, setz ich nachfolgend: Philosophia, Astronomia, Alchymia und Virtutes. H. I. 204.

I. Der erste Grund der Arznei, welcher ist Philosophia.

Es ist sich groß zu verwundern, daß ein Lebendiges mit Fleisch und Empfindlichkeit aus Nichts wachsen kann, wie wir sehen, daß aus der Fäule ein Wurm wird: wie so seltsam die Natur ist in ihrer Wirkung und Freiheit. Wer will es ohne das Licht der Natur betrachten, daß ein Holz soll ein lebendigen Wurm geben, auch andre dgl.? Und so wenig dasselbige zu sehen ist oder zu greifen, so wenig mögen wir begreifen die Heimlichkeit der Natur mit den Augen. Das sind **mysteria Dei**, daß aus Nichts solch seltsam Ding entspringen soll, da keiner sprechen kann, daß etwas da sei. Und so wenig wir die Natur sehen mögen und ihr ihren Proceß abstehlen, so wenig mögen wir auch der Natur ihr Kunst abstehlen dadurch sie wachsen macht Gras, Bäum oder was die Erde gibt. Den Weg, den wir beschreiben, zeigt uns die Philosophei, auf dem (**cujus beneficio B.**) wir die Heimlichkeit der Natur erklären mögen, was uns die Augen sichtig geben, alsdann zu erklären. Denn ihr müßt alle zugeben: so nie ein Gras gewachsen wäre oder nie ein Baum, und selbst die Erde wäre da unsichtbar, wer wollt dem Menschen sagen, daß ein Solches in der Erde sein sollt, d. i. Gras und Holz? **H. II. 148.**

(Auch) des Leibs Anliegen und gesundes Wesen zu ergründen, ist kein ander Weg, als die Philosophei, welche allein Erkenntniß gibt, die ein Arzt haben soll in allen Krankheiten, ihre **materiam**, Eigenschaft, mit sammt allem Wesen. Wo anders ein Grund hergenommen wird, ausserhalb der Philosophei, ist ein Betriegniß; denn unser Verstand, wie ihn die Hirnschalen beschleußt, ist zu schwach zu gebären einen Arzt. Denn also muß die Philosophei der Arznei geführt werden, daß auch die Augen den Verstand begreifen, und daß sie in den Ohren töne wie der Fall des Rheins und daß das Getön der Philosophei so hell in den Ohren liege, als die saussenden Winde aus dem Meere, und die Zunge dermassen ein Wissen trage, als des Honigs und der Gall, und die Nasen schmecke ein jeglichen Geruch als des ganzen Subjects. Ausserhalb dieser Erkenntniß ist widerwärtig alles, was der Natur zugelegt wird. Denn also ist mein Fürhalten dieser Philosophei, daß die Natur die Krankheit selbst ist; darum weiß sie allein, was die Krankheit ist: sie ist allein die Krankheit, sie weiß der Kranken Gebrechen; wer kann ausserhalb dieser zweien Erkenntniß Arzt sein? Aus dem Arzt kommt kein Krankheit, aus ihm kommt auch kein Arznei; wie er aber kann krank machen, also in selbigem Proceß kann er auch die Gesundheit geben. Wer ist hie billiger ein Lehrmeister, denn die Natur selbst? Dieselbige hat solcher Dinge ein Wissen und legt aller Dingen augenscheinlichen Verstand für. Aus diesem augenscheinlichen Verstand wird der Arzt unterrichtet. So nun allein die Natur dasselbige weiß, so muß ja auch sie dieselbige sein, die das Recept componirt; aus der Natur kommt die Krankheit, aus der Natur kommt die Arznei und nicht aus dem Arzt. Darum muß der Arzt aus der Natur wachsen mit vollkommenem Verstand. Das ist ein vollkommlicher Verstand, daß die Händ greifen, daß die Augen sehen dasjenige, das in der verborgenen Hirnschalen fürgenommen wird. Denn was verborgen begriffen wird, gibt allein den Glauben; den Ausgang und das Vollkommene geben die Werk: die Werk sind sichtbar. Also Sichtiges und Unsichtiges in Einem (geben) die vollkommene tröstliche Erkenntniß, darin die Seligkeit ist, und alle gute Arbeit, Lehr und Unterrichtung ausgehet.

So nun aus der Natur der Arzt wachsen soll, was ist die Natur anders, denn die Philosophei? Was ist die Philosophei anders, denn die unsichtige Natur? Einer der die Sonn oder den Mond kennt, weiß mit zugethanen Augen, wie die Sonne oder der Mond ist, der hat Sonn und Mond in ihm, wie sie im Himmel und Firmament stehen. Das ist nun die Philosophei, daß sie im Menschen, wie ausserhalb greiflich stehen, wie einer, der sich selbst im Spiegel sieht. Wie also einer sich selbst bedeutlich im Wissen tragen, genommen aus dem Spiegel der vier Elementen; dieselbigen fürbilden ihm den ganzen microcosmum, daß er durch denselbigen sieht, wie ein verschlossen weiß Gallerten in einem Glas. Und es sei dann Sach, daß ein Arzt einen Menschen so lauter durchsehe, als durchzusehen ist ein destillirter Thau, in dem sich kein Fünklein verbergen mag, das nicht gesehen werd: und also durchsichtig soll er hinein sehen, als durch einen quellenden Brunnen, wieviel Stein und Sandkörner, mit was Farben und Formen rc. sie sind: also offenbar sollen ihm sein die Glieder im Menschen auch; dieselbigen Glieder soll er also durchsichtig haben, als ein auspolirten Crystallen, in dem sich ein Härlein nicht möchte verbergen. Das ist die Philosophei, auf die der Grund der Arznei gesetzt ist: die Natur zeigt dirs von Stuck zu Stuck an, denn aus derselbigen ist der Mensch gemacht. — Also stark und ganz soll der Arzt den **microcosmum** erkennen, durch sein Mutter, aus der er geboren ist: denn nicht ein Glied ginge ihm ab, nicht ein Härlein ist am Menschen, das diese **testa** (**testis?**) nicht begreift und hundertfach anzeige. — Aus dem Aeussern setz zusammen den ganzen Menschen, so findest du in selbigem aller Materien augenscheinliche **corpora**, und findest in denselben alle **species** der Glieder, der Gesundheit und der Krankheit, dabei auch aller ihrer **essentias**, wie eins gegen dem andern stehe, was breche, was ganz mach: in demselbigen liegt die Weisheit die ein Arzt suchen soll. — Einer, der da will ein **philosophus** sein, und kein Falsch darin legen, der muß den Grund der Philosophei dermassen setzen, daß er Himmel und Erden in einen **microcosmum** mache, und nicht um ein Härlein fehlschieß. Also auch einer der will aus dem Grund der Arznei schreiben, der muß auch nicht um ein Härlein fehlen anders, denn daß er aus dem **microcosmo** den Lauf der Himmel und der Erden mach: also daß der **philosophus** nichts find im Himmel und in der Erden, dann was Himmel und Erden auch haben, und daß diese zwei nichts anders scheide von einander, denn die Gestalt der Form, und daß doch die Form zu beiden Seiten in einem Wesen verstanden werde rc. Aus der Phantasei eignen Kopfes wird solches nicht verstanden, sondern aus dem Licht der Natur, das angezündet wird durch den heiligen Geist, welcher seiner Schüler Weisheit und Verstand offenbart durch ihre Werke, also daß die viehische Vernunft sich in solchem verwundern und erdbidmen (erbeben) muß. Hierinnen liegt aller gründlichen Weisheit Anfang, wie der Schein von der Sonnen über alle Ding gehet, und wie Gutes und Bös durch die Sonnen erwachset: also auch wachsen sie durch das Licht der Natur. — — Also soll die Arznei in ihrer Kunst und Weisheit stehen, daß alle Gelehrten in ihr ein wunderbarlichs Ansehen haben und eine Verwunderung der Höhe dieser Kunst. Denn wen ziert der Himmel, denn seinen Doctor, der ihn kennt? Wen ziert die Erde, denn ihren philosophum? Denn die Heimlichkeit des Firmaments, der Erden, werden durch den Arzt eröffnet. Ihm ist die Heimlichkeit der Natur offenbar, den andern Gelehrten wird es durch die Aerzte mitgetheilt. Also verfaßt die Philosophie alle Glieder und Gliedmaß, Gesundheit und Krankheit, daß auswendig das Urtheil des Urins muß gelernt werden, der Puls wird im Firmament begriffen, der Athem im euro und zephyro, die febres im Erdbidem und dgl. also auf einander. So der Arzt die Ding auswendig von Wort zu Wort kann, sieht und weiß auswendig dem Menschen alle Krankheiten: alsdann so der Mensch mit all seinem Anliegen in ihm gebildet liegt, so tritt in den innern Menschen und sei ein Arzt, darnach besieh dem Menschen sein Seuch, darnach greif den Puls, darnach judicir die Person, und nicht ohne grosse Kenntniß des äussern Menschen, der Himmel und Erden allein ist. — Das Umwenden gibt den Arzt, so aus der grossen Welt die kleine wird, in sich dermassen zu richten, daß er kein Weg an dem inneren Menschen (allein) lehre, denn da ist nichts denn Verführung und der Tod. Denn bis einer den innern Menschen erkennet und erfährt ohne den äussern, so möchten ihm nicht Kranke genug werden, damit er zum Ende möchte kommen, vom ersten bis zum letzten. Denn in dem Menschen zu lernen, erfordert die Nothdurft, daß man gleich sowohl den letzten Menschen und den ersten und alle Menschen vor Augen hätt liegen. Denn in allen Menschen liegen alle Krankheiten, in einem Menschen liegt eine. Soll nun der Arzt aller Menschen Krankheiten heilen, wie will er es nun aus einem Menschen wissen? oder zehnen? oder hunderten? dieweil doch nichts da ist, das der ganzen Summ dienete, obschon etwas geschrieben wär oder ist. Was ist mehr geschrieben, denn der Anfang und in keinem Grund? Darum muß die Welt geben den Menschen: denn derselbig Mensch, so aus der grossen erkannt wird, derselbig hat alle Krankheiten in ihm, der Gestorbenen und der Zukünftigen. Darum ist ein unvollkommen lernen im Menschen, denn es endet sich nicht, und die Prob, so begegnet ist, ist Erkrümmen, Erlahmen, Verderben und Tödten. Das lernen die Arzet, so im Menschen lernen, das können sie. Allein der äusser Mensch liege in dir, sonst bist du nur experimentator, d. i. ein gerathewoler und verzweifelter Hoffer. H. I. 205 — 10.

(Also) mag keiner ein Arzt sein, es sei denn Sach, daß er zuvor ein philosophus sei und wisse und erkenne die Natur der Elementen und ihrer Früchte, Gesundheit und Krankheit in Natur und Wesen. Alsdann, so er solchen Grund im Licht der Natur verstehet, soll er den Menschen auch lernen erkennen, d. i. sein Philosophei in ein physicum ziehen, und so er den Menschen nicht also in die Theilung, Art und Eigenschaft Wesens und Natur bringet, so mag er ohne Irrthum nicht seyn. Denn das Aeusser gibt den innern Menschen zu erkennen und all sein Krankheit und also auch wird die Arznei gefunden, so dem Menschen nothdürftig: durch gleichförmige Bildniß und Wesen. H. III. 75.

29.

II. Der ander Grund der Arznei ist Astronomia.

Auch der astronomiam nicht erkennet, mag kein Arzt sein, sondern er ist preßhaftig, ihm geht viel ab; denn zu gleicher Weis, wie der Himmel und die Erde zusammen sind, also auch der Himmel und der Mensch, und wie der Mensch von der Erden ist, darum er aus der Erden soll erkennet werden, also ist er auch aus dem Himmel, soll darum auch nach dem Himmel erkennet werden. Ibid.

Die astronomia ist der Obertheil der Philosophei, durch den der Mensch ganz erkennet wird, wie in der obern Sphär, also in der untern microcosmi ein Firmament, ein Natur und ein Wesen da sei, (nur)in getheilter Form und Gestalt. — Im Menschen liegt der jung Himmel, d. i. alle Planeten haben im Menschen ihr gleich Ansehung und Signatur und ihre Kinder, und der Himmel ist ihr Vater, denn der Mensch ist nach Himmel und Erden gemacht, denn er ist aus ihnen gemacht. So er nun aus ihnen gemacht ist, so muß er seinen Aeltern gleich sein, so wohl, als ein Kind, das seines Vaters alle Gliedmaß hat. Als hatts der Mensch seinem Vater gleich. Sein Vater ist Himmel und Erden,

Luft und Wasser. Dieweil nun sein Vater Himmel und Erden sind, so muß er all ihr Art haben, und all ihr Theil, und nicht eins Härleins mangeln. Darum aus dem folgt, daß der Arzt das wissen soll, daß im Menschen sind Sonn, Mond, Saturnus, Mars, Mercurius, Venus und all Zeichen, der polus arcticus und antarcticus, der Wagen und alle Quart in Zodiaco. Luft und Feuer aber (die Bestandtheile des Himmels) sind nicht corpora, die da greiflich sind, sondern empfindlich und sichtig. — Das Herz ist nicht die Sonne, noch das Hirn der Mond, und also mit den andern, denn das Herz, das Hirn ꝛc. die mithalten sich mit der Sphär der andern Elementen. — Im Firmament sind die sieben Glieder, wie in einem Menschen, als: Herz, Nieren, Magen, Lungen ꝛc. aber nicht als greifliche Glieder, sondern als Kräft und Tugenden, ohn ein corpus, wie dann (während) im Menschen gefunden wird ohne corpus nichts zu sein. —

Also soll der Arzt wissen, daß er in Himmel den Menschen bring, und den Himmel in ihn. Denn der Himmel in seiner Sphär hält innen den halben Leib und die halbe Zahl der Krankheiten. Wer will ein Arzt sein, dem die Krankheiten dieses halben Theils nicht zustünden? — Und was willst du arzneien außerhalb dem Grund? daß du die Krankheiten suchst leiblich, die da nicht leiblich sind, noch corpora haben, betreffend diesen Theil. Wie willst du die Wärme der Sonnen der Erden nehmen? Mit nichten, denn du hast kein Gewalt über sie, anders, denn daß du dich mit dem Schatten bewahrest. Nun ist das den Feind nicht genommen, aber sein Fürnehmen ist brochen. In dem Weg und in keinen andern solst du auch verstehen den Grund anzugreifen derselbigen firmamentischen Krankheiten. Nun auch ist zu wissen, daß ein Theil der Krankheiten des Firmaments wirket in einem andern Theil: Erden und Wasser werden nimmer krank oder preßhaftig, so die obern Firmament dieselbigen nicht ursachen. Denn werden die faul, so fäulet sie die Luft und der Himmel; werden sie unfruchtbar, so ursacht es Himmel und Luft und was ihnen Ungesundes zustebt, dasselbige ursacht alles das Firmament. So nun also der Theil der corporalischen specierum im Leib ist, also Erden und Wasser, so müßt ihr auch wissen, daß in des Leibs Gliedern ein Theil der Krankheiten also auch ist zu verstehen. — Darum so ist uns der äusser Himmel ein Wegweiser des innern Himmels: wer will nun ein Arzt sein, der den äussern Himmel nicht erkennt? Denn in selbigem Himmel sind wir und er liegt uns vor Augen. Und der Himmel in uns liegt nicht vor unsern Augen, liegt hinter den Augen, darum so mögen wir ihn nicht sehen. Denn wer sieht durch die Haut hinein? — Darauf ist hierinnen zu wissen, diese zwei Firmament, ob eins das andere vergist? Darinnen merke: der Mensch vergist das äussere nicht, aber das äussere das inner, aus der Ursachen, daß der Sohn vom Vater erbt, und der Vater erbt sein Gut vom Sohn nicht. Nun ist das Gestirn der Vater des Menschen. Nun gehet alle Infection vom Gestirne und vom Gestirne folgt es hernach in Menschen, d. i. so der Himmel fürgeht, so fahet der Mensch an. Nun ist es nicht, daß der Himmel hinein in Menschen stoß, sondern das Gestirn im Menschen ist in der Hand Gottes verordnet, nachzuthun, was der Himmel äusserlich anhebt und gebiert, darum muß es hernach im Menschen (folgen).

(Auch alle Ascendenten lägen im Menschen, und alle Conjunctionen und Exaltationen kämen im Menschen nach der Analogie der äusseren Welt vor, diese „impressionischen Kräft" seien aber ausgetheilt, an dem Ort dies, da das, hie ein neues, da ein altes, indem ein jeglicher Mensch einen besondern Himmel habe und zwar ihn ganz. Würden alle Kinder in einem Augenblick geboren, so würde für alle der Himmels Lauf ein und derselbe sein. So aber sei nicht ein Lauf, nicht ein Sterben, nicht eine Krankheit gleich in allen Menschen, sondern jeder Himmel müsse seine Wirkung haben, wiewohl alle doch nur zu einer Einheit gehören, denn alle Menschen seien eine Einheit, ebenso alle Krankheiten eine Einheit. Man könnte alle Krankheiten aller Menschen als nur eines Menschen Krankheit betrachten. „So ist denn der Himmel der Mensch und der Mensch ist der Himmel und alle Menschen Ein Himmel und der Himmel nur Ein Mensch.") H. I. 212—15, mit 242 u. 277.

30.

III. Der dritte Grund, darauf die Arznei stehet, ist alchymia.

Die Natur ist so subtil und scharf in ihren Dingen, daß sie ohne grosse Kunst nicht will gebraucht werden. Denn sie gibt nichts an den Tag, das auf seine Statt vollendet sei, diese Vollendung heisset alchymia. Denn ein Alchymist ist der Beck in dem, so er Brod bacht, der Rebmann in dem, so er den Wein macht, der Weber in dem, daß er Tuch macht. Also was aus der Natur wachst dem Menschen zu Nutz, derselbige, der es dahin bringt, dahin es verordnet wird von der Natur, der ist ein Alchymist. — Nun aber haben alle Handwerk der Natur nachgegründt und erfahren in ihrer Eigenschaft, daß sie wissen in allen ihren Dingen der Natur nachzufahren und das höchst, als in ihr ist, daraus zu bringen. Allein aber in der Arznei, da das genöthigst wäre, ist es nicht geschehen, die ist die gröbste und ungeschickteste Kunst in der Gestalt: wie kann ein gröber Mensch sein, denn der das Fleisch roh frißt? Also wie kann ein gröber Arzt sein, oder wie kann es gröber zugehen in der Arznei, denn wie man in der Apotheken kocht? H. I. 219.

Dieweil in der apothekerischen Art der rechte Grund der Bereitung nicht liegt noch ist, so sollen wir weiter suchen, d. i. in der Alchymei lernen, da finden wir den Grund und alles was noth ist. Wiewohl die Alchymei in Verachtung kommen ist und gar als vernichtet, so soll doch der Arzt sich solches nicht kümmern, denn andre Künst sind auch in Verachtung, als Astronomei und Philosophei u. a. m. So weise ich euch doch nicht anders in die Alchymei, als allein zur Bereitung der Magnalia, zu ausziehen die mysteria, zu bereiten die arcana, zu scheiden das Rein vom Unreinen, auf daß du habest eine lautere reine Arznei, eine vollkommene, eine gewisse, die da sei in ihrer Kraft und Macht am höchsten, wie sie Gott geben hat, gradirt und bewährt. Denn Gott ist nicht gegen uns der Meinung, daß uns die Arznei gleich kocht, bereit, und gesalzen fürgetragen werde, sondern daß wir dieselbige selbst kochen. Kochen auch dazu lernen, uns darinnen zu üben ist sein Wohlgefallen, nicht müssig gehen auf Erden, sondern in Arbeit täglich liegen, denn wir sind die, die da müssen bitten um das täglich Brod, und er gibt uns, doch durch unser Arbeit, Kunst und Bereitung; und so einer ausrechnet, wieviel Arbeit dazu gehört, bis es in den Mund kommt, zu bauen, zu säen, zu malen, zu bachen rc. wieviel mehr solcher Künst will Gott haben von uns, daß wir die Arznei pflanzen, selbst mit unsern Händen dieselbigen durch Kunst dahin bringen, bis sie das ist, dahin sie Gott prädestinirt hat, das durch den Arzt geschehen muß in der Kunst der Alchymei. — **H. III. 76.**

Die Arznei soll nichts ohne den Himmel, so muß sie durch den Himmel geführt werden. So ist sein Führung nichts, ohne daß du ihr hinwegnehmest die Erden. So du sie nun geschieden hast, so ist die Arznei in dem Willen der Gestirne und wird vom Gestirn geführet und geleitet: Was also zum Hirn gehört, das wird zum Hirn durch **Lunam** geführt; was zum Milze gehört, wird zum Milze durch den **Saturnum** geführt, was zum Herzen gehört, wird durch **Solem** zum Herzen geleitet und also durch **Venerem** zu den Nieren, durch **Jovem** zu der Lebern, durch **Martem** zur Gallen. So der Himmel dein Arznei nicht leiten will, sie bleiben all im Magen und gehen durch die Intestinen wieder aus. — Darum muß die Arznei dermassen in Luft (in ein **Chaos**) gebracht werden, daß sie von **astris** mag geregirt werden. Denn welcher Stein wird von **astris** aufgehaben? Keiner, Als allein das **volatile**: das **arcanum**. Also soll nun die Bereitung der Arznei sein, daß die **corpora** von **arcanis** genommen werden, und darnach soll das Wissen da sein, was **astrum** in diesem **arcano** sei, und darnach, was **astrum** dieser Krankheit sei, was **astrum** in der Arznei sei wider die Krankheit. **H. I. 220.**

Es sind aber andere Kräft in den **Locustis** (Sproßlen), andere in den **foliis**, andere in **floribus**, andere in **fructibus non maturis**, andere in **fructibus maturis**, also wunderbarlich, daß die letzt Frucht eines Baumes ganz ungleich ist der ersten, wie in der Form, also auch in Tugenden. — Nun sehet ihr, daß ein Ding nicht allein ein Tugend hat, sondern viel Tugenden. — Nun ist der Tugenden Offenbarung allein in der Form und Farben, also daß am ersten die Locusten, darnach die Medullen, darnach die **frondes**, darnach die **flores**, darnach die **folia**, darnach Anfang der Frücht und Mittel und das End. Durch solchen Proceß so die Tugend dermassen herfürgezeitigt werden und zum andern mal in das Wachsen gericht und angeführt, so ändern sich in den Staffeln und in der Viele der Zahl alle Tag und Minuten die Kräfte, so darin liegen. Also gibt die Zeit (Gradation) auch den Tugenden anders und anders ihre Kräft. Diese Zeichen sind in der Alchymie hoch zu betrachten, von wegen des Wissens wahrhaftigen Ends der Wirkung, damit die Zeit zeitiger Tugend und unzeitiger Tugend kommt zum rechten Verstand in der Arznei. (So haben nicht allein die Pflanzenstoffe, sondern auch die Mineralien z. B. der Vitriol verschiedene Kräfte, je nachdem sie zu End gebracht oder im Mittel oder ersten Kräften sind. So ist der Vitriol in seiner ersten Zeit ein **laxativum**, die andere Zeit gibt sein **constrictivum**. So er in die **frondes** gehet, was ist im **caduco** am höchsten? u. s. w. Noch ist aber sein **arcanum** nicht da. Diese Reifung ist Sache der Alchymie.) Die Alchymie treibt an dem Ort herfür, was in der Natur ist. Nicht minder ist der Alchymist, da die Natur aufhört, also fürzufahren. **H. I. 222.**

Solches alles bringt zu End die Alchymei, ohne welche die Ding nicht geschehen mögen. — Nicht als die sagen, **alchymia** mache Gold, mache Silber; hie ist das Fürnehmen: mach **arcana** und richte dieselbigen gegen den Krankheiten. Da muß es hinaus, also ist der Grund; hierin liegt der Weg der Heilung und der Gesundmachung. **H. I. 220.**

(Allerdings gehört aber auch diese Aufgabe in den Bereich der Alchymie, so weit sie in die **studia secretae philosophiae** führt.)

Damit aber auch die **quaestio** resolvirt, die Frag aufgelöst und erkläret werde, ob die **transplantatio** der Metallen nach dem **cursu naturae** oder Lauf der **naturae** geschehen kann, darum bei vielen ein großer Zweifel ist und nach dem Lauf der Natur nicht verstehen können, wie das möglich sei, darauf ist die Antwort, daß aller Metallen prima materia una et eadem oder einerlei sei, wie solches alle Erfahrne dieser philosophiae bezeugen, auch durch den Fluß der Metallen kann bewiesen werden. Aus diesem beweist sich die Transplantation möglich, denn die Unterscheidung der Metallen besteht nur in zweien Dingen, als nämlich in der Ueberflüssigkeit, und genugsamer Digestion oder Zeitungen. Denn das sol ist nicht anders, denn ein mercurius, der vollkommentlich gezeitigt ist; also auch das argentum, aber er ist nur zu der halben Digestion kommen, das zeigt sein color an, als das unfehlbare Zeichen, und hat noch eine superfluitatem bei sich, nämlich wegen der unvollkommenen Digestion. Also die imperfecta metalla sind eben aus der materia geboren, daraus der sol generirt wird, aber mit einer superflua materia vermischt, welche die philosophi sulphur extraneum nennen, welche superfluitas die Digestionen impedirt oder verhindert, daß die Materie zu ihrer Perfection nicht kommen kann. **H. II. 683.**

31.

IV. Der vierte Grund der Arznei ist proprietas.

Nun ist von nöthen, daß der Arzt noch einen Grund an ihm habe, der da diene auf die drei, das ist, der die drei in seinem Grund innen halt und trage nach dem Willen Gottes, der die Arznei geschaffen und geben hat. Denn der Arzt ist der nicht, der für sich selber arzneiet, sondern nur der andere, wie ein Schaf nicht ihm Wolle trägt, sondern dem Weber, also soll auch der Arzt sein gleich dem Schafe und nicht ihm sondern andern den Nutz tragen und geben. Es ist groß von nöthen, daß der Arzt auch ein Lamm sei, wie Christus von Johanne baptista als ein Lamm ist fürgebildet worden. Der Arzt aber, der wider Gott ist, ist wie ein Wolf. Es sind, die da arzneien und wissen bei ihrem Gewissen, daß sie das nicht können, doch gebrauchen sie es von wegen des Geldes: denn gleich ist, als dem Wolf, der nimmt die Schaf und weiß wohl, daß sie sein nicht sind, aber von seines Nutz wegen thut ers. Ein solcher Arzt ist ein Mörder, denn er wagts, die Kranken genesen oder sterben, damit sein Nutz für sich gehe. Und gleich als ein Schaf in des Wolfs Rachen, also sind auch diese Kranken in des Arzts Hand. Dergleichen sie stehlen dem Kranken sein Gut, sie nehmen ihm sein Haus und Hof, fressen ihm das Sein, entblössen ihn und die Seinen. Das ist gestohlen und geraubet. Denn einer, der sich nähret mit unwahrhaftiger und ungewisser Kunst, was er damit einzeucht, ist nichts anders, als Raub. — Die Arznei ist ein Kunst, die mit grossem Gewissen und mit grosser Erfahrenheit gebraucht soll werden, auch mit grosser Furcht Gottes; denn der Gott nicht fürcht, der mordt und stiehlt für und für; der kein Gewissen hat, der hat auch kein Scham in ihm. — Die Arznei soll in einem Lamm sein, also daß sie mit solchem Gemüth, Treu und Herzen gereicht werd, mitgetheilt und der Treu hingegen gewarten: denn Treu auf Treu gebührt sich, Wahrheit auf Wahrheit, Gerechts auf Gerechts, nicht Gerechts auf Ungerechts, als Besolden einen Wolfsarzt mit Treu. Wo aber der Arzt die Ordnung umkehrt, und ist ein Wolf und will ein Schaf haben, ist ungerecht und will ein Gerechten haben, der ihm [geb und daß er selbst dem Kranken nichts geb ꝛc. an selbigem Ort geht kein Fieber, kein Wind, kein Wetter über der Märzen irrigen Lauf verworrener durcheinander, als solche Art ein Gemächs machen durcheinander.

Ob ich nicht billig die Redlichkeit eines Arzts mög lassen ein Grund sein und ein Säulen der Arznei? Was ist des Arzts Redlichkeit? Ja Ja, Nein Nein: das ist seine Redlichkeit, darauf soll er gründen. So nun ja soll ja sein, so muß er dermassen die Arznei in rechtem Grund wissen, daß das ja ein ja sei und werde. Also auch nein, darum soll er wissen, was nein der Arznei sei. Also stehet diese Redlichkeit eines Arzts auf der Gewißheit der Künst, welche aus dem bemeldeten Grund gehet. Nun merket, daß Gott den Arzt unter allen Künsten und Facultäten der Menschen am liebsten hat. So nun der Arzt von Gott dermassen fürgesetzt ist, so muß er kein Larvenmann sein, kein alts Weib, kein Henker, kein Lügner, kein Leichtfertiger, sondern ein wahrhaftiger Mann muß er sein. Denn so wenig Gott den falschen Propheten Jünger läßt, so wenig läßt er diesen Aerzten die Kunst der Arznei. Gott läßt sein Wort und Heimlichkeit durch kein Falschen ein Fürgang haben. — Also will auch hie Gott nicht die Leichtfertigkeit mit der Arznei begaben, sondern will, daß sie geschehe durch die Wahrhaftigen.

Nicht weniger soll er auch eines guten Glaubens sein. Denn der eines guten Glaubens ist, der lügt nicht, sondern ist ein Vollbringer der Werk Gottes. Du mußt in Gott eines ehrlichen, redlichen, starken, wahrhaftigen Glaubens sein, mit allem deinem Gemüth, Herzen, Sinn und Gedanken in aller Liebe und Vertrauung. Alsdann auf solchen Glauben und Liebe wird Gott sein Wahrheit nicht von dir ziehen, und wird dir seine Werk offenbar machen, glaublich, sichtlich, tröstlich. Nun aber so du bist gegen Gott keines solchen Glaubens, so wird dir in deinen Werken abgehen, und wirst Mangel darin haben, nachfolgend alsdann so hat das Volk keinen Glauben an dir auch. Auf das folgt, daß du offenbar würdest dem Volk, wie du gegen Gott stehst in deinem Glauben. Denn so sie dich unwahrhaftig finden, lügenhaftig, zweiflig, unwissend, so mögen sie aus dem vollen Grund haben, daß dein Sach nichts sei gegen Gott und daß du ein Schwärmer bist in der Arznei, und also mag dein Kunst niemand geniessen. Zu gleicher Weis, als einer da predigt und lehrt das Volk und sagt ihm viel und neben dem geht kein apostolisch Werk mit, das ist der Buchstab, der todt ist: denn diese Predigt läßt Gott nicht fruchtbar werden den Schäflein oder Zuhörenden, er nimmt wieder von ihnen; denn der, der da säet, ist nicht der rechte Sämann zum Acker, er sät nichts, denn Raben ein: also auch ist es mit solchen ungegründeten Aerzten.

(Ferner) soll der Arzt sich rein und keusch halten, nicht sein Arznei zur Hoffarth brauchen. Denn sobald der Arzt im Sinn hat, sein Gewinn anders zu gebrauchen, denn aus reinem Herzen, so stehet er auf einem falschen Grund. Anders ist eines Arzts Gut gegen eines Königs Gut, andere Befehl hat der König mit seinem Gut, einen andern Befehl der Arzt. Nun ist eines Arzts Befehl, sein Gut ordnen zur Ehrbarkeit; so ers dahin ordnet, ists gut, so er aber das bricht, und obschon sein Ehefrauen seine Ehekinder dem König gleich wollte zieren und in die Hoffarth richten, so ist sein Gut nicht aus gutem Grund gewonnen, nicht aus dem Grund von Gott, sondern vom Teufel, der ihm Kranke macht und gibt, machts ihm auch gesund. — Aber wie ein Herr mit seinen Knechten, was Sinns ein jeglicher ist, darnach hält er ihn, also Gott. Will sich einer mit Wahrheit ehren, so gibt ihm Gott in Wahrheit genug und gibt ihm mit der Wahrheit Nahrung; denn er ist uns schuldig die Nahrung zu geben, die gibt er uns, wie wir wollen. Wollen wirs mit Lügen haben, so leben wir als Lügner. Nun gibt Gott den Lügnern sein Nahrung, als wohl den Wahrhaftigen, denn er muß uns alle nähren, Gut und Bös, wie ers mit der Sonnen und Erden und allen Geschöpfen beweist.

Also soll der Arzt rein und keusch seyn, d. i. daß sein Gut zu keiner Geile, Hoffarth, Argem rc. stehe. Die Wahrheit ist rein und keusch und alle Frücht aus diesem Gut bleiben rein, keusch und kein Mackel an ihnen der Hoffarth, des Neids, der Geile, der Unkeuschheit, des Uebermuths, des Pompes, der Pracht, des Ansehens, des Spiegels rc. — Saget ihr, das dienet nicht zur Sachen, fraget die Bauern darum, ob es nicht zur Sach diene, oder ob es nicht die **materia** sei, die euch zuwider ist.

(Auch) soll der Arzt in allen Dingen mit bequemer Ordnung handeln. Diese ist **congruitas**, nach gesetzter Ordnung der Natur, nicht der Menschen zu handeln. Denn der Arzt ist nicht den Menschen unterworfen, sondern allein Gott, durch die Natur. Hierauf folgt, daß diese Bequemlichkeit und Verfügung der Ordnung soll gehen aus der Art des Leibes, auch des Lichts der Natur. Am ersten von der Art des Leibes: So der Leib genaturt ist und gezogen, so soll er zu keinem Arzt, denn der gezogen Leib ist anders und nimmer ein Kind, in das die Lehr geht. Der gezogen Leib ist, der aufgewachsen ist in fremden Dingen, der ist aufgewachsen, der sein selbst empfindet; der ist fremd, der in ein Unbekanntes gehet. Die Art des Lichts der Natur ist, daß sie in der Wiegen eingehet, daß sie mit Ruthen eingeschlagen wird, daß sie mit dem Haar herzugezogen wird und gehet hinein dermassen, daß sie kleiner, denn ein Senfkorn ist und wachset über den Senf, daß jung in uns kommt und im Alter groß wird, also groß, daß nicht allein der Mensch ist, sondern auch für all ander. Kein alter ausgewachsner Baum mag nichts fassen und ist als viel todt gegen diesem Senfkorn. Wie kann aus einer alten Tanne ein Quitten wachsen? Es ist nicht möglich; noch viel unmöglicher ist es, daß ein alter Corrector in einer Druckerei, ein alter pater in einer Schul, werde ein Arzt. Darum so muß der Arzt in der Wiegen gesäet werden, wie ein Senfkorn und in derselbigen aufwachsen.

So mag es auch nicht ohn sein, wo der Grund eines Arztes ist, daß auch die Treu damit lauft und vollkommen sei, nicht eine halbe, nicht eine getheilte, sondern eine ganze vollkommene Treu. Denn so wenig in Gott die Wahrheit mag getheilt werden, oder gemischt, also wenig auch die Treu: denn das sind die Ding, die sich nicht theilen lassen, so wenig, als die Liebe, denn Treu und Liebe ist ein Ding. Nun aber worin liegt die Treue eines Arzts? Nicht allein, daß er den Kranken fleissig besuch, sondern ehe er den Kranken kennt, sieht und hört, soll er der Treu eingegangen sein d. i. mit Fleiß und Treu gelernt haben, was ihm anliegend sei. Denn hie wird die größte Treu versäumt, daß einer allein lernen will auf den Pracht, auf den Schein, auf das Maulgeschwätz, auf den Namen und also in solchen Dingen gesättigt sei: das ist alles untreu und ausserhalb der Liebe. Denn an dem Ort ist die Liebe sein selbst und fleissigt sich ihm selbst nutz zu sein, nicht einem andern. Nun liegt die Treu an dem, daß man sie weiß und könne: der sie nicht kann, derselbige mag sie auch nicht mittheilen. Darum so liegt sie am lernen, auf daß mans könne, vor dem die Kranken da sind. So sie da sind, so ist darnach da das Erzeigen, das Werk der Treu. (Dazu bedarf es aber einer langen Zeit; so wenig vor dem Maien die Blüh ausschlägt, vor dem Herbst der Wein zeitig wird, so wenig mag diese Zeit gebrochen werden.)

Weiter auch soll der Arzt kunstreich sein. Der da will kunstreich sein, der muß in allem sein Erfahrenheit haben. In ihm sollen die größten Arcanen bekanntlich liegen und wohnen, — und alle der Arznei angehängte Eigenschaft. **H. I. 226—229.**

32.

Das höchst, so wir Arzt an uns haben, ist die Kunst,

nachfolgends, das dem gleich ist, ist die Liebe und deren zweien ist die Hoffnung ihr Beschluß.

Die Kunst stehet in dem Gewalt von oben herab nachfolgend in unsrer Erfahrenheit und zuletzt in der erfahrnen Anweisung (Anwendung?). Gleicherweis ists mit der Liebe, d. i. daß wir diese Gewalt aus der Liebe Gottes empfahen, zum andern, daß wirs in derselbigen Liebe wiederum austheilen, denn aus ihm ist sie da, also soll sie durch uns gegen den Dürftigen gehen, und zum dritten, daß wir dieselbige in solcher Liebe brauchen, als träfs uns selbst an. In welchem Maas die Liebe ist, dermassen wird auch das Wetter über uns gehen, d. i. ist unsre Liebe groß, so werden wir grosse Frucht in der Arznei dadurch schaffen; wird sie preßhaftig sein, so werden wir unsre Frücht mangelhaftig finden, denn die Liebe ist die, die Kunst lehret und ausserhalb derselbigen wird kein Arzt geborn. Also stehet auch die Hoffnung in denen hohen erfahrenen Dingen d. i. daß wir unsrer Kunst vertrauen sollen, und ein Hoffnung haben, daß sie nicht fehlen wird, wo wir aber in der Hoffnung fehlen, so fehlen unsre Frücht: Ursach: wo die Hoffnung nicht ist, da ist ein gut Wissen, daß derselbige nichts kann, denn allein der hofft, der es weiß; der es nicht weiß, der hofft nichts, sondern zweifelt; der es weiß und hofft, fehlt auch nicht, er zweifelt auch nicht, er wartet der Stund, die ihm zu erfahren gibt, wie Gott den Kranken haben will. Dergleichen zum andern, so soll die Hoffnung unsrer Künsten auch also stehen, daß wir sie aus Gott haben und nicht von Menschen, und derhalben, weil wirs von Gott haben, so mögen wir hoffen, so wirs aber von Menschen haben, so wissen wir, daß da nichts zu hoffen ist, denn allein sofer das Glück sein gut Treffen auf uns wenden will, darum soll die Hoffnung in Gott, und nicht in die Menschen Lehr gegründet sein, denn Ursach, was ist der Mensch anders, denn ein Phantast? Und zum dritten sollen wir das wissen, daß der Arzt so wunderbarlich wird, als Adam aus dem Leime und wie Adam all sein Hoffnung zu Gott hatt', denn er wußte, daß nichts in ihm war, denn was aus Gott kam, also auch der Arzt das wissen soll, daß sein Theorik, sein Physik, sein Practik nicht anders in ihm ist, als die Sprach Adams in Adam war, den niemand gelehrt hat, als Gott allein. Wir mögen so wenig, als wir mögen in einem Kraut sehen, was drinnen ist, auch in einem Menschen sehen, was sein Natur begehrt. Verborgen Ding in der Natur zu wissen, nimmt ausserhalb der Natur seinen Lehrmeister, aus welchem nachfolgend die Erfahrenheit wächst, Also geht die Gewalt des Arztes aus dem Höchsten, und nicht aus dem Wenigsten, d. i. sie gehet aus dem, der ihn geschaffen hat. **H. III. 309.**

33.

Arzt und Arznei sind beide nichts als ein gegebne **Barmherzigkeit** den Dürftigen aus Gott; darum das nothwendigst ist, zu tractiren die Barmherzigkeit, denn sie ist das Werk der Lieb. Der Arzt allein ist der, der der Barmherzigkeit den Austrag geben soll, die aus Gott gegen den Menschen gehet. So muß der Arzt solcher Barmherzigkeit und Liebe nicht weniger, denn wie sich Gott gegen dem Menschen vermeint, auch gefaßt sein. Denn Arzt und Arznei sind allein darum, daß durch sie der Krank empfindlich sehe und merk die Liebe und Barmherzigkeit Gottes. Denn aus Barmherzigkeit erwählt ihm Gott den Arzt, den er geschaffen hat. Ein Arzt unterscheidet sich vom andern Wesen der Welt in dem, daß andere reichen Nahrung ihnen selbst, der Arzt aber ihm nichts, sondern andern. Des Arzts Amt ist nichts, denn Barmherzigkeit zutheilen den andern: die ist nun nicht sein, die Wirkung der Arznei ist auch nicht sein. Dieweil nun nichts da ist, das sein ist, und wird doch durch ihn vollbracht, als wär es sein: darum ists nicht Mörderei noch Verderben, sondern Aufbringen die Kranken mit solcher Barmherzigkeit und Lieb, wie sie denn Gott dem Menschen vermeint. Das ist ein Unbarmherzigkeit, der da sein Amt nicht weiß, daß er mög fürstehen dem, der seinem Amt befohlen ist. Was ist ein Amt, das Gott ausleiht, als allein zu erfüllen und vollbringen den Willen Gottes? Denn die Aemter sind aus Gnad und Barmherzigkeit: darum sein Will ist, daß wir unter den Aemtern unsers Gebrechens ersättiget werden. Denn niemand ist ausgenommen, der nicht unter dem Amt Gottes lebe: Ich unter den

Herrn, der Herr unter mir, je einer unter des andern Amt und in solcher Lieb je einer dem andern unterworfen. — So wir nun bekennen aus Gott das zu haben, wer wollts widersprechen, daß wir nicht mit grossem Herzen, Lieb und Gemüth das sollten annehmen und nicht mit solcher Lieb wieder austheilen und Barmherzigkeit in der wir begnadt worden, und also groß als wirs empfahen, wiederum ausgeben? Und wie die Barmherzigkeit Gottes nicht feiert, sondern für und für arbeitet in der Lieb, also sollen wir emsiglich im Fußtritt nachfolgen, strenger denn der Rhein und der Nilus fliessen. Und zu gleicher Weis, wie das Feuer im Holz arbeitet, also sollen wir in diesen Dingen allen uns üben und nichts aussen lassen, sondern alles zu wissen begehren. Also werden alle Ding dahin gericht, daß nichts aus dem Menschen da ist; denn was der Arzt thut, ist nicht sein Werk; darum so muß er Rechnung geben am Tag des Urtheils um das empfangen Amt, ob er's mit dem Maas hab ausgetheilt, mit dem es ihm gemessen worden ist. — Dieser Kunst Uebung liegt im Herzen: ist dein Herz falsch, so ist auch der Arzt bei dir falsch; ist es gerecht, so ist auch der Arzt gerecht. — Wie ein grosses Falsch ist das in der Arznei, daß wir gemeiniglich die Krankheiten, da am meisten anliegt, nichts wissen, noch verstehen; und die Krankheiten, die von ihnen selbst wieder aufstehen, nehmen wir für uns mit hohem Rühmen und können nicht genug unser Lob ausspreiten; und darin wir sollten Gottes Lob preissen, darinnen wissen wir nichts, als in den rechten Hauptkrankheiten und grossen Nöthen, müssen uns mit Lügen beschirmen und sprechen, die Krankheiten sind unheilbar, darinnen wir unser Lügen und Schand bekennen. — Dieweil der Schulmeister der Arznei nicht ein Mensch ist, so magst du dich nicht ausreden, so du sprechen wolltest, niemand hat mich nichts gelehrt, minder hab ich davon genesen, nichts ist davon geschrieben. Also reden sich die Heiden aus. Der Christ aber weiß, daß solches aus der Barmherzigkeit gehet, darum weiß er, daß die Barmherzigkeit der Arzt selber ist: ist sie groß, groß ist auch der Arzt; auch die Lieb, ist sie groß, so sind auch groß die Werk des Arztes.

So nun die Lieb und Barmherzigkeit den Arzt kunstreich macht, so wisset, daß sich der Arzt zur Lieb treiben soll und betrachte in ihm selbst sein Amt, daß ihm den (Kranken) gesund zu machen zustehet, daß Gott den ihm für Augen gelegt hat, daß er durch den Kranken Gott loben und preissen soll in seinen Werken, nicht daß er mit dem verzweifelten Satan sag, es ist unmöglich. Der Arzt soll Gott ein mehres und größeres vertrauen und wissen, daß Gott allen Krankheiten ihr Arznei geschaffen und gegeben hat, die du lernen und erfahren solltest. Ist dein Herz getreu und gerecht, ehe dir würden Künst gebrechen, es würden ehe mit dir die Kräuter und Wurzeln reden, darinnen dann wär die Kraft, der du Nothdurft hättest.

Wie ein grosser Spott der ganzen facultati medicae das ist, daß sie nicht so viel haben mögen Wahrheit begreifen, daß sie nur allein doch das Zahnweh mit Wahrheit ergründet hätten. — Auf solches, Leser, wiß, mit was Vertrauen du sollst annehmen den Arzt, so mit solcher Ausred (eine Krankheit sei unheilbar) sich vielfältig verzweifelte Leut anzeigen. — Mit solchen Ausreden behelfen sich die falschen Aerzt. — Gott hat nicht allein der Husten ihr Arznei beschaffen, oder dem Fieber, sondern auch mit grösserem Ernst der hinfallenden Krankheit und andern dergleichen. Darum kein Arzt sprechen soll, der Krankheit ist nicht zu helfen, die Red ist ein Zeugniß über ihn, daß er anleugt Gott, unsern Schöpfer, und die Natur in ihren Kräften und zeugt über sich selbst, daß er nur ein Küchenarzt ist, d. i. er erhält sich der Krankheiten, die ohne ihn selbst würden heilen.

Je härter und schwerer die Krankheit ist, je mehr Nothdurft da ist, und ihr saget zu solchen Krankheiten, sie sind tödtlich, ihnen ist nicht zu helfen. Also schändet ihr die grossen arcana der Natur und mysteria der Geschöpf. Das soll wahrhaftig ein jeglichlicher Arzt wissen, das in den grossen Nöthen, des gähen Tods, der hinfallenden Siechtagen u. dgl. gleich sowohl die Arznei sind, als im Zahnwehe, als in euren Lumpenkrankheiten, deren ihr euch pfleget zu brauchen. In den grossen Krankheiten will Gott sein Lob haben, nicht in Lumpenwerk. Denn so groß ist kein Krankheit, Gott hat derselbigen entgegen geschaffen ihre Arznei, auf daß seine grossen Werk darin geschen werden. Darum verzaget nicht, greifts tapferer an, denn ihrs noch bisher angegriffen habt.

Zu gleicher Weis, als du siehst, daß Gott die Tauf niemand entzeucht, sondern allen Durstigen gibt, daß sie dann der Eingang versprochener Seligkeit ist. Nun so er das gibt, das nun das Ewig antrifft, sollt er nicht auch geben, das den Leib antrifft und weniger ist, als dem Durstigen die Tauf? Tauft er mit dem hl. Geist und setzt kein Zahl und kein End, nimmt niemand aus, sondern gibts allen Durstigen: wie kann einer reden und gedenken, die Arznei ist alle heraus, was nicht geschrieben ist, wird nimmermehr erfunden? und verzweifeln in Gott und wissen Gottes Kraft nicht, der uns täglich die Sonn, die zu Nacht genadt (Abschied nimmt) und von uns weicht, gibt morgens wieder, den Sommer, der uns im Herbst genadt, gibt er im Glenzen (Lenze) wieder und gibt uns ander Brod, ander Trank; und wir vertrauen ihm soviel nicht, daß er uns auch mit der Arznei versorge, der sie doch wie das täglich Brod geschaffen hat und heißt uns bitten um das täglich Brod? **H. I. 589 — 592.**

34.

Wiewohl die Ding alle von den Kranken gebrochen werden mögen, denn im Kranken soll sein ein natürliche Krankheit, natürlicher Will, natürliche Kraft. In diesen dreien steht des Arzts Werk zu vollenden. So nun etwas anders wär in selbigem, als dies, so wird er vom Arzt kein Heilung erwarten. Denn die, so Christus gesund gemacht hat, mußten der Empfahung geschickt sein. Noch vielmehr einem Arzt seine Kranken der Geschicklichkeit sollen sein. Denn weniger ist die Kraft des Arztes, denn Gottes selbst.

Es ist ein Austheilung bei Gott über die Menschen und über die Natur, die niemand mag ermessen und ergründen, oder erfahrn, in was ein jeglichs getheilt wird; es ist ein Grosses bei Gott, den Menschen nicht wissentlichen. Das trifft den Arzt an, daß er nichts mit Gott verantworte; denn niemand ists möglich, wo Gott fürdert oder hindert zu erkennen. Füget Gott der Arznei Untergang zu, so schleicht dieweil der Tod herein und nimmt das Leben, und demnach so ist er hin. So Gott die Arznei nicht ließ still stehen, wie die Sonn zu der Zeit Josuä, wer wollt sterben? **H. I. 230.**

IV.

Physiologie des Macrocosmus oder Naturlehre.

35.

Aller geschaffenen Dingen, die da in zergänglichem Wesen stehen, ist gewesen ein einiger Anfang, in welchem beschlossen gewesen sind alle Geschöpfe, so zwischen den Aethern eingefangen und begriffen sind, und soll verstanden werden, daß alle Geschöpf aus einer Materie kommen und nicht einem jeglichen ein eigenes gegeben. Diese Materie aller Dingen ist **mysterium magnum** und nicht eine Begreiflichkeit, auf keinerlei Wesen gestellt, noch in kein Bildniß geformirt (**nulla certa essentia aut idea praefigurata aut praeformata B.**), auch mit keiner Eigenschaft inclinirt, dergl. ohne Farb und elementischer Natur. Soweit sich die Aether eingegeben haben, so weit ist gewesen der Kreis des **mysterii magni**. Dies **mysterium magnum** ist ein Mutter gewesen aller Elementen und gleich in solchen auch ein Großmutter aller Sterne, Bäume und Creaturen des Fleisches. Denn wie von einer Mutter Kinder geboren werden, so auch aus dem **mysterio magno** geboren sind alle Geschöpf von Empfindlichen und Unempfindlichen und aller andern gleichförmig.

Und wiewohl das **mysterium magnum** ein Mutter gewesen ist aller Creaturen, empfindlichen und unempfindlichen, so sind doch nicht alle Gewächs (unmittelbar) in ihm formirt gewesen, noch Thier noch dgl. m. Aber in solchem ist zu erkennen, daß sie allen **generalia mysteria** überlassen hat: den Menschen und den Thieren das **mysterium** sich zu mehren nach ihrer Form, dergleichen allen andern sonderliche **mysteria** auf ihre Form geeignet. So nehmen von solchen auch **mysteria** Ursprung, von welchen anderes geboren werden mag, denn das (ursprüngliche) **mysterium** geordnet hat. Denn die Milch ist ein **mysterium** der Butter, des Käses ꝛc., der Käs ein **mysterium** der Maden und Würm, so in ihm Würmer wachsen, und wiederum die Maden ein mysterium ihrer faecum. Also sind zweierlei mysteria, das Groß als ein mysterium increatum, allein von dem höchsten Künstler bereitet (denn alle Ding, die jetzund sichtbar sind, sind gewesen unsichtbar bei Gott, dieselbigen all, wie sie gewesen sind, sind gefaßt in ein limbum = myst. magn. H. I. 565.), die andern als Kindskinder, mysteria specialia geheissen.

36.

Weil nun aus dem mysterium increatum alles andere Tödtliche gewachsen und entsprungen ist, so ist zu verstehen, daß kein Geschöpf früher oder besonders geschaffen ist, sondern alles mit einander. Denn das höchst arcanum und die grosse Güte des Schöpfers hat alle Dinge in Ein increatum geschaffen, nicht förmlich, nicht wesentlich, nicht qualitätisch, sondern es ist in increato gewesen, wie ein Bild im Holz, wiewohl dasselbe nicht ersehen wird, es sei denn daß das übrige Holz weggeschnitten werde, darnach erkennt man das Bild. So ist auch das mysterium increatum nicht anders zu verstehen, als daß das Empfindliche und Unempfindliche bei seiner Scheidung jedes in seine Gestalt und Form gekommen ist. Denn da ist kein Span abgeworfen, sondern es ist alles zu Form und Wesen gekommen. Einer solchen Theilung wird kein Schnitzer zu ewigen Zeiten mehr erfunden, der so den mindesten und unnützlichsten Gran zu Nutz und in etwas Lebendigs bilden kann.

Aber nicht ein Haus ist gezimmert worden aus dem mysterio magno, auch nicht zusammengetragen die Thier und dann ausgemacht, deßgleichen auch nicht das ander Gewächs, sondern (es ist so), wie ein Arzt zusammensetzt ein compositum mit viel Tugenden, wiewohl das eine einige Materie ist, die der Tugenden keiner gleich erscheint, als in ihr verborgen liegen in solcher Gestalt. So zu gedenken ist, das alle Geschöpf, so in Aetheren begriffen werden, zusammengeordnet sind in das mysterium magnum, nicht vollkommen in ihrer Substanz, Form und Wesen, sondern in einer vollkommen subtilen Art, die uns Tödtlichen unbekannt ist, in Einem beschlossen. — Dann mysterium magnum ist nicht elementisch gewesen, wiewohl die Element in ihm gewesen sind; es ist auch nicht fleischlich gewesen, wiewohl alle genera der Menschen in ihm begriffen werden. Es ist auch nicht Holz noch Stein gewesen, sondern also ist es ein materia gewesen, die da hat mögen in ihr haben alles Tödtliche ohn Erkenntniß in seinem Wesen und hat in der Theilung jeglichen Ding sein Wesen und Form gegeben. Wie ein Speis, so gessen wird, nimmt sie der Mensch, so wird Fleisch draus und sieht doch keinem Fleisch nicht gleich; nimmts aber die Faulung, so wird Gras daraus, dem es auch nicht gleich sieht. Noch viel mehr in mysterio magno solches Wunder zu verstehen ist, dieweil die Mysterien also anzeigen, wie eins zu Steinen, das ander zu Fleisch, das dritt zu Kraut wird und das in viel wunderliche Form. Und so da geschieden ist gewesen ein jegliches in seine Form und Eigenschaft, also daß es in seiner Form und Eigenheit (B.) dagestanden ist, alsdann ist die substanzialische materia erkannt worden. Denn was da von Compaction (ihr fahig) ist gewesen, hat sich compactirt, das ander ist leer geblieben. Denn da sich zusammengehauft haben die compactiones, hat nicht mögen alles compactirt werden, sondern der mehrer Theil ist leer geblieben, wie an dem Wasser ersehen wird, ist das compactirt eine kleine Quantitat, deßgleichen in der Scheidung der Elementen. Denn alle Compaction ist zu Stein, Metallen, Holz, Fleisch u. deßgl. worden ein jegliches nach seinem Wesen und Eigenschaft seines Planeten. Und solches myst. magnum ist in der Compactirung nicht anders gewesen, denn wie ein Rauch, der groß ist und weit, und hat in ihm selber nichts von der Substanz, denn eine kleine Quantitat Ruß, die andere Weite, so der Rauch begreift, ist ein lauter Luft, wie denn in der Scheidung des Rauchs in Ruß ersehen wird.

37.

Am Anfang aller Gebärung ist gewesen die Gebärerin und Erzeugerin separatio; separatio ist der Philosophien großtes Wunder. Wiewohl nicht menschlich von solchem zu philosophiren ist, das mehr denn menschlich Vernunft inne hat. Aber zu erkennen, in was Wege solches geschehen ist, ist also: es ist nicht anders, als gleich wie ein Essig, der vermischt wird in ein laue Milch, so erhebt sich ein Scheiden in viel Wege. Also ist auch etwas gewesen. Im Anfang der Scheidung des mysterii magni ist ausgegangen am ersten die Scheidung der Elementen, also daß die Elementen in Wesen sind gekommen. Das Feuer ist zu Himmeln worden und ein claustrum des Elements. Die Luft ist ein Leere geworden in der nichts zu sehen ist, an den Orten, da keine Substanz noch corporalische Materie gesetzt ist worden und ist ein claustrum der fatalischen Unsichtbaren. Das Wasser ist zu einem liquor geworden und hat sich gesetzt in die Höhlen um das centrum, zwischen den andern Elementen und den Aethern und ist ein claustrum der Meerwunder. Das Erdreich ist zu einer Erden coagulirt worden, das da getragen wird nicht von den andern Elementen, sondern von den Säulen Archaltis (d. i. aus eignem Haltungsprincipe) und ist ein claustrum der Gewächse, die sich vom Erdreich nähren. Und solche Separation ist der Anfang aller Geschöpf gewesen und eine erste Austheilung derselbigen aller. — Die vier Element werden, wie denn bemeldt, von Anbeginn geschieden, anfänglich von einander aus einer Materien, darin ihr complexio und Wesen nicht inn ist gewesen. Also da complexiones und Natur erstanden sind sammt der Scheidung: das Heiß und Trocken zu Himmeln und Firmamenten, jeglichs in sein Eigenschaft ausgespreit; das Heiß und Feucht zum Luft geordnet ist, Kalt und Naß zum Meer, das Kalt und Trocken zu einer Erden. Doch ist nicht allein ein Feuer gewesen, sondern viel hunderterlei Feuer, da keins im Grad gestanden ist, wie das ander. Es hat das Feuer in ihm (auch) Kalt und Naß u. s. w. Also z. B. die Farben vom Feuer nicht gleich sind; denn das eine Feuer macht weißfarben und blau, das trocken Feuer roth, grün, das naß grau, schwarz, das kalt Feuer gelb und roth. Auch das Wasser ist nicht gleich in einer Gestalt gewesen in seiner Complex, sondern viel hunderterlei Wasser sind gewesen im Element aquae und doch alles Wasser (und eine gleiche Verschiedenheit ist im elementum terrae und aëris). H. II. 1—3.

38.

(Darum, wenn gleich in jedem Element eine Complexion vorherrscht, ist es dennoch) unnütz geredt, daß das Element ein Complex an ihm habe, heiß oder trocken, kalt oder feucht, kalt oder trocken, heiß oder feucht; denn sie sind alle vier in ihm. Also die Erden ist kalt und trocken, heiß und feucht, heiß und trocken, kalt und feucht und was aus der Erden wächst, das heiß und trocken ist, wächst aus dem, daß heiß und trocken ist in der Erden; also was kalt und feucht ist, wächst aus dem **elementum terrae**, das in ihm ist kalt und feucht. Also auch vom Feuer: der Schnee wächst aus dem, das im Element Feuer kalt und trocken ist, der Strahl (fulmen) wächst aus dem, das heiß und trocken ist. Darum sollt ihr die Element nicht nach den Complexionen setzen, sondern nach ihrer Form, d. i. wie sie die vier Mütter (denn ein Element ist ein Mutter, aus den vier Müttern werden alle Ding geboren der ganzen Welt,) an ihnen haben. Die Erden ist materialisch lutosisch, conglutinosisch, sie sei heiß oder trocken, kalt oder feucht; das Wasser ist naß, empfindlich, greiflich, aber nicht corporalisch, und ist ein Element, es sei kalt oder heiß. Das Feuer ist das Firmament und ist das Feuer, wiewohl es heiß an einem Ort ist, am andern kalt. Die Luft ist der Himmel, der alles beschleußt, und ist heiß und kalt, trocken und feucht. **H. II. 22.**

39.

So nun allein in vieren haben alle Geschöpf müssen stehen, so sind diese vier Mütter aller Geschöpfe und werden Element genennt. Und wiewohl ein jedes Geschöpf noch ein Element ist, oder von einem Element ein Anhangen hat, so ist dasselbig doch nicht inmassen (es verhält sich nicht) als ein Element, sondern wie der Geist eines Elements. — Es ist blinder Verstand, daß das Naß für ein Element erkannt wird, das Wasser, oder das Brennende für ein Element Feuer, denn nicht nach dem Körper oder der Substanz oder nach der Geschicklichkeit (Eigenschaft) soll das Element verstanden werden. Denn was da sichtbar ist, dasselb ist allein die Einfassung und das Element ist ein Geist und lebt gleich in den Dingen, wie ein Seel im Leib, d. i.

prima materia der Elementen ist unsichtbar und ungreiflich und doch in allen. Denn prima materia ist nichts anders, denn das Leben, so ist in den Geschöpfen. H. II. 9.

40.

Darum aber, daß aus den vier Elementen alle Ding beschaffen, zu gedenken, daß sie darum müssen stehen in der Conjunction, das ist falsch. Denn eine jegliche **Conjunction** ist **Compositio**. Dieweil sie componirt wären, so möchten sie nicht **mysterium** sein, denn ein jeglichs **mysterium** ist einig und ein Element. Aber der Unterschied zwischen Elementen und **compositis** ist also: das Element, wie ein **mysterium**, hat zu generiren **Divertallum** (**elementorum generationes, B.**, Entwickeltes); aber das **compositum** hat nichts zu gebären, denn seines **simile**, als Menschen machen Menschen; aber das **mysterium** gibt kein gleiches **mysterium**, sondern ein Widerwärtiges (etwas von ihm unterschiedenes Neues). Das Element Feuer ist ein Gebärerin der Sternen, Planeten und des ganzen Firmaments und ist doch derselbigen keins ihm gleichgeformiret und einig. Das **elementum aquae** hat geben das Wasser, das dem Element **aquae** gänzlich widerwärtig ist u. s. w.

41.

Diese vier Element sind zu zween Partien gemacht, die ein ist Luft und Feuer, die ander ist Erden und Wasser. Die Luft hebt das Feuer, die Erde das Wasser, Luft und Feuer heben Erde und Wasser und sie beide die Luft und das Feuer; und sind also beschaffen, daß je eines das ander hebt, braucht und nährt. Also ist der **Yliaster** (= **mysterium magnum**) getheilt, daß er ein **Domor** (Weltganzes) ist, getheilt in zwei Globuln, die äusser und inner, jedes mit zwei Elementen. **H. II. 23.**

42.

Als die Elementen in ihrem Wesen sind geschieden worden und von einander getheilet, jeglichs an seine Statt, dem andern ohne Nachtheil: alsdann ist die ander Scheidung geschehen nach der ersten und ist die Scheidung nach den Elementen gegangen. **H. II. 4.**

Also auch vielerlei procreationes aus den vier Elementen, ingleicherweis, wie von einem Samen ausgehet die Wurzel in viel Fasern, darnach der Stengel mit viel Aesten, darnach die Blätter, das Geblühe, die Frucht und der Sam. Und hangen alle die, so in einem Element stehen, an einander, wie das Kraut von einem Sam, wiewohl es doch dem Sam nicht gleich siehet. Ibid. 11.

43.

Die Luft ist geordnet zu einem Haus der andern drei Elemente. Alle Luft ist in alle Element prädestinirt, nicht daß sie in den andern Elementen sei, wie eine Vermischung, das ist nicht; aber sie nimmt ein allerlei in allen Elementen und besitzt das; und besitzt nicht das, das vor besessen ist. (Aus ihr sind getheilt u. a. die Diemeae, Durdales, Neufareni, Melosiniae als die gasigen Principien in den Steinen, Bäumen, Erdporen, im menschlichen Blute.) Ibid. 4.

Die Luft beschleußt alles Tödtlichs (caducum B.) in ihm und scheidet es vom Ewigen hintan, gleich als eine Mauer ihre Stadt scheidt vom Land, und hält die Welt zusammen, wie ein Damm den Weiher. Wie nichts ausserhalb dem Ei ist, das dem Ei zugehort, oder im Ei, das herausgehört: also ist der Himmel ein Schalen, der die Welt vom Himmel scheidet, gleich wie ein Schalen das Ei und das aussen ist und ist ein Haut, in der die ganz Welt ein corpus ist und darin die Erden gefaßt und behalten wird. Nun aber weiter ist die Luft der Himmel, das ist die Haut, das ist die Schalen, das ist die Mauer, das ist der Damm. Dazu ist die Luft der Athem, aus dem alle Ding das Leben haben, denn sie ist Luft, und gibt die Luft, die die drei (andern) Element nährt und den Menschen in seinem Leben. Denn wo diese Luft nicht wäre, so möchten wir nicht leben, es ging kein Element für sich, es möchten keine Wind wehen, kein Regen, kein Schnee, kein Sonnen scheinen, kein Wasser fliessen, kein Erden tragen, dieselbig Kraft kommt aus der Luft und wird von den drei Elementen an sich gezogen. Gleichwie uns die Lunge dieselbige an sich zieht alle Augenblick, also auch die Erden, das Wasser, das Feuer.

Die Luft und ihr chaos ist ein medium interstitium und geht vom Himmel bis auf die Erden; darinnen schwebt das Feuer, darinnen schwebt die Erden und das Wasser. Wie der Dotter vom Ei im Klar gehalten wird, also hält dies chaos die Globel, daß sie nicht fällt. Es ist ein ungreiflichs Klar, hat aber die Kraft, daß es hebt, daß die Erden abstatt nicht rucken mag. Wie der vitellus ovi in seinem Klar, also schwebt die Globel, Erd und Wasser in dieser Luft, wie ein Schiff auf dem Meer erhalten wird. Es trägt auch das Firmament und dies steht in ihm, gleich als der semen cucumeris in seinem mucilagine, wie der semen generationis in seinem sperma.

Die Luft und ihr chaos und ihr Himmel stehn also in Rotundität, daß niemand ergründen mag, welches von demjenigen, so darinnen ist, unten oder oben sei. Ein Ei, das da liegt, ist nicht möglich, daß inwendig gewußt mag werden, so es möglich wäre darinnen zu sein, welches dem Himmel oder dem Boden zustünde. Also sind wir in der Schalen, daß wir nicht wissen, welches unten oder oben ist und gehen so auf der ganzen Globel gegen dem Himmel und ist alles ein Höhe und ein Tiefe. Ibid. 24 u. 25.

44.

Aus dem Feuer ist geworden das Firmament. Alles so in dem Feuer ist gewesen, ist zu Himmeln verwandt, eins theils als zu einem claustrum, der ander Theil ist aus diesem, wie ein Blum aus dem Stengel schlägt, also sind die Stern, Planeten und alles, so das ganze Firmament berührt, gewachsen. Es ist das Gestirn vom Himmel geboren, allein durch Scheiden, wie die Blumen des Silbers aufsteigen und sich scheiden. Darum alle Firmament vom Feuer sind, und vordem ehe das Element geschieden ist gewesen vom Feuer, ist es alles gewesen ein einiges Element des Feuers. Ibid. 4.

Wie die Luft nichts ist, als das chaos, so ist im Feuer die Wärme und Kälte, der Schein und die Finsterniß. Und alles, so der Globul und der Luft abgeht, das wird im Element Feuer enthalten. — Es ist ein Element, aus dem ausgehen soll der Tag und die Nacht, der weiß candor, der roth candor, der Regen, die Wetter, die tempestates.

die Wind und alle **impressiones** (meteorologischen Erscheinungen). — Es ist der Unterschied zu wissen, daß das materialische Feuer ein Element geheissen wird, das dann kein Element ist. Denn es kommt nicht aus dem Element Feuer, es ist aber dem Element Feuer gleich an dem Ort, da es der Sonnen zugehört, also auch ist das Wasser gleich dem Element Feuer an dem Ort, da es regnet. Das materialische Feuer, so wir gebrauchen, ist in den vier Elementen und heißt **Tristo** und ist in dem Weg darin. Das Element Wasser muß in ihm haben das Element Feuer zu seiner Wirkung; dasselbig Feuer bleibt im Element Wasser und zeigt sich in Stahl und Steinen (als den Producten des Wassers), daß es darinn ist; es ist auch im Element der Erden und erzeigt sich in seinen Lüften; in der Luft dermassen, also hat jedes sein **tristo** in ihm. Darum so mag die Sonn ihr Element erzeigen im Holz und dasselbig anzünden und verbrennen. Dies geschieht aus derselbigen Kraft, als das Element Feuer die Erden netzt mit dem Regen. Also kommt das materialisch Feuer auf die Globel, wie der Regen auf die Erden, kommen beide von einem Element, geschieden in ihre Art.

Anfänglich, wie die Scheidung geschehen ist der zwei Elementen Luft und Feuer, ist in der Theilung geordnet also die Sonn, der Mond, und alle Sterne, sonst ist nichts des Element Feuer als dieselbigen. Was sie auf Erden gebären, Schnee und Regen, Wind und Hagel, Kalt und Warm, Tag und Nacht, Sommer und Winter, ist aus dem Element Feuer kommen, wie ein Kind von seiner Mutter, der Apfel von seinem Baum. Dieses Element Feuer ist gesetzt in das Element Luft. Denn wie Wasser und Erden in einer Globul ist, also ist auch das Feuer und Luft in einem vermischt, je eins dem andern ohn Schaden seines **corpus** und steht in Luft, frei Stehens, ohn Hangen, ohn Boden, sondern gleich wie die Vögel fliegen in der Luft, also ist der Sonnen Gang im Himmel. Wie der Mensch geordnet ist auf der Erden zu gehen, der Vogel in der Luft, der Fisch im Wasser, der **gnomus** in der Erden, also sind die vier Element auch geordnet, das ein liegt, das ander fliegt, eins also, das ander also und haben nicht ein Stuhl oder Ort. Ein jeglicher

Stern hat seinen Gang, keiner dem andern gleich. Denn wie die Menschen auf Erden, keiner dem andern gleich geht, und ist doch alles ein Gang, also auch mit den Sternen. Und wie sie einander nicht gleich sind in der Natur, also auch mannigfaltig ist der Sternen Art und Wesen.

45.

Das Wasser ist gesondert in viel **specialia mysteria**, die alle aus demselben ihr Mutter genommen haben. Etlicher Theil in seiner Scheidung zu Fischen geordnet ist gewesen, in vielerlei Form. Etliche Theil in Thiere mit Fleisch, etliche in Meergewächs (als Corallen), etliche zu Meerwundern widernatürlichs Laufs aller Elementen (Nymphen, Sirenen). Doch die vollkommene Scheidung des Wassers ist noch nicht geschehen: alle Jahr neue Gewächs in dem Wasserelement zu geschehen haben. **Ibid. 4.**

Es ist das Element Wasser ein Sam aus dem **Yleo** (= **Yliado**) der da von ihm gibt die Stämm' und Frücht daran, das ist das Wasser und darin sein Frucht, Stein, Metallen mit so viel Geschlechten, als ihrer sind. Dieser Sam liegt in **fabrica**, gleich als der Sam in der Erden, und aus der **fabrica** gehet der Stamm und seine Aest und seine Frucht also. Da wächst aus diesem Samen ein Stamm, geht durch das Erdreich heraus an den Tag und liegt und ist im Erdreich. Also ist die Erd das **corpus**, das da aufenthalt die Gewächs und Frücht des Baums Elements Wasser (wie die Luft Träger des Feuers ist, eines jeden Elements Früchte, **procreationes**, werden in einem andern Element getragen). So geht aus dem Samen des Elements (Wasser) sein Baum, das ist ein fliessender Bach, durch die ganze Erden ausgetheilt. Alles ist ein Baum, ein Ursprung, ein Wurzel, von einem Stamm. Und alle Bäche, die da sind auf der ganzen Globul, sind Aeste dieses Baums.

Der Baum aber hat für sich selbst einen Ausgang, ein End, entspringt und stirbt, wird und zergeht, also daß ein jeglichs herfliessendes Wasser neu ist und nicht alt und vormals nie gesehen. Wie im Mittel der Globul das Element Wasser liegt, so gehe heraus auf alle Planities zu ringsweis um die Aest, von der Wurzel dem Tag zu. Und wachsen also viel Aest von dieser

Wurzel, der Ast Rhenus, der Ast Danubius, der Ast Nilus oct. und andere kleine Aest sind von der Wurzel, die aus dem Samen wächst, darin das Element Wasser ausgeht. Der Stamm und seine Aest wächst vom centro der Globul also lang, bis er kommt zu den äussern zwei Elementen, da ist der terminus seiner Linie aus. — Im Meer kommen alle Aest zusammen, denn wie es ein Wurzel ist, so kommt es in ein Spitz und Dolden, die ist das Meer. Dies ist für sich selbst kein Stamm noch Baum, allein die Dolden der Stämme und wächst nicht aus der Wurzel für sich selber, sondern was es nimmt durch die Aest. — Die Frücht des Elements aquae sind: salia, mineralia, gemmae und lapides, ein jegliches demnach in viel Weg getheilt seines Wesens (drei salia: sal, vitriol, alumen, von jedem viel Arten; drei mineralia, sieben Metalle, neunerlei Marcasitae, zwölferlei cachymia u. s. w.) Ibid. 49 u. 50.

46.

Das elementum terrae ist geschieden aus dem grossen yliastro mit sammt dem elementum aquae und sind beide zusammen in ein Globul gefaßt, die das centrum ist der äussern Elementen. In das Element der Erden ist alle Kraft und Art, so im grossen yliastro gewesen ist, zu ernähren den Menschen und das Vieh, mit seiner Speis und angehörenden Nothdurft, gekommen, als alle Bäum, Kräuter und andere Gewächs der Erden und sind also geschieden von den drei andern Elementen hinweg, daß diese Kraft allein im Element terra ist.

Zu gleicher Weis, wie die Luft zum Himmel geworden ist, das Feuer zum Firmament, das Wasser zum Meer, ist das Element in die materia geworden und ist gangen in die Form der Kuglen, in sein Rotundität, gesetzt in das centrum der Welt und darum beschlossen alle Kräft der Bäum, der Kräuter, der Schwammen, daß aus ihr soll procreirt werden alle Geschlecht auf die Welt, so darein gesät sind. In diesem Element liegt der Sam des Holzes, der Wurzeln rc. und die Kraft, daß der Stamm an Tag kommt. Am ersten theilt sich die Kraft in sein Geschlecht, daß nicht zwei bei einem bleiben, sondern ein jeglichs Geschlecht ist seines allein, das in Holz, das in Kräuter, das in Schwämm.

Herwiederum theilt sich ein jegliches in sein Geschlecht, das in cedrum, das in anthos, das in balsamum, unter den Kräutern das in melissam, das in Gilgen (Lilien) ꝛc. (Ferner ist) in der Scheidung des grossen aniadi (des allgemeinen Lebensgrundes oder Samens der Gewächse) auf einen Ort geführt der Bäum Art, auf den andern der Botin (Terpentin) auf den dritten der ebenus, also je mit andern. Dergleichen mit Krautern der groß aniadus auf ein Land Gras, auf das ander Klee, auf das dritte Lavendel geworfen hat, hat einem jeglichen Land sein Kraut und Bäum gegeben. Unter den Bäumen wachsen in einem Land Pomeranzen, im andern Schlehen, in einem Feigen, im andern Buchen. Ist sein Ursachen, daß Feigen und Pomeranzen wollen haben ihr sonder Erdreich, das sich zu ihrem Wachsen vergleiche und auch der Himmel darnach. Darum so nun die Erden ungleich ist und der Himmel gleich, so mag die Frucht nicht fürkommen und also verdirbt ihr Samen und geht nicht aus; wiewohl er da ist, so dorrt ihn der Himmel und die widerwärtig Natur der Erden, die mannigfaltig ist durch Ursach des Himmels und nicht durch ihr eigen Natur, denn es ist ein Erden überall, aber da ist eine Veränderung durch den Himmel, der die Gewächs fürbringt oder hindert.

Vom Element der Erden gehen aber zweierlei Früchte: eine, die die Erden selber gibt, die ander, die sie vom Samen gibt. Also gehn aus der Erden alle Gewächs durchs Element in zween Weg: von ihr selbst aus ihrem eignen Samen und aus dem gegebnen Samen. Der eigne Samen ist, so ein Erden gibt Kraut, d. i. ein selbst gewachsnes Kraut; demnach ist, daß man den Samen säet, und ist ein gegebner Sam. Korn wächst von keiner Erden nicht, noch der Waiz, er muß gesäet werden, auch Lilien auch andere dergleichen, und Birnen. So kein Korn gesäet wird, so wächst keins nicht, sonst wachsen Gras und Heu. Darum ist Gras und Heu der Erden Gewächs aus ihr selber, weiter aber keine Aepfel. Darum ist die Philosophie, nach der geboren ist worden das Korn, der Obstbaum und dgl., daß aus dem Paradies die Samen dieser Ding geboren sind und herausgesät und so gewachsen und daher weiter plantiret und gebauet und ist ihre Frucht dem Paradies gleich zu verstehen, wie Christus Gott ist und ist ein tödtlicher Mensch.

Der Sam ist das, das aus ihm wird, noch nicht eröffnet, aus dem wird am ersten ein Wurzel, aus dieser ein Stamm; von Wurzel und Stamm gehen die Aeste, aus den dreien gehen die Blätter und nach der Zeit die Blühe und Frucht. Dies Gewächs ist gleich dem Menschen: denn es hat sein Haut und ist die Rinden, hat sein Haupt und Haar, und ist die Wurzel, hat sein Figur und Zeichen, seine Sinne, hat seine Empfindlichkeit in seinem Stamme, daraus seine Letzung folgt, daß es stirbt; sein Laub, Blumen und Frucht seine Zierde, wie im Menschen das Gehör, Gesicht und redende Art; sein Gummi ist sein stercus, sein Moder sein Uebergewächs, sein Mistel seine Krankheit. H. II. 39.

In der elementischen Theilung sind aus dem Element Erden auch geschieden worden Unempfindliches und Empfindliches, Unewiges und Ewiges, ein jegliches in seinem Wesen und freien Willen (Eigenthümlichkeit), also unter den Empfindlichen etliches mit dem Ewigen als Menschen, etliches mit dem Tödtlichen als Kälber 2c. in viel Weg und Gestalt. Ibid. 5.

47.

Allen corporalischen und wesentlichen Dingen, die da von der Erden wachsen und geboren werden, kann niemand läugnen, daß die Luft das Leben gibt. Es ist das Leben nichts, als ein spiritualisch Wesen, ein unsichtbares und unbegreiflichs Ding, ein Geist, ein geistlichs Ding. — Es hat aber Leben nicht allein nur das, was sich regt und bewegt, als die Menschen, die Thier, die Würm der Erden, Vögel unter dem Himmel, und die Fisch im Wasser, sondern auch alle corporalische Ding. Denn Gott hat im Anfang und (bei der) Schöpfung aller Dingen gar kein einiges corpus ohne ein spiritum gelassen, den es verborgen in sich führt, denn was wäre ein corpus ohne spiritum? Nichts. Darum so hat der spiritus die Kraft und Tugend, sie liegt in ihm verborgen und nicht im Körper. Denn im Körper ist der Tod, ist auch des Todts subjectum, denn er mag zerstört werden in mancherlei Weg, der spiritus aber nicht, er bleibt in alle Weg ein Geist und lebendig, ist des Lebens subjectum, erhält auch sein eigen corpus lebendig: aber in der Zerstörung des Körpers wird er davon abgesondert und geschieden und lässet das corpus todt liegen und gehet wiederum an das Ort, von dannen er kommen ist, nämlich in Luft und Chaos des obern und auch untern Firmaments. Aus diesem sehen wir, daß so viel corpora sind, so gar viel und mancherlei sind spiritus. Er ist eigentlich das Leben und der Balsam aller corporalischen Dinge. Das Leben des Menschen ist ein astralischer Balsam, das Leben der Metallen eine verborgene irdische Feistigkeit (von wegen deren sie fliessen, schmelzen), das Leben des sulphurs ein verbrennliche Feistigkeit (denn dieweil er brennet, mag er lebendig genannt werden), das Leben der salium ein aquafortischer spiritus, das Leben der Edelstein ihr Farb, das Leben der Quarz eine mucilaginosische Materie, das der Perlen ihr Glanz, das Leben der aromatischen Dingen ist ihr guter Geruch, des Zuckers sein dulcedo, des Holzes sein resina u. s. w. Vom Leben der Elementen (selbst) aber ist zu wissen, daß des Wassers Leben ist (sich äussert durch) sein Fluß; so es durch firmamentisch Kälte coagulirt, ist es todt. Also des Feuers Leben ist ein Luft. Es geht auch von einem jeden Feuer ein Luft, also daß sie ein Kerzenlicht ablöschet oder ein gering Federlein ober sich in die Höhe treibt, das man denn augenscheinlich sieht. Die Luft lebt für sich selber und gibt allen andern Dingen das Leben. Die Erden aber ist für sich selbst todt, aber sein Element ist ein unsichtbares verborgenes Leben. H. I. 889 u. 90.

(Das Leben der Elemente, ihr spiritus ist zur Individualisirung gelangt in den Elementengeistern, den Nymphen im Wasser, den Sylphen in der Luft, den Pygmäen oder Gnomen in der Erden, den Salamandern im Feuer. Sie stehen zwischen Thier und Mensch in der Mitte, indem sie rein naturentwickelte Wesen sind, wie die Thiere, aber an Erkenntnißvermögen für das Natürliche noch reicher begabt, als die Menschen, sie sind Menschen ohne Seele d. h. ohne das den Menschen über das Thier erhebende und ihn zum ewigen Leben befähigende, unmittelbar von Gott gegebene Gottesbewußtsein. H. II. 180—192.)

48.

Vielleicht sind möglich gewesen mehr Element, denn uns gegeben sind, doch werden allein in der letzten Erkenntniß in allen Dingen nur vier gefunden. Und wiewohl wir achten, es wäre dem Schöpfer, der vier geschaffen hat, wohl mehr möglich gewesen, so achten wir doch, da solches Zergänglichs allein in vier geschaffen ist, es hätten nicht mehr mögen stehn. Wohl gedenken wir als wahr(scheinlich), es werden noch andere Element geboren nach Aufhören dieser vier, diesen vieren ungleich in allem Wesen; und daß nach der Zergängniß des jetzt geschaffenen Geschöpfs werde ein neu **mysterium magnum** gemacht, deß ein mehrerer Verstand wird sein, denn des Vergangnen. II. II. 12.

49.

Alle vier **corpora** aller Elementen sind gemacht aus nichts, das ist allein durch das Wort Gottes, das **Fiat** geheissen hat. Wiewohl aber dem so ist, so ist doch das Nichts, aus dem Etwas geworden ist, wie es denn erschienen, zu einer Substanz und **corpus** geworden. Dasselbige aller vier Elementen ist in dreierlei **species** getheilt, also daß das Wort **Fiat** ist worden ein dreifach **corpus**, d. i. getheilt in dreierlei **corpora**. Wie also Gott die Welt geschaffen hat, hat ers in ein. **corpus** gemacht, so weit die vier Elementen gehen. Dieses **corpus** hat er gesetzt in drei Stück, in **mercurium**, **sulphur** und **sal**, also daß da sind drei Ding und machen ein **corpus**; diese drei Ding machen alles, so in den vier Elementen ist und wird. Sie haben in ihnen alle Kraft und Macht der zergänglichen Dingen. — Aus ihnen wachsen alle Ding, so aus den Elementen gehen, ohne die drei ist kein Element. — Also ist die Erden drei Theil, dreierlei, das Wasser auch dreierlei in seinem **corpus**, dergleichen die Luft, dergleichen der Himmel.

Nun soll sich dieser Philosophie niemand wundern, daß dreierlei sind und doch in vier Elementen getheilt. Denn so wir recht bedenken die Zahl, so hat Gott drei für sich genommen und aus Dreien alle Ding gemacht und alle Ding in Drei gesetzt. Denn der Ursprung dieser Zahl ist aus Gott am ersten, das ist, der Anfang ist Drei in der Gottheit. Nun ist das Wort auch dreifach gewesen, denn Trinität hats gesprochen und das Wort ist der Anfang Himmels und der Erde und aller Creaturen. Also bei der Zahl werden wir erinnert der Dreiheit in den drei **speciebus** und fürhin sind alle Ding in drei gesetzt und nichts ist auf Erden, es hat und ist in den drei speciebus und wird in drei corpora wiederum gebracht, also daß sichtbar sind und sich beweißt, daß ein jegliches Stück zertheilt mag werden in die drei Stück, jegliches an seinen Ort, wie in allen corporibus durch die Kunst in der Natur erfunden wird. H. II. 72.

Eine Präfigurirung dieser dreien Principiorum in majore mundo, daß sie von einem jeglichen elementalischen Ding können unterschieden werden, ist daß das ganze Erdreich durch das grosse Meer in drei Theil ist geschieden, als da ist Europa, Asia, Africa unterscheiden worden. H. I. 903.

Also stehet ein jegliches corpus in den dreien Dingen, sulphur, sal, mercurius. Die dreie werden zusammengesetzt, alsdann heißts ein corpus und ihnen wird nichts hinzugethan, als allein das Leben und sein Anhangendes. Also so du ein corpus in die Hand nimmst, so hast du ersichtbar drei Substanzen unter einer Gestalt. — Nun die Ding zu erfahren, so nehm ein Anfang vom Holz, dasselbig ist ein Leib; nun laß brennen, so ist das da brennt, der sulphur, das da raucht, der mercurius, das zu Aschen wird, sal. Nichts brennt, als allein der sulphur; nichts sublimirt sich, als allein mercurius, nichts wird zu Aschen, als allein sal. Und wiewohl das ist, daß nicht alle Ding brennen, als die Stein, so beweißt aber doch die Alchymie, daß sie zum Brennen bereit werden, auch die Metall und alles, das unverbrennlich geacht wird.

Nun von der Eigenschaft zu reden, Natur und Wesen, so in den dreien ist, — gebührte sich primam materiam zu erklären. Dieweil aber prima materia mundi, Fiat, ist gewesen, wer will sich unterstehen, das Fiat zu erklären? Nun aber etwas haben wir, dadurch wir die drei Ersten erklaren, nämlich durch den Schwefel den sulphur, die sich vergleichen; durch das Quecksilber den mercurium, ursachen auch eines solchen Vergleichens; durch das Salz salem, denn es gibt gleiche Wirkung. — Durch das Leben sind diese Substanzen verborgen; in Abziehung des Lebens werden sie offenbar. H. I. 26—28.

In den dreien stehen auf alle Zerbrechung; der Baum, dem sein liquor (mercurius) entgeht, dorret aus, wird ihm sein sulphur genommen, so ist kein Form da; wird ihm sein Salz genommen, so ist kein Congelation da, sondern er zerfällt von einander, wie ein Faß ohne Reif. — Denn aus dem sulphur wächst das corpus d. i. der ganz Leib ist ein sulphur (je nach den Theilen desselben von mancherlei species). Die Congelation des Körpers ist aus dem Salz; ohne das Salz wäre nichts greiflichs da, denn aus dem Salz kommt dem Diamant sein Härte, dem Eisen sein Härte, dem Blei sein Weiche, dem Alabaster sein Weiche u. dgl. Alle Coagulation ist aus dem Salz. Und so mancherlei sulphura, so mancherlei auch salia. Das dritt ist nun mercurius, das ist liquor, alle corpora haben ihr liquores, darin sie stehen. So vielerlei sulphura und salia, so vielerlei Gestalt und Unterscheidung ist in mercurius. — Das Salz ist weiß, aber alle Farben in ihm, der sulphur brennt, darum alle Oleitäten in ihm, der mercurius ist ein liquor, darum hat er alle humores in ihm. Ibid. 39—42.

Das Salz gibt die Farben, den Balsam, und Coagulation, der sulphur gibt das corpus, die Substanz, aedificium, der mercurius gibt die virtutes, vires, arcana. Keins mag ohne das ander sein und Gott gibt ihnen das Leben, daß aus ihnen werd, was er aus ihnen zu werden geordnet hat, darin er seinen Wohlgefallen hat. Jetzt nimmt die Natur nun die Farben heraus in ein jegliche species, das demselben zugehört und zeuchts aus dem sal. Also wie einem jeglichen sein Leib zugehört, das nimmt sie aus dem sulphur; also auch aus dem mercurio einem jeglichen seine virtutes. H. II. 132.

(Bitiscus erklärt sulphur est oleosum illud, quod ardet, sal est, quod rerum corpora conjungit, mercurius est corpus, in quo rerum proprietates continentur. Mir scheint unter dem sulphur die Idee des expansiven Princips, welches zugleich die Raumerfüllung bedingt, unter sal die des contractiven, unter welche sich Cohäsion und Verhalten gegen das Licht subsumirt, unter mercurius die Ausgleichung oder Indifferenz beider, welcher die eigenthümliche Lebensstimmung und Lebensfülle zu Folge hat, verstanden werden zu müssen, wenigstens stimmt es so am besten zu der Betrachtung dieser tria prima in der Aetiologie der Krankheiten, und zur nächstfolgenden Stelle:)

Der mercurius ist ein hermaphroditischer zweifacher Sam sulphuris und salis und also trägt sulphur und Salz den merkurialischen Samen gleich wie Mann und Weib verborgen, die Frucht mercurium zu gebären. H. I. 342.

Also merket nun diese Zahl drei, daß eine jegliche Kunst, so in der Natur ist und aus ihr geboren wird, nicht mehr denn dreierlei species suchen soll; so wenig minder oder mehr die Zahl in der Gottheit ist, die unbeweglich in Drei steht, mag nicht mehr noch weniger sein. Ein jegliche Kunst, die mehr suchet ist falsch. Diese drei sind prima materia, haben nur einen Namen: wie Gott, also materia prima, und wie in der Gottheit drei Personen, anders der Vater, anders der Sohn, anders der Geist: also auch an dem Ort eine jegliche species ist besonders für sich selbst ein andres, auch nach dem officio. Denn es ist officium patris, officium filii, officium spiritus sancti, also sind auch dreierlei officia in tribus primis, die doch unter einem Namen prima materia geheissen werden, und bei solcher Zahl bleibt die prima materia. Weiter aber, so ist von Gott die materia prima getheilt in vier Theil und sind in vier Wesen gebracht, von Gott selbst geschieden. Also was in der prima materia ist von der Erden, ist in die Erden geschieden, so in die Luft, in das Wasser, in den Himmel und ein jegliches geformirt in sein prädestinirte Form. Die Erden als ein Erden mit ihrem officio, das Wasser, die Luft und der Himmel dergleichen. — Und ein jegliches corpus, nicht allein die Elementen, sondern auch die Frücht, so von ihnen kommen, sind aus den dreien ignis, sal und balsamus, mit andern Namen genennt sulphur, als Feuer, sal und liquor oder mercurius. H. II. 73.

50.

Es sind also vier Element, aber nur drei principia, drei in Luft, drei im Feuer, drei im Erdreich, drei im Wasser und ist überall die drei Ersten nur Eines, d. i. Ein mercurius in allen, ein sulphur in allen, ein sal in allen, aber getheilt in der Eigenschaft. Ibid. 24.

51.

So ist nun also (in den drei Principien) aus dem mysterium dreierlei Scheidung geschehen in dreierlei Form (die Urscheidung in Elemente; die individualisirte Erscheinung derselben z. B. des Feuers als Sternenhimmel; die procreationes aus denselben z. B. der meteorologischen Erscheinungen, Gewitter ꝛc.). Eine vierte Scheidung ist nun die letzte und nach der wird keine mehr. Durch sie kommen alle Ding wieder in ihren ersten Anfang und bleibt allein das, was vor dem mysterio magno gewesen und ewig ist. Nicht daß nach der letzten Scheidung etwas aus mir werde, als durch den Tod. Denn zu nichten werd ich, aus nichten bin ich, dem ersten Anfang nach. Die Seel aber in mir ist aus etwas geworden, darum sie nicht zu nichts wird.

Wie ein Bild, das an die Tafel gemalet wird, das ist da, ist auch aus etwas gemacht, aber das Bild, so es abgewischt wird, ist nichts mehr da und die Tafel kommt wieder in ihr erste Gestalt, also kommen alle Creaturen in ihr erste Statt, das ist zu Nichts.

Dieweil also die letzte Scheidung ein Brechung ist aller Geschöpf und ein nach dem andern verzehrt wird und hingeht; so wird da erkennt die Zeit solcher Dingen. Denn nach der Gebärung der Geschöpf ist kein Zergängniß mehr in ihnen, aus Ursach, daß der Sam der alten Vergangenen Statt erfüllet. Also wär auch in dem Zergänglichen ein Ewiges ohne Abgang wegen Erneuerung durch den Samen (B.). Denn kein Sam kann Ewiges verlassen (admittit seu constituit B.), aber wohl Verfaulung. Denn das da ewig ist, zu dem Ewigen verordnet wird. Und so hat allein der Mensch unter allen Geschöpfen das Ewige in ihm in dem Zergänglichen. II. II. 6—7.

52.

Nun merket weiter, was mehr in der Natur sei. In allen Elementen ist ein fabricator und Werkmann aller Dingen. Ich muß euch den am ersten durch ein Exempel fürlegen. Ihr sehet bei uns Menschen, daß wir nichts bereit haben, wir müssen alle Ding erst in ultimam materiam machen. So ist noch einer, der die Dinge macht, die der Mensch anders macht und sie gebraucht. Also muß auch einer sein, der Laub und Gras macht anstatt Gottes. Wie ein Mensch ihm selbst ein Haus bauen muß, Gott machts ihm nicht, also ist auch in der Erden einer, der das macht, das aus ihr kommt, also auch im Wasser, der solche composita zusammenträgt, dergleichen in Luft und also auch im Firmament 'gleich. Denn es ist nicht genug, daß wir sprechen, Gott hats also geschaffen, daß es alle Jahr wiederkommt. Es ist wahr, er hat aber einen darüber gesetzt, der es machen und formiren soll. Als wenig Gott dem Menschen einen Rock macht, sondern hat den Schneider dazu gesetzt, also wenig ohne einen arbeiter wird auch das Gras wachsen und in seine Form gebracht. Derselbige nun, der alle Ding ordnet von dem Samen in sein ultimam materiam, ist **Vulcanus** (Metamorphose). Dieser **Vulcanus** ist kein Geist, ist auch keine Person, sondern er ist ein Arbeiter, der gar nichts mehr thut, denn der Natur warten und das aus ihr zu bringen, das in ihr ist und das Gott in sie gethan hat zu bringen in ultimam materiam. Er ist gleich ein Werkmann, wie das Feuer, das wirket auf ein jeglichs Ding, darin es gelegt wird: es schmelzet die Metallen, bereit auch mancherlei und ist kein Geist, kein Seel, kein Person, es hat aber in ihm eine solche Kraft anzugreifen, einzugreifen und zu bereiten wunderbarliche Ding, ist der **Vulcanus**, der dem Menschen unterworfen ist. Denn der **Vulcanus** der Elementen mag dem Menschen nicht unterworfen sein, sondern allein in der Natur hat er sein officium. Dieweil aber der Mensch sein Arbeit gar in ultimam materiam machen muß und der **Vulcanus** naturae macht sein ultimam materiam nicht anders, denn das beim Menschen media materia ist und von der media materia macht der Mensch ultimam materiam daraus, so muß er (auch) einen **Vulcanum** haben, das ist das Feuer, derselbig vertritt den **Vulcanum** (naturae). Das Feuer schmelzt das Metall, der Mensch kanns nicht. Ein solchs Wesen muß in der Natur sein, die eine vulkanische Eigenschaft habe, sonst mag aus der Natur nichts werden, sondern wird alles, (wie es ist), ersterben und nicht kommen zu seinem Ende.

53.

Ein ander Natur ist der **Yliaster**. **Yliaster** (s. iliastes) est prima materia omnium rerum constatque et positus est in hisce tribus primis, sulphure, sale, mercurio, ex his omnia actum habent.

Iliastis divisio duplex est, scilicet vitalis et formalis. Vitalis quadruplex est, ignis, aquae, aëris, terrae, et suum quintum esse, corpus physicum, hoc est animal quodcunque maxime autem homo.

In igne sunt septem planetae, in aqua septem metalla, in terra septem herbae, in aëre septem Tereniabin (Tereniabin est species mannae B.), in animalibus septem membra principalia.

Iliastes formalis item est quadruplex, ut Testa, (i. e. coelum) Sphaera, Galaxia, Zodiacus; sunt ipsius ignis. Aqua, Lutum, Arena, Synochus (al. Cinctus), et sunt aquae. — Terra, lignum, semen, fungus, et sunt terrae. — Quatuor Ilech (al. Ileoch, Ilech est supercoelestis conjunctio et siderum firmamenti cum astris rerum inferiorum unio B.) et sunt aëris. — Cutis, ossa, caro, ligamenta, et sunt quinti esse*).

54.

Wiederum ist ein Art in der Natur, die da scheidt oder auszeucht die Blumen, oder Kraut von andern Blumen oder Eisens materiam von der Blei materia. Solche Kraft ist **Archeus** (Individualisirung), der ordinirt alle Ding in sein Wesen, scheidt je eins vom andern, gibt einem jeglichen den Samen, der ihm zusteht. Und zu dem allen, so alle Ding gemacht sind, und dem Menschen in seine Hand überantwortet, ist noch eine nachfolgende Kraft, die bleibt in demselbigen, so Archeus, Yliaster, Vulcanus abziehen und es von ihnen geben: das ist **Essentia**, das sind die Wunderwerk, so verborgen in der Natur liegen. **H. II.** 80, mit **H. I.** 982 und 992.

---

*) Nach Gerhard Dorn's dictionarium Theophrasti. Francof. 1584. ist Tereniabie: mel mensibus aestivis ex aëre in campos, arbores, cet. decidens; cinctus ist wahrscheinlich Dorn's cineritium s. cimentum, caementum; Ilech erklärt er, wie Bitiscus.

V.

Physiologie des Mikrokosmus oder Anthropologie.

55.

Erstlich vom Herkommen des Menschen ist noth zu wissen, woraus er gemacht sei worden. Solchs zu beschreiben, ist von nöthen, daß am allerersten vor allen Dingen die hl. Geschrift gebraucht werde, die allen philosophicis und naturalibus den Anfang legt und anzeigt, ohne welchen Anfang alle Philosophei umsonst gebraucht wird: das ist, so ein philosophus nicht aus der Theologei geboren wird, so hat er kein Eckstein, darauf er sein Philosophei setzen möge: denn aus der Theologei gehet die Wahrheit, ohn sie mag sie nicht gefunden werden.

Aus dem das Geschöpf ist, wird dasselbig und der Mensch erkannt, das Geschöpf beschreibt dann, wie er sei gemacht worden. Denn alle Creata sind Buchstaben und Bücher, des Menschen Herkommen zu beschreiben, sie sind Buchstaben, darinnen gelesen wird, wer der Mensch ist. Daß aber derselbigen Anfang verstanden werde, darum so muß die biblische Schrift den Anfang erklären: ursach, wir wissen alle nichts darum, sie sind alle geschaffen ohne den Menschen, vor seiner Schöpfung. Darum so niemand dabei gewesen ist, so mag mans nicht wissen; der Geist Gottes aber derselbig redt in der Bibel, auf denselbigen folgt mein Eckstein zu schreiben, nämlich, daß der Mensch das letzt Geschöpf ist. Nun muß allemal des Letzten Verstand aus dem ersten genommen werden, denn wie kann ein Zimmermann ein Haus machen und nicht vorher das Holz erkennen? Und noch mehr die Ursach: die ersten Geschöpf sind aus nichts gemacht, denn also findt und bewährt sichs, daß in der Welt erstlich nichts gewesen ist, auch kein Element; aber durch das Wort ist das corpus und sein Geist gemacht worden, aus welchem corpus nachfolgend alle Creaturen worden und geschaffen sind. Das Letzt aber ist nicht aus Nichts gemacht worden, sondern er ist aus einem Zeug gemacht worden, denn die Schrift beweiset, daß Gott hab genommen den limum terrae wie ein massam und aus demselbigen den Menschen formiret und gemacht, wie denn die Schrift weiter beweiset, daß der Mensch sei ein Staub und Erden, das ist genugsame Prob, daß der Mensch aus etwas gemacht ist, welches Etwas der **limus terrae** gewesen ist. Wiewohl er ein andere Form hat und **corpus**, denn der **limus** ist, als Fleisch und Bein ist anders denn Leim und Koth, so wird er doch dasselb wieder, das er gewesen ist, als sich denn augenscheinlich beweiset. Dieser **limus terrae** ist **major mundus.** Und also ist der Mensch gemacht aus Himmel und Erden d. i. aus dem obern und untern Geschöpfe. So man will verstehen, was **limus terrae** sei, so ist es ein Auszug vom Firmament und allen Elementen, ein Auszug von allen **corporibus** und **creatis.** — Und darum daß der Mensch aus dem **limo** sollte werden, ist das vorhin geschaffen, und gemacht worden, aus welchem der **limus** sollte genommen werden, darum ist der Mensch am letzten geschaffen.

Nachdem Gott alle Creaturen und Element, alle Sternen und Geschöpf geschaffen hat und alles nach seinem Willen gestanden ist: demnach zum letzten hat er den Menschen in solcher Gestalt auch zu machen fürgenommen. Er hat ausgezogen das Wesen von den vier Elementen zusammen in ein Stück, hat auch ausgezogen von dem Gestirn das Wesen der Weisheit, der Kunst und Vernunft und also beide Wesen der (untern) Elementen und des Gestirns zusammengestellt in ein **massam,** den **limum terrae.** Also sind zwei **corpora** worden aus der Masse, das siderisch **corpus** und das elementisch. Und nach dem natürlichen Licht heißt es das fünfte Wesen, d. i. die **massa** ist ausgezogen und in dieselbig ist gebracht das Firmament und die Elementen in eins. Also aus dem folgt nun, was aus vieren gezogen ist, das ist das fünfte. Das fünfte Wesen ist der ganz Kern und Grund aller Wesen und Eigenschaften der ganzen Welt. D. i. so viel: In die Hand Gottes ist kommen alle Natur, Kraft und Eigenschaft und alles Wesen in den obern und untern Globul, die alle zusammen hat Gott in seiner Hand gehabt **realiter** und den Menschen nach seinem Bildniß daraus geformiret. Das Zeug zu solchem ist das grössest und edelst

Zeug gewesen von allen seinen Geschöpfen, das **arcanum** und Wesen in seiner Hand. Es ist groß zu betrachten, dieweil alle Ding aus nichts gemacht sind, allein der Mensch nicht und ihn Gott selbst seinem Bildniß nachgemacht hat, nicht aus gemeinem Koth, sondern aus dem Auszug aller Geschöpf.

Also ist der Mensch die kleine Welt, das ist, alle Eigenschaft der Welt hat der Mensch in ihm. Darum ist er **microcosmus**, darum ist er das fünft Wesen. Also ist die groß Welt Vater der kleinen Welt. Darum ist in der kleinen Welt die Art der Schlangen, auch die Natur der Wölf, der Schafe, auch aller Elememen, auch Gesundheit und Krankheit. Denn ein jedes Kind schlägt in die Art des Vaters. **H. II. 344 u. 345.**

56.

Was ausserhalb die grösser Welt vermag, wird in der kleinern beschlossen, denn alle die Eigenschaft, Art und Wesen, so äusserlich sind, befinden sich vollkommen auch innerlich im Menschen. **H. III. 84.**

Daß aber der **microcosmus** anders ist, denn die grosse Welt in seiner Substanz, Form und Figur, das hat geschaffen der Schöpfer, daß er Fleisch und Blut habe und Beweglichkeit in demselben und daß derselbig ein Mensch sei, hab Hunger und Durst, zu essen die Frucht der Elementen, Speise aus dem Leib seines eigenen Vaters empfahe. Wie die neue Geburt aus Christo von Christo muß geführt werden, gespeist und getränkt (im Abendmahle) und in ihm begraben werden, in ihm selig, so muß der **microcosmus** aus dem **majore mundo** leben, isset, trinkt, stirbt in ihm und wird in ihm begraben.

57.

Also wisset, daß der Mensch auf zwei Theil gestellt ist: der ein Theil ist von den Elementen, das ist Fleisch und Blut worden, der ander Theil sind die Sinn und Gedanken, welche aus dem Gestirn gezogen sind. Also theilen sich zwo Naturen im Menschen, die ein Fleisch und Blut, die ander Sinn und Gedanken; Fleisch und Blut wird erhalten von den Elementen, Sinn und Gedanken vom Gestirn. Also ist der natürlich Mensch **microcosmus** der sinnlich Mensch. Und also hat Gott verordnet, daß der Mensch ein Magneten in ihm hab; einen nämlich von den Elementen, darum zeucht er sie wiederum an sich; einen aus dem Gestirn, aus dem er an sich zeucht die mikrokosmische Sinnlichkeit wiederum vom Gestirn.

Solches euch das zu unterrichten, ist von nöthen, euch zu bescheiden zweifacher Person, beide tödtlich und zergänglich. Nämlich die Welt hat zween Leib, einen sichtbaren und einen unsichtbaren. Die Ding scheiden sich, das Sichtbar vom Unsichtbaren in Himmel und Elementen (der Himmel ist allein das Gestirn, die Sternen sind sichtbar, sie sind aber der Himmel nicht). Durch den Hunger und Durst wird dem Fleisch und Blut sein Speis und Trank geben. Also auch durch Hunger und Durst der Gedanken und Sinnen werden die Sinn gespeiset mit Künsten und natürlicher Weisheit. Also die Vernunft des Menschen hat einen Magneten, der an sich zeugt vom Gestirn die Sinn und Gedanken. Also kommt der Leib aus den Elementen, der Geist aus dem Gestirn und die Element müssen den Leib führen, und der Himmel sein Geist, das ist, was die Element handeln, dienet in den Leib Fleisch und Bluts, was der Himmel im Menschen himmlisch handelt, das dienet in Sinn und Gedanken. Weiter aus den Elementen isset und trinket er zu Erhaltung seines Bluts und Fleischs; aus dem Gestirn isset er Sinn und Gedanken in seinem Geist. — Also ist der Mensch Sohn der ganzen Welt.

Vom Bildniß des Menschen (das den Menschen erst zum Menschen macht, über die Sphare des Naturentwickelten erhebt) zu reden, befindt sich, daß der Mensch übernatürlich ist. Darum hat Gott gesagt, wir machen den Menschen nach unserm Bildniß. Was dasselbig anbetrifft wird dem Gestirn und den Elementen nicht zugeschrieben, denn dasselbig ist ewig, das ander ist zergänglich, ist Staub, aber erscheint nicht als ein Staub, sondern als Blut und Fleisch, als ein Mensch. Dennoch aber, was aus der Welt gemacht ist, ist Staub, ob es gleichwohl demselbigen nicht gleich sieht, sondern sieht Blut und Fleisch gleich, und wird ein Staub. Die rechte Weisheit des Menschen liegt in diesem Bildniß (Gottes). Nur das Thierisch ist das, das zergänglich ist, dasselbig liegt im Blut und Fleisch im Menschen, der da ist das fünfte Wesen, der microcosmus, der Sohn der Welt, der ist aus der Welt und hat in ihm die Welt. Das Bildniß Gottes aber zergeht nicht, denn Gott ist ewig. Der Mann, der aus göttlicher Weisheit lebt, derselbig herrscht über das Gestirn und den elementischen Leib. Aber beider Bildniß soll der Mensch genug thun, in einer jeglichen wandeln, in der Natur, im gottlichen Geist, den tödtlichen Leib mit seiner Klugheit nicht fürsetzen dem ewigen Bildniß. Was aus der Erden ist, isset und trinket aus der Erden: wer aus dem Himmel (Gottes) ist, isset Himmelbrod mit den Engeln. H. II. 346 u. 347.

58.

Die Ordnung also, wie Himmel und Erden geschaffen sind worden und alle Creaturen, merk also: Erstlich der Leib, nach dem Leib der Regierer, nach demselben der empfindlich Leib, nach demselben sein König der ihn regiert, demnach der König, der den Menschen regiert.

Erstlich ist ein Leib der obern und untern Sphär geschaffen, also daß das Firmament, auch die Elementen in beiden, Himmel und Erden ein leiblichs Wesen haben. Darnach ist geschaffen worden demselben corpus sein lebendiger Geist, welcher aus dem corpus und durch das corpus sein Wirkung vollbringt. Also haben ein End genommen die Tag der Erschöpfung und Ordnung aller Creaturen. Nachdem allen ist der Mensch gemacht worden, von Gott selbst in sein Bildniß. Die Elemente sind die Ding, in die das vivum gelegt ist worden, dieß ist die Bewegung, die da regiert den Leib. Dieser Herrscher treibt die Erden, daß sie Frucht geben muß, treibt das Wasser, daß es Fisch muß erhalten, das Feuer, daß es brennen muß, die Luft über die ganze Erden, Sonn und Mond und alle Sternen in ihrem Lauf. Der Mensch ist in dem, daß er aus den Elementen gemacht ist, ein Thier, dabei aber in göttliche Vernunft gesetzt. (Anderswo heißt es homo est microcosmus sensibilitate praeditus. H. I. 574. Er hat in ihm die Art der grossen und kleinen Welt und alle Ding und operationes der natürlichen corpora, aber über diese zwo Welt hat er die Operation mit Sinn und

Vernunft. Die Kräuter haben Kraft, die Nesseln brennen, das Feuer verbrennt, handeln aber ohn Vernunft und Sinnen, der Mensch, auch so er sticht und würgt, thut ers mit Vernunft. H. I. 611.) Solches gibt den dritten Herrscher und den vierten über den Menschen, aber nicht über das Viehische. Denn was die Vernunft antrifft in göttlicher Bildniß, das scheidet den Menschen von andern Geschöpfen.

Der Leib ist der Elementen, der natürliche Geist im Leib ist vom Firmament eingeleibt. Der Leib der Elementen, der Leib des Viehs, der Leib der Menschen, der Leib der Steinen, der Leib der Metallen, der Leib der Kräuter: das sind alles corpora, die da nichts betreffen den siderischen Geist. Der Leib der Elementen ist in vier Leib gestellt, der Leib des Viehs in viel hundertlei Geschlecht, der Leib des Menschen allein in ein Leib. Der Elementen sind vier; Der Thiere Zahl ist nicht erfunden. Im Menschen ist nur ein Leib, ein Wesen, ein Art. Aber er mag in so viel species laufen in der menschlichen Vernunft, so viel species des Thiers ist in allen Geschlechten. Daraus folgt, daß es Schlangenmenschen, Krötenmenschen, Säumenschen, Hahnenmenschen, Löwenmenschen gibt. Denn aus den Elementen gehen vielerlei corpora, aus dem Firmament vielerlei Geist. Dann kommt aus dem Firmament in einen Löwenweis, u. s. w. nun wird da der Mensch kein Mensch sein, sondern ein Vieh. Die Gestalt ist nicht ein Vieh allein, sondern die Geberden. Aber in göttlicher Bildniß ist nur ein Geist. (Jenes) ist der Herrscher, der den Leib regiert und dieser Herrscher heißt das Gestirn.

Also hat der Mensch als ein Thier, einen Herrscher als ein Thier; der Mensch als ein Bildniß Gottes, hat ein Herrscher auch als ein Bildniß Gottes. Nach diesem Bildniß soll der Mensch leben, also daß das Bildniß nichts thierisch an ihm hab. Aber wegen des Natürlichen wird des Menschen corpus getrieben in das natürlich Licht ohne dies Bildniß und ein jeglicher Geist soll herrschen in dem, da er sitzet und verordnet ist und so ein jeglicher in seiner Potenz bleibt, so ist es nach dem Willen und Ordnung Gottes.

Es ist die machina mundi getheilt in zween Theil: in

einen greiflichen, unempfindlichen, der ander Theil in unsichtbaren und empfindlichen. Der greiflich ist der Leib, das unsichtbar das Gestirn. Das Greiflich ist gesetzt in dreien Stücken, aus sulphure, mercurio und sale, das Ungreiflich ist auch in drei gesetzt: in das Gemüth, Weisheit und Künsten und sie beide gesetzt in das Leben. — Nun sind alle Geschöpf getheilt in zwei Theil: in Unempfindlichs und Empfindliches; Das Empfindliche in zwo Art: mit Vernunft und Unvernunft. — Was den Menschen betrifft, ist beide Art. Die Vernunft des Menschen in Künsten, Gemüth und Weisheiten kommt ihm vom Gestirn, des Viehs Art ist allein zum Essen und Trinken und sein Art zu vollbringen. Also nimmt das Vieh ein andere und der Mensch ein andre Art vom Gestirn d. i. sein tödtliche Weisheit, Vernunft und Kunst, und was aus dem Licht der Natur ist, muß aus demselbigen gelernt werden, nur das Bildniß Gottes nicht, das ist dem Geist befohlen, der ihm vom Herrn gegeben ist, derselbige lehrt den Menschen Uebernatürliches zu dem Ewigen, auch geht er in der Scheidung der massa vom Geist wieder zu dem Ewigen: er ist bei dem Menschen allein als ein Schulmeister, den Menschen zu erleuchten in das Ewig.

Durch den Geist der Bildniß erfahren wir göttliche Weisheit, durch den ätherischen Geist verstehen wir den irdischen Geist (das Licht der Natur), durch den Geist der Elementen erfahren wir der Elementen Heimlichkeit. — Was vom Fleisch ist, ist thierisch, was vom Gestirn ist, ist menschlich, was vom Geist Gottes ist, ist nach dem Bildniß Gottes. H. II. 338—340.

Das irdische Fleisch — in das die grosse Welt mit sammt allen Creaturen durch Beschaffung durch die Hand Gottes den Menschen geschaffen hat, dem Fleische nach zu rechnen, zur Sterblichkeit — hat der Mensch empfangen aus Erden und Wasser. Erden und Wasser ist das corpus des irdischen thierischen Lebens. Dies thierische Leben an ihm selber ist nichts anders, denn Feuer und Luft. So viel sein thierisch Leben anbetrifft, ist der Mensch aus vier Elementen d. i. Wasser und Erden, daraus das corpus des Menschen geschaffen ist, ist das Haus und corpus des Lebens, das Leben (selbst), welches (nicht weniger) thierisch und vergänglich ist, ist aus Feuer und Luft geschaffen. Also hat der Mensch zweierlei Leben, das thierische und siderische. Der thierische und siderische Leib ist (aber) ein Ding und nicht zwei und das also: der Leib, d. i. das corpus als Fleisch und Blut, ist allweg todt, aber der siderisch Geist, daraus der Mensch sein thierisch Leben hat, macht daß das corpus, d. i. der Leib, bewegt werde. — Also regiert der Himmel das Leben des Menschen; die Elemente regieren das corpus des Menschen. Das corpus ist Wasser und Erden, das Leben ist Feuer und Luft. Also wird Wasser und Erden regiert vom Feuer und Luft. — Ich verstehe allhie nicht das Leben, welches aus der Seelen, d. i. aus dem Athem Gottes entspringt. (Denn) der Mensch hat nicht thierisch, nach Erheischung der elementischen Kräften leben sollen, sondern der Mensch hat sich halten und regieren sollen im Willen der Gebot Gottes wider die Art der Elementen. Dazu ist ihm auch gegeben worden durch die Beschaffung das Ebenbild Gottes. Diesem Ebenbild, welches die Seel ist, nach sollte Adam im ersten Paradies gelebt haben, und wir Menschen alle. Dieweil aber das nicht geschehen ist, verfallen wir in Krankheiten und allerlei Strafen unsers Schöpfers von wegen der Uebertretung der Gebot Gottes. **H. I. 326—7.**

59.

So ist nun der Mensch, wie die grosse Welt und hat derselben gleichmässig sein Lauf, also das die äussern (Potenzen) den innern und die innern den äussern gleich sehen. Des Menschen A n a t o m e i in seiner Natur ist die Anatomei der ganzen umgefaßten sphaera. Und so Himmel und Erden zergehen, so zergeht die grosse Anatomei, also gleichermassen, so der Mensch stirbt, so zergeht die kleine Anatomei. Und wie im Himmel Sonn und Mond ihren Schein verlieren und wie die Stern vom Himmel werden fallen, also auch im Menschen, vordem er stirbt.

Nun warum hat der Himmel solch seltsame Wirkung in sich? Allein von des Menschen willen. So er nun nichts hat, als allein das dem Menschen zusteht, so muß der Mensch corpora und loca haben, darinnen der Himmel sein Wirkung vollbringt. Der Mensch muß so viel loca haben, so viel der Himmel operationes. So wird aus dem Himmel der Mensch in die Anatomie gelegt und nicht aus dem Menschen selbst. — (Aber) nicht allein vom Himmel, sondern auch in der Erden, von aussen, nimmt der Arzt seines Subjects Erkenntniß, die augenscheinlich die Anatomie des Menschen anzeigt. Im Menschen mag nimmermehr solche Anatomie erfunden werden.

(Diese Erkenntniß ist dem Arzte um so nothwendiger, als selbst) alles so wir essen, nimmt sein Ursprung vom äussern; die äusseren müssen die inneren nähren. Was die Leber muß zur Führung haben, das nimmt sie aus der Lebern der Erden; das Herz nimmt sein Aufenthalt aus dem Herzen der Erden; also speiset die erdische Gall die leibliche Gall; das irdische Hirn das leibliche Hirn und also Milz Milz, Nieren Nieren, Blut und Blut. Denn Himmel und Erden ist ein Mensch, hat auch weder weniger, noch mehr. Darum so oft ein Biß der Speise, also oft Himmel und Erden in der Hand d. i. in selbigem Bissen. Denn in ihm liegen alle partes des Menschen und in ihm haben alle Creata der Sphär und der Globen sein vollkommen Leib. Also ist er Himmel und Erden und wird sein Leib geführt, ist also ein Ding (mit) Himmel und Erden essentia, wiewohl nicht in der Form. H. I. 774 u. 775.

60.

(Eine zweite Anatomei ist die der Krankheiten, eine dritte die des Tods:) Also sind drei Anatomei: localis, die erst, zeigt das Bild des Menschen, sein Proporz und Wesen und was ihm anhangt, die ander (anat. materialis) beweist den lebendigen sulphur, den laufenden mercurium, das räße (?) sal in einem jeglichen Glied und die dritte unterweist, wie eine neue Anatomei der Tod hereinführt, das ist mortis anatomia, mit was Art und Bildniß er kommt. Denn das ist des Lichts der Natur Anzeigen, daß der Tod in so vielerlei Gestalt kommt, so vielerlei species aus den Elementen gehen; so vielerlei corruptiones, so vielerlei Tödt. H. I. 34. (Sie entsprechen der anatomia topographica, der pathologia generalis, der anatomia pathologica; eine vierte ist die Kenntniß des Makrokosmus und seines

Verhältnisses zum Menschen, die sich **anatomia mundana** genannt findet. Zu letzterer folgende speciellere Nachweisungen.)

61.

Nun ist die äusser Welt der Spiegel des Menschen und sein **theorica**, sein Anatomei, also daß durch die äusser Welt der Mensch in allen seinen Dingen erkannt wird. Aus dem Menschen selbst mag sein grosse adeliche Schöpfung nicht begriffen werden. **H. I. 593.** Die groß Welt hat alle menschliche **proportiones, divisiones, partes, membra** wie der Mensch. **H. I. 42.** Daraus folgt der edel Nam **microcosmus** das ist so viel, daß alle himmlische Läuf, irdische Natur, wässerische Eigenschaft, und luftische Wesen in ihm sind; in ihm ist die Natur aller Früchten der Erden, aller Erz, Natur der Wasser, dabei auch alle **constellationes** und die vier Wind der Welt. Was ist auf Erden, dessen Natur und Kraft nicht im Menschen sei? also edel, so subtil, so scharf ist der **limbus** gewesen, daraus Gott den Menschen nach seinem Bildniß gemacht hat. **H. I. 102.**

62.

Im Menschen sind viererlei **ignes**, vier **aquae**, vier **aëres**, vier **terrae**, als **ignis per se, ignis aquae, ignis aëris, ignis terrae.** Also auch **aqua per se, aqua ignis, aqua aëris, aqua terrae**; ebenso **aër per se, aër ignis, aër terrae, aër aquae**; also auch **terra per se, terra aëris, terra ignis, terra aquae.** D. i. es ist nur einerlei Feuer, es hat aber und vollbringet seine Macht und Operation in allen vier Elementen u. s. w. **H. I. 345.**

63.

Im Menschen ist das Firmament mit gewaltigem Lauf leiblicher Planeten, Sternen, die da geben **exaltationes, conjunctiones, oppositiones** u. dgl. wie ihrs nennet nach euerem Verstand. (Aber) wie der Himmel ist an ihm selbst mit allem seinem Firmament, nichts ausgeschlossen, also ist auch der Mensch constellirt in ihm, für sich selbst gewaltig. Wie das Firmament im Himmel für sich selbst ist und von keinem geregiert; also wenig wird das Firmament im Menschen, das in ihm ist, von andern Geschöpfen gewaltigt, sondern es ist allein ein gewaltiges frei Firmament ohn alle Bindung. Also ist Himmel und Erden das ein, der Mensch für das ander.

Das Herz ist die Sonn und wie die Sonne wirkt in die Erden und ihr selbst, also wirkt das Herz dem Leib und ihm selbst. Und ist es nicht der Schein wie die Sonnen, so ist es der Schein, den der Leib bedarf, dazu ihm das Herz Sonne genug ist. Also auch der Mond sich wie das Gehirn vergleicht und das Gehirn, wie er, im Geist aber, nicht in der Substanz. Das Milz führt sein Lauf, wie **Saturnus** und so oft er laufen muß von seinem **creato** bis auf die **praedestinatio**, also das Milz von seiner Geburt bis auf seinen Tod so viel Läufe thut. Die Gall ist der **Mars**, sie ist in ihrem Geist, wie der **Mars** im Lauf. Die **Renes** haben die venerische Art und Exaltationen, nicht minder, noch mehr, wie **Venus**, nach beider Prädestinirung, und die Wirkung, die **Venus** thut, dieselbig dient auf die Frücht der Erden, dieselben zu gebären; also dient dieselbig Kraft auf die menschliche Frucht, also daß **Venus** nichts im Leib anzündt, die **renes** haben deß Gewalt. Und wie **Venus** anzündt wird durch die Empfangung der Kraft vom **ente magno**, also empfahens die Nieren von dem Sinn des Menschen. Der **Mercurius** ist den Lungen ein gleicher Planet, jegliches gewaltig in seinem Firmament und keines dem andern nichts in dem seinen indringig. Und der **Jupiter** ist der Planet der Lebern gleich, also ganz in ihrem Wesen, beide gleiches Laufs, gleicher Uebung, jegliches in seinem Firmament.

Der Lauf der Geisten des leiblichen Gestirns ist von seinem Ursprung zu End desselben Gliedes und hinwieder zu dem Stamm, als zu seinem **centro**, gleich als ein Reflex. Das Herz gibt sein Geist durch den ganzen Leib, wie die Sonn über alle Gestirn und Erden. Das Hirn geht allein zum Herzen und wieder zurück auf sein **centrum** geistig und weiter keinen andern Gang. Die Lebern lauft in ihrem Geist allein im Blut, die Milz in der Seiten und im Gedärm, die **renes** durch die Harnweg und Lenden, die Lungen um Brust und Kehlen, die Gall im Magen und Ingeweid. **H. I. 13 u. 15.**

(Hiemit im Widerspruch erklärt Par. H. III. 387: Mars entspreche dem Gesicht, Sol der Nabelgegend, Luna dem Rückgrathe, Venus den Genitalien, Jupiter dem Hinterhaupt, Mercur den Eingeweiden, Saturn den Gliedern. Ausserdem noch umfasse die Herrschaft der Sonne: Hals, Brust, Hypochondrien, Weichen, Schlüsselbeingegend; die des Mondes: Rippen, Schulterblätter und Lenden; die des Mars: alle dem Antlitz entsprechenden fleischichten Theile, Handflächen, Fußsohlen, weibliche Scham; die des Saturn: alle Canäle, Ligamente, Nerven, das Mark, die Gelenke, Hinterhaupt, Schädel, Stirne, Augenhöhlen, Nasenwurzel; Venus hat ausser den Zeugungstheilen nichts besonderes; dem Merkur seien ohne Ausnahme alle Innentheile unterworfen, nur nicht Zunge, Zahnfleisch und einige dem Mars unterworfene Theile. (B.) H. I. 996 ist folgendes schema gegeben.

		Solis	
Loca	Pectus	Thorax	Ubera
		Lunae	
	Caput	Occiput	Frons, nucha, vertex
		Martis	
	Facies	Bucellae	Mentum, collum, aures, oculi
		Jovis	
	Dorsum	Latera	Spina
		Mercurii	
	Venter	Anus	Schia
		Veneris	
	Pudibunda	Canna	Genua
		Saturni	
	Pedes	Cannae	Brachia

Von den Elementen heißt es H. I. 16. Das Feuer sei unsichtig im Leib; man sehe es, wenn etwa ein Streich gehe auf die Augen, das Wasser liege im ganzen Leib, in den Adern, Gebein, Fleisch, in allen Gliedern, die Luft sei in einem steten Lauf im Leib, mache die Winde im Leib, die Erden sei, darin das Nutriment wachse und entspringe.)

64.

(Wie die grosse Welt, so auch) der Mensch gesetzt ist in drei Substanzen, sulphur, sal und mercurius. Denn das etwas, daraus der Mensch gemacht ist, ist getheilt in dreierlei, diese drei machen den ganzen Menschen und sind der Mensch selbst und er ist sie, und aus ihnen hat er all sein Guts und Böses, betreffend das corpus physicum. — Wiewohl im lebendigen Körper sieht niemand nichts, die Scheidung aber beweist die Substanzen. (Also der Mercurius ist dieander Substanz des Dings; was da brennt, ist der sulphur, er ist Volatile; das dritt ist das, das das corpus ganz macht). Nun ist die theorica, daraus zu nehmen, was diese drei Substanzen im Holz seien, was in andern, und also dasselbige zu vergleichen dem microcosmo: jetzt hast du den Menschen, daß sein Leib nichts ist, als allein sulphur, mercurius und sal. In den dreien steht sein Gesundheit, sein Krankheit, und alles, was ihm anliegt. — Nun aber, dieweil der Mensch die Ding nicht sieht, dieweil das Leben ist an ihm, allein in der Zerstörung, so soll er die Ding, die sich zerstören, ihm eingedenk sein lassen, daß sie köstlich und hübsch im Menschen stehen, dieweil sie leben und gesund sind. Darum auch billig auf das Zerbrechen zu sehen ist. Sehet an den Carfunkel, der ist hübsch und schön und wunderbarlicher Art. Nun ist er allein sulphur, sal und mercurius; so er nun zerlegt wird, so sieht man, daß er die Ding ist, ein unbeschaffen Ding, so er das Leben nicht hat. Darum so gib dem Leben das zu, daß du die Ding nicht siehest. Dasselbige ist ein Deckmantel, welcher die Ding verbirgt. Also seht auch den Menschen an, so er lebt, wie schön er ist. Und aber so er stirbt, was Uebels das ist oder welches Glied in ihm stirbt, wie dasselbig so gar geht in die drei Substanzen, erkenntlich, sichtlich, merklich. (Nur) so die drei einig sind, so stehet die Gesundheit wohl. — So bleibt nun das, daß der Mensch in die drei Dinge gesetzt ist und die drei haben das lebendige corpus. II. I. 25 u. 28.

65.

Der spiritus vitae ist ein Geist, der da liegt in allen Gliedern des Leibs, wie sie denn genennt werden und ist in allen gleich der eine Geist, die eine Kraft, in einem wie im andern und ist das höchste Korn des Lebens, darin alle Glieder leben. Also so weit er sich austheilt, ist seine Statt mancherlei. Im Herzen treibt ihn das Herz, daß er herzische Kräfte gebraucht (assumat B.), wie er in andern Gliedern nicht thut, in der Leber dergleichen der Leber Stärke, im Marke dergleichen. Wie aber die Stärke alle seien, erzeiglich oder nicht (perceptibiles vel imperceptibiles B.), so ist es eine Stärke, in allen Gliedern gleich, aber in den Weg, daß sich die Stärke des Herzens theilt (unterscheidet) gegen die in ossibus und ist doch eine Stärke. Denn, was die ossa behält in ihrer Stärke, muß gleich sowohl gekräftigt sein, als, was die Stärke trägt im Herzen, denn es liegt gleich so viel an ossibus, als am Herzen. Dergleichen die Stärke des spiritus vitae im Hirn, ist nicht mehr, denn die im Mark, wiewohl sie mehr erscheint, also mit den andern Gliedern, es ist ihr aller spiritus vitae der einig Geist und die einige virtus, vis und operatio. Nach Art secundae generationis (in materielle Erscheinung getreten) lebt der spiritus vitae in einer Gestalt eines Dunstes in uns; er liegt in cerebro gleich wie in carne und durchgehet das cerebrum hin und her, daraus und darein, per piam et duram matrem, er geht auch durch das cor, per capsulam aus und ein, dergleichen per cistam fellis, per regiones renum, in centrum vesicae, das Leer und das Voll besitzt er. H. I. 317 u. 318.

Gleich wie der Ton in einem Metall, der nicht gesehen wird, sondern gehört, also liegen der spiritus vitae und der humor radicalis, den er treibt, in den corporibus und membris und die zwei sind also in einander getheilt, daß sie nicht getheilt werden. H. I. 825.

66.

In dem das Leben stehet, darin begegnen uns drei, die uns anzeigen, aus was Kraft die Natur ein solch Verbringung hat. Am ersten die fünf sensus; zum andern die Beweglichkeit des Leibs, was sie treibt, anreizt und bewegt; zum dritten, wie sich alle Kraft austheilt in den Leib und wie sich mit einem jeg=

lichen Glied theilt und verwandelt nach desselbigen Glieds Natur und ist doch anfänglich nur ein Natur.

Auf das erst sagen wir also: wie denn von dem Gesicht und Gehör und Empfindlichkeit und gustu und sensu ersehen wird ein solch Exempel: Die Augen und deßgleichen die jetzt gemeldten haben ein Anfang, daraus sie werden, aber das Gesicht ist nicht von dem Samen, davon das Aug kommt, noch das Gehör, von dem die Ohren wachsen, die Empfindlichkeit auch nicht vom Fleisch, der Gustus auch nicht aus der Zungen, die Vernunft auch nicht aus dem Hirn, sondern diese sind allein Kasten, darin sie geboren werden. Die jetztgemeldten Stück haben ihr corpus in ihnen ungreiflich und unempfindlich, gleich wie der Leib ist empfindlich (fühlbar). Und wird ein jeder Mensch aus zweien gesetzt, aus corpore materiali und aus corpore spirituali. Materia gibt Leib, Blut und Fleisch: spiritus gibt Gehör, Gesicht, sensum und Empfindlichkeit, und gustum. So einer stumm geboren wird, der nichts hört, entspringt ihm aus Mangel des Gehäus, darin das Gehör liegen soll. Denn corpus spirituale vollbringt sein Sach nicht ohne rechte geordnete Statt. (Die Arznei wirkt in dem, daß sie das Haus läutert und reinigt, darin dann das corpus spirituale sein Wesen genugsam vollbringen mag.)

Demnach, (zweitens) ist zu betrachten die Beweglichkeit des Leibs, von wannen sie komm. Alles, was da lebt, hat sein Beweglichkeit aus dem Wachsen. Aber die Beweglichkeit, die da geschicht nach meinem Willen, als: wann ich den Arm aufhebe, aus was Kraft das geschehe, dieweil ich kein Register seh, damit ich zeuch, also mit Gehen, mit Laufen, mit Springen u. dgl. die kommen nicht aus eigner Natur, sondern ex accidente und sind wider der Natur Beweglichkeit. Ueber diese Beweglichkeit ist allein Meister intentio mea. Intentio vel imaginatio zündet an virtutem vegetativam, wie ein Feuer das Holz. So ist sie nun nirgends gewaltiger zu vollbringen ihr Wirkung, denn in ihrem corpus, darin sie ist und lebt und ist im ganzen corpus nichts, das leichter angezündt werd, denn anima vegetativa, aus der Ursachen, daß sie in ihr selbst lauft und gerüst ist darauf, gleich wie ein verdämpft Feuer, so bald es den Luft empfindet, so brennts. Also mag ich das Aug nicht dahin kehren mit meinen Händen, sondern mein Imagination kehret dasselbige an das End, das ich begehr. Also auch vom Gehen zu verstehen ist, daß ich begehr zu gehen und setz das mir für, also bewegt sich mein Leib an dasselbig End und je vester das in meinen Gedanken, je vester das ist, daß ich lauf. Also allein imaginatio (s. u.) Bewegerin ist meines Laufens. (Die Arznei reinigt die corpora, darin spirituale liegt, daß also die motio ringer, leichter, mag geführet werden.

Und auf das dritt ist uns zu verstehen, daß im Leib ist ein Austheilung in alle Glieder von alle dem, daß von aussen und innen kommt; und in der Austheilung ist ein Mutation, also, daß sich ein Theil kehrt in die Complexion des Herzens, die ander in die Natur des Hirns und also von andern zu verstehen ist. Also: der Körper zeucht in zween Wegen sich, innen und aussen: innen, was wir per os einnehmen; aussen alles das, das der Körper an sich zeucht von Luft, Erden, Feuer und Wasser. — Was von aussen kommt, ist also, daß der Leib von den vier Elementen an sich zeucht sein Nothdurft durch die ganze Haut, und wo das nicht wär, so möchte die inwendige Speis nicht genugsam sein zu erhalten den Menschen. Denn die Feuchte, so viel dem Leib noth ist, ohn die Gewohnheit, wird an sich gezogen vom Wasser, wie es denn möglich ist, so lang einer im Wasser steht, bedarf er kein Durst zu löschen allezeit. Nicht in der Gestalt, daß das Wasser auslöschet die Hitz, wie das Feuer, sondern die Hitz zeucht an und trinkts, als wär es von innen. Darum Küh einen ganzen Sommer auf den Alpen ohn Trinken sein mögen, denn ihr Natur ist, daß sie von der Luft mögen getränkt werden. Also auch der Mensch. Deßgleichen die Nahrung auch also wachst, daß ohn zu essen die Natur mag erhalten werden in solcher Gestalt, daß sie in das Erdreich vergraben werd mit den Füssen. Auch wir gesehen haben einen auf sechs Monat nichts essen, denn allein einen Erdknollen, den er auf seinem Magen hatte liegen; wann er dürre ward, so legte er einen andern auf und beklagte sich keines Hungers. Also auch mit Arznei wir gesehen haben, daß einer sich selbst erhalten hat auf viel Jahr mit der **quinta essentia auri**, der er zu Tags kaum ʒß einnahm. Darum auch viel sind, die etlich Jahr nichts gessen haben, auf zwanzig, wie bei unsern Gedenken geschehen ist; wiewohl solchs Gott zugelegt wird von der Frommkeit wegen der Person, das wir nicht urtheilen wollen. Aber natürlich ist, daß **tristitia, melancholia** und das schwere Gemüth Hunger und Durst dämme, also, daß durch des Leibs Ansichziehen ein Körper viele Jahr erhalten werd. Denn es ist nicht in solcher Gestalt das Essen beschaffen, daß wir essen müssen Brod und Fleisch und trinken Wein und Wasser, sondern von der Luft und dem Erdreich können wir unsern Leib erhalten, wiewohl wir das verhängen (zugeben), daß nicht sein möcht unser Arbeit, Gehen u. dgl. ohn corporalisch Essen. Darum so wollen wir jetzt distinguiren, in was Gestalt, so solche Ding in den Leib kommen, wie sie durch den getheilt werden an alle End des Leibs; dies ist also gleich zu verstehen, als wann ein gebrannter Wein in ein Wasser gegossen wird, so schmecket das ganze Wasser darnach, und ist gleich ausgetheilt durch den ganzen Leib, oder gleich als wenn ein Dinten in ein Wein gegossen wird, wird alles schwarz. Also auch im Leib der **humor vitae** durchtreibt es schneller, denn wir von den Exempeln gesagt haben. Aber in was Gestalt es sich verkehret, dieselbig Natur liegt an dem Glied, daß es däuet das Aeussere in seines Gleichen: als da ist ein Brod, kommt es in ein Menschen, so wirds Menschenfleisch, kommts in ein Hund, so wirds Hundsfleisch, in ein Fisch, Fischfleisch. Also zu verstehen ist, daß aus Kraft der Natur dergleichen die an sich genommenen Ding verkehren und eignen sich nach der Natur der Glieder, das dann an demselbigen Ort ist. (Also gleich wird die Arznei in den Gliedern transmutirt nach der Eigenschaft der Glieder; ihre Stärke aber nehmen sie aus eigner Kraft; in der **quinta essentia** wird die Transmutation stärker; ist sie im Groben, so bleibt sie also.) **H. I. 788.**

67.

Alles, das unsre **Nahrung** ist, dasselbig ist das, was wir sind: also essen wir uns selbst. — Was ist die Nahrung? Sie ist nicht ein Mastung oder Füllung, sondern eine Formerstattung. Was ist Hunger? Ein Fürhalter der Zukunft des Tods in Abgang der Glieder. In uns ist ein Wesen zu gleicher Weis, wie ein Feuer: dasselbig Wesen verzehrt uns unser Form und Bild hinweg; so wir nichts hinzuthaten und nicht mehreten die Form unsers Leibs, so stürb's in verlassener Bildniß. Darum müssen wir uns selbst essen, auf daß wir nicht sterben aus Verlassung der Form; darum essen wir unsere Finger, unser Blut, Fleisch, Füß, Hirn, Herz u. s. w. Das ist: ein jeglicher Bissen, den wir geniessen, hat in ihm all unsre Glieder, was der ganze Mensch begreift und in ihm verfaßt. — Wiewohl wir nicht Bein essen, Ligamenten, Geäder und selten Hirn, Herz, Gekrös 2c. auch nicht Schmeer, so verstehet, daß Bein nicht Bein macht, noch Hirn Hirn, sondern ein jeglicher Bissen ist dasselbe alles: ist die Form da unsichtbar, so ist auch das Gebein da. Das Brod ist Blut, wer sieht es? Es ist Schmeer, wer sieht es? wer greift es? Es ist Speck, niemand greifts noch siehts, es wirds aber: so gut ist der Meister im Magen. Der aus Schwefel kann Eisen machen, (der Vulkanus, als chemische Metamorphose) der ist auch da, und schmiedt dem Menschen dasjenig, wozu er ihn gebildet hat, er schmiedt ihm, was ihm noth ist: trag du nur zu und gib ihm sein Zeug, laß ihn scheiden, formiren, wie alle Ding sein sollen, der hält Maas, Zahl, Gewicht, Proportion, Länge und alles. **II. I. 35.**

(In Bezug auf die drei Principien) muß der Mensch sich also führen, daß sein **sulphur** sein nutrimentischen **sulphur** hab, sein **mercurius** sein nutrimentischen **mercurium**, und sein eingeboren Salz sein nutrimentisch Salz, auf daß aus den dreien der Mensch in seinen dreien **speciebus** erhalten werden mög. Denn was da brennt ist **sulphur**, was feucht ist, **mercurius**, das Salz ist ein Balsam derer zweien. Also muß der Mensch brennende Speis essen, dem **sulphur** zu einer Nahrung, feuchte Speis dem **mercurius** zu einer Nahrung, Salz dem Salz zu seiner Natur. Nun ist aller Welt brennende Speis, Fleisch, Fisch, Brod; wiederum feuchts, Brunnen, Wasser, See 2c. wiederum auch überall Salz. Solches ist ein Austheilung in die ganze Welt, daß sie alle drei mögen gehabt werden. Nun wisset aber von der Natur des Menschen, daß der Mensch Speis begehrt, das ist nun **sulphur**; er begehrt Trank, das ist nun Wasser, Wein; begehrt Salz, das ist nun Salz an ihm selbst. Und obgleich das Wissen nicht da ist, doch begehrt die Natur das: nicht allein im Menschen, sondern auch im Vieh, das vom Salz besser wird, feister, kräftiger, nutzbarer und gesünder am Fleisch, als das ohne Salz. Und so ihm sein Nothdurft Salz nicht gegeben wird, so hat es auch Gebrechen in den andern zwei **speciebus** und verdirbt. Also ist dem Menschen auch. Wiewohl man sagt, daß die Leut, so in den neuen Inseln, kein Speis gesalzen haben, auch ihrem Vieh nicht gegeben: so befind sich aber das, daß ihr eigen Natur und des Viehs Natur dahin begehrt hat, Salzwasser vom Meer zu trinken. Bei uns ist die Ordnung, daß wir das Salz in der Speis niessen, und ist ein weislich und natürliche Ordnung. Das Salz ist ein natürlicher des lebendigen Leibs Balsam. Es ist eine grosse Natur und Anzeigen vom Salz, so es den todten Leib behält, als todt Fleisch, wieviel mehr den lebendigen Leib? Dazu ist es ein Correction jeder Speis; wo die Speis nicht incorporirt ist mit Salz, wird es vom Blut nicht angezogen, denn im Blut ist Salz; was aber (ohne das) aus grosser Noth angezogen wird, das wird im Blut ein Fäulung. Vom Salz kommt **virtus expulsiva in secessu**, auch **in urina**; wo die zwei nicht recht gehen, ist alles umsonst, daß die **expulsiones** recht seien. **H. I. 1034.**

68.

Wie die **stercora** sind, ist forthin fürzunehmen. **Stercus** ist die letzt **materia**. Zu gleicher Weis, wie ihr sehet, daß alle Metalle nicht rein, sondern in einem **corpore** sind: und so man dasselbig haben will, so muß mans von einander scheiden, was nun Metall ist auf sein Theil, was Schlack ist auf sein Theil, also ist der Schlack **stercus metallorum** und das Metall ist **essentia** und der Künstler, der es bereit, ist anstatt des Magens. Also wie es da zugeht, also auch im Menschen. Das so wir essen und trinken, muß zu gleicher Weise, wie das Erz geschieden werden. Der Magen ist Meister **Vulcanus**, der **stercus** der Schlack und was in die Nahrung geht, dasselbig ist **essentia**.

In was Weg nun die Natur das **stercus** machet, dasselbig geschieht also: Alles so wir essen und trinken, das hat ein Sack, darein es zuerst fällt, vom Mund bis auf den Anfang der Intestinen, das ist des Magens untres Loch. Dasselbig ist alles voll **virtutes digestivae**. (Wiewohl nicht alles in den Magen kommt, sondern viel in den obern Theilen bleibt, und ist doch eine Dauung und die rechte.) Nun so das also im Magen liegt, so ist die erste Arbeit, daß der Künstler der Natur, so er nun scheiden will voneinander die Schlacken von den Metallen, erstlich putrificirt. Diese Putrefaction dienet allein zu einer Scheidung. So er nun das bereit hat, daß es genugsamlich geschieden kann werden, so folget auf das ein ander Künstler, derselbig ist zwiefach. Der eine nimmt den **stercus** und geht mit ihm bis in den Afterdarm, und bereitet denselben im After, wie er sein soll ausserhalb. Denn im Magen wird kein **stercus** geboren, aber die Materie (dazu) gebiert sich darinnen und darnach bereitet die Natur weiter, daß er bequemlich sei auszutreiben. **II. I.** 769 u. 770.

Dieser Dreck nimmt nun sein Gestank aus Art desselbigen Thieres Hitz, so in ihm ist: ein jeglicher Gestank kommt aus der Wärme: darum als so vielerlei Wärme, so vielerlei Gestanks: als der Mensch hat eine, eine die Rösser, eine die Ochsen 2c. Herwiederum auch so viel Menschen, so vielerlei Unterscheid derselbigen im Gestank, also auch mit den Rossen, Kühen 2c. Weiter kommt sein Form, Substanz, Farben 2c. aus der Speis und Trank, denselbigen nach wird er gefärbt, geformirt und inspissirt. **II. I.** 639.

Der ander Künstler ist also, daß er nimmt, was von der **essentia** ist und geht mit demselbigen in die Lebern und sie ist noch nicht bereitet. In der Lebern geht an eine Austheilung, so weit und viel der **digestiones** im Leib sind, deren sind wunderbarlich viel: nämlich ein jedes Hauptglied hat seine besondere Digestion und nimmt in der Lebern, was ihm zugehört, das wird geführt in sein Magen. Also ist ein Magen im Herzen, einer im Milz, einer in den Nieren, einer im Hirn, einer in der Gallen und einer in der Lungen. Nun diese, was sie ziehen von der essentia, ist uns verborgen. Das wissen wir, daß eines jeglichen Glieds Nahrung im Brod liegt, auch im Fleisch u. dgl. Wie vielerlei aber in der Speise sei und wie es nach den Gliedern des Leibs ausgetheilt werde, ist uns verborgen.

Nun auf das, so ein jeglichs Glied an sich zeucht dasjenige, das ihm zugehört und roh ist und es sich soll bereiten, so geht eine neue Scheidung an durch eine neue Putrefaction und werden neue andere Materien geboren, deren emunctoria wir nicht augenscheinlich haben aller, sondern etlicher. Denn wir wissen, daß sich die Lebern durch den Schweiß emungirt, und wissen, daß das Hirn durch die Nasen austreibt, und daß die Nieren durch die Blasen ausgehen. Aber wir wissen und sehen nicht die emunctoria des Herzens, Hirns rc. — Dergleichen wie die Hauptglieder ein jegliches seinen sondern Magen hat, und sein sondere Excrementen, also auch die wenigeren (geringeren) Glieder des Leibs, das Gliedwasser, der liquor, das Geäder, das Fleisch, das Mark, die Beine.

Eine sondere Digestion ist im Munde, das ist die Digestion des Hauptfleisches, der Speichel im Munde ist excrementum in der Digestion capitis, zu gleicher Weis, wie das stercus intestinorum in der Region des Magens, aber, wie ein Speichel verändert: denn anders und anders sind die excrementa; nachdem nun die Statt des emunctorii edel oder unedel ist, also auch lieblich oder unlieblich die Excremente. Weiters sind besondere Mägen in Augen, in Ohren, der Ohren stercus ist das Ohrenschmalz, der Augen Excrementen sind die lacrymae, die sich nach dem Schlaf in den Augen zeigen.

(Nicht allein der Mensch) sondern alle Dinge, die da leben, eins wie das ander, muß die Speis haben. Denn also ernähren sich die Menschen, also die Gewächs der Erden, also auch die Stein im Wasser. Nun ist allein todt, was da nicht isset, d. i. das seiner Nahrung nicht obliegt. Ihr sehet, dem Menschen wird sein Nahrung nicht zugetragen von ihm selbst und er muß der Speise nachgehen. Nun aber, die da nicht beweglich sind, denselbigen geht die Nahrung nach. Dem Magen muß man die Speis zutragen, d. i. man muß ihn zu der Speise tragen. Alles, was da empfindlich ist, muß demselbigen nachgehen, aber die unempfindlichen liegen stille und liegen in ihrer eigenen Nahrung, in ihrer eigenen Küchen, wie ihr sehet die Bäum wachsen aus ihrem Speishafen und ihnen wird Nahrung und Speis zugetragen. Also die Stein im Wasser dermassen in ihrer Nahrung auch liegen. Wie nun diese Ding in ihrer eigenen Nahrung liegen, also geben sie auch ihre **stercora**. Der Stein reinigt sich von innen heraus und legt sein Mieß (das Verwitterte) über sich, dasselbe ist sein **stercus**, wiewohl ihn das Wasser oft abwäscht, oft nicht. Es ist das Wasser aller deren Nahrung, die im Wasser liegen, die Erde derer, so in ihr liegen, die Luft deß, so in ihr liegt, das Firmament deß, das ihm zusteht. Also leben alle Ding in der Speise und dieweil sie leben von der Speise, dieweil sind sie unter dem Arzt. Mehr selig und aber selig ist der Arzt, der die Arznei (als) lebendig erkennt und weiß sie zu gewinnen, weiß, daß sie nicht todt ist! Doch nach solchem allen sind viel Arznei in der Welt, die da todt sind und sterben mitten an. Darum der Arzt wohl klagen mag seine Noth. Denn der Himmel jüngert sich, vieler Gewächsen Alter ist hie und der Tod damit. Aber der neue Himmel wird erneuern dasjenige, was den Zukünftigen dienen soll. So wird alsdann die Arznei mit ihren **arcanis** wiederum in Kräften sein. **H. I. 770—772.**

69.

Nun von der Hitze des Menschen wisset von wannen sie komm; in ihm sind alle **coelestia, terrestria, undosa, aërea**; so die Ding alle in gleicher Wag stehen, so ist es im Leib weder kalt noch warm. Nur aber muß eine Hitz da sein, mehr denn diese ist, dieselbige nimmt sich aus dem Magen, derselbig warmt den Leib. Vom Magen wisset, daß es ein mächtige Hitz ist, die so trefflich seudt und kocht, fürwahr dem äussern Feuer nicht weit ungleich. Nun ist aber nicht allein derselbig, sondern ein jeglich Glied hat solchen Magen auch in ihm selbst. Darum so ist in einem jeglichen Glied das Feuer und ist **ignis digestionis**; aus dem kommt dem Leib die tägliche Hitz, und nicht aus den Elementen, so im Leib sind oder dergleichen. Das ist die fürgehend Hitz, so **digestio** gibt, und je mehr **digestio** zu arbeiten hat, desto mehr Hitz aufsteigt, und je weniger, je kälter der Mensch. Diese Hitz gibt Ursach der Farben, d. i. sie treibts herfür, die darin liegt und bewegt, den **mercurium**, daß er blühet. Wer will aber nach dieser Blühe sagen: der ist ein **sanguineus**, dieweil (während) sie **calor digestionis** herfürtreibt. Also werden andere **colores** herfürgetrieben von täglicher Hitz, die da in der Jugend anders sind, im Mittelalter anders, im alten Alter anders. Daß aber darauf gesagt mög werden, es sind **complexiones**, die Jugend ist **sanguinea**, das Mittelalter **cholera, phlegma, melancholica** u. s. w. die solches reden, vergessen **caloris digestionis** und der Materien der dreien Substanzen in ihrem Fürtreffen (Hervortreten), denn ein jeglicher Baum hat seine besondern **flores**, also auch der Mensch; und diese **flores** heissen sie **complexiones**, das ein irrender **Canon** ist. **H. I. 40.**

70.

Darauf so wisset, daß eine jegliche Creatur zwiefach ist: die eine aus dem **spermate**, die ander aus der Nahrung. Der **sperma** ist ein Sam, sobald er nun daliegt, so sucht er die Nahrung. Er hat die Freiheit der Form des Menschen, also, das er isset, das zu einem Menschen wird und Menschenglieder daraus werden. Darum, so ist der Mensch in Verzehrung der Form gesetzt durch den Tod, das macht die Ursach des Samens: denselben Tod muß er abhalten in dem, was die Nahrung vermag. Also ist nicht genug, daß der Mensch aus seiner Mutter geboren wird, sondern gleich so wohl aus der Nahrung. — Dermassen haben wir zween Leib und sind doch ein Leib, aber zweifach geschaffen, im Samen und in der Nahrung. Darum so bald wir kommen aus der Mutter Leib und auch im Mutterleib, leben wir der Gnaden Gottes und seiner Barmherzigkeit und haben den Leib weiter nicht aus der Mutter, sondern aus Gnaden. Denn einen Leib haben wir nach Gerechtigkeit, aus Vater und Mutter, daß aber derselbige nicht sterb und abgeh, so empfahen wir ihn aus Gnaden, durch Bitt gegen Gott um das täglich Brod. — Denn nicht mehr haben wir vom tödtlichen Vater, denn den Samen, das ander alles vom himmlischen Vater, deß sind wir, den bitten wir um unsern Leib und nicht um den Leib der Gerechtigkeit; so der Leib der Gnaden nicht wär, dieser stürb in der ersten Stund. II. I. 36.

71.

Den Samen haben etliche Geschöpf in ihrer Mehrung eingebildet, eingemischt, in das Wesen der Natur, so sie haben, also daß ihr Natur und ihr Samen ein ungeschiednes Ding ist, in einander vermischt, daß ohne beider Zerbrechung nicht von einander gebracht mag werden. Solchs ist in dem unempfindlichen Gewächs, als Laub und Gras, Stein und Erz ꝛc. — [Allen Dingen, die da nicht einen empfindlichen Geist haben, hat Gott gegeben, daß sie aus ihrem selbst angebornen Samen sich selbst mehren: also daß in dem Samen die Eigenschaft ist und mit ihrer Natur wohnet, wächst, auf und abgeht. Als der Baum ist ohne die Kraft seines Samens nicht, sondern die Kraft, von welcher der Baum wachst, ist alle Zeit bei und in ihm und ist von ihm nicht zu scheiden, noch zu nehmen, also auch in allem Gras, Korn ꝛc.] Der ander Weg ist, daß etlich Geschöpf sind, als die empfindlichen, die da in ihnen kein Samen haben, sondern ohne allen Samen leben und sind, das sind die Menschen und das Vieh. Kein Mann hat in ihm Samen, kein Frau, der ihnen aus ihrer Natur entspringe oder geboren würde, deßgleichen das Vieh.

Im unempfindlichen Gewachs ist ein jeglichs Ding in ihm selbst ein Mutter ohne ein Mann und was männlich erkennt wird in ihnen, das ist allein auch ein Mutter. Aber den Menschen nöthet nichts im Samen, er ist in freier Natur, in welcher kein samlich Wesen geboren ist. [Ein jeder Mensch, er sei Mann oder Frau, ist ohne Samen und hat kein Samen in ihm, der ihm wesentlich sei oder in sein Natur gebildet oder mit seiner Natur vereinigt, sonst in allen Dingen ist der Sam vereinigt mit seiner Mutter, allein in den empfindlichen Dingen nicht. Also ist die Gebarung aller wachsenden gemein Werdung zweierlei: eine da die Natur und der Samen in einem Wesen sind und die ander, da nicht, sondern allein das Wesen der Natur ohne Samen. — Also frei und ledig, ohn allen Zwang hat Gott geschaffen den Samen des Menschen, daß er also still und verborgen liegt, daß er desselbigen in keinerlei Weis beschwert wird noch gezwungen. Wie ein Kornsamen in einem Acker, derselbig ist so viel, als todt und stille ohne alle Wirkung, also ist der ganz Mensch ein Samen und in samlicher Wirkung todt, nicht fruchtbar, bis die Zusammenfügung geschieht, als der Acker mit einem Samen. — Der Mensch hat allein in ihm die Natur seines Lebens und was da gehört zu allen Instrumenten seines Lebens. Aber der Geist des Samens, der aus ihm einen andern Menschen machen soll, der ist und wächst auch nicht in ihm, sondern er ist zugegeben und geschaffen, wie in Bäumen und andern Gewächsen.] Gott, der alle Ding erschaffen hat, hat den Menschen allein in das Licht der Natur gesetzt, frei und ledig zu sein. Darum hat er ihm den Samen genommen aus der Natur und ihm nicht eingebildet, von wegen des Ewigen, so in ihm ist. Er hat geschaffen Mann und Frau und hat keinem gegeben den Samen, daß sie nicht vom Licht der Natur kämen. Aber zur Mehrung des Geschlechts hat er ihnen den freien Willen gesetzt; ob sie wollen oder nicht, mögen sie gebären und sich den Samen geben, und hat ihnen den Samen gesetzt in die Phantasie, gründlich und materialisch mit allem seinem Wesen und das also: Will der Mann, so macht ihm sein Speculation ein Begierd, die Begierd macht ihm den Samen. Also hat Gott den Samen gesetzt in die Speculation und hat der Speculation geben den freien Willen, sich begierlich zu machen oder nicht. Und nicht durch sein Natur solches anfängt, sondern durch das Object. Als: so ein Mann ein Frauen sieht, das ist das Object. Aber er hat in ihm weiter, ob er verfolgen will oder nicht, dem, so ihm verständlich eingenaturt ist, was das Object inhält. Denn Gott hat dem Menschen geben die Vernunft, daß er weiß, wie die Begierd ist; er mag aber die vollkommen machen oder nicht, er mag sie üben, oder nicht, er mag seinen Verstand verhängen, oder nicht. Darum hat Gott dem Menschen den Samen (gesetzt) in sein Speculation, in welcher aller Verstand liegt, und (in) das Object, das die Speculation anzündet. — Wie jetzt vom Manne gesagt ist, die Frau auch also ist: so sie ein Mann siehet, das ist ihr Object. Nun folget ihr die Speculation hernach, was der Mann ist, das ist der Verstand, den Gott gegeben hat. Nun aber so hat sie Macht, daraus sich begierlich zu machen oder nicht; verhänget sie, so ist sie samenreich; wo nicht, so ist kein Sam in ihr, noch Lust. Also hat Gott in das Verhängen gesetzt den Samen, und das Verhängen in den Willen des Menschen; was er will, das mag er thun. Und so nun die Verhängniß da ist, so muß sie in beiden sein, d. i. in der Frau und im Mann: also ihr beider Verhängniß macht die Werk aus ihrem Willen. Also ist die Gebärung des Samens, den kein Mensch sieht, noch sehen mag. [Solches ist im empfindlichen Gewächs, es hab die Vernunft oder nicht, so hats doch die Eigenschaft seines Gegenwurfs (Objects), so weit es desselbigen Noth ist; und die Noth ist geschaffen von Gott, daß die unvernünftigen Thier verstehn den Gegenwurf, und das vernünftige deßgleichen. Also mag ein jedlich empfindlich Thier, so es will, Samen haben oder nicht. — Also hat Gott (insbesondere) dem Menschen geben Phantasei der Lust und Begierde; dasselbig hat er gegeben daß es zu einer Materie wird. Diese Materie ist der Samen. So die lustig und begierig Phantasie im Menschen vom Menschen erregt (B.) wird, und gesetzt in seiner Speculation, und er verhängen will: jetzt ist in ihm der Same gewachsen, aber nicht ausgelassen, auch in keiner Wirkung nicht, wie der Samen sein soll. Diese Phantasie der Lust entsteht aus der Speculation: denn Speculation macht Phantasie, endet und formiret. Diese Speculation nimmt sich aus dem Gegenwurf. Als, wenn ein Mann eine hübsche Frau sieht, so gibts ihm ein Gegenwurf und Ursach seiner Speculation, und so er aus seiner Vernunft gedenkt an die Ursach ihrer Beschaffung, jetzt verhängt er dem Willen und macht ein Phantasei. Denn von ihm selbst mag er die Phantasei ihm nicht machen allein, er hab denn den Gegenwurf persönlich oder phantaseiisch eingebildet. Denn also hat Gott die Geburt des Menschen erschaffen, daß sie steht in beiden Menschen und ist je einer dem andern eingebildet, der Mann der Frauen und e contra. Also wird in ihnen beiden ein vollkommen Phantasie. Denn ein Mensch hat allein nur eine halbe Phantasei, aber sie beide haben eine ganze Phantasei.]

Warum der Mensch nicht vollkommen für sich selbst ein Sam ist, sondern ist nur ein halber Sam, setzen wir euch die Ursach also: Gott hat das Object dem Mann in die Frauen und der Frauen in den Mann gesetzt. Ob er (der Mensch) schon in dem Object wird ein Mutter des Samens, so mag er denselben wirken lassen oder nicht. Also, so er aus eilender Phantasie fiel in den Samen und entschlüge sich dieß, also stirbet er in ihm und geht mit der Phantasie hinweg; er kommt durch sie und geht mit ihr hinweg. So er aber selber ein Mutter voll Gebarung wär, wie göttlich zu ordnen wohl (möglich) gewesen wäre, so müßte er (der Same) wachsen; aber solches zu ursachen, will er uns nicht beschweren. Denn Gott will den Mann haben, als ein Mann und ein Frauen, als ein Frau und will, daß beide ein Mensch sei. — (Ein Frau und ein Mann, die zwei sind nur ein Mensch, jedwedes allein ist kein Mensch, aber sie beide machen den ganzen Menschen und bleiben in einer Menschheit. H II. 108.). — Er will sie nicht haben, als ein Baum, in welchem Frau und Mann ein Ding ist. Das Empfindliche will haben ein empfindliches Gegenwärtiges. — Darum hat Gott das Object in die Frau gesetzt, das einer mag annehmen oder nicht. — Also der Mann hat einen halben Samen, und die Frau einen halben: die zween machen einen ganzen Samen. — Der einig Samen eines Menschen ist nicht vollkommen zu einem Menschen. So der Mensch in eines Menschen Samen stünde, so wüchs kein ander Gestalt vom Menschen; denn wie er wär, also würd sein Kind. Gleichwie ein Nußbaum, der wächst von ihm selber, darum wird er, wie der gewesen ist, von dem er kommen ist. Also in allen Bäumen ist nur Gleiches von Gleichem; die Nußbäum geben alle gleiche Nüsse. Also auch der Mensch, so er von Einem Menschen geboren würd, so wäre er wie sein Vater, welcher sein Vater oder Mutter wäre. Also wären nur einerlei Menschen, sehe allemal einer, wie der ander und wäre ein Sam, ein Wesen. Aber die Vermischung der Samen von Frauen und Mannen gibt so viel Veranderung, daß kein Mensch dem andern mag gleich sein. Denn der Same in der Vergleichung kommt allemal auf eine ungleiche Wag, also daß er nimmer in aequilibrio (B.) steht, daß ein Mensch seinem Vater oder Mutter omnino (B.) gleich wäre. Jedwedes Menschen Sam bricht des andern Sam, d. i. sein Gleichniß, so, daß kein Mensch dem andern gleich sieht.

Also hat Gott dem Menschen die Materia seines Samens gesetzt in sein Willen. So er nun seinen Willen erfüllt in der Speculation: alsdann entzündt sich der liquor vitae von der Speculation und wird zu einem Samen eines andern Menschen. So ist dies in den Mannen und so auch in Frauen. Der liquor wird bleibt liquor und kein Sam, aber er wird zu einem Samen (aus ihm wird der S.), aus Ursachen, er liegt im ganzen Leibe ausgetheilet. Deßgleichen ist alle Natur, Art, Wesen und Eigenschaft der Glieder in ihm und wie der Körper steht in seiner Formirung, also steht der liquor. Er ist nichts anders, denn ein verborgener Mensch, er ist im Menschen, wie ein Schatten an der Wand, also ist er auch microcosmus. Wiewohl er die Seel nicht hat, und das Leben vom Leib nimmt, doch ist er der ander Mensch; wie einer sich im Spiegel sieht, also ersieht sich die Natur in ihm und also ist er im Menschen, ohn Letzung des Leibs. [Diesem liquor hat Gott die Kraft gegeben, so der Mensch ihn anzündet durch sein Phantasei, daß er ein Samen wird und liegt also still im ganzen Leib ausgetheilt im Menschen. Gleich wie ein Holz, das zum Feuer gehalten wird, so entzündt es sich, und wird ein Feuer daraus, also auch die Phantasie des Menschen macht den Menschen, wie sie ist; ist sie zornig, so ist der ganze Leib zornig, ist sie geizig, so ist der ganze Leib auch also. So auch mit dem Samen des Menschen zu verstehen ist, denn der liquor Vitae ist wie ein Holz und die Phantasie sein Feuer.] Dieser Same also liegt ruhig an seinen Enden und Orten, wie denn des liquoris vitae Oerter im Leibe sind: die Händ in Händen, die Füß in Füssen, das Herz im Herzen, das Hirn im Hirn u. s. w. Und ist keine besondere Statt, da der Same hinfällt und bleibe liegen, sondern es liegt still jeglichs wo sein liquor ist. Hintan aber scheidet er sich von liquore vitae, wie ein Schaum von einer Suppen, wie ein Gescht von einem Wein; nicht daß dieser geborene Same käme in die vasa spermatica und alsdann durch eigen Anreizung aus den vasis spermaticis herauskäme, und also verschüttet werde. Das sperma, so aus den vasis spermaticis läuft, ist ein egestio liquoris vitae, der sich reinigt von ihm, wie die stercora von der Speis kommen. Der Same hat keine Reinigung, es sei denn, daß durch das Object eine Anzündung in ihm geschehe, alsdann wirft er von ihm die Egestion in die vasa spermatica uud behält den Samen in ihm (in liquore), [sperma ist ein Reinigung der Nieren, zu gleicher Weis, wie der Rotz der Nasen des Hirns Reinigung ist und das Schmalz der Ohren.] Wiewohl es mit der Lust läuft, das macht die Lust aperirt die Adern derselbigen Egestion aus Wesen ihrer Hitz, so von der Speculation entspringt.

Der Same liegt nach seiner Anzündung still ausgetheilt durch den ganzen Leib und gebiert kein Menschen nicht. Aber in der matrix ist eine anziehende Kraft, gleich einem Magneten, an sich zu ziehen den Samen. Solch an sich ziehende Kraft der Mutter eröffnet sich, so der Same geboren ist. Alsdann, so die Werk, nach dem Verstand, der aus der Speculation kommt, gebraucht werden, so zeucht matrix den Samen des Humors an sich von der Frauen und vom Manne, vom Herzen, von der Lebern, Milz, vom Gebein, vom Geäder, von musculis, vom Blut, vom Fleisch und von allem dem, so im ganzen Leib ist. Aber die Samen alle von einem jeglichen Glied sind nur ein Sam, wenn sie zusammen kommen.

[Wie nun aber also der Samen in der matrix liegt, so hat er sein Fäule, zu gerathen oder nicht; wie ein Korn im Acker nicht Frucht hat, so es nicht genugsam gedüngt wird. Also auch dem Samen manchmal geschieht, daß er verliegt und verdirbt aus Ungesundheit der Mutter.

Von der Formirung aber zu reden, so gehen alle Glieder, so im ganzen Leib sind von einem jeglichen Samen aus und ein jeglicher Same, so sie in eins versammelt sind und doch nicht erkenntlich von einander, hat sein Wirkung auf sein Glied, Bein auf Bein, Fleisch auf Fleisch. (Semen confusum adhuc et indiscretum operationem suam exercet pro quolibet fingendo membro. Sic pars ossea os, carnea carnem progignit. B.) Diese Samen beider Menschen werden in einem Menschen vereinigt und welches Menschen Glieds Samen übertrifft in der Wachsung der Form, demselbigen wirds nach geformiret. Ob das Kind beiden nicht gleich sieht, ist Ursach die ganz ein:ge Vermischung beider zusammen, die da gleich wirken, darum ein Mittel unter ihnen beiden wird.] Als ein Exempel: der Same vom Hirn des Manns und hernach von der Frauen, die zwei Samen geben nur ein Hirn, aber welcher unter den zweien der gewaltigste ist, demselbigen naturt das Kind nach. Aber in keinem Weg (wird es) vollkommen demselbigen gleich, aus Ursachen, daß vom andern Samen ein Brechung geschieht, welche allemal ein Aenderung ist der Form. Also der Same von der Nasen bildet die Nasen vom Kind, auch nach ihrer beider Gestalt und Vermischung. Also je ein Bein das ander, je ein Glied das ander. Darum erblich hernach folgen die Krankheiten der Aeltern, nachdem als die Oberhand gewesen ist. Je mehr ein Same den andern überwindet, je mehr das Kind demselbigen gleichförmig ist. — Und diese Ueberwindung geschieht nicht aus Kraft des Samens, sondern aus Kraft ihrer beiden Natur, so den Samen treibt in die Mutter, also, welchen Samen die **matrix** am ersten an sich bringt unter ihnen beiden, derselbig gibt Knäblein oder Mägdlein; kommt ihr Same eher, denn der seine, so wirds ein Mägdlein, kommt seiner ehe, so wirds ein Knäblein. [So die Frau in ihrer Phantasie stärker ist, denn der Mann, und fester entzündet, die machet ein Frauen. Also auch mit dem Manne zu verstehen ist, denn die Stärke der Phantasie liegt oben, eine muß stärker sein.] Selten begibt sich die Geburt **Hermaphroditorum**, die Frau und Mann sind. Ihr Ursachen ist, da eine gleiche Ueberwindung ist ihrer beider Samen. Wiewohl er aber beider Gestalt hat, ist er etwederm (**neutri**) gleich, weder der Frau vollkommen, noch dem Mann vollkommen, also ein Mißgewächs aus Irrung der Natur.

Daß einer nicht so oft er ein **objectum** hat, so oft zum Samen lassen geschickt ist, das versteht also. Ein Mann, als oft ein Object ihm sein Willen bezwinget und er verhänget, so oft ist er samenreich; die Frau dergleichen. Aber die **matrix** zeucht den Samen nicht allemal an sich. Auch ein schwangere Frau mag den Samen allezeit gebären, aber es kommt an das End nicht, da er hinkommen soll, matrix zeucht ihn nicht an. Dieweil matrix ein Samen hat in ihr, dieweil zeucht sie nichts mehr. Sie muß allein ruhig sein und vollkommen, so ist sie geschickt, so lang, bis das Alter in ihr zu kalt wird, alsdann wird nichts mehr daraus, denn die ziehende Kraft stirbt ab in der Kälte.

Zwilling haben einen solchen Ursprung. So die matrix an sich zeucht den Samen von Frauen und Mann und zeucht ihn aus Schwäche nicht allein vollkommen an sich, so viel sein ist, im Ganzen ihrer Beider Leibs, sondern ein Theil auf einmal und darnach aber ein Theil, und darnach aber: als oft ein Theil, als oft ein Kind. Und ist ein jeglicher Same groß genug zu einem Kind, so nur die wachsende Kraft stark genug ist.

Etwan werden auch Kinder geboren unvollkommener Gestalt; als mit zwei Häuptern, mit mehr Händen, Fingerlein u. s. w., oder minder. Ein solches hat ein solche Ursach, daß etwan die Natur nicht vollkommen ist in liquore vitae; etwan fällt der Hauptsame zweifältig, der andern Glieder Same nur einfältig: da wird ein Kind mit zweien Häuptern geborn, etwan fällt der Fingersam dreifältig, mehr oder minder. Oftmals wird eines Glieds Samen verhalten durch Krankheit seines liquoris oder durch Schwäche der Attraction der Mutter, dasselbig Glied wird dem Kind nicht gegeben. — So einem die Hand abgehauen wird, darum wird sein Kind nicht handlos, aus Ursachen: der liquor derselbigen Hand ist ihm nicht genommen, nur die Statt. Aber so die Hand aus dem liquore krank wird und liegt, dann wird dasselbig auch also tadelhaftig.

Andere Mißgewächs geschehen aus der Ursach, daß etwan Mißbräuch entstehen, dadurch matrix an sich zeucht einen unbekannten Samen, dadurch ein solches unnatürlich monstrum geboren wird und das so mannigfaltig, daß es nicht zu beschreiben ist. Etwan werden Thiersamen gessen oder trunken, und es zeucht ihn die matrix an sich oder es fahrt durch den Weg der Mutter etwan ein Thier ein, das alsdann mit der matrice vermischt wird: ist auch möglich. (Auch aus dem sperma, in dem der Same digerirt werde, entspringen industria, wenn dasselbe die

Oberhand über den Samen gewinne. Und zwar, da der Mensch als das mikrokosmische Allthier eines jeden Thieres Natur an sich habe, da es je nach dem Vorherrschen einer besonderen Thierheit in ihm verschiedene Thiermenschen gebe, so werden solche aus dem rein Thierischen entsprungene **monstra** auch nach einer oder der anderen besondern Thierform eigengeartet. Durch solche **generationes** hält uns Gott sein Ebenbild vor, dabei wir erkennen sollen, wer wir sind, so Gott die Hand von uns abzöge. Auch die **Imaginatio** oder die sich in der physischen Plasticität reflectirende psychische Einbildungskraft habe Antheil an der Erzeugung von **monstris**. Vom Versehen s. u. Auch Pollutionen hätten Mißgeburten zu Folge; entweder trockne der Same aus, oder er gehe in Digestion über und werde im Weibe zur Mole; auch im Manne, so das **sperma** nicht ausbricht, sondern sich verhält, werden **herniae carnosae** u. dgl. daraus. **H. II.** 279 — 281.)

72.

Dasselbige wollen wir lassen stehen und weiter reden von dem Samen, wie er wächst. Gott hat beschaffen ein Ziel, zu wachsen ein Kind, das ist auf vierzig Wochen. Am ersten, so die Empfängniß geschehen ist, alsdann so ist die Natur und ordnet den Samen an seine Statt, da er dann hingehört: den Hauptsamen an des Haupts Statt, des Arms Samen an sein Statt, deßgleichen alles, wie dann ein jeglicher Sam liegen soll. So solches gesetzt ist, alsdann hört die **matrix** auf; darnach kommt die materialisch Natur und treibet das Kind ins Wachsen, also daß alles wachsen muß in ein **corpus**: was zu Fleisch gehört, daß Fleisch werde; was zu Geäder gehört, daß Geäder werd u. s. w. Und so der Sam kein Same mehr ist, sondern Blut und Fleisch, alsdann läßt die materialisch Natur auch von ihr, und kommt die Gnade Gottes und gibt ihm das Leben [wie denn der Gottheit ihr Geschöpf zu vollenden zusteht], und was einem Lebendigen zugehört, das Gesicht, Gehör, die Empfindlichkeit, den Geschmack (schmecken = riechen), den **gustum**. So nun das Leben geben ist, so wachst es so lang im Mutterleib, bis es alle seine Glieder vollkommen in die Stärke gebracht hat, und wohl erhärtet. Sodann wird ihr gegeben der Geist, die Seel, die Vernunft, der

Verstand und alles das, so der Seel zugehörig ist. Alsdann [da das Kind solche Stärke gewinnt, daß es die Erd erleiden mag und dulden die Luft der Welt] folgt hernach die Zeit der Gebärung, denn die Seel und ihr Zugehörends bleibt nicht im Mutterleib, eilet heraus, wann die Zeit da ist. **H. I.** 117 — 127. und [**H. II.** 63 — 67.]

72.

Vom Herkommen und Geburt der Seel, was auch ihr Wesen, ihr Geist und Natur sei*).

Es ist nicht genug, allein zu wissen, wie der Mensch aus der Natur ist und componirt worden zu Blut und Fleisch, sondern dasselbig, das von der Natur da ist, das ist das Wenigst, das er aber vom Himmel hat, das ist über alles. — Denn von des Himmels wegen ist er geschaffen, darum muß er auch etwas vom Himmel haben, dadurch er gen Himmel komme. Denn was von der Erde kommt, ist ein Vieh, stirbt in der Erden und was vom Himmel kommen, das kommt wieder in Himmel. Das ist des Menschen Geist, der geht wiederum zu dem, der ihn gegeben hat; das ist: von Gott ist er da, zu Gott geht er wieder, das vom limo terrae geht wieder zur Erden, von der ist es. Also sind zwei Stück am Himmel, von der Erde die Form, von Gott der Geist. In der Form wird der Geist gepfleget, beherberget und erhalten. Also (darum) hat Gott den Menschen am ersten von der Erden gemacht, darnach den Geist eingeblasen durch das spiraculum vitae, durch welchen der Mensch fähig ist, wieder hinauf (zu kommen), von dannen er kommen ist. Darum, daß der Mensch ein Geist ist, von Gott gegeben, der ist unsichtbar und untödtlich, ist der Mensch in seinem Wesen unsichtbar. (Aller-

*) Man möge im Gedächtnisse behalten, daß P. unter dem Worte „Seel" bald, und zwar meist dasjenige im Menschen, was ihn über das Thier erhebend zum Ebenbilde Gottes macht, bald aber auch das Psychische, welches er mit den Thieren gemein hat, nur in einem höheren Grade der Entwicklung, ja alle thierisch-psychischen Entfaltungen in sich vereinigend, versteht, ebenso unter dem Worte „Geist" bald das Erstere, das Gott Analoge, bald das letztere als das Analoge der Gestirne, bald endlich den spiritus vitae, die dynamische Innenseite des materiellen Leibs, wohl auch ausser den Worten hinundwieder die Begriffe verwechselt.

dings) ist auch unsichtbar der siderisch Leib, aber tödtlich, und wird durch das, aus dem er gemacht ist, wiederum verzehrt und zu nichtig, wie er denn ist ein Staub, in das wird er wieder. Doch so kommt nichts in Himmel, weder der elementisch, noch siderisch Leib: allein der Mensch, der ein Geist ist, nämlich der Geist, der von Gott ist. — Also ist der Mensch ein Mensch von Natur und ein Mensch vom Ewigen, aus dem Mund Gottes. — Darum werden wir vom Vieh geschieden und nicht für Vieh geacht, das beweißt das, daß er gesagt hat: nach unserm Bildniß machen wir den Menschen. Aus dem dann folgt, daß der Mensch nicht allein aus der Erden ist, sondern auch aus der Schöpfung des Geists mit dem Unterschied, daß er unsichtbar ist und sichtbar, hat sein Haus von der Erden und das im Haus ist die Seel von Gott. Das Ein ist von Gott, aber in Tod geordnet, denn vom Tod ist es, das Ander ist das Ewig, denn vom Ewigen ist es. **H. II. 430 u. 431.**

74.

Es sind gar widerwärtige, der Leib und der Geist: der Leib ist sichtbar und greiflich, der Geist unsichtbar und unbegreiflich; der Leib sündigt und thut Uebelthat, aber der Geist nicht, auch die Seel (als dem Geist synonym) nicht: darum muß der Leib wieder bezahlen und nicht die Seel oder Geist, denn der (siderische, animalisch-psychische) Geist verführet den Leib in viel Uebles und Sünden, und muß doch der Leib solche Sünde bezahlen und der Leib mag den Geist nicht lehren noch verführen. Also der Leib isset und trinket; dafür der (Gott ebenbildliche) Geist glaubt; der Leib ist zergänglich und zerstörlich, der Geist ewig; der Leib stirbt ab, der Geist aber bleibet leben; der Leib wird vom Geist überwunden, der Geist aber nicht vom Leibe; der Leib ist trüb und finster, der Geist lauter und durchsichtig; der Leib wird krank, der Geist bleibt gesund; dem Leib ist alles finster, dem Geist das Finstere licht und durchsichtig, wie ein Crystall; der Leib gedenkt, der Geist vollbringts (?); der Leib ist mumia, der Geist ist Balsam; der Leib ist des Tods, der Geist des Lebens; der Leib ist von der Erden, der Geist vom Himmel und von Gott. **H. II. 313.**

75.

Der Geist im corpus, d. i. Fleisch und Blut, ist nun der Mensch; die Geist ohn ein corpus, das sind die Engel im Himmel, wie wir auf Erden. — Hie auf Erden ist Fleisch und Geist ein Ding, dieweil aber das Fleisch nichts soll, so solls der Tod scheiden vom Geist. (Zu unterscheiden von diesem natürlich angebornen Fleisch ist der Leib der Auferstehung, den wir durch Christum erhalten; der erste Leib ist die Schöpfung des Vaters, der zweite des Sohnes; auch jenseits wird dies der Unterschied zwischen Mensch und Engel sein, daß der Mensch einen Leib mehr hat, denn die Engel.)

Zwischen der Seel und einem Geist ist der Unterschied der: Der Geist, so dem Fleisch eingeben ist, heißt nun nicht die Seel; diese ist der Geist, der nach der Formierung des Menschen von Gott eingeblasen ist, spiraculum vitae. Nun ist aber ein anderer Geist, der ist natürlich, der ist im Menschen wie im Vieh. Derselbig Geist ist hie nicht verstanden (worden); er hat das natürlich Leben, nicht das ewig, stirbt im natürlichen Leib und zergeht in selbigem und ist dem Fleisch natürlich angeboren; der Geist aber, der dem Fleisch verwandt ist, heißt ein Geist, aber mit dem Unterschied: er ist des Tods; der von Gott gegeben ist, ist des Lebens; der eine von Natur führt das Natürliche im Verstand; der von Gott, die göttliche Erkenntniß in mir: es sind beide Geist, die beide vom Menschen weichen durch den Tod; aber der eine stirbt, der ander bleibt im Leben. **H. II. 433.**

(Im Bezug auf das Schicksal dieses Geistes im Tode weicht folgende Stelle ab:) Der Geist ist nicht die Seel, sondern, wo es möglich wäre, so wäre der Geist der Seelen Seel, wie die Seel des Leibes Geist ist. Der Geist des Menschen ist nicht der Leib, ist nicht die Seel, sondern ist ein drittes im Menschen. (Im Tod) ruhet der Leib in der Erden, er ist in Schlaf gelegt, bis auf sein Auferwecken; die Seel ist an dem Ort, da man zahlen muß bis zum letzten Quadranten. Nun ist der Geist, da ihn Gott hinschicket: bei ihm, bei der Seel, beim Leib oder in der Wohnung der Menschen (als Geistererscheinung). Der Geist sieht dem Leib gleich, sieht auch der Seel gleich; denn er ist beider Schatten. H. II. 272.

76.

Die Geburt der Seel ist also: So das Kind empfangen wird im Fleisch, d. i. geboren im Samen, in derselbigen fleischlichen Empfängniß gehet von Gott aus ein Wort, das gibt dem Fleisch sein Seel. Die Seel ist das centrum im Menschen, in welchem jetzt alle andere Geist (Gedanken, als Thätigkeit des siderischen Geistes, der in dem Menschen später zur Entwicklung gelangt, als der Leib, doch früher, als die Seele, „denn erst nach dem Geist kommt die Seel: die Seel kommt in kein Leib, wo der Geist nicht inne ist.“ H. I. 127.) wohnen, gut oder bös. Z. E. der Leib ist ein Haus der Seel, die Seel ist ein Haus der Geister, so dem Menschen geben werden, gut oder bös, wie ein König im Rath, der hat viele Räth, der ein Theil ist gut, der ander bös. Es wird ihm gerathen alles was gut und bös ist, nun aber liegt die Wahl an ihm, ob er das thun woll, das der, oder das der ander Theil gerathen hat. Es räth der Geist von Gott, darnach auch die andere Geist, und ist die Seel anstatt eines Königs im Menschen, was der Mensch thun soll. In der Seel kommen die Geist zusammen und machen einen einigen Menschen, und wie das Kind neu ist, so ist auch die Seel neu und zuvor nie gewesen: aber bleiblich und ewig ist sie. Und so das tödtlich vom Tod genommen wird, so gehet der natürlich Geist in die Natur, wird verzehrt, der von Gott wieder zu Gott. Das ein entspringt aus der Natur des Fleisches, das ander aus Gott.

77.

Der Sitz der Seele ist im Herzen mitten im Menschen, an der Statt, da das Leben ist, wieder welches der Tod ficht. Da wird ihr kein Hand noch Fuß abgehauen, sondern allein das ganz Leben muß genommen werden, alsdann gehet die Seel zu dem, der sie gegeben hat.

78.

Die Seel mag wohl ein Geist geheissen werden: die Ding gehen alle aus Gott, Seel und Geist, Seel und Engel, sind alles Geist. Sie gehn alle von Gottes Hand. Das ist, der Geist wird mit allen geistlichen Kräften aus Gott geboren, wie das Fleisch mit allen Kräften von der Welt begabt ist. Beide Theil bringen ihr Werk und Verstand, vor dem, aus dem sie sind. Das Göttlich (unmittelbar) von Gott; das Natürlich (mittelbar von Gott) von der Natur.

79.

Von der Seel im Menschen hat der Mensch seine dritte Weisheit. Am ersten ist die fleischliche Weisheit, d. i. die viehische Weisheit. Zum andern (hat er) die siderische Weisheit, d. i. die zeitliche Vernunft der Menschen — von dem Wesen und Eigenschaft des siderischen Geists im Menschen, so vom Himmel empfangen ist, was er im Menschen thut, nämlich er ist die menschlich Vernunft und irdische Weisheit und hat nichts vom Fleisch, noch von selbigem Leib, sondern aus dem Firmament, das im Menschen ist, wie ein Geist, ohne corpus, doch aber in der Figur eines Menschenbildnisses. Zum dritten (die Weisheit) vom Geist, den Gott dem Menschen in der Empfängniß gibt. Die ersten zwo Weisheit sind tödtlich. Die Weisheit, die im dritten Geist ist, kommt von Gott. Dieweil er aus Gott kommt, so bringt er mit ihm göttliche Tugend, wie der fleischliche Geist fleischliche Tugend, der siderische Geist siderische Tugend. — Der siderisch Geist weiß, was im Gestirn ist und kennt alles Gestirn. Deßgleichen ist im Geist von Gott gegeben auch also, nämlich daß die Lehr, das Wort Gottes, das Firmament des innern Himmels ist. H. II. 433 u. 434.

80.

Sein rechten Geist der Vernunft, Weisheit, Fürsichtigkeit hat der Mensch aus Adam und nicht aus dem Vieh (als Gegebenes, nicht Naturentwickeltes): was derselbig Geist lehrt, redt, thut, das ist aus Gott, denn derselbig Geist ist das Bildniß Gottes und deß Geists ist der Leib und sein Form, also daß ihm der Leib und sein Art unterthänig, gehorsam sei. Darum wohl mag gesprochen werden: ein jeglicher ist aus Gott gelehrt. Ein jeder Erleuchtete, der aus dem Geist bitt und begehrt, deß Geiste gebricht nichts, er bleibt rein und blos, kann nicht tob- nicht unsinnig werden, denn er sorgt nicht, fürchtet nicht, ihn gereut nichts, ihn beleidigt nichts. Der viehisch Leib aber, der sorgt, der zerrütt sich, wird taub (maniacus), unsinnig, schellig, tölpig zu einem Wahrzeichen, daß wir auf dieselbig Vernunft, Weisheit, List, Ratike ꝛc. nicht bauen sollen auch sie nicht brauchen. Den sollen wir brauchen, der uns nicht toll macht. Und so wir denselbigen brauchen, so ist der viehisch Verstand verschlossen mit seinen Augenbraunen, wie ein Aug, das da schläft. H. II. 166.

Der Mensch hat alles, das er in ihm hat, d. i. das er weiß und kann, von dem Aeussern. Was vom Fleisch ist, hat er von den Elementen, die ihm das täglich geben, die menschlich Weisheit vom Gestirn, das er täglich von ihnen mag bekommen, darum, daß ihre corpora im Menschen sind. — Was von Gott ist, kommt in das, das von Gott im Menschen ist. Nämlich ein jeglichs wirkt in seines gleichen, die Element in ihr corpus, der siderisch Geist in sein corpus, also auch das Göttlich in sein Gott. Nun ist im Menschen ein Punct zu merken, der ist also daß er einen Verstand hat ausser denen allen, nämlich daß er suchen, bitten und anklopfen soll, so findet er, ihm wird gewährt, nicht allein dem Geist, der von Gott ist, sondern auch den andern zweien, gegen ihrem Schulmeister, von dem sie dann sind, von ihm zu lernen und erforschen in dem, zu dem sie geboren sind. D. i. von den Elementen ist der Mensch, von ihnen muß er lernen das Natürlich, (von den Gestirnen, was unter ihrem Einflusse steht), also auch von Gott lernen, was in das Ewig zu gebrauchen sei und gehört. Die erste Lehr ist daß wir der Krippen müssen nachgehen, sie wird uns nicht nachgehen. Solches wissen wir durch unser Conscienz die uns eingeleibt ist von den Elementen, vom Gestirn, vom Geist, der uns von Gott geben ist, die uns Gott in der ersten Erschaffung eingegeben hat. Das Gewissen haben wir vom Geist, den uns Gott geben hat, daß wir verstehen, was recht und was nicht recht ist in uns selbst, ohne alle Lehr und Unterricht von andern. — So wir dies Gewissen in uns haben, so mögen wir wohl wissen, was wir nach der Natur handeln, wie wirs werden verantworten. Gebrauchen wir die Gaben von beiden Naturen unnützlich: wir haben den Verstand, daß es nicht unverantwortet hingehen wird.

81.

— **Das ist das Amt der Seele, daß sie dem Menschen nach seinem Tod ist, ohne das irdisch Fleisch; ist sie um die Erwählten, sie wird im Fleisch der Erlösung auferstehn; wo nicht, nicht. Und zu dem ist das Amt der Seele, daß sie ein Engel ist, und daß der Mensch den Engel brauchen soll. Denn er ist der Mensch ohne das Tödtliche. H. II. 335 — 336.**

82.

Den Menschen muß man theilen in zween Leib, in den, den wir sehen und den, den wir nicht sehen. — Der Leib ist der ein Theil; das in ihm ist und wirket, der ander Theil. Als: ich höre; Die Ohren sind ein Theil, das Gehör der ander Theil: Ich rede; die Zungen ist ein Theil, die Stimme ist der ander Theil. Also machen die zween Theil den ganzen Menschen. — Und wie dem Menschen der durch den Leib sein Werk vollbringt, geben ist sein Nothdurft, Instrumenten und Zeug, dazu er geordnet ist, also auch ist den Gedanken, Geist (oder unsichtigem Leib) geben dasjenig, so er die Verwilligung hat, auch zu bauen an seine Statt und hat auch sein Zeug.

So spaltet sich also der Mensch in den unsichtigen und den sichtigen Leib und der unsichtige Leib hat die imaginatio für einen Mund, um sein Geheiß und Geschäft durch ihm gleichendes Leibliches zu vollenden (B.) **H. II. 274.**

Der unsichtbare Leib, wie der sichtbar, jedweder Theil kommt aus dem limbo; der ein Theil ist irdisch, der ander himmlisch; der himmlisch hat eben sowohl sein Wirkung, als der irdisch. (Wiewohl) was der äusser Leib handelt, das sind ganze Werk, was aber der unsichtbar handelt, sind gleichwie der Schatten von dem Leib, aber geschieden von einem andern Schatten, daß dieser Schatten beständig und unzergänglich ist. **H. I. 100.**

Sein Werkmeister ist die Imagination: sie hat die Kunst und die Werkzeug, alles, was sie gedenken mag, dasselbig zu machen, wie ein Malerei; Nichts geht ihr ab, als allein die Wand, darauf sie malet, was sie haben will, weiter hat sie kein Gebrechen. So subtil und gewaltig ist sie, daß ihr möglich ist alles nachzuthun, was die Augen sehen und begreifen, obs schon der eigen sichtig Leib nicht kann. — So scharf die Augen sehen, so scharf ist ihr möglich, auch ein Spinnenweb entwerfen, so scharfs die Augen und die Spinnen ersehen und machen mögen. **H. I.** 97.

83.

Die Sonn hat einen Schein, der ist nicht greiflich, aber er brennt Häuser ab, macht Feuer, Kohlen, Asche: nun was ist imaginatio im Menschen anders, als ein Sonn, die in ihr globum wirket, d. i. wohin sie scheint. Wie die Sonn an selbigem Ort ihr Gewalt hat, also auch an selbigem Ort die imaginatio. Wie die Sonn leiblich Werk thut, also thuts auch imaginatio. — Darum soll sich keiner entsetzen, daß aus der imaginatio leibliche Werk gehen, so doch auch in andern Dingen solch Sachen augenscheinlich erscheinen. Der ganze Himmel ist nichts als ein imaginatio, die wirkt im Menschen, macht Pest, Kaltwehe u. a. Er machts nicht durch leiblich Instrument, sondern dergestalt, wie die Sonn anzündt. Wiewohl die Sonn nur eins Gewalt hat, der Mond auch nur eins und also jeglicher Stern nur eins. Der Mensch aber ist Allstern, wie er gedenket so ist er, und dasselbig ist auch, wie ers gedenket. Denket er ein Feuer, es ist Feuer, denket er ein Krieg, es ist Krieg u. dgl., wie ers selbst austheilet. Nun ist gnug von den Instrumenten. Nun aber vom Boden der Dinge zu reden, deren sind zween: Der ein ist der Boden, dahin es gebildet wird mit vermeintem Fürnehmen (absichtlich), der ander, in ihm selbst nicht vermeint. Z. E. Es wär einer, der hätt sein Imagination dermassen gefertigt, daß er einen andern begehrte zu erstechen, und in der Imagination wird der erstochen, das ist ein Boden. Der ander ist so ein Frau schwanger wär (hievon unten mehr,) und hätt Imagination auf ein Ding mit Lust, dasselbig Ding wird am Kind vollbracht. — Die Lust muß dasselbige in Gedanken ziehen und alsdann imprimir Was hineinkommt (z. B. die Vorstellung eines Fisches in der Imagination einer schwangern Frau) das mag wieder heraus gethan werden durch die Gedanken, als ob es mit Händen gescheh (die psychische Einbildungskraft kann sich in die physische Plasticität reflectiren.) —

Warum wird ein gemeiner Fluch gemeiniglich wahr? Er geht von Herzen. Und in dem „von Herzen geh'n" liegt und gebiert sich der **Sam, der schwanger** macht. (Wer da imaginirt, ist schwanger.) Also auch Vater und Mutter Fluch gehen vom Herzen über ihr Kind. Was sie aber fluchen, das imaginiren sie und wird schwanger und aus der Imagination entspringt die That. **II. II. 275.**

84.

Nun weiter wird von der Imagination gesprochen, so Frauen in solchen Stunden einbilden einen gelehrten, weisen Mann, **Platonem**, **Aristotelem**, oder einen Kriegsmann, **Iulium**, oder **Barbarossam**, oder ein köstlichen Künstler, als den Hofhammer auf der Orgel, den Dürer von Nürnberg in der Malerei: so würden sie (sagt man) solche Kinder gebären, die ihnen würden gleich werden. Der aber dieß aufgebracht hat, der ist mit dem Narren groß besessen gewesen: denn Ursach, es muß nicht allein die Lust da sein und die Begierd, sondern auch Erkenntniß dieser Künsten und Weisheiten, zu gleicherweis, wie die Erkenntniß da ist, wenn sie ein Fisch sehen, oder ein Erdbeer und dgl. So sie solches Wissen trügen, und die Imagination dermassen eindrücket, so wird es nicht widerredt: es gehört aber viel dazu, wie bisher nicht geschehen ist. **II. I. 99.**

In der Gestalt angeborne Zeichen berauben das Kind nicht der Seel, entsetzen allein den Leib. Und so aus Neid, Haß ꝛc. einer also geletzt wird, ist es auch nicht besser, als häts die eigen Hand gethan; denn es ist alles einig, d. i. der einig Mensch ist es, es sei der unsichtbar oder sichtbar. — Darum wir in den Dingen Gebot haben, den Dingen nicht nachzustellen, denselbigen, so sie uns anfechten, mit andern Dingen, Trinken, Essen ꝛc. zu entkommen; Darum auch viel zu betrachten ist, daß, zu vermeiden solche Ding, viel nachzulassen ist, damit die Zeit in müssig gehenden Leuten, auch in Melancholischen, verzehrt wird ohn Speculiren, jedoch aber dem Gebot Gottes nicht zuwider. — Wir sollen arbeiten und wirken, nicht der Speculation obliegen. Die Schrift befiehlt uns nichts zu speculiren, phantasiren, imaginiren, darum wirs auch nicht thun sollen; denn aus dem entspringt Abgötterei und andre Uebel. — Auch ein jegliche Philosophei soll nicht in solchem Geist geführt werden, der viel der Gelehrten ab von dem Weg gebracht hat. **H. II.** 277.

85.

Der Glaube (nicht der Glaub an Christum, der selig macht, sondern allein der angeborne Glaube) ist, was wir über die irdisch Natur handeln, quae spiritus instar per nos operatur (**B.**) und wir sind nicht weniger (infirmiones) als ein Geist, (denn auf diesem Glauben beruht die Macht der Geisterwelt über uns.) Es vermag ein jeglichs Ding, das in der Natur wächst, auch die Stärke des Glaubens zu bringen. Also vermag der Glaub auch Krankheiten zu machen (und zu heilen). Der Glaub vermag, was der Leib vermag. Aus der Büchsen den nächsten zu erschiessen, das vermag der Glaub besser, denn der Leib. Und laß dir das ein Exempel sein: Du bist sichtbar und leiblich; nun ist noch einer, der du auch bist, der nicht sichtbar ist; was dein Leib thut, das thut der ander auch, du sichtbar, der ander unsichtbar. Also wiß vom Glauben, daß in dergestalt die Bilder ihren Ursprung genommen haben, also daß der Mensch ein wächsisch Bild gemacht hat im Namen seines Feinds und dasselbig an seinem Leib geletzt. Also hat der unsichtbare also unsichtbar seinen rechten Feind geletzt. Daß Gott aber ein solches verhängt (zugelassen) hat, ist ein Zeichen, daß wirs vermögen, und ein Ansehen, wer wir sind. Nicht aber, daß wirs thun sollen; der es thut, der versuchet Gott, wird es aber verhängt, wehe seiner Seel. In solcher Art practiciren die Zauberer Bilder, mahlen ein Bild an die Wand, schlagen ein Nagel durch, das thut auch derselbig ihr Geist aus Kraft des Glaubens, der die Berg versetzt und schlägt einen unsichtbaren Nagel dadurch, allein es wend es denn Gott. — Gott gibt Kraft und Macht, so fern aber, daß niemand es gebrauch. Wir haben Macht einander zu erstechen und viel Uebels einander zuzufügen, wir sollens aber nicht thun. — Weiter gibt der Glaube auch Begehren den Menschen, wie etliche sind, die da glauben sie sehen die Heiligen und sehen wunderbarliche Ding. Denselben erscheinet auch ein solches, also daß der Glaub ihnen eine solche Bildniß fürstellt im Schlaf oder auch wachend. Aus solchen Traumgesichten sind die Traumdeuter entstanden, (von Traum und Schlaf s. u.), denn was ist der Traum an ihm selbst, denn allein die fliegend Art des Glaubens? Und was sie glauben, das kommt ihnen für und sehn gleich dieselben Heiligen, die sie denn meinen, sie seiens. Wie die hölzernen Götzen Heilige sind, dieselbige machet der Leib, diese macht dein Glaube. Also treibt auch der Glauben durch solche Bildniß dergleichen, die Wünschelruthe in den Händen, löscht auch die Kerzen ab, treibt den Schlüssel um, treibt die Scheer und das Sieb um. Und wie dieselbigen Künst erfunden werden, heut gut, morgen bös, ein Ja, zehen Nein, einmal wahr, zehnmal erlogen; also sind auch die Träum und dieselbigen Gesichte wahr und erlogen durcheinander. Denn ihnen ist mit ihrem Glauben gleich als einem, der ein Alchymist ist, derselbig weiß nichts und suchet für und für, geräth ihm eins, so fehlen ihm zwanzig. Wenn einmal ein Wahrheit kommt, so geschieht es nimmer. Also geschicht auch mit den Dingen im Glauben. Glaubst du, was dir nicht wissend ist, so weiß auch dein Glaub nicht, denn dein Glaub ist, wie du bist. Wiewohl das ist, daß wir im Glauben den Geistern gleich sind und alle Ding uns wissend, aber nicht alle Dinge noth sind, dem Leib zu offenbaren. Darum so wir leichtfertig glauben, leichtfertig scheußt es uns. Kann die Arznei, so zur Gesundheit dienet, auch zum Tod gebraucht werden, so wisset auch hiebei, daß ihr den Glauben in seinen Werken auch also verstehen sollt. H. I. 88 — 91 u. 95.

86.

An ihm selbst weiß der Mensch nichts Zukünftiges. Was geht die Zukunft des morgens Tages den heutigen Tag an, dieweil ein jeglicher Tag sich selbst treibt und gnug ist, daß er sein selbst Acht habe. Gott unser himmlischer Vater wird die Sorg auf ihm selbst tragen, allein, daß wir bitten. Wir sollen am Ersten das Reich Gottes suchen, alsdann werden uns die andern Ding alle gegeben werden. So wir das thun, was dürfen wir dann sorgen auf Weissagung, was zukünftig sei. Nun aber sind viel Weissagungen eingewurzt, all dem Leib zu Nutz und zu Lust und der Seel weder zu Nutz noch zu Heil. Wiewohl etlich des Leibs halben anzusehen sind, von wegen der Krankheiten des Leibs, dieweil die Krankheiten des Arztes bedürfen, das hat nun Grund; aber Weissagen hat nicht Grund, ausser was da sind die Propheten, die aus dem Mund Gottes geredt han, dies ist ein Geschäft Gottes gewesen.

87.

Der Künsten der Verkündigung zukünftiger Dingen sind fünf Geschlecht.

Die ersten haben kein Kunst sondern allein aus göttlichem Mund sagen sie dieselbig Zukunft, inmassen dem Befehl, so ihnen aus göttlichem Munde gegeben ist. Das ist die höchst Prophecei und gründlich, ohn allen Betrug.

Die ander Weissagung ist aus der Natur d. i. daß die Natur so sie übel enden will, sich selbst im Anfang fürzeigt, — da allein die Natur ihr eigen Practik anzeigt, und nichts auf den Menschen, als durch astronomiam, medicinam, philosophiam, chiromantiam, physionomiam u. dgl. (S. u.)

Die dritte ist divinatio. Dieselbig kommt aus dem Menschen selbst, daß er in seinem eignen Licht mag denken, in was End ein Ding am letzten gehen wird: als durch Träume, Erscheinung, durch ein fällend Urtheil. Als ein Arzt, kann das Wasser sehen und sieht einen schwarzen Harn, vermeint also, schwarz Harn sei zum Tod: sagt auf solches, was der Krank über drei Tag isset, das will ich zahlen. Nun mag sich begeben, daß der schwarz sein lang Leben ist, und stirbt nicht, so stehet der mit seiner Weissagung in der Luft; so er nun stirbt über drei Jahr, so spricht der Arzt: ich habs längst diviniret, er würd also müssen sterben, mich wundert, daß es sich so lang verzogen hat.

Zum vierten ist eine Weissagung der Geister, heißt sortilegium. Dieselbig mag der Mensch inne werden aus den Geistern, nachdem er mit ihnen ein Bündniß hat und sie ihm das wahrhaftig gönnen wollen. — Deren Künsten sind vier: geomantia, hydromantia, pyromantia, necromantia. Ihre inventores sind mit Geistern besessen gewesen und haben die Kunst also aus derselbigen Besitzung erfunden und erdacht. Geomantia ist die Kunst der Puncten. Ihr Grund ist, daß die Geister die Hand führen und machen Puncten, so viel, daß es ein judicium wird über das Ding, das fürgenommen wird. — Am Handführen liegt aller Grund, wiewohl dazu viel superstitiones von Menschen gesetzt sind.

Damit die pyromantia für sich geh, haben die Geist den astronomis eingeblasen: hab Acht, wann die Conjunction des und des Sterns also wird, so sag: das ist zukünftig; nicht daß die Natur das werde thun, darum aber: ich wills thun, ich hab das im Sinn. Also auch mit der Conjunction, den Aspecten &c. will ich überall sein und die Ding verfertigen; so weiß niemand, daß ichs bin und alle Welt wird das den Sternen zulegen, den Elementen und also wird man auf die Sternen mehr halten und mehr Achtung auf sie haben, denn auf Gott. Das ist des Teufels Anstiften.

Im Element Wasser ist auch ein astrum, darinnen pyromantische Geist sind, das nimmt sich also: Nimm ein Schaff mit Wasser und setz nieder. Nun so bald du das niedersetzest, so hab Acht auf die Wellen, die darin sind, wohin sie fallen u. dgl. auf sein Zittern, auf das Stillstehen, auf die Blasen und Bullen. Nun auf die Figuren sind Regeln gemacht: steht ein Figur also, so ist es also. Nun ist es ein guter Handel, der Geist wirft Bullen auf, läßt Zittern u. s. w. nachdem die Nothdurft der Zeichen erfordert, damit die Figur komm, die davon sagt, auf was die Frag geschehen ist. — Aber der Geister ist einer mehr verlogen denn der ander und haben ihr Freud daran, den Menschen zu vexiren, daß sie einander neidisch, untreu werden &c. So sie es recht besichtigten, und dem Grund ihrer Künste nachgingen, so wär alles Lappenwerk und böser Geister Arbeit. Darum ist auf die Kunst nichts zu bauen noch zu halten.

Ueber die drei ist necromantia entstanden d. i. die Luftkunst, Schattenkunst. In der Luft finden sie nichts als Schatten und an den Schatten werden die Ding erkennt; also auch wann man in der Luft sieht Leut schweben, Harnisch klingen u. dgl.; etwan in den Wassern sieht man seltsame Schatten, in den Krystallen, Brillen, in Spiegeln, auf dem Daumennagel. —

So wir sehen, was das ist, so ists eitel Lappenwerk, ohn Nutz und Frucht, Verderbung an Leib und Seel, an Gesundheit, Lob, an Ehren nichts als Verführungen und Betrug und Künst, die auf Betrug gegründet sind.

Zum fünften ist eine Weissagung, die heißt **augurium**; dieselbig nimmt sich aus den Thieren und Creaturen, also daß man an den Creaturen erkennt, was den Menschen will zustehen. — Es sind zwei **auguria**; ein natürliche und ein Geistweissagung. Die natürliche ist gewiß wahr und fehlet nicht, die Geister aber, wie sie denn sind, lügen. Der **auguria** der Natur sind mancherlei:. Ein Pfau, der schreiet zu ungebührlichen Zeiten, deutet ein Sterben an in seinem Gehäusse und ein Tod. Denn wie Gott Kraft den Geiern geben hat, daß er ein Aas sieht jenseit des Meeres und schreiet darauf, so hat er den Pfauen ein Art geben, ein Aas, das zukünftig wird, an dem Ort, wo er ist, zu schmecken. — Denn in den fünf Sinnen übertreffen die Thiere den Menschen weit, als die Eul, sieht bei Nacht weiter, als alle andere Vögel bei Tag, der Geier riecht über alle hinaus, die Scheermaus (**talpa B.**) hört über alle; so greift der Aff den Puls an allen Adern besser, denn der Mensch, und wo er greift den Tod oder eine faule Krankheit, da pfützt er in die Nasen. — Andre **auguria** sind z. B. so überflüssig Fisch gefunden werden: eines großen zukünftigen Sterbens, denn Ursach also: ein jegliches Landsterben geht mit fruchtbaren Jahren an u. s. w. Solch Ding sind nicht unnatürlich. — Nun aber auf solches sind die Geister dieses Wissens voll (**B.**) und machen auch in die fünf Sinne dergleichen Weissagung als obs von Natur komme. — Alle dergleichen Ding suchen die Geister zu verkehren, daß es nicht ohne Falsch hinging. **H. II. 192—199.**

88.

Nun (insbesondere) von denen, so in natürlichen Dingen weissagen, sie zeigen nicht aus ihnen selbst sondern aus der Natur; die Natur zeigt selbst an. Also sehen wir den Sommer bei den Bäumen, bei ihrer Blühe. — Da ist ein groß Erfahrenheit in den natürlichen Dingen, welche mit langer Zeit ein Kunst gegeben hat; denn so wir kein Schnee nicht gesehen hätten, wie wollen wir wissen, ob er schwarz oder grün wäre? Darum muß die scientia von den Augen wachsen.

Dergleichen Weissagung sind auch in der Arznei, die mit der Erfahrenheit da sind. Als man spricht: der Mensch wird wassersüchtig: nun muß man am ersten wissen, was Wassersucht sei, darnach wie sie komm. Denn ein jegliche Krankheit ist die Frucht des Todes, das versteht also: Wie ein Baum im Winter steht dürr, und entlaubt, so aber der Frühling kommt, so scheußt er sein Proßlen (Sprossen), demnach die Blätter, demnach die Blüh, demnach bringt er Frucht herfür; also ist auch ein jegliche Krankheit. Am ersten steht die Krankheit dürr, wie ein Baum im Winter und wird kein Krankheit gefunden im Menschen, nun aber, so der Tod herfürbrechen will, so gibt er anfänglich Zeichen: das ist, er scheußt Proßlen herfür; demnach ander Zeichen, das ist das Laub; darnach ander Zeichen: die Blüst; und also für und für, bis zum End und rechten Frucht kommt, die nach den Zeichen folgt. Also weiß der Arzt sein Krankheiten all einander nach durch die Zeichen, so er aus Erfahrenheit hat. Aus den Zeichen mag er wohl sagen, der Mensch wird in die Gelbsucht fallen ꝛc. Also auch weiter mag er sagen, der Mensch wird gesund werden. — Die Ding sind alle natürlich und aus der Natur zu nehmen. Was die Natur an dem Ort den Arzt unterricht, das soll der Arzt wissen. Es stünd dem Arzt übel an, daß er der natürlichen Weissagung nicht unterricht wäre. H. II. 201.

Einer der da will in der Arznei ein Erfahrener sein und erkennen das, so ihm zusteht, derselbig soll die Kunst, so die Natur auswendig in Zeichen fürlegt, auch erkennen, was sie inwendig bedeuten. Denn alles, was inwendig ist, das trägt desselbigen Wesens auswendig ein Figur, durch welche Figur das inwendig genugsam mag verstanden werden. —

Es ist kein Geschöpf, das die Natur nicht zeichne gleich mit dem Zeichen, das in ihm ist. Im Menschen ist nichts Natürlichs, das da beträfe natürliche Tugend, das nicht an ihm äusserlich gezeichnet sei, entweder an seiner Natur oder in seiner Proportionirung oder in seinen Geberden oder an seiner Zungen, Augen, Ohren ꝛc. deren noch viel mehr ist, die das menschlich

Gemüth öffnen. Nicht allein daß solches im Menschen sei, wiewohl im Menschen am meisten Affectus sind, sondern auch in einen jeglichen Gewächs, zeigt sich an seiner Form, was es für Tugend an ihm hat. **H. III.** 84.

89.

Dreierlei sind der **signatores**, der Mensch, der **archeus** und die **astra**. Die Zeichen, so der Mensch bezeichnet, bringen mit sich vollkommene Erkenntniß und Urtheil heimlicher verborgener Dinge, offenbaren alle heimliche Kräft der Dinge.

Die Zeichen der **astra** zeigen an die übernatürlichen Kräft der Dinge 2c. Der **archeus** gibt die Physionomei der Mineralien und Gebirgsarten. Wie der Mensch selbst **signator** sei, fürzulegen, so bezeichnet die Obrigkeit ihre Diener mit Wappen und Farben; ein Handwerksmann bezeichnet seine Arbeit mit seinem besonderen Mark — der Kriegsmann trägt eine farbige Binde zu einem Feldzeichen; eine jede Münz hat ihr besondern Prob und Zeichen u. s. w. — Auch der Henker bezeichnet seine Kinder mit lästerlichen Zeichen, als ihr sehet, daß z. B. Verlierung der Hand Diebstahl bedeutet, Verstümmelung der Finger einen falschen Spieler, ein Kreuz in die Fußsohlen gebrannt, einen Mamelucken, der Christum seinen Heiland verläugnet. Also werden auch viele Menschen geboren, die ihre monstruosische Zeichen mit auf die Welt bringen, monstruosische Zeichen heimlicher böser Ascendenten. Darum das Sprichwort sagt: je krümmer, je dümmer; lahme Glieder, lahme Händel; denn es sind Zeichen der Laster die selten Gutes bedeuten.

Vielmal haben aber solche Zeichen ihren Ursprung in den **astris** des menschlichen Gemüths, die für und für alle Augenblick mit der Phantasei, Aestimation und Imagination auf und absteigen. So werden aus Furcht und Schrecken der schwangern Frauen viel mit monstruosischen Zeichen geboren.

Ausser dem, daß uns das untere Gestirn **microcosmi** signirt vor der Generation und seinen Ursprung von Vater und Mutter hat, signirt auch das obere Gestirn des Himmels, (wiewohl der weise Mann dies Gestirn zu beherrschen vermag und dieses vielmehr zu seinem Dienst geschaffen ist; nur der thierische Mensch mag vom Gestirn gemeistert werden; ein Weiser kann sich dessen entschlagen, aus dem Gefängniß eines bösen Ascendenten sich entledigen und einem guten unterwürfig machen.) Diese **signata** zeigen an die Natur und Eigenschaft eines Menschen. **H. I. 908—911.**

90.

Sobald der Geistmensch sich nach dem Gestirn richtet und verwilligt, und der Neid, Zorn ꝛc. gibt ein **corpus**; sobald er sich, wie ein Krankheit eingeleibt hat, so bleibt derselbig Mensch für und für neidisch. Also auch, so sich der Gütige geleibt hat, so bleibt derselbig für und für gütig. — Der Neid, Haß, Zorn, Tück, Untreu, Lügen, Geiz sind Ding, die der halbe Mensch macht; so nun die Phantasei im Menschen also stark ist, daß sie mit solchen Tugenden (Eigenschaften als Thätigkeiten des dem Gestirn analogen Geistes) Guts und Böses phantasiren, so gibt die Phantasei der starken Imagination einen Willen, derselbig Willen gibt ein **corpus**. — Ein jeglich **corpus** also geboren läßt von ihm nicht, sobald der **homo** den Willen verwilligt seinen Planeten ꝛc. die dann den halben Menschen machen. **H. I. 380** und **381.**

91.

Nun ist nichts von den verborgenen Dingen in der Natur, in allen Eigenschaften, das nicht sein eigen **corpus** habe. Der Mensch, der gern stiehlt, hat sein eigen **corpus** geschieden von dem, der nicht gern stiehlt, als weiß und schwarz. So oft ein **mysterium**, ein **arcanum**, so oft ein sonder **corpus** und im **corpus** sein Wahrzeichen. Nun gibt das **corpus** die Anzeigen der Arcanen und Mysterien, so in ihm liegen: denn wie das Holz sich selbst fürlegt und anzeigt, daß es ins Feuer gehört, also zeigt an ein jeglich Form und **corpus**, dahin es gehört. **H. I. 568.**

92.

Die Physionomei ist also: Ich setz, ich hätt ein Erzstück in der Hand, so ist dasselbe mannigfaltig mit viel Zeichen zu erkennen, nämlich es sind Zeichen an ihm, die auf das dienen, andere auf das und nicht daß allein ein Zeichen da sei, daran man das Erz erkennen möge und also wie mans ansieht, so hat es viel Bescheid auf ihm. Also ist die Physionomie auch, da sind die Augen, die Nasen, der Mund, die Backen, Stirn dgl. Nun man sieht das Angesicht an: eins ist gut, das ander ist bös, eins ist Mittel, eins hanget zu dem, das ander zu dem und also sind der Dinge viel. — (Aber) wie das Erz wohl mag Silber geben, wiewohl es bös Anzeigung hat; es mag wohl nichts geben, wiewohl es gut Anzeigung hat, also ist das Angesicht ein vermischte Weissagung all der Eigenschaft, so im Menschen ist, sei sie, wie sie woll. Am Erz, da findet man den Hüttenrauch, die Schlacken, die Art aller, so mans ins Feuer bringt, und das Silber, das Gold 2c. was da ist. Dermassen auch so man ein Menschen weissagen will aus der Physionomei, so muß man alles zusammennehmen, was da ist und in den Nöthen da wird es probirt und gefunden, was er ist. Denn in den Nöthen erzeigen sich die Ding alle. Als man spricht: der ist ein aufrecht Mann, ein beständig Mann und ein treu Mann, er theilt mit, was er hat: nur dabei zeigt die Physionomei an, daß er auch lüg, leicht und unbeständig, untreu 2c. sei, aber er hats verborgen. So es nun ins Feuer kommt, daß dein Perlein heraus soll, die Silberprob soll auf die Wag gelegt werden, d. i. du kommst zu ihm, bittest ihn um ein Summ Gelds zu leihen, auf sein Treu, so du bei ihm merkst, so bringt herfür, was mehr in ihm ist, als Treu. Item du meinst, er sei beständig, nimm ihn zu dir in der Noth, schau, wie er das Feuer bestehen werd, gleich wie ein Hüttenrauch im Feuer weg fleucht vom Erz, also fleucht auch die Treu hinweg. H. II. 202 und 203.

93.

Damit wir aber auf die Practik unsers Fürnehmens kommen, so ist zu merken, daß die schwarzen Augen gemeiniglich gesunde Augen anzeigen, ein stets Gemüth, nicht wankelmüthig, nicht forchtsam, sondern beherzt, wahrhaftig und ehrenhaft. — Graue Augen zeigen gemeiniglich an einen falschen Menschen, unstät, wankelmüthig, blöde Augen aber gute Rathschläg, listig und tückisch mit seinen Thaten 2c. Schielicht oder ein falsch Gesicht, das auf beiden Seiten, oder unter sich und über sich miteinander sehen kann, zeiget gewißlich einen falschen, listigen Menschen an, der selbst nicht bald zu betrügen ist, mißtrauisch und ist ihm selbst nicht allemal zu trauen; fleucht harte und viele Arbeit, wo er kann; nährt sich gern mit Müssiggang, Spielerei, Wucherei, Hurerei, Rauberei dgl. — Kleine Augen, oder die tief im Haupt stehen, bös und blöd Gesicht anzeigt, in das Alter oft gar Erblindung: kühn, streitbar, unverzagt, tückisch und geschwind, kann viel leiden, sein Leben nimmt aber oft ein bös End. — Grosse Augen bedeuten einen geizigen, gefrässigen Menschen und besonders, wenn sie zu vorder im Haupt stehen rc. — Augen, die stets auf und zugehen, bedeuten ein blöd Gesicht, einen forchtsamen, sorgfaltigen Menschen. — Augen, die schnell hin und wieder schiessen, so er jemand' ansieht, bedeuten ein Buhlherz, Fürsichtigkeit, behende Rathschläg rc. — Augen, die stetig unter sich sehen, zeigen an einen schamhaftigen, züchtigen Menschen rc. — Rothe Augen zeigen einen kühnen, starken Menschen an rc. — Scheinende Augen, die sich nicht bald bewegen, zeigen einen Helden an, grosser Thaten, keck, feurig und der von seinen Feinden sehr geförcht wird rc. —

Grosse Ohren zeigen an ein guts Gehör, gute Gedächtniß, aufmerkig, sorgsam, gesund Hirn und Haupt rc. — Kleine niedergedruckte Ohren sind ein bös Zeichen, denn sie zeigen gemeiniglich an ein bösen tückischen, falschen, ungerechten Menschen, ein bös Gehör, böse Gedächtniß, unverzagt, gibt sich leichtlich' in Gefahr.

Ein lange Nasen, unter sich gebogen, ist ein gut Zeichen, bedeutet einen strengen, weisen, verborgnen, unbarmherzigen, doch gerechten Menschen rc. — Ein Kumpfnas (simus) bedeut ein bösen, falschen, unkeuschen, lügenhaftigen, wankelmüthigen Menschen rc. — Ein spitzige Nasen ist ein Zeichen eines listigen, gespöttigen Menschen. — Ein lange Nasen bedeut einen langsamen Menschen in allen seinen Werken, aber gemeiniglich guten Geruchs rc.

Backen, als wenn Gruben drin wären, bedeut einen vielgeschwätzigen, gespöttigen, haderischen Menschen.

Ein lang Kinn oder ein lang Angesicht bedeut einen gähzornigen Menschen, langsamer Arbeit. — Ein gespalten Kinn bedeut ein treuen, dienstbaren Menschen, verborgner und gespaltner Red, redt oft von diesem und vermeint ein andres, gähzornig; thut ihm Zorn, das ihn hernach übel gereuet, sinnreich, behender Listigkeit.

Ein grosser weiter Mund bedeut und zeigt an ein grossen Fresser, Ungeschicklichkeit, Thorheit, unverschämt und unverzagt rc., ein kleiner Mund das Widerspiel. — Lefzen, die aufgezogen, da die obere grösser sind, denn die untere, zeigen an einen zornigen streitbaren Menschen, eines mannlichen Gemüths aber gemeiniglich grober unverschämter Geberden rc. — Grosse untere Lefzen zeigen gemeiniglich einen Groben, Thörichten, Unverständigen an rc. —

Von des Menschen Haar, des Haupts und des Barts ist sonders nichts zu halten, dieweil das Haar auf viel und mancherlei Weis zu ziehen und pflanzen ist: gelb, roth, schwarz, weiß, grau, krauß zu machen, auch lind und hart, wie mans haben will. Doch zeiget ein Haar, das stark im Haupt steckt und nicht leichtlich mag ausgezogen werden, gute Gesundheit an des Haupts und ganzen Leibs.

Wo der Hals zu lang ist, über die Natur, zeigt einen gar sorgfältigen, fürsichtigen, aufmerkischen Menschen an. — Grosse breite Schultern und Rucken zeigt an ein starken Menschen, zu heben und zu tragen rc. — Großglieder in Armen: starker gewaltiger Streich, Schläg, Stöß, Würf rc. — Hart Händ, hart mit Arbeit zeigen einen arbeitsamen Menschen an; linde Händ aber das Widerspiel. — Ein kurzer Leib und lang Schenkel zeigt an ein guten Läufer, ist gemeiniglich mit Essen und Trinken leicht ersättigt, wird aber selten alt. — Grosse Adern, die gar sichtig sind im Menschen, unter dem halben Alter, zeigen an ein fast blutreichen Menschen, wird oft siech, aber gemeiniglich eines grossen Alters rc.

Nach Weis und Geberden ist der Mensch nicht wohl möglich zu erkennen, dieweil solche alle Augenblick mögen verändert werden und also den **signator** betrügen. Viel arglistige Menschen verändern ihr angeborne Weis und Geberden, so böse Untugenden anzeigen, wider ihr eigen Natur in andere bessere. Darum der **signator** nicht allemal sehen soll auf die Weis und Geber=

den, sondern viel mehr auf die andern Zeichen des Leibs, so fix bleiben und in keinen Weg mögen verändert werden. H. I. 912.

94.

(Die Chiromanti betreffend, sei es ein Irrthum, jeden Finger mit einem Planeten zu parallelisiren, den Daumen mit der Venus, den Zeigfinger mit Jupiter, den Mittelfinger mit Saturn, den Goldfinger mit der Sonne, den kleinen Finger mit Mercur, weil sonst Luna und Mars leer ausgingen, auch seien die durch Narben und Arbeit veränderten Linien nicht in Anschlag zu bringen; übrigens müsse man die Linien der Hand mit der Structur oder Anatomie von Naturwesen vergleichen, so könne man hieraus auf die Eigenschaften des Menschen schliessen, z. B. die Handlinien und der Feigenbaum stünden in einer Anatomie, so sei die Natur des Menschen der des Feigenbaumes gleich, er sei ein weicher, unbeständiger, lustiger Mensch u. s. w. H. I. 913 und II. 212.)

95.

Der natürliche Schlaf ist ein Ruhe des Leibs, denn er auch dem Leib sein verlorne Kraft wiederbringt. Wie der Mensch nach grosser und harter Arbeit müd und unkräftig wird, und nach solcher Arbeit auch Ruhe muß haben, also muß auch das Wachen den Schlaf und der Tag die Nacht haben und bei dem Tag soll das Wachen geschehen und die Arbeit, bei der Nacht das Schlafen und die Ruhe.

Der Tag ist der corporum, die Nacht der spirituum; bei Tag arbeiten die corpora, bei Nacht die spiritus; wann die corpora aufhören, so heben die spiritus an, und wann die spiritus aufhören, so heben die corpora an. Des Leibs Wachen ist dem spiritus ein Schlaf, des Geists Schlaf dem Leib ein Wachen. (Thätigkeit des spiritus humani sei der Traum, das Schlafwandeln rühre von ihm her, das Schlafreden sei ein Zeichen vom Verkehr dieses spiritus mit andern spiritibus humanis, den Geistern Abgeschiedener, durch sie geschehen dem Menschen im Traume Offenbarungen, doch thue das meiste dabei der Glaube, P. selbst habe oft es probirt, andern zu sagen, er besitze ein Geheimmittel, das im Schlafe zu Visionen erwecke und der

Glaube daran habe sie wirklich hervorgerufen.) H. II. 314—316 und 333.

96.

Vitae mors nihil aliud est, quam dissolutio quaedam ab immortali, quae ubi accidit tum demum moritur corpus. H. I. 839.

Der Tod des Menschen ist gewißlich nichts anders, als ein Ende des Tagwerks, ein Hinnehmung der Luft, ein Verschwindung des Balsams und ein Ablöschung des natürlichen Lichts und eine grosse Separation der drei Substanzen, Leib, Seel und Geist und ein Hingehung wiederum in seiner Mutter Leib. H. I. 891.

97.

Im Tode geht an die Scheidung des microcosmi. Denn im Todt des Menschen scheiden sich die zween Leib voneinander, der himmlisch und der irdisch, d. i. der sacramentalisch (der Leib der Auferstehung, mit der Taufgnade gegeben, im hl. Abendmahl ernährt) fährt über sich, wie der Adler, der ander fällt unter sich zu Boden, wie Blei. Der elementisch verweset, wird ein fauler cadaver, wird in die Erde vergraben und nicht mehr gesehen, der himmlisch und siderisch verwest nicht, wird nach dem Tod gesehen, gibt spectra, visiones. Ferner scheiden sich auch im Tod des Menschen die drei Substanzen voneinander nämlich, Leib, Seel und Geist, ein iedes von dem andern an sein Ort, in die archa, daraus es ursprünglich hergekommen: der Leib in die Erden, in die prima materia elementorum, die Seel zu der prima materia sacramentorum, der Geist wiederum zu der prima materia des luftigen chaos. H. I. 903. Vgl. II. 339.

VI.

Allgemeine Pathologie.

98.

Von dem Ursprung der Krankheiten in der Gemein sollt ihr also verstehen, daß das erst Herkommen in gutem Wissen erfahren ist, daß alle Geschöpf, die Gott in den vier Elementen geschaffen hat, inwendig des Firmaments begriffen, in die Zerbrüchlichkeit geordnet und begriffen sind, also daß keins ganz ist, sondern alles dermassen verordnet, daß es zerbrechen muß, und am letzten mit dem Tod umgeben, der alle Dinge verzehrt, also werden alle Ding erstlich in die Zerstörung geführt, nachfolgends in den Tod.

Dieweil nun also der Mensch in die Zerbrüchlichkeit geordnet ist, und sie in ihm eingeleibt und eingeboren, so muß er erwarten, wann die Zergänglichkeit an ihn fall, welche Zerbrechung, Zertheilung, Spaltung von den Aerzten ein Krankheit zu sein geheissen wird. Solche eingeborne Widerwärtigkeit des natürlichen Leibs ist die erst Mutter aller Krankheit, also eingeleibt durch die Schöpfung, daß sie nimmer zu wenden ist.

So viel mögen wir wissen, woraus ein solche Zerbrüchlichkeit aus dem Leib komme, daß nämlich durch die Anatomei der Mensch in so vielerlei Stück gesetzt ist, die nicht alle zu erzählen sind, dazu so vielerlei Impressiones aus dem Firmament, und so viel Anwehen von den Elementen, welche so sie alle zusammenkommen, einen Menschen machen; so nun nicht aus einem Stück allein der Mensch gemacht ist, so mag unter so vielerlei Art keine ganz beständig bleiben, sondern je eins bricht das ander; denn so vielerlei sind im Menschen Wesen, Complexion, Eigenschaft in der Form und in der Natur, daß keines sich mit dem andern vergleicht, sollen und müssen in einer Haut beschlossen bleiben, ein jegliches in seiner Quantität und Qualität, ein anders ist im Haupt, ein anders im Leib, ein anders in Gliedern, dies ist die Leber und hat ein solches Amt, ein anders ist die Lungen und hat ein anders Amt, das ist der Magen, das die Gall, das Ingeweid, das Blut, das Bein, das Mark, das Fleisch u. s. w. Und so viel ihr sind, keins ist dem andern gleich, das ohne Zerstörung nicht sein möge. Wer kann da ein Concordanz finden, daß da möcht geurtheilt werden, da ist ein Einigkeit?

Zu dem allen (dem innern Factor) erwachsen über das noch viel Feind, die solche Stück und Species vergiften, als wir ein angeborne Feindschaft haben von unsern Aeltern und unsre Nachfolgenden an uns. Z. E. Adam und Eva sind gesunder Art gewesen, Kain und Abel ungesunderer, und also je länger, je mehr, ursach: die Ungesunden haben ihr Ungesundheit in der Empfängniß der Kinder eingeleibt, also daß die Krankheiten der

Aeltern für und für zur Vergiftung des Samens geneigt haben, und solches Gift bis auf unsre Zeit sich solcher gestalt vermehrt, daß nichts mehr von den jetzigen Krankheiten den alten gleich ist und werden sich von unsrer Zeit bis zu den letzten noch viel mehr einreissen, also, daß die nachfolgenden Krankheiten, es sei denn, daß Gott milder, sonst werden sie unheilbar werden. Solch eingewurzte Vergiftung ist ein Ursach, daß die Pestilenz und andre himmlisch Defectiones so leichtlich den Menschen anzünden und bewegen, daß jetzt tausend inficirt werden, da vor zwei tausend Jahren nicht hundert wären angriffen worden, auch im dritten, vierten und fünften Jahr wiederkommt, was vormals im fünfzigsten nicht wär geschehen. Also mit allen Geschlechten der Krankheiten. — Also auch aus dem Gestirn werden uns viel Krankheiten zugestellt (so wie von andern äusseren Factoren, die unten folgen).

Dieweil also die Zerstörung vorhanden ist und geschieht leiblich, also daß man der Krankheiten operationes wohl mag sehen, als des Feuers Wirkung, soll weiter die Natur ersucht werden, wie sie den microcosmum zu erkennen geben. **H. III. 81.**

99.

Ein jegliche Krankheit ist ein ganzer Mensch und hat ein unsichtigen corpus und ist ein corpus microcosmi und ist auch microcosmus. Z. E. Icteritia entspringt im centro des Leibs, d. i. in der Galle. Nun thut sie kein Schaden, es sei denn Sach, daß aus ihr der ganze Mensch gewachsen sei, d. i. daß icteritia sei ein ganzer Mensch. Aus dem folgt nun der ganz corpus icteritiae, daß er liegt, soweit der ganz microcosmus ausgeht und ist; d. i. in Händen, Füssen, Augen, Ohren und in allem, das der ganze Leib inhalt. So also der ganze Leib voll ist, so ist er ausgewachsen, und hat alle seine Glieder, die ein Mensch haben soll, so liegt er an denselben Orten, Glied und Glied zusammen, in einer Proportion und Distanz. Daraus dann folgt, daß Hände Handkrankheiten machen, Füß machen Fußkrankheiten, Augen Augenkrankheiten, Magen Magen-, Därm Därm-Krankheiten u. s. w. — Also ist der microcosmus selbander in solcher Krankheit, hat zween corpora und ist ein Mensch, zu gleicher

Weis in einander verschlossen, als so einer Wasser in ein Aschen schütt, geschwillt nicht, nimmt nicht mehr Weite ein, denn so viel Wasser bedarf, und so viel Aschen; geben beide in der Conjunction eine Weite und nicht zwo. Also sollt ihr die Krankheit verstehen in ihrer Form. — Dabei berührt wohl der Mensch der Krankheit ein Glied mehr, denn das ander, also an dem Ort ist er besser erkennbar, denn am andern, aber so ist es allein alles ein Mensch und in allen Gliedern ein ganzer Mensch und führt in allen Gliedern den gleichen Tod ein. H. I. 585.

100.

Der Mensch liegt in allen Krankheiten, d. h. er ist geschickt alle Krankheiten zu empfahn. — Im Menschen ist alles was gut und bös ist, das ein ist offentlich, das ander nicht; das Uebermaas schlägt herfür und wenig oder selten stehet die Wag. (So) überwägen etwan die astra in ihm, daß der Mensch grimmig, zornig sei, etwan überwägen die milden, tugendlichen und die andern grimmigen liegen still. Der Mensch mag ohne Zorn nicht sein, ohne Milde nicht, er hat den milden Himmel gleichsowohl in ihm, wie den zornigen, wenn wohl der zornig übertrifft. Also nehmen sich die mancherlei Art im Menschen, daß einer jetzt also ist, jetzt also; jetzt mild, jetzt zornig, wer anders nach dem Himmel leben will, wie er in der Conception denselben empfangen hat. Dermassen ist es auch mit den Krankheiten, da überwiegt der ein Theil, die Gesundheit oder die Krankheit, die Art oder die Art, die ein oder die ander Krankheit, welches dann (eben) den Fürschlag gibt. Wie alle astralisch Art im Menschen ist, so sind auch aller Krankheiten Art in ihm, aber nicht offenbarlich, sondern allein wie die astra vorgewogen haben. Nun folgt also die Krankheit aus der ungleichen Wag, auch die Art, die denn überwogen hat. H. I. 612.

101.

Die Complexiones, als man sagt, der Mensch sei ein melancholicus, der ein sanguineus oder cholericus oder phlegmaticus soll der Arzt nicht für sich nehmen. — Dasselbig gibt das Leben. Was mit dem Leben gehet, das ist nicht fürzunehmen einen Arzt und seiner Theorik. — In keinem specie ist ein Complex; daß ich sag, das ist heiß, ist nicht sein Complex, sein Natur; hats aus seiner Natur, wie die Farben; dieß aber macht kein Krankheit noch Gesundheit. **H. I. 30.**

Quidquid in rerum natura produxerunt elementa, aut est frigidum, aut calidum; si frigidum, habet in se ingenitam quandam et individuam humiditatem. Ubi igitur humidum, ibi etiam est frigidum; sin calidum, est siccum. Nam siccitas soli caliditati inest, neque fieri potest, ut frigidum sit siccum et calidum humidum. Haec enim sunt conjunctiones elementales, id quod exemplo viri patet et mulieris. Vir in se habet (vorherrschend) calidum et siccum, mulier autem frigidum et humidum. **H. I. 953.**

Daß aber die Krankheit sei heiß oder trocken, nicht sage, daß sie solcher Complexion sei, denn das sind conditiones, nicht complexiones. Solche conditiones der Krankheit sind heiß oder kalt; aber dabei weder feucht noch trocken; sind feucht und trocken, und dabei weder heiß noch kalt. Sondern sie sind heiß und nichts mehr dazu; kalt, nichts mehr dazu u. s. w. In einem allein steht die Condition, nicht in zweien. Also sind die Krankheiten genaturt, das (also die Condition) soll auch in der Arznei betrachtet werden. Dieweil es aber zwei ist, (eine Complexion), so ist es dem Leben unterworfen, und nicht dem Arzt. Die Complexionen sind der Natur Kleider und zieren sie, dem Arzt nicht zu betrachten. **H. I. 30.**

So sollt ihr auch wissen, wie das die Alten gesagt haben, daß im Leib seien vier humores, die dann sollen Ursach sein der Schäden. Nun sollt ihr nicht gedenken, daß es also sei, denn Ursach ist eine: der Mensch ist gebildet nach der großen Welt, also daß er hat die vier Elemente wesentlich in ihm, nicht daß ein Element sei, was heiß und feucht sei u. s. w. sondern das ist ein Element, das die wesentliche Natur in ihm hat, als die Erden, die hat Kraft der Erden, nicht daß sie kalt und trocken sei allein, sondern auch heiß und trocken, heiß und feucht, kalt und feucht, denn das ist das Element Erden, was die Erden und Gewächs begreift; also auch ist das Element Wasser, was Wasser ist und aus ihm wächst und was zu Wasser verwandelt mag werden, also auch Luft, was Wind und Luft ist; und Feuer, was

Firmament ist des Himmels und in ihm begriffen wird, Heiß und Kaltes als Sonn und Mond, Trockens und Nasses, als Schnee und Regen. Solches sollen wir auch im Menschen erkennen, daß der Mensch dermassen auch in die vier Element gesetzt ist; also was sein Gemüth und Sinnlichkeit betrifft, ist das Element Feuer; was aus dem trocknen Leib wächst, ist die Erden; was aus dem liquor wächst, ist Wasser; was in der Leere wächst, da kein Substanz ist, das ist das Element Luft. Aus dem folgt, daß Grimmen im Bauch aus der Luft entspringet und den ihr heisset ein melancholicum sollet ihr heissen einen lunaticum, den ihr heisset cholericum, billiger martialem, den ihr heisset phlegmaticum, besser aquarium und also auch mit ihren Krankheiten sollt ihr wissen, daß im Leib kein humores sind, auch dabei merken, gebricht einem etwas in der Leber, so leg es der Leber zu, bricht einem im Kopf, so legs dem Kopf zu, bricht einem etwas am Milz, so leg es dem Milz zu, nicht der Melancholei, nicht dem Phlegma, nicht dem Blut, denn viel Krankheiten werden an den Enden, da deren keins zukommt. Die Krankheiten nehmen andern Ursprung, denn die erdichtete Phantasei von den humoribus lehret; es mag ein jeglicher Stern im Menschen ein Krankheit machen und wie aus der Erden Gras und Laub wächst, also wachsen auch im Menschen die Krankheiten. Es ist ein großer Irrthum, daß man spricht, die Krankheit ist aus der Melancholei und probirts durch das, daß die Krankheit und Melancholei ein Natur haben und ein Complexion, so doch dasselbig, das aus dem Element wächst (oft) des Elements Natur nicht hat; auch schlägt doch selten ein Kind in seines Vaters Complex, darum möglich ist, daß aus dem Element der Erden, so im Menschen begriffen, eine heisse Krankheit wachs, also auch aus dem Element Wasser ein widerwärtige Natur wachs. So, was im Menschen Zerrüttung der Vernunft macht, das kommt aus seinem eignen Firmament, nicht durch Hitz oder Kälte, Feuchte oder Trückne, sondern zu gleicher Weis, wie wann einer mit einem Stein unter einen Haufen Vögel würfe, so wischt ein jeglicher auf in seinem Zorn, das thut weder Kalts noch Warms, sondern der Stein thuts. Also auch ein Schwert, das verwundet nicht durch Kraft der Kälte oder Wärme, sondern aus Eigenschaft des Stahls. Also wird auch zerrüttet die Vernunft des Menschen nach Art derselbigen Stern, also auch nach dem Mond, darum darfst du nicht melancholiam purgiren, sondern allein dem Mond und den Sternen wehre, dieselbigen machen die Krankheit. **H. III. 69.**

102.

Du siehst, daß der Winter und Sommer abwechseln mit einander, und, wie jetzt eins dem andern nachfolgt: Kälte und Wärm. Solchs versieh dich auch im Leib; daß es aber Krankheit sei, das ist es nicht; sie vertreiben einander selbst. Denn der Mensch ist dem Sommer unterworfen, auch dem Winter, und so er im Winter eingesperrt würd in einem Cirkel Feuer, und empfinde des Winters nicht, dennoch verbringt der Winter sein Wirkung an ihm, was er mit ihm zu handeln hat, und ein jeglicher Monat, da hilft kein Versperren nicht: also auch der Sommer findt ihn. Warum will aber das der Arzt nicht erkennen und solche **cursus coelestes** für sich nehmen, als hab die Natur geirret, und will sie vertreiben, das nur zu Argem geht und nicht zu Gutem? Die Ding sind auch Krankheiten (krankhafte Zustände), wie denn der Winter dem Menschen widerwärtig ist, auch des Sommers Hitz; aber es sind fürwahr (**sensu proprio**) nicht Krankheiten. **H. I. 39.**

103.

Der Ursprüng, aus welchen ein jeglicher alle Krankheiten gewaltig ist zu gebären, so viel Krankheiten je und je gewesen sind und noch sind, und sein werden, sind fünferlei: fünf **entia**, bedeuten fünf Ursprüng. — Also reden wir, daß unser Leib fünf **entibus** unterworfen ist, und ein jeglich **ens** alle Krankheiten unter ihm hat und mit ihrer Gewalt über unsern Leib. Es sind fünferlei Wassersucht, fünferlei Gelbsucht, fünferlei Fieber, fünferlei Krebs, desgl. von andern. —

Das erst **ens**, dem wir unterworfen sind, ist **ens astrorum**, die Kraft des Gestirns, das unsers Leibs gewaltig ist, also daß unser Leib gewarten und nehmen muß, was das Gestirn in uns wirket. Die ander Gewalt, die uns in Krankheit bringet, ist **ens veneni**; so nun das Gestirn uns nicht kränket und gesund in uns ist, so mag uns ens veneni umbringen. Das dritt, das unsern Leib schwächet, ob schon die zwei ersten entia in uns gut sind, heißt ens naturale, d. i. so uns unser eigen Leib krank macht durch sein Verirrung und durch sein selbst Zerbrechen. Das viert ens sagt von den gewaltigen Geistern, die unsern Leib kränken, ens spirituale. Das fünft ens ist ens Dei. H. I. 3 und 4.

De ente astrorum.

104.

Die Gestirn, Planeten, Sternen und alles Firmament machen nichts am Leib, nichts an unsrer Farben, nichts an unsrer Schöne, nichts an unsern Geberden, nichts an unsern Tugenden und Eigenschaften. Der Meinung sollt ihr euch entschlahen; nicht darum, daß wir ein saturnisch Kind seien, sollten wir lange leben oder kurz, nichts; der Gang saturni bekümmert kein Menschen an seinem Leben, längert noch kürzet nicht; denn ob saturnus nie im Himmel wär oder im Firmament, doch würden solch Leut geboren; und ob schon kein Mond nie gemacht wär worden, doch würden Leut sein einer solchen Natur. Darum daß Mars grimmig ist, ist Nero nicht sein Kind gewesen; ob sie schon ein Natur gehabt haben, hats doch keiner vom andern genommen.

Das Firmament und die astra sind so geordnet, daß die Menschen und empfindlichen Geschöpf ohne sie nicht sein mögen, aber sie werden nicht durch sie. Z. E. ein Sam, der in ein Acker geworfen wird, der gibt sein Frucht von ihm selbst, denn er hat ens seminis in sich: aber so die Sonn nicht wäre, so wüchs er nicht. Denket nicht, daß die Sonn ihn mache, das Firmament oder dergleichen. Aber die Wärme der Sonne gibt ein solche Zeit. So ihr wollt ein Ding in seine Wirkung bringen, so muß es durch Digest geschehen. Digest wirkt durch nichts anders, denn durch die Zeit, das Ding das darin ist, hat sein Wirkung an ihm selbst. Also ein Kind mag ohne Digest nicht wachsen, es wächst im Digest d. i. in matrice und also bedarf das Kind keines Gestirns noch Planeten dazu. Sein Mutter ist sein Planet und Stern. Das Erdreich ist dem Samen kein Digest ohne die Sonn, aber die Mutter ist ein Digest ohne alle astra. Obschon die Sonn nimmer schien und mercurius zurückging, doch gerathen die Kinder, noch ist ihnen ihr Sam und Digest nicht entzogen. Denn die Gestirn haben gar kein Gewalt, den Menschen zu neigen nach ihnen, oder daß sie benöth wären, sie zu haben. Zween Zwilling, die einander gleich sehen, welcher hats vom andern, daß er dem andern gleich sieht? Keiner.

Was wollen wir uns dann jovische Kinder heissen und mondische, dieweil wir gegen einander sind, wie Zwilling? — Die Gestirn gewaltigen gar nichts in uns, sie einbilden nichts, sie eignen nichts, sie incliniren nichts: sie sind frei für sich selbst und wir frei für uns selbst. Aber wir mögen ohne das Gestirn nicht leben, denn Kälte und Wärme und das Digest der Dinge, die wir essen und gebrauchen, kommt von ihnen; allein der Mensch nicht. So viel nutzen sie uns, daß wir Kalt, Warm, Essen, Trinken, Luft haben müssen, weiter sind sie nicht in uns, noch wir in ihnen.

Es ist das ens astrale ein Ding, das wir nicht sehen, das uns und alles, das da lebet, und Empfindlichkeit hat, erhält beim Leben, das kommt aus dem Gestirn. Nun lebt das Leben aus dem Leib: nun muß der Leib etwas haben, daß er vom Leben nicht verzehrt werde, sondern im Wesen bleib, dasselbige ist das Ding, von welchen wir das ens erzählen, dies kommt aus dem Firmament. So die Luft nicht wär, so fielen alle Ding gen Boden und alles, das da Leben hat, ersticket und stürb. Aus demselbigen wird (aber auch) die Luft erhalten und so das nicht wäre, so zerging die Luft, so zerging (selbst) das Firmament; wir heißen das M. (meteoron).

Die astra haben ihr Natur und mannigfache Eigenschaft, wie denn auf Erden die Menschen. Dieselbigen astra haben ihr Veränderung in ihnen, je besser, je böser, je süsser, je saurer, je sandiger, je bittrer. So sie in ihrer Güte sind, so kommt nichts bös von ihnen; aber in der Böse entsteht ihr Bosheit. Sie umgeben die ganze Welt, wie die Schal ein Ei; durch die Schaal kommt die Luft und geht durch sie auf das centrum der Welt zu. Nun welche astra vergift sind, die beflecken die Luft mit ihrem Gift; wo das Gift hinkommt, an selbigem Ort werden die Krankheiten nach der Eigenschaft desselbigen Sterns. Denn es mag nicht die ganz Luft vergiften, allein ein Theil, nachdem sein Stärke ist. Also ist es auch mit der Güte der Astren. Das ens astrale ist also der Dunst von den Sternen vermischt im Luft. Denn daher kommt Wärme, Kälte, Feuchte, Trockne, u. dgl. Also incliniren die Gestirn nichts; allein sie vergiften durch ihren Dunst das M. durch welchen wir dann vergiftet werden. Also ändert ens astrale unsern Leib zum Guten oder Bösen. Welcher Mensch also genaturt ist aus seinem natürlichen Blut, demselbigen Dunst widerwärtig, der wird krank, der aber nicht wider das genaturt ist, dem schadts nichts. Es schadt auch dem nichts, der so viel edel und stark wider das gestärket ist, daß er das Gift überwindet, aus edler Natur seines Bluts oder der Arznei, die da widersteht den verfälschten Dünsten der Obern.

105.

Wir beschuldigen einen jeglichen Planeten und Stern, so derselbig in seiner Exaltation ist, daß er durchdringet das M. und dasselbig nach seiner Exaltation naturet. Also etliche zu fast (zu stark) salzen das M., etliche zu fast arseniciren, andere sulphuriren, andere mercuriren. Denn ihre exaltationes sind unsere Gift und Glück in unsern Korpern, der Gesundheit nach.

So das Leben, das im Leib liegt und in allen Gliedern also durch die astra in ihm vergift wird, so werden auch krank die inwendigen Glieder, die dasselbig empfahen. (Etliche entia astralia sind, die allein dem Geblüt schaden, als die realgarischen, etliche dem Haupt: die mercurialischen; etliche dem Gebein und Geädern: salia; etliche sind von der Natur, daß sie hydropisin machen und tumorem: opermenta; etliche febres: die bittern. Etliche gehen in Leibkrankheiten, das sind, die da treffen liquorem vitae; die andern machen Wunden, die treffen virtutem expulsivam, also Leib und Wundkrankheiten, solche die nicht aus dem Leib gehen und solche, die aus dem Leib gehen. H. I. 5—8.

106.

Darum daß der Mensch aus dem Himmel kommt, muß er leiden, was er leiden muß, und an sich ziehen dasselbig, was in ihm ist. Denn er hat denselbigen in ihm, darum geht auch die Führung aus demselbigen. Warum begehrt der Mensch zu essen, als weil er aus der Erden ist? warum zu trinken? Darum, daß er vom Wasser ist. Warum den Athem? Darum, daß er von der Luft ist. Warum Wärme? Darum, daß er vom Feuer ist. — (Aber) der Ursprung der Krankheiten ist, daß um das **centrum** die Krankheit sich generirt und ausserhalb des **centrums** wird kein Krankheit. Darum umsonst von der faulen Luft geredet wird und: thu die Stuben zu, geh an kein Nebel. Nur so die **constellation** in dir ist, sonst wird dir nichts schaden. In solchen Dingen muß der Grund nicht aus der Luft genommen werden äusserlich, als einer, der vom Sonnenschein redet und nicht von der Sonne mit. Die Sonn verletzt kein Mond, sie verletzt allein die Sonnen; der Mond kein Sonnen, allein den Mond. Aus demselbigen Ursprung verstehet die Geburten der Krankheiten, nicht vom äusserlichen Anwehen, — (sondern) der Himmel ist krank, der Mensch erbt das, denn sein Himmel (das Analoge im Mikrokosmus) folget dem Vater (dem Analogen im Makrokosmus) nach. **H. I. 215** und **216.**

De ente veneni.

107.

Unser Leib muß eine Erhaltung haben, das ist eine Führung, durch welche er erhalten werde und genährt und wo die nicht ist, an selbigem Ort ist kein Leben. Der, der uns den Leib geschaffen hat, hat die Nahrung gleich wie den Leib gemacht, wiewohl nicht als vollkommen. Der Leib ist uns ohn Gift gegeben und in ihm kein Gift; aber das, was wir dem Leib geben zu seiner Erhaltung, in demselbigen ist Gift. Also ist der Leib vollkommen geschaffen, aber das andere nicht. — Das ander Thier und Frucht ist uns ein Speis, darum ist es uns auch Gift; aber ihnen selber sind sie kein Gift, kein Speis, sie sind ihnen selber vollkommen, als wohl in der Creatur, als wir; aber in dem, daß sie unsere Speis sind, in selbigem sind sie uns Gift, und ist uns das Gift, das ihnen kein Gift ist.

Ein jeglichs Ding ist in ihm selbst vollkommen und ihm selbst auf sein Theil wohlbeschaffen; aber einem andern zu Nutz ist es gut und bös beschaffen: Ein Stier der da Gras isset, der isset ihm sein Gift und sein Gesund; denn im Gras ist Gift und Gesund, Nährung und Arznei; aber dem Gras an ihm selber ist es kein Gift. Der Mensch, was er isset und trinket, dasselbig ist ihm Gift und gesund; dasselbig, das er isset, ist aber sich selbst kein Gift.

Aber weiter hat Gott den Menschen oder den Creaturen auf sich selbst kein Alchymisten gesetzt, aber auf das Unvollkommene, gegen unserm Nutz zu rechnen, deß wir gebrauchen müssen, hat er uns ein Alchymisten gesetzt, damit daß wir das Gift, das wir unter dem Guten einnehmen, nicht als ein Gift verzehren, sondern dasselbig vom Guten scheiden.

So alle Ding in ihnen selbst vollkommen sind und durch den Schöpfer verordnet, daß je eins das ander muß erhalten, das Gras die Kuh, die Kuh den Menschen, und also die Vollkommenheit des Dings dem andern Ding, das dieses nimmt, Gift und gut ist, darauf hat der Schöpfer ein mehrere Schöpfung gethan, das mehr ist denn die Schöpfung: er hat dies also geschaffen, daß in dem Ding, das ein ander Ding gebrauchen muß, ein solche Tugend, Kraft und Kunst ist, daß sie von einander scheidt das Gift vom Guten, dem Leib ohn Schaden und der Nahrung. — So ist dem Straussen der Alchymist gegeben, (selbst) das Eisen zu scheiden, d. i. das stercus vom Nutriment, das keinem mehr möglich ist.

Dies ist der Alchymist, der scheidet das Gut vom Bösen; er wandlet das Gut in ein Tinctur, er tingirt den Leib zu seinem Leben; er ordnet der Natur das Subject in ihr, er tingirt sie, daß sie zu Blut und Fleisch wird. Dieser Alchymist wohnet im Magen, welcher sein Instrument ist, darin er kocht und arbeitet. So also die Speis im Magen ist, alsbald ist der Alchymist da, und scheidet das, das nicht zur Gesundheit des Leibs gehört, das wirft er an ein besonder Ort; das Gute auf sein Statt, da es hingehört. Also wird der Leib erhalten, daß ihm nichts vom Gift widerfährt, das er isset, sondern es also durch den Alchymisten von ihm geschieden wird ohn des Menschen Entgeltniß.

Also in einem jeglichen Ding, das der Mensch nimmt zu seiner Nothdurft, ist ein Gift, verborgen unter dem Guten; in einem jeglichen ist essentia und venenum; essentia, was den Menschen erhält, venenum, was ihm Krankheit zufügt. Der Leib muß die Nahrung haben und nehmen, wie er sie findet und muß den Alchymisten sie lassen scheiden; so der Alchymist (aber) preßhaftig ist, daß das Gift nicht mag nach vollkommener künstlicher Art vom Guten geschieden werden und wird also aus dem Gift und Guten eine verunreinigte **putrefactio** und **digestio**: dasselbig ist das, das uns anzeigt die Krankheit im Menschen. Denn alle Krankheit aus dem **ens veneni** kommt ihm aus der gefäulten Digest: denn sie soll in der Temperirung stehen, damit der Alchymist keinen partheiischen Punct merke. So aber die Digest zerbrochen steht, so ist der Alchymist nicht vollkommen in seinem Instrument. Alsdann folgt hernach **corruptio**, das ist darnach ein Mutter aller Krankheiten.

Die **corruptio** geschicht in zween Weg: **localiter** und **emunctoraliter**. So sie also in der Digest ist und der Alchymist muß unterliegen in der Scheidung aus Gebrechen der Digest, alsdann generirt sich an derselbigen Statt Fäule, welche ein Gift ist. Was aber **emunctoraliter** ist dasselbig ist ein Verirrung der Natur im Austreiben. Der Alchymist treibt ein jeglich Gift aus durch sein **emunctorium**: den weissen **sulphur** durch die Nasen, den Arsenik durch die Ohren 2c. ein jeglichs, nachdem als es seinem **emunctorio** befohlen wird. So derselbigen Giften eins gehindert wird, durch Schwäche der Natur, durch sich selbst u. dgl. alsdann ist das auch ein Mutter der Krankheiten, so ihr unterworfen sind.

Es sind viel Zufäll dem Leib, die die **instrumenta, reservacula** und **emunctoria** verderben, verunreinigen, zerbrechen, verstopfen. (Durch alle Elemente können sie so verändert werden, daß der Alchymist zu schwach ist, sein Werk an ihnen zu vollbringen.) Auch durch den Mund werden sie verderbt, aus der Luft, der Speis, dem Trinken. Die Luft, die wir an uns ziehen, ist nicht ohne Gift, dem wir gewaltig unterworfen sind. Unbequeme Speis und Trank concordirt sich nicht mit den Instrumenten des Leibs und bricht sie, daß da der Alchymist nicht in seiner Wirkung steht, und wird **digestio, putrefactio** oder **corruptio**. Und nachdem nun die Eigenschaft ist selbigen Dings, das der Mensch einnimmt, nach demselbigen eignet sich der Magen und das Andre im Leib; das ist darnach die Eigenschaft der Mutter der Krankheiten desselbigen Leibs. **H. I. 9—12.**

108.

Nun weiter merkt auch von der Corruption, ob gesprochen würde von der faulen Luft, vom faulen Wasser, wie daß aus solcher Corruption auch Krankheit entspringen mög. Es ist wahr, doch in der Gestalt. Nichts Ganzes zerbricht es empfahe denn **semen fractionis (B.).** Auf das folgt, daß der Samen corrumpirt, und gibt ein ander Geschlecht der Krankheiten und zerbricht den Leib, wie ein Schneewasser das Eisen. So nun der Samen genommen wird, so wird auch genommen die Corruption. Z. E. Aus dem Koth wachsen Käfer, Würmer 2c.; nicht daß sich der Koth in Würmer verwandle, sondern es gebiert sich (**latet B.**) im Koth ein Samen, aus welchem durch die vulkanisch Digestion die Würm im Koth wachsen. Also ist der Käfer ein Andres als der Roßkoth, sonst wär er, wie derselbige, so aber hat er eine besondere Geburt, aus der er wächst. — So nun im Samen aller Handel liegt, so soll der Arzt denselbigen lernen zu verstehen, so mag er wider den Samen sein Arznei verordnen. Und wie gemeldt ist, soll er wissen, daß zweierlei Samen sind der Krankheiten: als der Sam **Illiastrum** und der Sam **Cagastrum.** D. i. entweder er ist von Anfang ein Sam geschaffen, als: Apfel, Nuß oder Birn, so ist es ein **Illiastrum**; oder es ist aus der Corruption, so ist es **Cagastrum.** Also die Krankheiten **Illiastri** sind die Wassersucht, Gelbsucht, Podagra 2c. Die Krankheiten **Cagastri** sind **pleuresis**, Pestilenz, Fieber 2c. (Der Sinn dieser Stelle möchte wohl auf den Unterschied zwischen primären und secundären Krankheitsformen hinweisen, zumal da darauf die Krankheit mit einem Samen verglichen wird, der zu einem Baum wird. „Je weiter er vom Samen ist, je minder ein Sam." Und wie der Bauer die Axt an den Baum lege, so müsse man die Arznei wider den Baum erfahren. Es sei ein jedes Recept falsch und untüchtig, das nicht wider den Samen gestellt sei). **H. I. 280 u. 281.**

De ente naturali.

109.

Der Läuf im Leib sind vier: das Firmament, die Elementen, die Complexionen, die Humores. Aus diesen vieren entstehen alle Krankheiten. **II. I. 13.**

Nun ist die äussere Welt die Figur des Menschen; nicht des Leibs Figur, sondern des Menschen Figur. Was also in der Natur äusserlich geschieht, das ist ein Spiel, das also im Menschen geschieht, gleich wie ein Traum, der praeludia gibt, aber das Werk nicht. Darum wirket der Himmel mit solchem Wunder im Menschen; wie er aus der unsichtbaren Erden so viel colores herfürtreibt, die in der Erden unsichtbar sind: die sind also auch im Menschen (und geben Farbsuchten, Gelb= Roth= Schwarz= Grün= Weißsucht) dem Menschen unsichtbar im Menschen, der Erden aber sichtbar. Darum so ist der Mensch die verborgene Welt, daß die sichtbare Ding in ihm unsichtbar sind, und so sie sichtbar werden, sind es Krankheiten, nicht Gesundheit; denn er ist microcosmus, nicht mundus. **II. I. 523.**

110.

Der Leib hält in ihm aller Elemente generationes. — Der Leib producirt gleich so wohl die fructus und mineralia, als die andern Element microcosmi, Guts und Bös, Gesund und Ungesund. Siehe an, wie das Gold geboren wird, das ist nun ein Frucht seines Elements. Ein andres, siehe an den Smaragden, welcher auch ein Frucht seins Elements ist; das sind alles Frücht (mit der Bedeutung) der Gesundheit. Also auch solche Gesundheiten im Menschen sind und wachsen, dadurch einer älter wird, denn der ander, d. i. älter, denn der, dem es nicht wächst (das Vorherrschen des Entsprechenden disponirt zu längerem Leben.) Sag ich, der hat ein elixir zum langen Leben und wird alt werden, so wächst bei ihm ein solcher Smaragd und ist doch kein Stein, und doch ein Smaragd. Was nun in solchen Früchten abgeht, das soll vom äusserlichen erstattet werden. Also in allen Dingen und im Widerspiel auch: als in den Elementen wächst Arsenik und wächst im Leib auch; scheidet er sich (tritt das ihm mikrokosmisch Entsprechende mit der Tendenz zur Individualisirung hervor), so ist der Tod da. Sag ich der hat icteritiam, so ist sein crocus auripigmenti gewachsen. Ein jeglich Element bringt in ihm selbst Guts und Bös herfür, ihm selbst ohne Schaden; das ursachet die Ordnung der Anatomei der Elementen, denn sie ist unempfindlich. Also ist es auch im Leib, allein weiter (verschieden) in dem, soweit (daß er) empfindlich ist. Darum, so es zum Scheiden geht, aus der Zeit durch die Separation, welche die species sondert, kommen solche Nachtheile (B. d. i. im empfindlichen Leibe kann das Gift solcher Früchte nicht, wie in den Irden, latent bleiben, sondern sobald ihre Sonderung eintritt, bricht die Krankheit hervor.) Wie du siehest, daß aus einem Element ein Miner auf ein Tag herfürspringt, das vormals nicht gehöret ist an dem Ort, also verstehe auch den Ursprung der Krankheiten. Und zu gleicherweis, wie dieselbigen sich eröffnen, also eröffnen sich auch die nachfolgenden Krankheiten. Darum nimm den Ursprung aus demselbigen. Wann du ergründen magst, wann der Zwyter blühen will, so weißt du auch dieselbigen (entsprechenden) ulcera, wann sie entspringen und wie sie sich herfürzeigen, was aus der Scheidung geschieht, also erzeigen sich auch die Krankheiten. (Man kann die Zeit des Ausbruchs oder der Exacerbation einer Krankheit ermessen nach der Zeit, in der das entsprechende Naturwesen effloreseirt, denn die Krankheiten entstehen aus einer gleichen Sonderung, einem gleichen individualisirten Hervortreten, wie jene.) Denn wo die Scheidung nicht wär, so würden weder gut, noch bös Metalle an den Tag kommen; also auch im Leib, so die Scheidung nicht wär, weder Gesundheit noch Krankheit begegnete; es würde alles in der Temperatur stehen. — Die Erden ist das corpus mineralium, begibt sich daß in einer Region aluminosa fallen, in einer andern vitriolata, in der dritten salia, in der vierten nichts: also im Leib sind alle Menschen ein corpus der Krankheit und unter uns alle ist getheilt das ganze Geschlecht aller Mineralien. Also so viel Menschen sind, so viel der Austheilung. **II. III. 381.**

111.

Die vier complexiones kommen nicht aus dem Gestirn und den Elementen, aber wir wollen euch nachgeben, daß sie ein besonder Geschöpf sind in die corpora. Wir setzen euch die Auslegung aus den vier gustus (die im Leib, wie in der Erden, sind). Cholera nimmt ihren Anfang aus der Bittre; ein jedes Bittre ist heiß und trocken, trifft aber das Feuer nichts an. Die Säure ist melancholia; alles Saure ist kalt und trocken, aber Erden und melancholia hat weit zu einander. Phlegma gebiert sich aus der Süsse; was süß ist, ist kalt und feucht, vergleicht sich aber dem Wasser nicht; sanguis aus dem Salz und was salzisch ist, ist heiß und feucht. Also mögt ihr, wenn das Salz im Menschen übertrifft, sprechen aus dem ens complexionis, der Mensch ist sanguineus; übertrifft die Bittere, er ist cholericus; die Säure, ein melancholicus; die Süsse, ein phlegmaticus. Also sind die vier complexiones in ihm, wie in einem Garten, in dem da wächst Amarissa, Polypodium, Vitriolum und salniter; also mögen sie im Leib stehen, aber eine bricht für. — — Daß ihr sprechet, ein sanguineus sei fröhlich, ein melancholicus traurig, das ist nicht: die Ding sind proprietates spirituum, nicht proprietates naturae.

112.

Aber weiter vom humor. Derselbig ist liquor vitae, denn aus ihm gehet der Leib, ein ens für sich selbst, das Gut und Bös gebiert im Menschen. — (Aber) also sollt ihr nicht sprechen, daß ein Mensch, der der Rosen gleich ist, sei sanguineus; also sollt ihr sprechen, das ist ein guter solaris, denn Gold ist die adelige Farb auf Rosen. Das sagen wir aus der Ursachen, daß euch die Farben anzeigen den humorem, aus welchem ihr nehmen sollt, was Natur der humor sei.

(Demnach) werden auf das ens naturale alle Krankheiten getheilt in vier Geschlecht: Ein Geschlecht auf die sidera, das sind morbi chronici; das ander Geschlecht auf elementa, das sind morbi peracuti; das dritt auf die complexiones, das sind morbi naturales; das viert auf die humores, das sind morbi tingentes. H. I. 16. 17.

De ente spirituali.

113.

Das ens spirituale ist auch ein vollkommene Gewalt, den

Leib zu verwandeln in alle Krankheiten. Es kommt nicht aus dem christlichen Glauben, ist auch nicht wider den Glauben in dem wir hinfahren werden. In keinem Weg sollt ihr verstehen daß die Geister alle Teufel seien; unbesinnt ist die Red, der Teufel thuts. Zweierlei sind Subject der Krankheiten, in welchen alle Krankheiten vollbracht werden und eingedruckt. Das ein Subject ist materia, das ist der Leib, in denselben wohnen alle Krankheiten, wie die andere entia auf ihn einfallen. Das ander subjectum ist kein materia, ist der spiritus des Leibs, im Leib ungreiflich, unsichtig: der mag leiden von ihm selbst alle Krankheiten und tragen und haben, wie der Leib. Darum heißt es ens spirituale, aus Ursachen, daß der Leib nichts in dem hat. (Wiewohl) wann der spiritus leidet, so leidet der Leib, denn er erzeigt sich im Leib. — Derselbige Geist im Menschen ist wesentlich, empfindlich, sichtlich und greiflich andern Geistern und gegen einander zu rechnen sind sie einander verwand, wie ein Körper dem andern. Also: ich hab ein Geist, der ander hat auch einen; die Geist kennen einander, als ich und der ander; sie üben ihre Sprach miteinander, wie wir, aber ungenöthet unsrer Red und was sie wollen. Auf das ist es möglich, daß diese Geist Zorn tragen auf einander und einer den andern letz, gleich wie ein Mensch den andern; dieselbig Letzung ist im Geist, der Geist im Leib: nur leidt der Leib und ist krank, nicht materialisch, sondern aus dem Geist, darauf ein spiritualisch Arznei gehört. Ihr sind zwei, die einander hold werden, überaus trefflich: die Ursachen liegt nicht im Leib, kommt auch nicht aus ihm, kommt aus ihren Geistern, die sich zusammengesellen; dieselbigen zwei Geist mögen auch einander widerwärtig werden oder bleiben.

Die Geist werden von der Vernunft nicht geboren, allein vom Willen. Was lebt nach seinem Willen, das lebt im Geist, was aber lebt nach der Vernunft, das lebt wider den Geist. Denn die Vernunft gebiert kein Geist, allein die Seel wird von ihr geboren; die Seel lassen wir stehn, der Geist, von dem wir dies ens beschreiben, kommt vom Willen. (Daher) in Kindern kein Geist nicht ist, denn der vollkommene Will ist nicht in ihnen. Nachdem der Wille ist, also ist auch der Geist.

So durch unser Gedanken und durch unser Sinnen und Willen, die da zusammengeschehen, in uns ein vollkommener Will beschlossen wird, daß wir begehren einem andern zu Schaden zu sein: dieser beschlossener und verhängter Will ist ein Mutter, die gebiert den Geist. So ist die Meinung ein Mutter des Redens, wo die Meinung nicht ist, da ist kein Red noch Wort, so auch im Geist, wie das Wort entspringt, so entspringet der Geist.

So ich begehrend bin eines vollkommenen Willens zu schaden einem andern, nun dieser Will ist ein Geschöpf von mir im Geist, daß mein Geist demnach handelt nach meinem Gefallen, wider deß Geist, den ich meine und nicht wider sein Leib, sondern er schädigt seinen Geist, derselbig leidet und duldet im Leib und im Leib wirds empfunden. Hinwieder aber stehet ein freier Kampf zwischen den zweien Geistern, welcher überwindt, der trägts. — Also ists möglich, daß mein Geist ohne meines Leibes Hülf, durch mein Schwert einen andern erstech oder verwundet. Dann, einer, der ihm selbst nichts gutes gönnt und ihm selbst haß ist, ist möglich, daß das, so er ihm selbst flucht, ankommt; denn fluchen kommt aus Verhängniß des Geists. Lasset euch das kein Scherz sein. Ihr kennet die Kraft des Willens nicht den mindesten Theil. **II. I. 17—19.**

114.

Contra imaginationem, die mir von einem andern sollt begegnen, ist **pietas** die höchste Conservation. Es wär wider mich ein Feind, und der wär kein Zauberer, sondern allein sein Gemüth und **imaginationes** wär wider mich in solcher Gestalt, daß ich um mein Leben sollt kommen: so ist mir nun solches unwissend, was ihm in seinem Gemüth liegt wider mich. So setz ich mein Gemüth also zu ruhen in ein Widerspiel, daß ich mir gedenk, Rechnung von mir zu thun und niemanden kein Uebles zuzufügen. Also durch solche Mildigkeit mag nicht vollbracht werden der grosse Neid, der wider mich ausgeht.

Also (auch) ich hätt ein Aberglauben, wenn die Rappen (Raben) auf meinem Dach schreien, wär ein Zeichen, daß eins sterben sollt. Ein solche **superstitio** mag mich krank machen oder einen Kranken tödten. Für solche **superstitiones** ist ein Conservation, daß ich glaube, dasselbig Geschrei sei ein Anzeigen ihrer Natur und meiner Narrheit. Kein Ding bricht den Aberglauben, denn allein die Betrachtung, daß es Narrenwerk sei. **Consensus facit actum. H. I. 337** und **338.**

115.

Dieweil die Welt, der **parens hominis**, in ihr hat vier elementische Geister, der eine Theil wohnet im Wasser: **nymphae**, das ander Geschlecht wohnet im Feuer: **salamandrae**, das dritt in der Luft: **sylvestres**, das viert in der Erden: **gnomi**, und ein fünfter Theil, deren viel tausend gefunden werden sind der **animae macrocosmi, i. e. majoris mundi** eingeleibt; (so auch) sind fünferlei der Geister (im Menschen), welche alle ein jeder sein sonderliche Imagination, einer dem andern nicht ohne Nachtheil, Macht hat zu imaginiren, dadurch dem andern ein Krankheit und Nachtheil übernatürlich entspringet. Welcher fünf Geister Imagination dem Menschen, ein jeder insonderheit seinem Leib, zu verletzen Gewalt hat, ein jeder unter den fünfen auf eine besondere Art. Und dieweil diese fünf in einen einigen Leib sind eingeschlossen, muß der Leib, wenn ein Glied unter diesen die Ketten bricht, solches entgelten. — Die Ketten, dadurch solche fünf Geister gezwungen und gebunden werden, still zu halten in ihrer Imagination, ist die Vernunft des Menschen. **H. I. 348.**

De ente Dei.

116.

Ein jeglicher Christ, der da schreibt anders, denn das Evangelium inhalt, derselbig schreibt heidnisch. Darum wollen wir nun lassen vom Heidnischen Brauch, wiewohl wir das mögen unserm Glauben wohl ohne Schaden thun, denn der heidnische Brauch geht aus der Natur und ist aus ihr von Gott also prädestinirt, und wollen füraus nach christlichem Stile das **ens Dei** beschreiben. Alle Gesundheit und Krankheit kommt von Gott und nichts von Menschen; und ihr sollt die Krankheit der Menschen theilen in zwei Weg, in natürliche und in **flagellum**. Die natürlichen das ist das erst, ander, dritt, viert **ens**, das **flagellum** ist das fünfte.

Gott hat uns gesetzt die Straf, das Exempel, das Anzeigen in unsere Krankheiten, daß wir sehen sollen, daß all unser Sach nichts ist, und daß wir in keinem Ding ergründet sind und die Wahrheit wissen. — Und ist eine jegliche Krankheit ein Fegfeuer; kein Arzt kann gesund machen, es sei denn Sach, daß von Gott dies Fegfeuer aus sei. Der Arzt soll sein der, der da arbeite in die Prädestinirung des Fegfeuers, also daß alle Krankheiten geheilt werden sollen in der Stund der Zeit und nicht unsers Begehrens und Willens. — Unwissende Arzet sind Fegteufel, von Gott zugesandt über die Kranken; wissende aber sind die, so Gott verhängt die Stund der Gesundheit. — Wiewohl (die Krankheiten) kommen aus den fünf entibus, so ist das kein Grund wider den Willen Gottes zu streiten. Allein die Stund und Zeit muß betrachtet werden. — Der heidnische Arzt will, die Arznei woll, oder nicht, gleichsam, als sei er Gott. Der Glaubige, so er thut, was der Arznei zugehört, will sie nicht, stellt es der Stund anheim und der Zeit, so Gott das gefällig sein wird. — In keinem Weg sollt ihr euch unterstehen der Arznei, die Stund sei denn hie der Aerndt, daß Gott oder ihr schneiden werdet und sollt gar wohl fassen, wie die Arznei und die Kranken zusammenstehen. Der Arzt ist ein Knecht der Natur und Herr der Natur ist Gott.

Der Kranke, der zu der Arznei hofft, derselbig ist kein Christ; der aber das zu Gott setzt, derselbig ist ein Christ; lasset darnach sorgen Gott darum, wie er ihn gesund macht, wunderbarlich durch Heilige, durch eigne Kunst, durch Aerzt oder durch alte Weiber. Das sollt ihr Christen merken, daß Gott der erst Arzt sein soll, denn er ist der Höchst, und nicht der Mindest, der Mehrest und Gewaltigst, ohn den nichts geschieht. II. I. 20—22.

117.

Eine Ruthen, die den Menschen straft, ist der Himmel, nun straft er aber niemand, er werde dann geursachet dazu. Hätten die Menschen den Himmel nicht geursacht, er wäre nicht wässerig geworden, d. i. es wäre nicht diluvium geworden. Dieselbigen Ding nehmen alle Ursprung vom Menschen. Was also mit natürlichen Dingen gestraft wird, das leget dem Himmel zu, als unserm Vater limbo, der hat uns zu strafen. Denn Gott der uns erschaffen hat, hat uns unter dem Himmel gelassen und ihm die Gewalt nicht genommen, sondern daß er möge sich erzeigen im Wasser, im Feuer ꝛc. und seine Kinder strafen, die aus seinem limbo gemacht sind. Das sollen wir eingedenk sein, daß Gott uns aus des Vaters Ruth nicht entzogen hat, sondern gelassen. H. I. 378.

118.

Auch der Satan, so Gott einen versuchen will und bewähren, vermag solches, wie Hiob ist gewesen ein gesunder Mann, da ward er vom Satan geschlagen; die Schrift sagt euch, daß er uns nachgehe, wie ein brüllender Löw. So nun dem also ist, so begehrt er uns nicht nur zu verletzen in dem, das den innern Menschen antrifft, sondern ist auch dem Haus gehaß, drinnen er ist; denn der Versuchung sind mancherlei im innern und äussern Menschen, so wir augenscheinlich haben und deß genugsam Kundschaft aus der Geschrift haben. H. III. 94.

119.

(Ferner) liegen die Ursprüng aller Krankheiten in den drei Dingen, sulphur, sal und mercurius.

Wo sie sich zertrennen, zertheilen und sondern, das ein fault, das ander brennt, das dritt zeucht einen andern Weg: das sind die Anfäng der Krankheiten.

Alles aber, das Krankheiten macht, muß männisch sein, d. i. astralisch. Nun geht der sulphur nicht in sein Uebel für sich selbst, er sei dann astralisch d. i. daß ein Funken Feuer in ihn geworfen werd, alsdann so wird er männisch, empfangen von dem Funken. — Also in sale, dasselbe ist für sich selbst humor materialis und macht kein Krankheit, es sei denn sein astrum dabei, das ist resolutio, das machts männisch. Also auch der mercurius ist nicht männisch, allein ihn sublimir das astrum der Sonnen, sonst steigt er nicht auf.

Also sind alle Krankheiten in den dreien begriffen.

Alle Krankheiten haben ein sulphurisch corpus, ein mercurialischen liquorem und ihre congelationem vom Salz. — Eine jegliche Krankheit steht selb dritt in ihrer Composition.

Die Krankheiten entspringen, wie Lucifer im Himmel, aus ihrer eignen Hoffarth, die alle bella intestina macht. So sich der mercurius erhebt seines liquors, so er aufsteigt und bleibt nicht in seiner Staffeln das ist jetzt der Anfang der Discordanz. Also auch mit dem sulphure und sale, denn so das sal sich erhöht und besondert sich, was ist es, als allein ein fressend Ding? Wo sein Hoffarth liegt, da nagt sie und frißt sie, aus diesem Fressen entspringen ulcerationes ꝛc. So der sulphur geht in sein Hoffarth, so zerschmelzt er den Leib, wie der Schnee an der Sonnen. Und mercurius wird so hoch in seiner Subtilität, daß er zu hoch steigt und darnach den gähen Tod macht. Wie es geordnet ist in der Vernunft, daß sie soll in ihren Staffeln bleiben ohn Hoffarth, also auch ohn Hoffarth die Natur in ihrem Amt. Aber so vielerlei sind der Köpf und Sinn, daß sie mit Gewalt brechen die Staffeln. Nun es soll nichts Ewigs bleiben in den Creaturen: darum so müssen sie alle zertrennt werden durch ihr vielfaltige Gaben, Tugenden und Kräften, so sie haben. Also wie ein Reich das sich selbst zerbricht, also bricht sich auch die Gesundheit. — Also so die drei Substanzen sich scheiden in der Einigkeit, so sitzt der Tod als ein Nachbar da, und fällt ein mit seiner Geschicklichkeit ein Stund in die ander, von einem Tag zum andern, bis ein Theil den andern überwindt und je ein Substanz nach der andern überherrschet, und am letzten er sich gar eintreibt, dann ist niemand, der ihn vertreibt.

Der gemeine Proceß der drei Substanzen, so sie in ihr Hoffahrt, d. i. in ihr Exaltation steigen, geschieht in dem Weg.

Der Mercurius ist der liquor im Menschen und derselbig ist mannigfaltig, darum auch mannigfaltige Arten aus ihm gehen. In denselbigen allen sind drei Weg der Zerbrechung: distillatio, sublimatio, praecitatio. Das was denselbigen in die drei Ordnung treibt, — denn aus sich selbst thut ers nicht, er muß ein fremdes an sich nehmen, durch das er aufsteigt und sich äussert von den andern zweien — das ist ein Hitz, und durch ein Hitz steigt er auf. Die Hitz ist die Hitz virtutis digestivae; ist sie zu groß und überfüllt, so ist sie dem mercurio zu stark und hebt ihn auf, treibt ihn in drei Weg. Ein ander Hitz ist, die sich aus der Bewegniß des Leibs ergibt, welche nicht weniger ist; aber doch seltsamer (seltner) und nicht so gewiß, wie die erste. Ueber die Ding ist noch eine, die ist aus dem Gestirn. Also sind der fremden Hitz dreierlei, die den mercurius zum Aufsteigen bringen, aus welchem Aufsteigen Krankheiten entspringen.

In was Weg nun der mercurius sich anzündt, deren sind drei: in einen feuchten (distillatio), trocknen (sublimatio) oder niedergeschlagenen, der feucht oder trocken sein mag. Nun liegt er im ganzen Leib, in allen Gliedern; so oft ein Glied, so oft ein species mercurii. Auch sind viel Theil im Leib mit ihren Officien: das ist ein officium der Vernuuft, das des Gesichts, das des Gehörs. Aus dem folgt nun mancherlei Art seiner Krankheit: dem nimmt er die Vernunft, dem das Gehör, dem die Zungen. — Die Hitz faht also an: wo sie am mehrsten hinsteigt und anfüllt, da richt sie ihr Operation an, da feuert sie an, als wär dasselbige ein Ofen, darin mercurius läge. Ist die Hitz stark genug, so steigt der mercurius auf und noch weiter und letzt das, das er trifft. Kommt er auf die höchst essentiam, so wird er verstossen von seinem Stuhl, das ist dann des Leibs Krankheit und gegenwärtiger Tod. Vor der Zeit thut er das nicht, er hat ein Weil zu steigen, bis er an das höchst kommt und fällt zum niedersten.

Distillatio mercurii macht gähen Tod und sein species; praecipitatio macht podagram, chiragram, artheticam; sublimatio macht maniam, phrenesin.

[Die drei casus im mercurio stehen (also): Durch die Volatilität macht er maniam, mortificationes ligamentorum, der Arterien, Juncturen und tremores, casus. Durch sein Schärfe der Volatilität so zu viel in Geist geht, macht er maniam, phrenesin, amentiam, syncopin und ander vesaniam, die die Gemein heißt melancholiam, nicht daß solche Krankheit aus Viele u. dgl. des Bluts, sondern allein aus dem Geist mercurii kommen, der also ascendirt und begehrt ein exitum und lädirt also cerebrum und cellas memoriales et judicii. So er aber in die Ligament geht, also daß er berührt cerebrum, so macht er apoplexiam, berührt er nucham, paralysin. So er fast so subtil nicht wäre, sondern kalten Laufs, so macht er tremores, lethargicum morbum, torturam oris, oculorum, narium dgl.]

Das Salz, so es in sein Hoffarth geht, verändert sich in vier Weg: in die Resolution, Calcination, Reverberation und Alkalisation.

Die Ursachen, von denen das Salz sich bricht und geht in die vorbemeldt Bereitung der hohen gradus, sind drei. Erstlich das überfüllig Essen, das die Däuung bricht, zu geil die partes macht, macht lubricam carnem d. i. zuviel Markfleisch, zu viel geils Bluts dgl. Sobald die Ding geil werden, so mag sie das Salz nicht erhalten in ihrem Wesen, wie denn ihm zugehört. Zuviel luxus treibt das sal auch in sein Exaltation, dermassen das Gestirn. [Das Salz macht calculum, arenam und andre congelationes in venis et concavitatibus, es macht podagram, chiragram, artheticam, schiaticam dgl. Denn es ist spiritus salis, in dem das corpus salis mitlauft und sich coagulirt an selbigen Orten. So es sich selbst resolvirt und aus seinem corpus in ein Dissolution (umschlägt), macht es fluxus intestinorum, ventris 2c. in viel Weg; so es sich zu fast coagulirt und indurirt, macht es durities, oppilationes (darum die durch die Resolution, durch welche das Salz sich resolviren mag, curirt werden). Und so es so subtil wird, als die mercurialisch Art ist, denn sie ist dem näher, als der sulphur, alsdann ist es in seiner Art zu expelliren, macht ulcera, scabiem, pruritum; was solche äusserliche genera sind, kommen alle aus dem Salz, als erysipelas, esthiomena, cancer, fistula dgl., und so es heftig ist, wird ignis persicus daraus, inflammationes u. dgl.]

Den sulphur zerbrechen und exaltiren vier Ding, das sind die vier Elementen. Die vier bringen ihn in sein Transmutation, daß er fällt aus seinem officio in die Gebärung der Krankheiten, deren viererlei Geschlecht werden: kalt, heiß, naß, trocken und ein jegliches Geschlecht vielerlei species nach Art des Sulphurs Materia.

[Der Sulphur hat unter ihm, was febrilische Krankheiten sind, apostemata und Icteritien. Sie kommen aus dem sulphure aus der Ursachen, daß er nicht volatile wird, sondern er putrificirt sich und corrumpirt sich mehr, als keins der andern zweien und das also: das Salz aufenthalt die andern zwei, daß sie nicht faulen; der mercurius fault nicht, denn das Salz ist ihm zu fast imprimirt, daß er sich mit dem Salz volatilirt, darum was er thut, geschieht aus der Art seiner Subtilität; aber der sulphur ist dem Salz so viel nicht imprimirt und stehen beide grob in einer Contrarietät. Darum so das Salz sich separirt vom sulphur hinweg, alsdann purificirt sich der sulphur und macht die Krankheiten, die er in seiner Disposition hat, und nachdem als die Statt ist: nämlich in praecordiis macht er pleuresin, in stomacho febres, in hepate febres, in splene febres, in capite hemicraniam, dolores oculorum, dentium, aurium, gravedinem und cephalaeam dgl.] H. I. 25—50 mit [134.]

120.

Spatium principio morbi usque in finem morbi est crisis. H. I. 163.

Wollt ihr wissen crisin (also den Krankheitsverlauf) so müßt ihr den natürlichen Lauf im Leib kennen. — Ein Kind, das geboren wird, mit demselbigen wird geboren sein Firmament und die sieben Glieder, die ihnen selber gewaltig sind sieben Planeten zu sein, und also alles, so zu einem Firmament gehört. Das Firmament des Kindes nimmt in seiner Geburt an praedestinationem, wie lang es laufen soll. Ein Sanduhr, die du setzest und läßt laufen, alsbald sie lauft, so weißt du auf welchen Puncten sie aus ist: also auch die Natur in creata ist, daß sie weiß, wie lang ens naturale (s. o.) laufen wird. Und also, wie lang sie lauft und laufen wird, demnach und nach der Zeit setzt das ens naturale und ens creati alle die Läuf der leiblichen Planeten im Leib, daß sie alle verbracht werden in der Zeit zwischen Creation (Geburt) und Prädestination (Tod). Z. E. Ein Kind wird geboren auf diese Stund und sollt leben nach dem ens naturale zehn Stund: so werden die leiblichen Planeten in ihrem Lauf alles erfüllen, als wenn es hundert Jahr alt wär worden. Und ein hundertjähriger Mann hat nicht mehr Läuf, aber langsamer, als ein einstündiges Kind. H. I. 14.

Und dieweil in der grossen Welt die Erden zehn (al. zwölf) Monatzeit haben muß, alle Frücht zu gebären, d. i. in einem ganzen Jahr in der Erden alles wächst und Frucht gibt: jetzt folgt daß auch der Mensch seine vier Zeiten des Jahrs d. i. sein sonderliches Jahr hat, das sind vierundzwanzig Stunden und ist das mikrokosmisch Jahr. Das ist eine gar schnelle Geburt, das ist ein gar schnelles Wachsen, da innerhalb vierundzwanzig Stunden so viel geschieht, als die Erden in zehn Monaten thut. Darum springen so schnell herfür die Zeichen (von Krankheiten, als:) pestis. II. I. 42.

121.

(Der erste Tag der Krankheit heißt dies crisis oder dies causae, der letzte dies cretica (sic). Crisis heißt die Zeit zwischen beiden oder die Zeit einer jeden Krankheitsveränderung (stadium), so ist im ignis persicus zuerst das Brennen, der Anfang der Krankheit, die erste crisis; wenn die Geschwulst kommt, die zweite crisis, wenn dann Verschwärung eintritt, die dritte crisis, endlich am vierten Tage, wenn es recht brennt und raucht, die vierte crisis, in der es sich critisirt, dann befreit sich die Krankheit selbst. — Die dies cretica führt entweder zur Gesundheit oder zum Tode. Die Zeit dazwischen ist status morbi. — Von vielen Krankheiten können wir die letzte crisis nicht wissen. Um es zu wissen, muß uns bekannt sein, quae salia peccent, et quamdiu maneant, quae minera ibi sint, et quamdiu operationem suam exerceant. Dann können wir schliessen, wie lange die Krankheit dauern werde. Z. E. ist die Gelbsucht aus dem sale ogertino (dem Cohäsivprincip des Ockers und seines Analogen im Organismus?)..dann ist die crisis neun Wochen; ist sie ex sale ogertino acuto, erst im andern Jahr. Cretica dies arsenicalis est dies III. in acutis; dies V. in peracutis, dies VII. perperacutis. — Arsenici acuti dies cretica in hora XXIV.; in acutis hora XV.; in acutissimis hora XJ. — Crisis mercurialis in JV. die, subtilioris in IIJ; acuti in IJ. (al. hora XVIII.) — Mercurii resoluti crisis creticum habet in XIIJ. die, aucti in VII. subtilis in JV. — Sulphurialis crisis habet creticum in sexta (al. septima) septimana, in acutis in tertia septimana, in pejoribus in secunda septimana. (Al. Sulphuris x. hebdomata, in medio xvj, longiss. xxiij hebd.) Cretica dies salium, ut in herisipela, est in anno x. vel xi.; subtiliora diem creticum habent post xij. xxvii. xxxjv. annum. Salia resoluta habent creticum diem in anno iij usque ad a. vj. vel vij. de in usque in annum xii. cet.cet. — Die erste Krankheit in der Welt entsprang aus dem sale corrosivo und war der Krankheit ähnlich, welche ephemera heißt. Die synocha ist aus dem sale acuto und critisirt sich, wie alle febres acutae in sieben Tagen. — Was über den kritischen Tag hinauswährt, ist nicht mehr morbus, sondern imbecillitas, quam relinquit, oder es fängt die Krankheit neu an. So kritisiren sich die salia im crisipelas im 10ten oder 11ten Jahre, ausser, wenn es da in Verschwärung übergeht, so fängt eine andere crisis an und zwar tritt die Endkrisis dann ein im dritten Jahre und heilt es nicht bis zum vierten, so wird die Krankheit dann unheilbar. — Wenn ich kein passendes Heilmittel habe, und noch fünf Wochen bis zum kritischen Tag hin sind, dann gebe ich etwas pro forma, bis derselbe kommt, dann heilt die Krankheit von selbst, weil der kritische Tag sie löst, freilich nur in Krankheiten, die sich nicht zum Tod entscheiden; in solchen muß man sogleich Heilmittel zu Hülfe ziehen. H. I. 429 u. 430 mit 164. n. d. Lat.)

122.

Wann und was die äussern elementa wirken wollen, das ist an Kranken sonderlich mehr erkenntlich, denn an Gesunden; die äusser Wirkung sei zum Guten oder zum Bösen, so ist es merklicher und verständlicher. Wenn es regnen will und das Wetter will sich verkehren, sich begibt, so empfindens die Kranken am bäldesten. Item wann ein neuer und voller Mond will werden, ist auch also. Etlich empfinden den Tag, wann er kommt, etlich die Nacht, etlich conjunctiones, e. andre dgl. operationes. Alles wird im Menschen präsagirt, in einem aufmerkendlicher als im andern. Denn der Mensch ist in Mitten der Welt umfangen und umgeben, wie ein Hafen, der mitten auf einem Dreifuß steht und unten und oben und im ganzen Cirkel nichts denn Feuer ist; und wie der Hafen und was in ihm ist, das muß thun, was das Feuer will, sieden, dampfen u. s. w. das muß auch der Leib thun. I. 420 u. 421.

123.

Oftmals begibt sich auch, daß Krankheiten aus andern Krankheiten geboren werden, welche sonst nicht geboren worden wären. Es sind Mißgewächs in der Natur, denn zu gleicher Weis, wie die Natur Mißgewächs in die Bildniß führet, so führt sie auch Mißgewächs in der Form und Natur. Der Hager ist ein Mißgewächs der Natur, der Narr auch, eins im Bildniß, das ander im Verborgenen. — Solche Mißkrankheiten werden zweierlei geboren, natürlichen, selbsteigenen Irrens, dergleichen unnatürlichen Irrens. Der unnatürlichen Ursprung ist aus Irrung der Arznei, die solches freventlich verursacht. — So kommen Warzen, geil Fleisch, krumme Glieder, geschwollen Schenkel dgl. und viel so noch nicht offenbaret sind aus solcher ungeschickter Arznei; wäre nicht ein Wunder, daß noch vielmehr aufstünden, jedoch dieweil sie durch ihre Arznei so heftig die Kranken vergiften, werden sie getödt, daß es nicht zu solchem Ende kommt, sonst würden vielmehr unerhörter Mißgewächs erfunden. II. III. 321.

124.

Einer der da will aus dem Grund der Arznei schreiben, der muß auch nicht um ein Härlein fehlen anders, denn daß er aus dem microcosmo den Lauf der Himmel und Erden mach. Der Arzt findt nichts im Menschen, denn was Himmel und Erden auch haben. — Der Arzt gehet aus der Natur, nicht aus der Speculation und die Natur ist sichtig, die Speculation aber ist unsichtig; das Sichtig gibt Wahrheit, das Unsichtig nichts. Alles was unsichtig ist, und ist des Menschen, das legt er sich sichtig vor: daraus entspringt, daß ihr nicht sollt sagen, das ist cholera, das ist melancholia, (sondern) das ist arsenicus, das ist aluminosum. Also auch der ist Saturni, der Martis, nicht der ist melancholiae, der ist cholerae. II. I. 206.

Darauf aus Kraft der Anatomei, so im Licht der Natur gegründt, billig die Krankheiten geheissen werden, dem Licht nach und nicht der Finsterniß. Das ist, daß ein cedrische Anatomei cedrische Krankheiten geb. Daraus dann folgen in der Beschreibung der Krankheiten Eisenkrankheiten, nach der Astronomei martialisch Krankheiten: denn also wird eine jegliche Krankheit benannt, verständig und nach der Kunst. Irrig und ungegründt heißt febris (intermittens) febris; dieser Nam kommt von der Hitz des Fiebers und sein Hitz ist ein Zeichen der Krankheit und nicht die materia noch Ursach und der Nam soll gehen von der materia und Eigenschaft und Wesen der rechten Substanz. Es ist morbus nitri sulphuris incensi, darum erschüttert es den Leib, darum frieret es, darum gibt es intervallum. Dergleichen apoplexia soll heissen nach arzneiischem Grund mercurius cachimialis sublimatus, denn also ist sein Ursach und materia peccans. II. I. 34.

Also so gesprochen wird: der morbus ist acorinus, die aegritudo ist anthera, so mag der natürlich Arzt verstehen, wie in der grossen Welt, also in der kleinen die Anatomei zu erkennen. Saget ihr, der morbus ist pulegii, der melissae, der sabinae, so habt ihr (zugleich) eine gewisse Kur aus dem Namen. Saget ihr, das ist morbus sanguinis, das morbus hepatis, wer macht euch so lüchsische Augen, daß ihr so eben wisset, daß Blut oder Lebern schuld sei? Ein natürlicher, wahrhaftiger Arzt spricht, das ist morbus helleborinus, das ist morbus terpentinus, das ist morbus sileris montani und nicht, das ist phlegma, das brancha, das ist rheuma, das ist coryza, das ist catarrhus. II. I. 207.

Mir ist entgegnet, daß ich den Krankheiten neue Namen gebe, die niemand erkenn noch verstehe, warum ich nicht bleib bei den alten nominibus? Wie kann ich die alten nomina brauchen, dieweil sie nicht gehen aus dem Grund, aus dem die Krankheit entspringt, sondern es sind nur Uebernomina, die niemand weiß wahrhaftig, ob er die Krankheit mit demselbigen Namen recht nenne oder nicht. So ich solchen ungewissen Grund finde und erkenne, wie soll ich mich von wegen der nomina so sehr bemühn? So ich die Krankheit wohl kenne und verstehe, so kann ich dem Kind wohl selbst den Namen schöpfen. Was soll ich sagen apoplexia rc. oder was ich will, es sei Graecum, Arabicum oder Algoicum; mich bekümmert das allein, den Ursprung einer Krankheit und seine Heilung zu erfahren und in dasselbig den Namen zu concordiren. **H. I. 255.**

Fragmente zur Semiotik.

125.

Der Puls ist nichts anders, denn allein die Mensur der Temperatur im Leibe, nach Art der sechs Stellen im Leib, die die Planeten inne haben: zween Puls unten an Füssen **Saturni** und **Jovis**; zween am Halse **Veneris** und **Martis**, zween an den Schläfen, **Lunae** und **Mercurii**, der Puls **Solis** ist unter dem Herzen. Schlägt der Puls schneller, denn sein soll, so leiden die sieben Hauptglieder, Herz, Hirn, Leber, Galle, Nieren, Milz und Lungen. So aber das Hauptglied von der Krankheit überwunden wird, so schlägt der Puls gar schwach und ist gemeiniglich der Geist des Lebens an dem Ort verstopfet. Diese sieben pulsus haben ihre Nahrung aus dem Puls der grossen Welt, das ist der Lauf der sieben Planeten. Diese sieben regieren den Geist des Lebens der grossen Welt. — Die Ungleichheit des Pulses ist nichts anders denn ein **eclipsis**, da der Geist des Lebens am Leibe seinen Lauf verbringet, gleich dem äussern Himmel. **H. I. 339.**

Pulsus quatuor virtutes habet: tartari, durus est, globosus, grossus, (unbedenklich, rührt vom **tartarus**, von welchem unten); **minerae, subtilis est, constrictus, obscurus; sanitatis, aequalis, medius; morbi tartareus et mineralis. Extraneum est duplex: caliditatis et frigiditatis secundum elementum.**

Morbi praesentis verum et certum signum est, si pulsus calidior est cute; aut pulsus caliditatem quandam dat sub tactu; aut proba est: madefiat petia sericea, ein seidnes Tüchlein, **in aqua destillata, praecipue rosata, ponatur super pulsum, quod si est morbus ita calidus, vides petiam multo citius siccatam sub pulsu, quam aliis in locis, dabit** ein trocknen Striemen. — **Ordo debilitationis pulsus, cum tendit ad mortem: temporum fortissimus, colli fortior, laterum fortis, tamen debilis, manuum debilior, pedum debilissimus. H. I. 742.**

De urinae substantia.

Substantia urinae triplex { Spissa, Lucida, Diaphana } Et hoc secundum membrorum divisiones, scilicet septem

Membra		Spissa	Lucida	Diaphana
Pulmonis, Hepatis, Renum	1 . .	sana	mala	mortis
Cerebri, Splenis	. 2 . .	media	bona	optima
Fellis . . .	3 . .	mortis	sanabilis	bona
Cartilaginis, Intestinorum, Ligamentorum, Cutis	4	bona	angustiae	ad crisin
Carnis, Pinguedinis ꝛc., Sanguinis	5	chronica	fallax	incurabilis
Phlegmatis, Lacrymae, Urinae, Sudoris, Sputi	6	mala	bona	salutis
Fugilis, Stercoris	. . 7	morbi critici	Intervalli morbi	sanitatis

H. I. 739.

VII.

Allgemeine Therapie und allgemeine Arzneimittellehre.

126.

Erstlich soll ein jeder Arzt mit diesem Stück verfaßt sein, und wissen, was da unter den Augen ist und liegt, wieweit er mit ihm kommen mag, zu was End er es mag bringen, damit er sich im Ersten nicht verschnappe, mehr oder weniger zusag, denn der Natur gefällig ist; in die Vermöglichkeit der Natur setze er sein Wort, daß er sich nicht mehr unterstehe, denn der Natur möglich sei, oder minder vollbring, denn die Natur wohl hätt mögen leisten; welcher es da übersicht, ist ihm eine schwere Schand und grosser Spott. Denn sagst du zu viel zu und die Natur mags nicht vollbringen, ist in ihrem Vermögen nicht, so zapplest du und fichtlest dahin, dahin du nicht kommen magst, und je länger du zapplest, je mehr du verderbest und dich selbst zu Schanden bringst. Sagst du zu wenig zu, und bringests weiter, ist aber dein Spott, daß du dein Werkzeug und dein Kunst nicht verstanden hast, oder hättest weiter bringen mögen, ist nicht geschehen, wieviel grösser ist dein Schand. Darum so lerne, daß du erst ein Wissen habest mit der Natur und mit der Kunst und deiner selbst (B), daß ihr drei zusammenkommet; denn welches da gebrechen würde, das würde das ganze Spiel verderben. **H. III. 1.**

127.

Du sollst auch den Kranken ihren Muthwillen nicht lassen, noch verhängen, denn sie verderben gute Kunst und gute Werk. So du magst durch Gehorsam der Kranken dir schwere Sorg und Last abwenden, so gewaltige den Kranken, ist besser, er greine, denn du; denn es begibt sich oft, daß den Kranken verhänget (nachgegeben) wird, und du solches Verhängen selbst nicht schädlich erkennest und doch zu grossem Argen dient; solches bringt dich zu Spott, daß du der Kunst Grund nicht gewiß hast. So ist auch des Menschen Natur so verborgen und heimlich, daß niemand im Menschen sehen kann, wo ein Dieb oder Mörder verschlagen lieg und mit kleiner Ursach bewegt wird wider dich zu handeln; darum so fleissig dich besser zu vieler Sorg, denn zu wenig; es sind so viel Zufall, die den Menschen angreifen, daß gar nah eine jegliche Wunden mehr tödtlich denn lebendig geurtheilet muß werden. Denn Stund und Zeit, Natur und Complex sehen ungleich mehr zum Aergern geneigt, denn zum Bessern. Also sollst du vorhin trachten und wissen, was zu dem ganzen Werk gehöre, geschickter und besser geordnet und mit wenigerem Gebrechen, denn kein Zimmermann oder Steinmetz. **H. III. 2.**

Also sollst du ihn auch halten mit der Speis und Trank. Denn die Ueberfüllung in Kranken machet die Natur unwillig; denn so ein Gebrechen im Leib ist, so will die Natur, daß ihr Maas gehalten werde, auf daß sie mag widerstehen demselbigen Gebrechen. Wird sie aber überladen, so gehets in ein Zorn und nach des Zorns Natur wüthet sie durch den ganzen Leib und ist ein Ursach vieler Schmerzen. Solche schwere Zufälle zu vermeiden, ist billig, daß ihm der Arzt fürkomme und des Kranken Person nicht ansehe, sondern ansehe die schwere Angst und Noth, so aus der Ungehorsame begegnet. Oftmals sind auch durch Unkeuschheit schwere Krankheiten, als der Schlag, der gahe Tod, die fallend Sucht, Wassersucht (eingetreten) und diese Krankheiten, alle unheilbar, zum Tod geendt. H. III. 9.

128.

(Doch komme es, insbesondere bei chirurgischen Krankheiten, meist nicht sowohl auf Diat und Regimen an, als vielmehr in welcher Beziehung das zu Geniessende auf das Wesen der Krankheit stehe; selbst da überwinde eine und passend gewahlte Arznei einen etwaigen schadlichen Einfluß der Art. Auf Abstinenz dürfe der Arzt nicht bauen. Insbesondere sei die Entziehung der Luft schädlich, wenn auch die Aerzte urtheilten, die Luft sei vergiftet, so müßte man mit einem Kranken oft ein Jahr, oft zwei warten, bis wieder gute Luft kame. An die Beschaffenheit der Luft soll sich die Kur nicht binden. Ebenso wenig kame auf Ruh und Unruh, Bewegung und Nichtbewegung, Schlafen und Wachen, Freude und Traurigkeit an. Consolida heilet, der Kranke grein oder lache. In solchen Dingen hange man sich an das Kleine und das Grosse verstehe man nicht. H. III. 319.)

129.

Das soll auch ein jeglicher Arzt wissen, daß der Leib in ihm selbst mehr Krankheit vertreibt, denn der Arzt und sein Arznei. So Gott die Arznei dem Menschen so stark nicht gegeben hatt in sein Natur, ihm selbst unwissend: er wurd ein kurz Leben han. H. I. 140.

Die Natur sucht Ausgang, sucht Weg und Steg zu erhalten den Menschen. (So werden selbst Krankheiten heilsam); oft sagt ihr, was die Natur dem Menschen zum Guten thut, das sei zum Tod, das allein zum Leben ist. H. I. 552.

(Z. B. selbst) in Wunden werden Krankheiten geheilt. Ich habe einen Bauern gesehen, der übel horte, hatte lange Jahr an ihm gewahret und in einem Stubenfechten ward ihm das eine Ohr abgehauen, mit sammt einem breiten Platz, genas also an selbigem Ohr, daß er besser hörte, denn da ihm nichts gebrochen hatt. Etliche mal sind auch febres dermassen vertrieben worden, daß auf solch Verbluten zwojahrige Quartanen geheilt sind worden, die mit keiner

Arznei mochten genesen, auch das Gesicht an den Augen mächtig gefürdert. Also auch wohl in andern Krankheiten, wo das Blut ein Ursach ist, dergleichen nützlich erschiessen mag. Hab auch gesehen, daß nach grossen Schlachten Pestilenz, Bräun, Stich in Seiten unter die Knecht kommen, was aber geblutet hatt und sehr gehauen worden, den begegnet nichts und ihr war ein grosser Theil. Ich habe auch oftmals gesehen, daß etliche sind gewesen die am rothen Gwilch (erysipelas) vielmal im Jahr belastigt worden sind und durch Wunden und Stich nachfolgende lange Jahr erledigt worden; auch im Podagra haben Wunden manchmal das podagram hinterstellig gemacht. Denn ob gleichwohl ein Ding schadlich ist, so wird es doch nützlich in einem andern Ort gefunden. H. III. 15.

130.

Der Mensch ist zum Umfallen geboren: nun hat er zwei, die ihn aufheben, im Licht der Natur: der inwendig Arzt mit der inwendigen Arznei, die sind mit ihm in der Empfangniß geboren und geben: darnach, so derselbig Arzt nimmer mag und das Umfallen will geschehen, so nimmt der destructor zu und fahrt für mit seinem Triumph, der conservator zeucht ab, dahin er denn pradestinirt ist. Wo nun solches Abziehen ist in conservatore und Zunehmen in destructore, da soll der auswendig Arzt ansehen und den destructorem vertilgen und überwinden und in die Fußstapfen tretten, darein der conservator angefangen; wo er aufhoret; an dem Ort anfangen. Alsdann so hat Gott noch dem destructori einen Ueberwinder gegeben, der dem destuctori verborgen ist und demselbigen conservatori durch die Arznei, so Gott von der Erden geschaffen hat, seine Hülf verordnet, mit deren er denselbigen uberwinden kann und mag. Aber der Arzt, der ausserlich ist, gehet erst an, wann der angeborne erliegt, verzapplet, ermudt ist, so befiehlt er sein Amt dem ausseren. H. I. 275.

131.

Du sollst (jedoch auch da) wissen, daß sich die Natur nicht übernöthen laßt, noch in ein anders Wesen treiben, denn ihr Natur ist; du mußt ihr nach und sie dir nicht. Darum, bringest zu Arznei, die der Natur nicht bequem ist, so verderbest du sie, denn sie folget dir nicht, du mußt nun ihr folgen. Das ist die Kunst, daß du der Natur bequem Arznei erkennest. **H. III. 2.**

132.

Viele Arzneien werden gefunden, die **morbum accidentem** hinwegnehmen: noch aber ist der **pesti** nicht geholfen, sie weich dann von ihr selbst gütig hinweg. Das ist, so der Natur das **accidens** genommen wird, so ist sie gewaltig in den **morbum** zu greifen, nämlich in den Ursächer oder Thäter. Denn die Kraft eigener Natur treibet den ersten Ursprung aus, das ist, die rechte Krankheit ohn das **accidens**: von welcher Kraft **Hippocrates** einen **aphorismum** gemacht hat (**Sect I. aph. XXI.** Vgl. die Auslegung des Par. unten), ob er sein oder **Apollinis** sei, lasse ich stehen; wo er den nicht gesetzt hätt, so möcht ihn niemand für einen ergründeten Arzt erkennen. Denn in dem **aphorismo** ist mehr begriffen, denn alle seine Schriften vermögen. **H. I. 367.**

133.

Die Complexiones und vier **humores** sind in der Kur nicht zu betrachten. — Alle **virtutes rerum s. arcana** sind also, daß sie ihr Krankheit heilen, in dem Weg als sie geschehen ist; ohne Complex geschehen sie, ohne Complex werden sie geheilt. — (Die Complexion) ist nicht **materia peccans**, sondern als ein Farben, die nichts nimmt noch gibt; die Krankheit liegt da, wie ein Schwerdt, das da schneidt ohn alle Complexion. — Es ist wahr, die Krankheit muß heiß oder kalt sein, denn was ist ohne Farben? Also nichts ohne das Bemeldt auch. So ist (doch) ein solches nicht mehr, denn ein Zeichen und nicht ein Krankheit, noch die Krankheit; der die Zeichen will haben für **Materiam**, der versäumt sich. Was ists, daß die Stirn brennt, und ist heiß, und der ganze Kopf und der ganze Leib, und der Harn ist roth, der Puls ist schnell, die Lebern ist durstig u. dgl. Diese Ding zeigen ein Krankheit an, aber nicht die **materiam**; sie sind anders, denn die **materia** ist, sie betrügen und fälschen die Krankheit. Also in **colica** von der Constipation, seht, was da kommt? Groß Grimmen, Lähme &c. Durst, Kotzen u. dgl. Die Ding all laß dich nicht bekümmern: so du die Constipation ledigest, so werden alle Dinge, so obstehn, wohl selbst aufhören. Sich den Stein an, was er für Zufäll mache, willst du sie nehmen, so thue den Stein hinweg, der muß hinweg ohne Warmes und Kaltes, ohne Complex und Humores, mit dem Messer. Also laßt euch ein Exempel sein, nicht allein in diesen Krankheiten, sondern in allen: das Messer laß sein arcanum sein; also erkenn die arcana, wie sie sein sollen. Das ist wahr, der Kaltes auf Warmes brauchen will, Feuchts auf Truckens ꝛc. der versteht den Grund der Krankheiten nicht. H. I. 31.

Darauf zu wissen ist, daß solche Ding, so nach complexionibus ꝛc. fürgenommen werden, im Leib nichts zu schaffen haben: denn im Leib sind weder kalt noch warm Krankheiten in der Wurzel. Wider wen sollte dann kalte oder warme Arznei fechten? Es muß die Birn in Stiel abgebrochen werden und vom Baum gefällt. — Wie dem Obst ein einiger Name geht, daß man spricht: das ist ein Birn, jetzt ist alles begriffen; das ist ein Apfel, jetzt ist alles begriffen: also mit der Krankheit auch: so du ein Aussatz findest, so sprich: das ist lepra, und laß dabei bleiben; denn da ist nicht zu betrachten sein Kälte, Hitz, Trocken ꝛc. Aus den Dingen wächst nichts in corporibus, in substantiis, das zu betrachten sei. Die Arznei gehet in lepra, als in regeneratione, welches alles geschieht ohne solche Betrachtung. Zu gleicher Weis, wie du nicht sollst ansehen die Farben am Baum, die Form u. dgl. so du ihn pflanzen willst, sondern sieh allein den Samen an, die andern Ding werden sich selbst geben. Denn sie sind ultimae materiae substantiae, d. i. des Lebens; darum liegt nichts an ihnen. Also mit icteritia, nenn sie nach ihrem Namen, urtheil sie nicht, ob sie kalt oder feucht sei, sondern ihr Kur gehet, wie ein Axt, die ein Baum abhauet, oder wie ein Feuer, das alle volatilia verzehret. Wie das Feuer alle Ding verzehret, also soll auch die Arznei sein, nicht achten, wo Kalts, wo Warms, sondern Hinwegnehmen, das ist der Arkanen Art und Eigenschaft. Zugleicher Weis, wie ein Ding ist, das das Leben nimmt, also ist auch ein Ding und Ursach, das die Krankheit nimmt. Du brichst die Birn vom Baum, nun ist der Baum ledig: mit solchen nominibus, causis, mußt du abbrechen die Krankheiten und nicht in der Substanz und Corpus der Birn liegen, sondern im Stiel, darauf sie steht. Jetz merk, was die Arznei sei und in was Erkenntniß sie stehe. H. I. 39.

134.

Alle Gewächs und alle Ding müssen in ein Form geführt werden und ist nichts, das ohn ein Form stehe, es formirt sich in sein Concordanz. Z. E. der Mann ist durch den Schmied mechanicum in ein Mann geschmiedet: nun ist das Werk nicht ganz, als wie es sein soll, sondern es muß noch mehr geschmiedt sein, alsdann ist es ganz: nämlich ein Weib; dieselbig wird ihm gleich geschmiedt, jetzt ist das Werk ganz. Also nehmt den Menschen für euch, der ist nun geschmiedet, aber ist nicht ganz, denn ihm geht ab an seiner Gesundheit, gleich als einem Mann abgeht an der Frauen, welcher Abgang durch die Frau gewendt wird. Also auch hie der Mensch, der sei Frau oder Mann, nicht gar ist, sondern es ist sein vollkommenes (Erganzendes) in die Elementen geschmiedet, da findt er sein Concordanz, worin er grad, d. i. ganz wird. Darin verstehet, daß ich red auf die Gesundheit; denn da ist der Mensch nicht ganz, in der Gesundheit gebricht einem jeglichen. Dies Gebrechen laßt euch gleich sein: es gebricht einem jeglichen ein Weib der Gesundheit, die wär in Krautern, Wurzeln, Steinen. Dieselbig (also als ein Frau zu verstehen zu sein) wird erkennet und erfunden in den vier Elementen. Denn ein Mann ohn ein Frauen ist nicht ganz, nur mit der Frau ist er ganz. Nun ist die Frau von der Erden, also von der Erden sind sie beid und werden beid ein Ganzes d. i. aus der Erden. Also auch der Mensch und die Arznei beid aus einer Erden, beide machen ein ganzen Menschen.

Nun ist es nicht ohne Form: Frau und Mann sind nicht allein ein Ding, sondern ein Bild, denn also erforderts das Gebrechen des Manns, oder auch der Frauen, die auch nicht ist ohne den Mann, daß gleich so wohl die Form da soll sein, als die Eigenschaft, und die Eigenschaft, als die Form und sollen beid ein Ding sein. Allein die Form werd gefunden, sonst mögen wir den Grund der Eigenschaft nicht finden. Der da reden will von Eigenschaft, der rede auch von derselbigen Form, d. i. von derselbigen Anatomei. Denn eine Anatomei ist Mann und Frau: also die Krankheit und ihr Arznei eine Anatomei. Die Krankheiten werden geschmiedt und gemacht, wie ein Mensch d. i. in Eigenschaft und Form eines Menschen, also auch die Arznei. Nun begehrt die Krankheit ihr Frauen d. i. die Arznei, so muß da ein Concordanz getroffen werden der Krankheiten, ein conjunctio ihrer beiden Anatomei. —

Nun so merket auf des Menschen Physionomei, d. i. auf die Physionomei der Krankheiten, die ich an dem Ort ein Menschen nenn aus Ursach, daß ein jegliche Krankheit dermassen wachst und ist, eh daß sie stirbt, mit dem Menschen, darum so sie ein Mensch ist, aber unsichtbar, so muß ihr Physionomei genommen werden dermassen, wie sie es gibt und nachfolgend mit der Arznei vergleicht, also daß ein Physionomei zu beiden Seiten stehe. — Die Arznei ist ein Frau der Form, darum in allen Gewächsen, so aus der Natur gehen, ist der Gemahl inwendig die Form der Arznei, die anzeigt aus ihrer Kraft und Gestalt ihr gleiche Physionomei. — Wie der Mensch die Krankheit im Menschen liegt, also auch ein solcher Mensch in der Arznei, der Hand und Füß, Kopf und Augen, Bauch und alles hat, und darnach der inner ist, so ist auch sein Gemahl. H. I. 584 u. 585.

135.

Muß doch eine Frau aus der Form erkannt werden, warum nicht auch die arzneiischen Ding? Hat denn die Natur einem jeglichen Kraut seine sonderliche Farben in den Blumen und Blättern geben und du willst sagen, es sei also ohngefahr und sei Farb und Form umsonst, in einem Kraut anders denn im andern? — Z. E. In dem Krautlein satyrion hast du, daß sein signatum sein die testiculi; nun schaue, ob es nicht grade dem Glied zu helfen seine Kraft beweiset, dessen anatomia und signatura es beweiset? schaue, was es in confortando coitu beweiset, ich geschweig andrer Mysterien, so diesem Gliede dadurch zu helfen verordnet. Siehe auch, was Nenuphar mit der Nabelschnur und matrice im Weibe sammt seiner Signatur für eine Vergleichung erzeiget. Jetzt siehe, was es fur ein Arznei habe in

Austreibung secundinae, der Aftergeburt u. s. w. — Des Wasserpfeffers Signatur, so ich sapenam riparum oder persicariam heisse, ist zu den frischen Wunden, das beweiset die Form des Bluts und der rothe Blutstropfen mitten auf dem Blatt. Weiter auch, so gemeiniglich aus Unordnung Speis und Tranks eine Wundsucht sich zu Wunden schlagt, als da ist Geschwulst und Hitz und viel Blutens: da bedarfst du ein Arznei von dreien Stücken d. i. ein Recept, allen dreien Gebrechen fürzukommen: daraus folgt das Recept also: der Geschwulst und der Hitze, auch dem Bluten fürzukommen steht die Kraft vollkommen da in persicaria. Für das Bluten ist die Arznei im Stengel, da siehe, wie es so roth siehet, wie ein Blutstropfen nach dem andern aus den Wunden tropfet: also auch die Signatur und Form im Stengel persicariae beschaffen ist. Der Geschwulst aber fürzukommen ist und sind die Blatter und Kernen von Pfirsichen, da schaue jetzt an die Frucht der Pfirsichen, so sie mit den Fingern gedrückt wird, Gruben laßt, also auch so die Wunden ungeschlacht sind, Gruben hinter ihm laßt. Schau nur ob ihm das Blatt Pfirsichs und die Blatter persicariae nicht übereintreffen. Also sind zweierlei Kräuter verordnet wider dreierlei Gebrechen. Diese beide sind also gnugsam von der Natur verordnete Arznei in der Wunden, aber nicht zur Heilung allein, sondern eine Mithülfe wider die Zufälle der Wunden. Also in vielen Medicamenten zu verstehen ist, da die Arznei eine Speise, Arznei wider die Krankheit an ihr selber, auch zugleich wider die Zufalle ist. H. I. 331 u. 332.

136.

Aus dem signato wird verstanden, was in selbigen (im Arzneimittel) sei und was Gott in dasselbig gelegt hat dem Menschen zu Gutem. — Gott hat den Menschen mit aller Nothdurft versorgt und sein Willen gegen Menschen in die Natur geben und derselbig Will Gottes ist das Arcanum, das in den naturlichen Dingen ist. Und so viel sind der arcana, so viel dem Menschen Noth zustehn; so viel arcana, so viel auch Willen Gottes. So nun der Will Gottes geschehen soll, so müßt ihr Arzt suchen, worin er liegt, nicht mit Wörtern, sie sind ihm nicht befohlen; allein das Licht der Natur (lehrt), was Gott für einen Willen dahin behalten hat, denselben heraus zu nehmen und ihn dahin thun, wo es noth ist. — Daraus, daß der Mensch aus limo terrae gemacht und ist limus terrae das fünft Wesen der ganzen Welt, der Auszug aus allen Creaturen, folgt, daß ein diathesis ist von allen Creaturen gegen den Menschen. Also was dem Menschen natürlich anliegt, natürlich er dasselbig wenden mag mit demselben, daraus er gemacht ist. Denn dasselbig, daraus er gemacht ist, muß ihn erhalten. Darum so folgt nun, daß alle Krankheiten, oder was im Menschen aufsteht, durch ein Starkeren muß vertrieben werden, und nichts vertreibt die Krankheit, denn die Stärke. Darum ist die Arznei ein Starke und ein Macht, die alle Krankheit austreibt. **H. I. 1039.**

137.

Zu gleicher Weis, als ihr sehet, daß Stein und Holz nicht zusammen mogen, auch nicht Eisen und Wachs: was Eisen waltigt, ist aus seiner Anatomei; was sich dem Wachs fuget, ist sein Anatomei: diese Ding lernen einander erkennen, denn so das Wachs in das Feuer kommt, so wird es verloren. Kommt es dann in die Anatomei der Krankheiten, so ist ein Feuer der Krankheiten und verzehret dasselbig auch. Denn alle Ding, so wie sie auswendig gegen einander stehn, so stehn sie auch gegen dem Menschen und im Menschen: Was gewaltigt Eisen? Eisen allein, das ist der Hammer, item Feuer, hoc est: sua anatomia; Was Holz? das Messer, was Stein? das Beil; was verzehrts gar? das Feuer. — Also sind auch die Rosen ein Feuer und verzehren die Krankheiten, deren Anatomei sie tragen. Denn aus der Anatomei muß die potentia erkennet werden, potentia liegt in der Anatomei der Krankheiten, auch seiner (ihrer) Arznei. Darum die species der Erden sind species der Krankheiten; als: nicht siebzigerlei febres, sondern so vielerlei species wider die febres, so vielerlei febres. Die genera geben genera der Theilung, in denselbigen ist auch die Theilung in den Krankheiten, eine Zahl und eine operatio. **H. I. 567.**

138.

Also hat minor mundus in seinem Leib alle mineralia mundi. Aus dem folgt, daß der Leib sein Arznei aus der Welt nimmt: denn er ist dieselbige. Darum folget aus dem, daß alle mineralia dem Menschen gut sind, ein jegliches zu seinem Mineral, so im Leibe microcosmi liegt. Denn so der Arzt spricht: der Markasit ist dazu gut, nun muß er vorhin wissen, was der Markasit der Welt sei und was der Markasit microcosmi sei. So muß er sagen: dieser Markasit ist des Menschen Krankheit, darum so hilft er ihm. Ein Loch, das aus dem Menschen frißt in den Leib durch die Haut, was ist das anders denn ein Mineral? wie ein Salz. Darauf nun folget, der Colcothar heilet das Loch, warum? Darum daß Colcothar das Salz ist, das das Loch macht: Also heilet mercurius seine Löcher auch u. andre mehr. (Wenn nun) die Ding keine Wunden heilen, sondern consolida, mumia, balsame heilen die Wunden, die nicht salia sind, warum? die Wunden kommen nicht aus dem Salz, darum helfen die salia, vitriola, mercurii, arsenica nicht. II. I. 78.

139.

Nun soll (diese) Anatomei ganz dem Arzt eingeleibt sein, also ganz, daß er nicht ein Harlein auf dem Haupt, nicht ein porum find, das er nicht im aussern Menschen vorhin auch zehnfach gefunden hatte. Denn hieraus aus der Anatomei geht die Kunst der Recepten, daß Glied zu Glied, Arcanen zu Arcanen, Krankheit zu Krankheit gesetzt werd. Denn hierin liegt der Gift: Glied zu Glied, so kommt Krankheit und arcanum zusammen. Wo ist der Verstand erwachsen, daß Hitz, Kalte, Feuchte, Trockne sollen die Krankheit machen und sollen auch heilen? Was ist, das die Trockne ausdörr, was ist ausdörren, denn daß die Feuchte von einer Statt in die andere getrieben wird? Als: ein Sonne, die dörret aus ein Lachen, die Feuchte wird aber nicht verzehrt, sondern da genommen und geführt an ein andre Statt. Welche Kalte wird von der Hitze genommen anders, denn daß sie bleibt, allein im Gewichte zu schwach? Zudem, daß da sind die Ursachen zu betrachten, was die Zeit berührt, das berührt den Verstand solcher Arznei. Es ist wahr, es muß ein jegliches deren Dinge Art an ihm haben: es ist aber die Arznei nicht, es ist auch nicht das arcanum, sondern was redt im Menschen, was sieht aus den Augen, was ists, das in den Ohren hört? Kalte oder Wärme? Deren keins nicht; dennoch sind sie aber kalt und warm, feucht und trocken, was geht das dem Gesicht an? Also auch muß die Arznei betrachtet werden, daß da weder Kalte noch Warme zum Gesicht genommen werden, sondern wie das Gesicht ein Arcanum ist der Augen, also hingegen sind die Arcana auch zu den Augen und zu andern Dingen. Darum ich billig Glied gegen Glied zu gebrauchen melde, denn da liegt die Kunst der Arznei. Also in arcanis liegt des Arzts Apotheken, denn Hitz bleibt ein Hitz, Kalte Kalte, und lassen sich nicht verzehren, Wasser bleibt Wasser, Feuer Feuer, denn es sind fix Elementen. Das ist nun der Grund. Contraria a contrariis curantur, d. i. Heiß vertreibt Kaltes, das ist falsch, in der Arznei nie wahr gewesen, sondern also arcanum und Krankheit, das sind contraria. Arcanum ist die Gesundheit und die Gesundheit ist der Krankheit widerwartig; diese zwei vertreiben einander, jedwedes das ander: das sind die widerwartigen, die einander vertreiben, und je vertreibt eins das ander mit dem Tod, daß seins Widerwartigen gar nichts mehr ist, welches Garvertreiben in der Kalte und der Hitz nicht ist. Die Kunst des Vertreibens ist, nimmermehr wiederkommen; wo ist je der Winter vertrieben worden, oder der Sommer? Nie. Darum so beweisen sie uns den Verlauf der Zeit, nicht der Krankheiten. Ein anders ist die Krankheit, ein andres sind die Elementen. Die Elementen werden nicht krank, das corpus wird krank. Also heilet scorpio sein scorpionem, Realgar Realgar, Mercurius sein Mercurium, Melissa sein Melissam, Herz Herz, Milz Milz, Lungen Lungen, nicht Sauherz, nicht Kuhmilz, nicht Geislungen, sondern Glied zu Glied des grossen Menschen und auch des innern. H. I. 211.

140.

(Doch heißt das nicht), daß die Heilung der Krankheiten auf den Punct gestellt sei, Böses mit Bösem zu vertreiben oder Schmerz mit Schmerzen, sondern betrachtet, daß Zorn mit Güte soll überwunden werden; also sind zween Gründe in der Arznei zu verstehn, Bös mit Böserem und Bos mit Gutem. Es ist zwar nicht minder, Zorn überwindt Zorn, Starke überwindet Stärke; wie es aber dem Zorn ergehet, der vertrieben wird, ist nicht lieblich, denn so der grösser Zorn den kleinen vertreiben soll, so gibts gern blutige Haut; also soll die Stärke durch den Stärkern gewaltigt werden, so gibt es gern Fäust um das Maul; also soll z. B. ein offner Schaden, der bös ist, mit Bösem vertrieben werden, ist Sorg, der, in dem es unterstanden wird, werd etwas davon bringen, denn in solchen Scharmützeln, muß der Krank sein Haupt dieweil daran setzen. Darum mein Rath ist mit Güte das Bös zu vertilgen und demselbigen nachlernen, daß dieselbig Kunst erfunden werd, deß ich mich in der (angegebnen) Heilung wohl berühmen darf. **H. III. 64.**

141.

(Darum) sollt ihr also das **arcanum** verstehen: das Gute heilt das Böse, so bei ihm gestanden. Ihr wisset, daß aus dem Gold vielerlei **arsenicalia** gehen; wer nun derselbigen **species** ein jegliches in ein sonder Recept führen will, der neigt sich zur Irrung; wer aber das Gold in die Hand nimmt, der geht zum **arcano**. So ist das Gold eine Arznei aller Krankheiten, welche seine Erzknappen erlangen. Also hat **saturnus** die Arznei bei ihm aller Krankheiten, so aus dem Blei gehen. Die Arznei, die **paralysin** heilen soll, muß aus demselbigen gehen, so **paralysin** macht; dann ist aus dem **arcano** gehandelt und vielerlei **species** derselbigen Krankheit hinweggenommen. — Was die Gelbsucht macht, das heilet die Gelbsucht, denn in demselbigen Ding liegt das Gute und das Böse, aus dem Bösen wachst die Gelbsucht und so das Gute geschieden wird vom Bösen, so ist das **arcanum** wider die Gelbsucht da. Aus demselbigen Bösen mögen vielerlei Gelbsucht erscheinen; wer nun eine jegliche Gelbsucht sonderlich betrachten will, weiß nicht, was **arcanum** ist, denn das **arcanum** heilet dieselbigen **species** alle. Darum empfaht es den Namen **arcanum**. **H. I. 649.**

142.

In Forma **specifica** (also) liegt heimliche und verborgene Kraft, mehr denn der Natur (der Eigenschaft der Complexen u. dgl.) möglich ist, darum sollen **specifica** gebraucht werden. Denn daß ein Stein den andern bricht, ist nicht aus der Complexion, deßgleichen ein Bein das andere heilt oder ein Fleisch das ander, ist nicht aus der Eigenschaft der Natur, sondern aus der **specifica** auf solches verordnet. — Auch sollen etwan **appropriata** gebraucht werden und das darum, daß die **appropriata (forma)** zu rechnen gegen der Perfection, in ihrer Proprietät einer Natur sind, auch nicht in den Compleren. Als: **Lithiasis** und **Cevillus** werden in einer Form geboren: der **Cevillus** wächst im Erdreich gleichmässig **lithiasi**, aus dem erdischen **tartaro** (s. u.) und wird indurirt aus dem **spiritu urinae**, der da ist **in liquore terrae**. Darum vertreibt der Cevill **lithiasin in natura appropriata**; denn wenn die zween zusammenkommen, so brechen sie einander und resolviren sich in ihr erste **materiam** und werden gleich einem Leimen oder mürbem Sand, denn die **appropriata sine propria in se ista destructione uniri non possunt et ergo resolvuntur**, das also zu verstehen ist: Der Essig wird gleich geboren aus dem Wein, wie die Milch, die sich selber scheidet, ein Saure macht; so die zwo Sauren zusammenkommen, so zerren sich der Kas und die Mutter des Essigs und wird also eine schleimige Doppsi (**gelatina**); das sind zwei **appropriata**, werden gleichförmig geboren, (ohne daß dabei die Signatur gleich ist), darum brechen sie einander. Etliche **specifica appropriata** sind auch, dieselben haben zweifache Natur, eine aus **specifica** ganz und vollkommen, die andere aus Appropriation ganz mehr geneigt, denn ohne **specifica**: solche wirken in zweifacher Kraft unter beiden Gestalten. (Ferner) begegnen uns in **specificis** zweierlei Arznei, die eine, wie sie die Natur geschaffen hat; die andere, wie sie durch Praparation hoher gradirt wird, unter welchen zweien eine edler ist, denn die andere. **II. I. 483.**

Wiewohl fürzuhalten ist, daß schwerlich ein gewisse geschworene Arznei (also auch kein **specificum**), auf die man sich zu trösten vermag, zu finden. Doch soll am Zorn Gottes niemand verzagen, sondern der Hoffnung leben und die Arznei brauchen, wie sie sich ihm lehret, ob sich Gott erbarmete und der Arznei ihren Lauf ließ gehen. **II. I. 387.**

143.

Darum ich nicht unbillig sag, daß der Arzt, zu finden Künsten und zu componiren die Recepten, seinen Lehrmeister taglich haben soll, d. i. deren Kunst soll in gutem Wissen sein, die in die Natur, auf die Anatomie der Glieder, nachfolgend in die Anatomie der Krankheit führt und weiset. Der Arzt ist nichts als ein Leithund, derselbig schmeckt das Gewild und schmecket sein Fußschlag so lange, von einem zum andern, bis er das Gewild selbst findt. Das laßt euch ein Exempel sein: wie es der Hund in der Nasen hat, daß ihrs dermassen in Augen habt, und das allein durch die gleiche Formirung der Anatomei so scharf das lernet erkennen, daß euch ein solches nicht widerstehe. Denn nicht anders, wie das Gewild vorläuft und läßt doch hinter ihm ein solchen Geschmack, daß der Hund den Weg findet, also sind die **arcana** Gewild, die allen Krankheiten vorlaufen. Der Arzt soll allein der Jagdhund sein, so findt er die Spur. **H. I. 625.**

144.

Denn allein der inner Mensch lose mit dem äussern auf sich selbst, so wird er lernen, daß sich ein jeglicher ob ihm muß verwundern. Nun aber, wer hat dem Arzt gesagt, daß **plantago** stell das **menstruum**, dieweil er es nicht sieht in ihm? wer hats ihn heissen brauchen? Allein der Schöpfer, derselbig hat dem Arzt also sein Lehr gegeben, daß er lernt und weiß nicht von wem und lernt doch aus Kraft der andern Schöpfung; die ist des Lichts der Natur. Nun weiter, wie solches offenbar wird und erkenntlich, sind sieben Weg.

Der erst unter diesen ist, das oftmals geschehen ist und die **arcana** beweisens, daß Geist haben Künst gelehrt, etwan Engel.

Dieweil es nun durch die Geist oder Engel, wie ihr denn haben wollt, Gut oder Bös eröffnet wird, also sind auch in Träumen Künst offenbart worden; nämlich durch Bitt, daß man angeruft hat die Götter, als etlich sagen die Heiligen, etliche Gott allein, und sie sind gewährt worden und im Schlaf ist ihnen fürkommen ihr Gesundheit d. i. ihr Arznei, dadurch sie sind gesund worden. Nun nicht allein bei den Christen ist solches geschehen, sondern auch bei den Türken, Heiden, Juden, Persiern &c. bei Guten und Bösen. Darum ichs nicht achten kann, daß aus dem Himmel die Offenbarung gekommen sei, dieweil nur ein Gott und nicht mehr, sondern also muß ichs lassen bleiben, daß das Licht der Natur diesen Schüler gelehrt hat. Und wie das Licht der Natur nicht reden kann, so fürbildet es im Schlaf aus Kraft des Worts, darin Gott den Menschen in das Licht der Natur geschaffen hat, aus solcher Macht werden sie gewährt und alsdann irren sie, daß sie andre für die Schulmeister ansehn, die sie nie empfunden haben. (**Somnambulism.**)

Zum andern hat oft ein Mensch dem andern einen Rath gegeben, der geholfen hat, und doch sein Rath selbst nicht verstanden. Denn also hat das Licht der Natur gegen den andern gewirkt und was also erschaffen ist zu Gutem oder Bösem, ist gemerkt worden.

Zum dritten sind viel Kunst an uns gekommen durch die Erfahrenheit ungefahr, daß etwan einer ein Ding gebraucht hat auf ein Wahn und ist wohl ausgegangen.

Zum vierten haben viel Zauberer Kunst erlangt, als nigromantisch, pyromantisch u. s. w. nicht aus Kraft der Künst, so sie vermeint haben, sondern also hats das Licht der Natur eröffnet mit verdecktem Schein, aus Kraft ihrer Begierlichkeit.

Zum fünften sind viel Künst an uns gekommen durch **chiromantiam**, nicht ohne große Ursach.

Zum sechsten durch **physionomiam**, die ist ein solche Kunst, die da anzeigt die Wesen, so da inwendig verborgen liegen.

Zum siebenten durch die Form, also daß Form gegen Form angezeigt hat, also daß Gleichniß auf Gleichniß kommen ist, Krebs wider Krebs, Form wider Form, als **serpentina** auf Schlangengift u. dgl. m. **II. I.** 601 u. 603.

143.

Denn die Form des **corporis** geht aus der Form der Arkanen. Ein jegliches **corpus** ist nichts anders, denn ein geschmiedets Werk, was vom Schmied geht, das zergeht und im Schmied ist kein Tod, allein in der Arbeit, denn so der Schmied aufhört mit seiner Fabrication, so hört auch auf der Schirm vorm Tod. Denn er kommt allein nach dem Ausmachen, so die Ding ganz sind und vollbracht. Die Arbeit wird nachdem des Werks Amt ist. Ein Becher draus man trinket, der muß hohl sein; ein Lilien muß in ein Lilien geschmiedet werden, sonst ist sein **arcanum** nicht da. Denn wie ein Mensch geschmiedet wird in seiner Form, von wegen seiner Seel, also und nicht anders muß er sein, also in allen Dingen. Denn corpus und Amt ist ein Ding. — Es ist kein Krankheit (und kein arcanum) ohn Form; wiewohl sie beide unsichtig, jedoch so schmieden sie ihr corpus und dasselbig corpus ist, das dem Arzt vor Augen und unter seinen Handen liegt. — Denn Gott will in Krankheiten und meisterlichen seltsamen Werken gleich so groß gelobt werden, als in Blumen des Feldes. Die Würmer und Spinnen sind gleich so wohl sein Lob, als die Nachtigall und der Pfau; Gold und Perlen, hingegen auch viel Gift, Arsenik, Merkur 2c. ist alles sein Lob. Also, ist ihm ein Lob, daß er uns Gesundheit geben hat, also auch gleichmassig ist sein Lob die Krankheit und zu beiden Seiten gleiche Meisterschaft braucht er zu schmieden die Blumen, zu schmieden die Krankheit und ein Ordnung, ein Wesen. **H. I. 570.**

146.

Gott hat alle species geschaffen allein von wegen des Menschen und hat alles dem Menschen zu Nutz zu sein vermeint. Ob aber der Leib dieses nicht alles brauchte, sondern ein Ueberfluß wüchse, das nicht sein Nothdurft wäre, wie denn einer möcht sprechen: was thut die Nessel? der Aron? 2c. unter tausend Menschen ist nicht einer der es bedarf, so versteht darin ein solches —: Der Mikrokosmus ist die kleine Welt. Was die Welt gibt, das verzehrt er und ist sein. So ist der Mensch in so viel partes getheilt, als die grosse Welt, darum so mussen die partes bei einander sein d. i. je eins dem andern vergleicht — dieselben partes mögen ohn die andern nicht sein, sondern (muß) je eins dem andern zu Hulf kommen durch sein Ordnung. So solchs geschieht, so ist der Mensch gesund und des langen Lebens d. i. des grossen Alters Ada und andrer die daraus gelebt haben. So aber solche partes veracht werden und nicht fürgehalten (abjiciantur **B.**), so wird der Leib aussen verlassen. Daraus folgt Krankheit, Schwache und Tod vor der rechten Zeit. Ohn solche partes ist der Leib vor Gott nicht vollkommen verordnet, als bedurft er keiner Arznei, sondern also sind die genera geschaffen, dem Menschen sein partes zu erhalten. So wenig er mag ohne Speis und Trank sein, all Tag zu haben, so wenig mag er auch ohne Arznei sein. Darum dieweil Arznei und Speise mit einander wächst, aus einer

Mutter, aus einem Boden, so sollen sie also auch dem Menschen gegeben werden in der Speis und in den Krankheiten der Theile. Denn wie Mangel des Essens krank macht, also auch das Auslassen der Arznei. So solche Regel nicht gehalten wird, muß der Mensch krank sein in etlichen Theilen. Denn Gott will, daß wir darin erkennen sollen, daß wir ohne tagliche Gnad und ohne tagliche Hülf nichts sollen. — Es liegt in der Erden virtus laxativa, virtus consolidativa, diaphoretica, maturativa dgl. Auch alle diese Dinge sind zum Nutzen des Leibes da (B.), daß er sie zu seiner Krankheit habe. Denn dieweil der Leib in Zerbrüchlichkeit steht, dieweil muß er sein Errettung haben. So viel Zufall dem Leib in seinen Gliedern zustehen, so viel arcana vermag die Natur, und so viel arcana, so viel Krankheiten. Hierin liegt der rechte Grund der Arznei, so daß ein jegliche Krankheit geheilt wird in der Form specifica und nicht aus der Kunst Compositionis. Wie wenn der Harnischmacher ein Mittleres suchen wollte aus Eisen und Kupfer, den Harnisch zu machen, so geschehe es nicht, es muß sein aus der forma specifica, es muß Stahl sein, also muß ein solches auch in der Arznei gehalten werden. Also sind in der Arznei die specifica, die den morbum hinnehmen, wie das Wasser das Feuer. H. II. 155—156.

VIII.

Specielle Arzneimittellehre, Arzneianwendungs- und Arzneibereitungslehre.

147.

Wie Gott hat alle Ding geschaffen, (hat er) sie in zween Nutz abgetheilt, einen in des Leibs Erhaltung, die ander in sein Arznei. Wie er Speis, Trank, Holz etc. gegeben hat, wodurch wir allein den Leib zieren und erhalten, also hat er auch geschaffen den Krankheiten des Leibs sein mancherlei Arznei, auf daß der Leib sein Gebrechen auch wenden moge. — Denn die Krankheit gehet nicht hin, sie treibe denn die Natur im Leib, oder die Arznei wieder hinweg. Denn es sind zweierlei Arznei, eine die der Mensch nicht sieht und gibt gesund Jahr und Zeit, und eine die der Mensch selbst regiert. Die eine regiert Gott und ist nicht in unser Gewalt; der andern hat sich Gott entschlagen, die der Mensch regiert. H. II. 139.

Auf solches wisset auch die arcana der Speis und die arcana der Arznei von einander zu erkennen. Was mit dem corpore administrirt soll werden, das ist ein Speis und Trank; was ohne corpus, dasselbig ist Arznei. Die Arznei, so mit dem corpore administrirt werden, wie Speis und Trank, nach Begehrung des Hungers, sollen geben werden als ein Speis, nicht als ein Arznei; die Arznei soll geben werden zu ihren Stunden, nach Inhalt der Ascendenten und der Krankheit, nicht nach Hunger und Durst. Cuminum ist ein Speis in der Ventosität und kein Arznei, darum als Speis sie soll gegeben werden; die Gewürz dergleichen und andre Krauter mehr. — In denselbigen liegt allein das Regiment, nicht die Arznei. H. I. 625.

148.

Es ist ein jeglichs Gewachs in drei Ding gesetzt, sal, sulphur und mercurium, aus den dreien wird ein conjunctio, die gibt ein corpus und vereinigtes Wesen. Was das inner corpus betrifft, so ist (demnach) seine Wirkung dreifach; eine des Salzes, die nimmt hin durch Purgieren, Mundificiren, Balsamiren, herischt uber das, so zur Faulung geht. Die ander, sulphuris, herrscht über das, was zu viel wird aus den andern zweien oder zerbricht. Die dritt, mercurii, nimmt weg, was in Consumption geht.

Die salia purgiren, eins per secessum; etlich per vomitum, durch urinam; alle Egest aus dem Leib sind durch das Salz ausgetriebnes Phlegma. Ein sal und Alcali ist süß, als cassia, eins sauer, als sal gemmae, eins bitter, als in rhabarbaro und coloquintide ꝛc. Ein jegliche Egestion, die ex sale kommt, deren cura muß hinwiederum durch salia geschehen.

Der sulphur operirt exsiccando et consumendo superfluum, es sei von ihm oder von einem andern. Also ist es producirt aus der Natur des Elements, daß ein jegliche Krantheit, so die Natur des Leibes macht, ein Gegentheil aus der Natur des Elements hab universaliter und particulariter, darum aus den generibus des Elements die genera morborum zu erkennen sind, also zeigt je eins das ander an.

Mercurius nimmt an sich das, so dem sal und sulphur absagt, als denn sind die morbi ligamentorum, arteriarum, juncturarum dgl. m.

Sal macht viel genera colicae, darum in cura colicae das sal humanum durch salia elementa soll rectificirt werden. — Subsantia mercurii corporalis prädominirt in den aussern Gliedern. Sulphur lindert die membra interiora, scilicet cor, hepar, cerebrum ꝛc.

In jeder Krankheit soll seine res behalten werden, nicht contrarium per contrarium, allein proprium ad suum innatum. Die Cura geht durch das, das den morbum generirt hat.

Auf das wiß ein jeglicher Arzt, daß er nicht brocke zween Bäum in die Kur, (denn die genera morborum gliedern sich ebenso, wie die genera trium substantiarum, so daß jedes Glied ein entsprechendes hat), und die regulas behalt: morbis mercurialibus zu geben mercurium, morbis salinis salem, morbis sulphureis sulphur, jeglicher Krankheit sein appropriatum. Denn im Grund sind nur dreierlei Arznei und dreierlei Krankheiten (weil in jeder eines der Genannten prädominirt.) II. I. 323.

149.

Porro pro ratione astri, quod in septem species conjicitur, etiam haec (medicamenta) septimembrem divisionem recipiunt. Eadem quoque ratione corpus partitionem septimembrem recipit singulaque singulis aequalia affectant. Ut: ea, quae sub sole sunt, cordi accommodantur; quae vero sub luna, cerebro; quae sub venere, renibus; quae sub saturno, splenem confortant; quae sub mercurio, hepar defendunt; postremo quae sub marte sunt, felli omnino accommoda referuntur.

Porro, qua ratione septem species praedictae in quatuor elementis deprehendantur, sequentia indicabunt.

		Cerebrum.	Cor.	Renes.	Hepar.	Splen.	Pulmo.	Fel.
Ex terra	calidae naturae.	Viriditas sa-lis [1]). Liquor Vitri-olis. Liquor Luna-riae.	Essentia Me-lissae. Essentia quin-ta auri.	Correctio Zi-bethae. Essentia sa-tyrionis.	Liquor Bras-satellae, Mannae. Xiloaloes.	MysteriumEl-lebor. nigr. Valerianae. Verbenae.	Extr. de pul-mone de Us-nea [2]).	Quinta essen-tia Chelidon.
	frigidae naturae.	Esse Gelo-en *). Esse de an-theris.	Materia Lau-dani. Perlarum. Saphyrorum.	Mat. stincor. Mat. sem. la-ctuc.	Liq. Sennae Q. sanguinis. Q. Gamandr. Q. Cichor.	Compositio Candi. Confectio Dubeltelephi [3])	Mat. roris. M. sulphuris. M. Ologan.	Compos. Agrestae. Compos. Balaustio-rum.
Ex aere	calidae naturae.	Cerebrum, cor. Nuba [4]) Symona [5])		renes, hepar.* Ilech [6]) Hallercon [7]).		splen, pulmo, fel Tereniabin *]		
	frigidae.	Halcyon [8])		Ilech erudum [9]).		Arles erudum [10]).		
Ex igne	cal.	Cerebrum, cor, renes, hepar, splen, pulmo, fel Nostoch calidum **) †).						
	frig.	Eadem membra. Arcana crystalli, magisteria Berylli, Liquores Citronei ***).						

Ex aqua	Cerebrum.	Cor.	Renes.	Hepar.	Splen.	Pulmo.	Fel.
calidae naturae.	Oleum Mercurii Lunae.	Aureum potabile.	Ess. Vitrioli.	Myst. Mercur.	Magist. de Asphalto.	flos Jovis.	Crocus de Marte.
	Essentia argenti.	Oleum de septimo i. e. de Saturno.	Q. de sulphure.	Myst. Antimon.	Rubedo de nigro ††).	Extr. Stanni.	Topaz e ferro.
	Essentia de sexto i. e. de Venere.		flos Veneris.			Talk resolutum.	
Frigidae.	Succus de Amethysto.	Marcasitae utriusque.	Tinctura de physico.	spiritus Saturni.	Myst. mercurii coagulati.	flos de Jove erudo.	Ferrugo de quinto.
	Liquor de granatis.	Talk albi.	Lapis de physico.	Esse de plumbo.			
	Compositio de gemmis.						

H. I. 965 u. 966.

Ex scholiis.

1) **Viriditas i. e. liquor.** 2) Usnea est pulmonaria. 3) Dubelteleph, al. Dubelcoleph est compositum ex corallo albo et carabe. 4) Nuba est species Mannae. 5) Simona, al. scirona, ros est autumni. 6) Jlech est materiale quodlibet ex tribus primis compositum. 7) Hallereon juxta Hermetem vera aquila est. 8) Halcyon, avis. 9) Jlech crudum componitur ex prima materia trium primarum. 10) Arles crudum guttulae sunt cadentes in Junio, saepe noctu. H. I. 987. *) Geloen est folium. **) Nostoch est species ignis. ***) Citroneus est Gemma. H. I. 996. †) Nostoch est stellarum purgatio, al. cera. ††) Rubedo de nigro i. e. vom schwarzen Talk. H. I. 965. *] Tereniabin est Thron, id quod cadit in Majo, gelb auf den Blättern, ist zäh. H. I. 185.

(Einige Arzneimittel.)

150.

Antimon. Wie es finirt das Gold in seinem Guß und läßt kein Unflath an ihm, in derselbigen Gestalt finirt es auch den Leib. Denn in ihm ist essentia, die nichts Unreines bei dem Reinen läßt. Und so nichts Guts in dem Subject gefunden wird, so transmutirt es den unreinen Leib in den reinen. **Ejus virtutes sunt in morphea, lepra, elephantia, vulneribus, ulceribus. H. I. 827. 861. 862.**

151.

Aquae naturales. Die Geburt der Metallen erhebt sich im Element Wasser. — Alle mineralia werden aus dem Salz coagulirt. — Wo das Salz nicht wäre, wären alle Metalle Wasser und das Gestein dergleichen, so folgt aus dem, daß aus Zerbrechung des Salzes wiederum Metallen und Stein zu Wasser werden. — Die resolvirende Kraft ist nichts anders, denn die kalte Feuchte der Erden, aus solcher wird die Resolution der Metalle. So ein Metall über sein Zeit da liegt und dieser kalten Feuchte unterworfen wird, wie ein Eisen dem Rost, der Rost der Humidität, alsdann folgt desselben Erz Resolvirung und was sich resolvirt, das centrirt sich zum Bronnen — und gibt den Ursprung der leiblichen Wasser. **H. II. 143 u. 144.**

Ein jeglich Ding hat sein Zeit, dieweil es seines Elements ist, und so es dieselbige Zeit überkommt, so wird es eines an=

dern Elements und ist nimmer seins: alsdann folgt der Tod. — Also werden viele **mineralia**, die in vollkommener Geburt sind, vom Menschen nicht ausgegraben werden und über ihr Zeit liegen, verloren und verwandeln sich in Wasser. — Das Gold und Silber nimmt seinen Hingang in der Erden, es wird zu nichts d. i. es wird daraus, aus dem es kommen ist; aus dem Wasser ist es gewachsen, zu dem wird es wieder. —

Solcher Wasser **species** erscheinen in mancherlei Weg. Einmal aus jeglichem Metall ein besonderes und auch dieselbigen stärker und schwächer. Darnach aus der Vermischung der Metalle im Gewicht, in der Zahl, im Alter, Zeitigung, auch in Vermischung fremder Zufäll, Gemmen dgl. Wie sie nun kommen aus den Metallen, also auch aus Steinen. So oft ein Stein, so oft ein Ursprung eins Brunnens, dazu auch mit der Vermischung, also auch von allem Erz, der Vitriolen, Aluminen, der Salze, der Markasiten, Schwefel, Carabe rc. — Die Wasser stehen nicht so hoch im Grad, als die Gestein oder Metalle (selbst). Denn dazu, das ein **gemma** mit einem Loth vollbringt, muß das Wasser ein mehres haben, an der Zeit und am Brauchen. — Es begeben sich auch mancherlei Wasser, die nicht leibliche Wasser (zerflossene Mineralien) sind, sondern rechte Wasser, laufen aber über ein Erz, von welchem sie Art empfahen, gleichfalls ein Wasser, das in einem Kupfergeschirr stünde und den Geschmack an sich nehme. Derselbigen Kräfte sind aber nicht vollkommen. **H. II. 141 — 143.**

Etlich Brunnen haben die Art der Bäume, Schwämme, Boleten, Kräuter rc. der Region des Felds oder Bergs daraus sie fliessen, ursach, daß da ist ein Vereinigung in der Resolution desselbigen Gewächs, die behalten derselbigen Kräuter Tugend.

Etlich Bronnen sind, die ein Kraft empfahen von den Misthaufen, von verfaulten Strohhalmen, von Tannenreisen oder Blättern der Bäumen; solcher Natur und Eigenschaft sind mancherlei. **H. I. 1108.**

Die Ursach der warmen Bäder ist **separatio.** — Es ist offentlich, daß ein jeglicher Kalch das Wasser heiß macht, so über ihn gossen wird, also mögen auch die Wasser aus dem Kalch der

Erden solche Hitz empfahen. So viel mineralia liegen von kakimiis, marcasitis, Talk, aluminibus plumosis ꝛc., ist es nicht möglich, daß sie ohne Kalch zergehn mögen, aus ihrer eignen Natur; warum sollten dann die Wasser, die durchlaufen, nicht kalkmässig werden. Wo solche Mineralia und Kalche liegen und ein Wassergang, der an den Tag begehrt, durch solche regiones laufen muß, so muß er sich vereinigen mit diesen mineralibus und Hitz und Art derselbigen empfahen. — Andre Ursprüng etlicher Bäder sind aus einer andern Gewalt, wie ihr denn sehet die Feuerberg, Kohlenberg, welche die ätnische Art an ihnen haben und brennen. Solch brennende Art sind ebensowohl innerhalb der Erden, als aussen. So nun durch ein solch Feuer oder seine Region Wasser durchgingen, mußten sie sieden, gleichsowohl, wie so es in einem Kessel wär. — Andre Wärme kommt aus der Composition, wie der spiritus vitrioli, der an ihm selbst kalt ist, so er in ein Wasser gossen wird, dasselb siedend heiß macht u. s. w. H. I. 1104—1106.

Die Tugenden der Wasser sind so viel und mancherlei, so viel und mancherlei species der Krankheiten sind. — (Doch) gehen alle Arznei aus dreien: ex mercurio, sulphure et sale. Diese drei theilen sich nun in ihre species. Desgleichen auch die Krankheiten sind morbi mercuriales, sulphurei und salis, getheilt in ihre species. Aus dem folgt nun, was Bäder der merkurialischen Art sind, sollen denselbigen Krankheiten zugetheilt werden, dergleichen mit den andern. Wie nun die species mancherlei sind, so folgen mancherlei Bäder daraus. Ein mercurius kurirt ulcera apostematum, ein anderer esthiomena; ein theil salis nimmt alopeciam hin, ein anderer esthiomena; etlicher sulphur extinguirt ignem persicum, etlicher febres ꝛc.

Es ist das höchst an einem Arzt, der die Kranken in die Bäder schickt, anfänglich zu wissen, ob derselbig Krank in keinerlei Weg durch andre Arznei möchte geheilt werden. Aber der Brauch ist also; so ein Arzt an einem Kranken verzweifelt, oder besorgt zukünftig Böseres, daß einem solchen in ein Bad gerathen wird zu einer Entschuldigung. Aber in den Bädern (selbst) ist das höchst, so sie der Krankheit gewaltig sind, weder Abstinenz noch Stund betracht soll werden. Wo sie aber solcher **Stärke mangeln**, so gibt dann Diät und Ordnung (und Ergänzung des fehlenden durch andre Arzneien) ein Steuer zur Besserung, aber (allein) keine Heilung. Denn die Heilung soll aus dem Bad gehen, darum am mehrsten Acht zu haben ist, den rechten Brunnen des Bads zu treffen. **H. I. 1109 — 1111.**

152.

Aranea. Ihr Tugend ist groß wider die langwierigen und täglichen Fieber, so sie der Mensch ohnwissend in einer Nußschalen verschlossen bei sich trägt, bis an den vierten Tag. **H. I. 1091.**

153.

Argentum; ejus virtutes sunt in doloribus cerebri, splenis, hepatis et retentione profluvii. H. I. 875.

154.

Arsenici virtutes in ulceribus, vulneribus, aliis aperitionibus; in praeparatione muß **venenum** hinweggenommen werden, **per reductionem in muniam, in balsamum, in liquorem. H. I. 867.**

Seine Tugend sind in der Gestalt zu erkennen, daß Gift ander Gift überwindt. So sind die offnen Schäden, **serpigines, scabies** mit ihrem Gift mancherlei, und viel sind, die vom Arsenik überwunden werden und darnach geheilt, oder dahin gebracht, daß mit andern Dingen mögen gebraucht werden. Inwendig ist er aber nicht zu gebrauchen, allein auswendig; auch (meist) nicht für sich selbst, sondern vermischt mit andern Dingen, daß sein Gift in ein corpus kommt, wiewohl er in seinem eignen corpus ein eschariſche Tugend hat. — Es ist ein guter Brauch, daß die Alten haben sein Gift ausgezogen mit spiritu vini oder in ein gebrannt Wasser, und dann damit bestrichen und geheilt. Auch ist es ein guter Brauch, daß es langsam zugehe; nicht zu viel, nicht zu oft. Denn sein Gift dringet für und für dem Herzen zu; wird er in ein offnen Schaden gethan, so begreift es die Adern und durchgeht dieselben bis zum Herzen. Darum muß man gedenken, daß man es zum Stich in Seiten nicht kommen laß, auch in kein Hitz nicht. Denn sobald Hitz anfällt, so ist Hauptweh, Stich in Seiten, Durst, Schwäche ꝛc. gegenwärtig und leicht übersehen, daß sie gar sterben; sonderlich so man das corpus gebraucht zum escharisen, ist es leichtlich übersehen. Die Alten haben viel nachgedacht, den Arsenik zu corrigiren. So ist doch wohl die Correction so gar schädlich nicht, so man ihm sein Gift und Tugend in ein Schmeer, Oel, Terpentin, Honig bringt. Alsdann ist er viel milder, langsamer aber. Ich hab ihm mehr Correctiones addirt, etliche wären wohl gut, etliche nicht. In dem liegt es am allermeisten, daß er getödtet werd, fix gemacht, alsdann in ein Oel resolvirt und mit demselbigen gesalbet. (Werde weisser Arsenik mit einer gleichen Menge Salpeter im Tiegel geglüht, bis das Rauchen aufhört, so bleibe am Boden etwas in der Pfanne fliessendes, wie Schmalz, dies lasse man 1—2 Stund u. m. stehen, giesse es auf einen Marmorstein aus, so werde es goldfarb und setze es an einen feuchten Ort. Es sei dies ein Oel, das sich mit Brandwein vermischen lasse, auch lasse sich tartarus calcinatus damit solviren. Es sei zur Erregung eines Brandschorfs zwar zu schwach, aber doch zum Heilen chirurgischer Uebel kräftig und zwar ohne Sorge und Schaden.) Alle Krebs, Wölf, cancrosische umfressende Löcher werden von Arsenico geheilt, denn er tödtet in seinem Proceß die Krankheit so stark, als wenn er einer Maus das Leben nimmt. (Einen Wolf z. B. müsse man dreimal escharisen und den Brandschorf abnehmen, aber dabei besonders die Haupt-Adern wohl in Acht nehmen, und langsam zu Werke gehen.) — Unweislich gebraucht macht er phthisin, tussin, Stechen in Seiten, engen Athem, verderbt den Magen, nimmt die Speis, bringt grossen Durst, macht schwere, lange Läger, Ausdorrung des Leibs, auch am letzten Wassersucht, und viel Geschwulst um den Magen. H. I. 1056 — 1058.

Der Realgar, unter welchem auch alle Opermenta begriffen werden, macht ausgedörrte Lungen, aus welcher Dürre der Athem verwandelt wird, hiemit ein Keuchen, Entfärbung im Angesicht, Spält und Schrund in der Lebern, mit denselben ein unnatürlicher Durst, nagt und zermalt die Falt im Magen, daß er sie wie ein Rind vom Baum abschiefert, mit demselben Trockne im Grüblein, schwere, harte Dauung; nachfolgend Hitz, Klopfen, Zittern im Herzgrüblein, danach Ausschlagen in allen Gliedern, auf solches Bräune und ein mitlaufende Hauptsucht. II. I. 648.

155.

Auri virtutes sunt in paralysi, synthena, febribus, tremore cordis, doloribus matricis, ethica, peripneumonia et in acutis. H. I. 875.

In sein arcanum bereitet tingirt es die Tinctur menschlicher corporum auf ihre höchste Gesundheit, treibt aus alle Krankheiten, bringt alle verlorne Kraft und Farben wieder, restaurirt und renovirt. H. I. 901.

Denn spiritus salis, durch den primum ens auri coagulirt ist, nimmt ihm solche grosse Kraft, daß das Gold im hundertsten Theil seiner Kraften so gewaltig nicht ist, als sein primum ens, das dann noch ein liquor ist, nicht coagulirt. (Selbst) ein Baum, der zwanzig Jahr keine Früchte mehr getragen hat, so primum ens auri ihn begreift oder seine Wurzel, hebt wieder an zu grünen und zu bluhen, wie im ersten Anfang. H. I. 827 u. 828.

156.

Cancer. Er hat eine treffliche Art an ihm flammulische Feuer (ignem persicum) zu löschen, dazu ein arcanum, tartarum (s. u.) zu resolviren, zwei arcana, deren jedes an ihm gezeichnet ist. — H. I. 300. Vielen ist mit dem Krebs am Krebs geholfen worden, über das Ort gebunden und absterben lassen. In igne persico haben sie den Krebs gestossen und ein Saft daraus gepreßt, ist ein grosse Kühlung, deßgleichen für allen Brand, von Wasser, Feuer, Pech oder Schmalz, auch für groß unbesinnlich Hauptwehe. H. I. 1093.

157.

Corallorum virtutes sunt ad menstruum et ad profluvium, venenum ab infra assumtum, tonitruum d. i. Rumpslen im Bauch; incantatum, wann einer verhext ist; obsessum, wann einer unsinnig ist; timidum, das sind, die scheu sind; melancholicos, das sind die Leut, die sich selbst überreden, sie seien weis und doch Narren sind. — Die blosen Korallen restringiren urinam et sedes, post longum tempus etiam menstrua. H. I. 869.

Die rothen Glanzkorallen, coralli rutilantes, sind, die in ganzen Kräften sind, sie sind fröhlich und lieblich, und machen ein fröhlich Gemüth einem schwachen; die braunen vermehren ihre Schwermüthigkeit. Sie stillen alle Flüß der Mutter und bringens in natürlichs Wesen, dergleichen alle Bauchflüß, rothe, weisse Ruhr, stillen das Blut in den Adern, Nasen, Wunden, güldene Adern ꝛc. H. I. 1018.

158.

Cupri virtutes in ulceribus, vulneribus, vermibus. H. I. 876.

159.

Ferrum. Ferrum und Mars, dasselbige auch urtica und Tereniabin quarta ist alles eins, wer martem erkennt, weiß was ferrum ist, wer ferrum, was mars, wer die erkennt, der weiß, was Tereniabin und was urtica ist. H. I. 236. Ferri virtus styptica, constrictiva, exsiccativa. H. I. 877.

160.

Gemmae, restauriren den Leib und nehmen hin tartarische Krankheiten. H. I. 827. — Rubinis in dysenteria summa virtus; granati collyrium ad maculas oculorum; smaragdi ad haematoptysin; sapphyri ad tremorem cordis; hyazinthi ad febres ex putrefactione aquae et terrae. H. I. 871.

161.

Helleborus niger. Die Blätter am Schatten getrocknet durch die Luft vom Orient und in Pulver gestossen haben die gar alten ersten philosophi gebraucht, aber dazu auch ein ziemlich regimen gehalten. Dies Kraut haben sie angefangen zu gebrauchen nach den sechziger Jahren; aus dem ist gefolgt, daß sie ohne Krankheit hinausgekommen sind und mit gesundem Leib ihr End erlanget. Auch bei meinen Zeiten ist mir eingedenk, daß viel Personen, die gar flussig, plutertellig gewesen sind, das Kraut gebraucht haben nach Inhalt der Alten Ordnung, und sich in ihrer Natur gar erneuert haben und in grosse Gesundheit gerathen und haben eingenommen alle morgen täglich bis auf das siebenzigste Jahr ein halb Quintlein; darnach von dem 70sten bis auf das 80ste am andern Tag ein halb Quintlein, vom 80sten Jahr bis ans End am sechsten Tag ein ganz Quintlein. Es sollen sich die vermeinten Aerzt nicht verwundern, daß der Natur mehr möglich ist, als der Kunst. Die Wurzel hat vier Krankheiten zu vertreiben, die fallend Sucht, das podagra, den Schlag und die Wassersucht. **II. I. 1005.**

162.

Lumbricus. Die gemeinsten Erdwürmer, die vom Regen aus der Erde kriechen, wer sehe sie dafür an, daß sie ein so grosse Tugend in ihnen hätten, für alle Geschlecht der Würmer in des Menschen Leib, sonderlich aber für den unleidentlichen Schmerzen, so sich in einem Finger oder Zehe erzeigt, daran der Mensch etwan Tag und Nacht und sonderlich die Nacht wüthet und grossen Schmerzen hat, das haben die Alten nicht ohne Ursach Wurm geheissen. Man bindet den Wurm mit einem leinen Tüchlein an den Finger und läßt ihn so liegen vierundzwanzig Stund, oder so lang der Wurm lebt. **H. I. 1092.**

163.

Magnes. Der Magnet zeucht Eisen, Stahl an, und ist wahr, es siehts jeder Bauernknecht. Nun aber ist mein Motiv, ob etwas mehr sei, das der Bauernknecht nicht sieht, (das ist) ein anziehende Kraft aller martialischer Krankheiten, so im ganzen Leib sind. Dieselbigen sind: alle Flüß der Frauen, so sich begeben mögen; item alle Flüß des Stuhlgangs; item ein jegliche Krankheit, die vom **centro in circulum** dilatirt, wiederum in **centrum** zu bringen; item alle Divertirung der Flüsse, die gewohnt haben zu laufen von den Wurzeln in ihre Aest, in ihrer Wurzel zu behalten. — Man muß den Magneten legen auf das **Centrum** von dem die Krankheit ausgeht z. E. es ging **menstruum** und das **profluvium**, so soll mans auf die Wurzel legen, da der Ursprung ist. Da bleiben dann die **excrementa** und **superfluitates** an ihrer Statt, von der sie dann leichtlich zu bringen sind durch ihr natürlich **emunctorium** (nach Kraft der Arznei durch **coadjutamenta**, die **in loco** operiren). (Z. B.) Im Aufstossen der Mutter soll die Mutter unter sich gezogen werden, als nämlich durch den Bauch (den einen, wohl positiven Pol des Magneten) der an dem Ort über sich sehen soll und gelegt zu unterst, den Rücken zu oberst, so bleibt die Mutter in ihrem **centro**, steht nicht auf. So sie nun aber in centrum gebracht ist, so sollen dann die convenientia matricis elementa gebraucht werden, als Corallorum perlae ꝛc. alsdann geschieht es nimmer und ist die Kur perfect. H. I. 1020.

164.

Mercurii virtus est incarnativa et laxativa. Kautel, er macht geifern. Wo aegritudines kommen ex leprosa humiditate, in pustulis, paralysi, speciebus guttae, in hydrope humida, ist es ein mächtig Purgativ. H. I. 878.

Der Merkurius ist der Patron zu heilen alle Krankheit, so sich in offene Schaden ziehn und ihren Ursprung nehmen aus der Unkeuschheit. Also soll der Arzt wissen, daß er solchen Ursprung theile von andern Ursprüngen, und daß der Merkurius allein das arcanum sei, in dem die Unkeuschheit (die französisch Krankheit al.) sich erfreuet. H. III. 86.

165.

Mumia. (Im Menschen sind die Kräfte der ganzen Welt als im Mikrokosmus vereinigt.) Diese grosse wunderbarliche Ding sind alle im Menschen; alle Kraft der Kräuter, der Bäume und nicht allein des Erdengewächses, auch des Wassers, alle Eigenschaft der Metall, alle Wesen der Edelsteine werden in mumia (Leichnam) gefunden. — Wer melissam will haben, der findt sie da, wer antimonium will haben, der findt es da, und alle diese Ding sind natürlich. In des Menschen Gliedern ist eine zweifache Natur: eine greiflich wirkende Kraft und eine ungreiflich wirkende Kraft; denn der sichtig Leib hat seine Wirkung, der unsichtig dieselbig auch. Alle die Gebrechen, so der sichtig Leib an ihm trägt, derselbigen Arznei hat er auch an derselbigen Statt und was für Schaden ihm mag zugestellt werden, denselben mag er auch wenden. Und wie ihr sehet die Nägelein auf seinem Bäumlein stehn und das Schöllkraut im Garten, wenn sie lebendig sind, so sind sie schön und lieblich; wenn sie dürr sind und todt, so sind sie unlieblich, aber noch sind ihr Kräfte da, so nimmt das Leben mit sich hinweg das, so die Menschen mit einander bekannt macht, daraus aber dasselbig gehet, das bleibt in mumia. Wie der sichtbar Leib redet und niemand sieht das Ding, das die Red ist, wie die Augen sehen und niemand sieht das, das das Gesicht ist, also hat der sichtbar Leib, so er ein mumia ist, noch bei ihm den unsichtigen Leib, darum er wirken mag, als wenn er noch lebte. Und das ist mumia, so der Mensch das Leben nimmer hat, so geht ihr Blüht an in den natürlichen Kräften und Arcanen. II. I. 103—104.

Des Fleischs ist vielerlei, Fleisch der Erden, Fleisch des Wassers, der Luft, des Feuers, eins von Natur anders, denn das ander, eins heilsamer, denn das ander, eins dauiger, eins besser, denn das ander. Fleisch der Erden sind Ochsen, Küh, Kälber; Fleisch des Wassers Fisch, Krebs, Frosch; Fleisch des Lufts alles Gevogel; Fleisch des Feuers, was des Feuers bedarf, als Wildpret. Und wie die Luft das fuhrnehmst Element ist, also ist auch sein Fleisch das allergesündest Fleisch. Nun wie vielerlei Fleisch ist, also auch ist vielerlei mumia, ein mumia der Erden, ein mumia der Luft, ein mumia des Wassers und ein mumia des Feuers.

Und das ist mumia der Erden, was auf der Erden oder in der Erden zu einer mumia wird, das ist der Leib des Menschen, der sein Leben verliert auf Erden oder in der Erden aus Krankheiten und des rechten natürlichen Todes stirbt. Die mumia soll in der Erden zerfaulen und taugt sonst zu nichts. So sind die balsamirten Menschenkörper auch nicht die recht mumia. Aber das ist die gerecht und kräftigst mumia: der Leib des Menschen, der nicht eines natürlichen Todes stirbt, sondern eines unnatürlichen, mit gesundem Leib und ohne Krankheiten, ehe ihm dazu wehe ist. Dieselbig ist hoch zu loben. Von einem Menschen, der aus Krankheit selbst eines natürlichen Todes stirbt, weichen alle Kräften, das Blut verlauft, der Leib fangt noch beim Leben an zu faulen, die Geister des Lebens weichen von ihm, sein Magen will nimmer dauen, er verliert Gestalt und Farb, der Balsam seines Leibs entgeht ihm, wie einem Kraut, das abgerissen wird. Diese Zeichen sind alle bei einem sterbenden Menschen, darum ist von eines solchen mumia nicht viel zu halten. Aber von den andern dreien zu reden, so ist die fürnehmst mumia und am höchsten zu loben die mumia der Luft, d. i. der Leib, der an oder in der Luft zu einer mumia ist worden: der Mensch, der gehängt, gespiest, geradbrecht ist worden, denn er stirbt in der Luft, in der Luft ist sein Grab und Verwesung. Mumia des Wassers ist (von dem), der ertrunken ist oder ertrankt ist worden, mumia des Feuers, der im Feuer hingerichtet oder umgebracht worden. Von diesen dreien Mumien sind viel wunderbarliche Ding ausgericht worden. H. II. 311 und 312.

Ein treffliche mumia wird vom Menschenblut praparirt, ist ein solch specificum, womit jegliche frische Wunden in vierundzwanzig Stunden in einem Bund (Verband) geheilt mag werden.

Die Feißtigkeit vom Fleisch ist ein herrlicher Balsam, welcher den Schmerzen des podagra, Contractur, Lahme dgl. stillet und vertreibt, so allein dieselbigen Glieder bei der Warme damit geschmiert werden. Es hilft auch wohl dem, welchem die Sennadern zu kurz wollen werden, oder in Handen oder Füssen erkrummen will, heilet auch den Grind und alle species des Aussatz.

Die phlegmatische Feuchtigkeit sammt der Feißtigkeit vom Gebein durch Destillation geschieden, die Beine durch Calcination zu schneeweisser Aschen gebrannt und nach solchem wiederum die drei zusammengefügt, daß es sich zu einem Butter vergleicht, so hast du ein herrlich arcanum, mit welchem du jeden Beinbruch ohne sonder Schmerzen in drei Bünden heilen kannst, allein, daß du zuvor den Beinbruch nach Inhalt der chirurgischen Kunst zusammenrichtest und dieß specificum pflasterweis uberlegst. Heilt auch verwundete Hirnschalen und andre Verletzung der Beiner.

Resin und Gummi von der Haut, Gedarm und Haarwachs, ausgezogen, durch Sonnenschein für sich selbst coagulirt wird zu einem schönen, durchsichtigen Leim, ist ein herrlich specificum stypticum mit welchem du Wunden gar schnelliglich zusammenziehen kannst. Item ist es ein groß arcanum denen, die sich verbrennt und die Haut abgegangen, ein Nagel abgangen; es bedeckt das blose Fleisch und macht alsbald eine starke Haut darunter wachsen. H. I. 907.

Theriacae de mumia tanta vis est, ut si ante infectionem bestialium sive mineralium venenorum fuerit administrata, nihil prorsum incommodaturum sit venenum. (Tan-

tundem prodest) in apostematibus infectis peste, carbunculo, anthrace, denique in pleuresi. Postremo sunt alii innumeri morbi, qui hac theriaca de mumia interveniente plene ac per ecte sanantur. H. I. 1070.

Noch ein ander mumia ist vorhanden, nämlich die, die von einem lebendigen Leib präparirt und separirt wird. Denn ein jeglicher Mensch kann ein Stück von seinem Leib nehmen und in mumiam transmutiren, seinem Leib und Leben ohn Schaden, daß mans dem Leib nicht ansieht. Mit dieser mumia haben Buhler und Buhlerinnen Lieb angezündet. — Auch Bauern haben also ihrem Vieh gethan, daß es nicht hinweg lief, sondern allzeit wiederkehrte und keinen andern Herrn lieber gewinnen konnte. Also haben Jäger oftmals ihr Gewild zur Liebe gezwungen, daß es ihnen selbst bis ins Garn nachgegangen ist ꝛc. Wie ein Mensch seinem eignen Leib nicht feind ist, also da auch geschieht: denn da begehrt ein Leib des andern, als der Magnet des Eisens. Wie der Magnet nicht wohl ohne das Eisen bei Kräften bleiben kann, sondern dasselbig haben muß, aber das Eisen des Magneten wohl gerathen mag, also geschieht auch zwischen zween Menschen oder zwischen einem Menschen und einem Vieh, in allen zu Wege gebrachten Lieben, wie vorgemeldt. Denn ein jegliches corpus, dem ein mumia wird beigebracht, wird alsbald zu einem Magneten. Aus dieser mumia sind entsprungen die allerheimlichsten und verborgensten magnetischen Kuren, nämlich, daß etliche, so die Kraft ihrer eigenen mumia erkannt und verstanden haben und sein grosse magnetische Wirkung gewußt, daß ein gar kleine Dosis ein ganzen Leib an sich zeucht, wie ein Magnet das Eisen: haben sie sich selbst in grossen Schmerzen in Gliedern erledigt, und fürnehmlich also vor Aussatz, Franzosen, Lähme, Podagra, Wassersucht, Schwindsucht, Krebs, Fistel, Wolf ꝛc. und aller bösen Schaden. Denn eine unreine und verderbte mumia verderbt ein gesund corpus, darein sie kommt und sich concordirt und desselben gesunden corpus Verderbung ist des andern Leibs, von dem die mumia genommen, Gesundheit und Genesen. — Diese magnetische Kur, so durch mumia geschieht, übertrifft alle anderen arzneiischen arcana, so viel ihr von Kräutern, Wurzeln,

Mineralien und Metallen separirt und gemacht mögen werden. H. II. 312 und 213.

166.

Perforata. (Hypericum perforatum). Das signatum hie ist die Durchlöcherung, Form der Blatter und Blumen und die Aest, auch die Adern in den Blattern. Die Locherung, so porosisch in den Blättern ist, zeigt an, daß dieses Kraut zu aller Oeffnung inwendig der Haut, auch auswendig, ein Hülf ist; auch was durch poros soll getrieben werden d. i. was porosisch emunctorium betrifft. Sein Blumen putrisiciren sich in Blutsform, das ist ein Signatur, daß es zu Wunden gut ist. Sein Adern auf den Blättern ist ein signatum, daß perforata alle phantasmata austreibt im Menschen, auch ausserhalb, denn die phantasmata geben spectra d. i., daß der Mensch sieht Geist und Gespenst und hört solche Phantasei und ist von Natur, und sind Krankheiten, welche die Menschen zwingen, sich selbst zu tödten und von Sinnen kommen, fallen in Tobsucht, Aberwitz und dergleichen. Sein sapor ist den Würmern zu stark, darum sie vor ihm fliehen. H. I. 1039.

167.

Persicaria (Polygonum persicaria L.). Sein signatum sind die rothen Blutstropfen, Form, Gestalt und Gustus.

Es ist attractivum influentiale, sein Natur ist influentia carnalis. Wie der Magnet, so die Zung geschmiert und bestrichen wird mit dem Magneten Bauch gegen Bauch, Rücken gegen Rücken, dieselbe Zunge an sich zieht, sie sei wo sie woll in der Welt, also ist der Mensch ein Magnet und hat in ihm eine magnetische Anziehung gegen die Zunge, die dem Magneten vermahlet ist. Aus dem folgt nun, daß der Mensch an sich zieht, das im Kraut ist zu seinem Nutz, wie der Magnet vom Eisen sein Aufenthaltung, Gesundheit und Ganzheit empfangt. So nun ein Mensch (oder ein Vieh) geöffnet ist, d. i. seines Leibs ein Versehrung empfangen hat, und das Kraut genommen wird und die Versehrung damit bestrichen, alsdann das Kraut hinweggethan, so heilet dasselbig ohn alle ander hinzugethane Arznei, aus Ursachen, daß die Arznei im Kraut ist und im Menschen, der Magnet und dieser Magnet zeucht vom Kraut die Arznei in die Versehrung. Das ist nun cura magnetica; also daß das Kraut genommen werde, durch ein frisch Wasser gezogen, die Versehrung damit gestrichen, das Kraut dann genommen und gelegt, wo es am besten faulen mag, oder vergraben, mit einem Stein gedämpft in ein fest Erdreich. So bald das Kraut faul ist, so bald ist die Versehrung geheilt. Denn der Magnet im Menschen zeucht an, so lang etwas da ist, fault es bald, so zeucht er desto eher an, faulet es langsam, so zeucht er langsam an sich und die Kur wird aufgezogen nach der Faulung, langsam oder kurz.

Weiter ist im Wasserblut ein Natur, die ist narcoticum stupefactivum. Nun sind narcotica vielerlei, nicht alle stupefactiren ein jegliches, sondern je eins anders denn das ander. Denn die Schmerzen haben mancherlei Ursprung und so vielerlei der Schmerzen sind, so vielerlei stupefactiva. In diesem Kraut ist ein besondere Stillung, wo die Schmerzen von corrosivischen Flüssen fallen, als in panaritio salis, in Zahnen. Der Zahnweh sind vielerlei, das recht Weh, (das persicaria heilt) ist, wo die Schmerzen sind wie ein nagender Wurm und ist doch keiner, gleich panaritio ꝛc. II. I. 1030 — 1033.

168.

Plumbi s. Saturni virtutes sunt pro incarnatione, er heilet die Wunden, incarnirt und macht gut und hart Fleisch. I. 875.

169.

Sal. Das Salz ist dem Menschen gut in zween Weg in der Speis und zur Arznei. Ein jegliche Speis, die der Mensch ohne Salz isset, mag nimmermehr ganz und gerecht gedauet oder gekocht werden, weder im Hafen, noch im Menschen. Salz ist die recht Correction aller Speis. Was lind und nicht gesalzen ist, das wird digerirt in ein phlegmatisch, flussig, schleimeriges Blut und Fleisch, geneicht auf alle Krankheiten, zur Faulung sonderlich, und die Leut so lind salzen, sind in Kraften schwacher, baufalliger, denn die andern. Denn die Natur will, daß nichts in sie komm ohn corrigirt, d. i. durch Salz; nichts ohn praparirt, d. i. ohn kocht, durch das Feuer, ausser was der Luft zugegeben wird, Rettig,

Knoblauch, Aepfel 2c. 2c. Weiter ist das Salz ein irdischer Balsam des Menschen. Denn wo Salz nicht ist, da geht die Faulung an, das Salz erhält ein jeglich Ding vor Faulung. Im lebendigen ist das Salz im Blut, und wo das angeborne Salz nicht wäre, so faulte der Mensch so lebendig dahin. — So ist es auch weiter dem Menschen nutz zu Wunden, als daß man frisch Wasser nehme und salz es ein wenig und damit die Wunden gewaschen, so behalt es die Wunden vor Faulung im ganzen Jahr, treibt auch die Würm, so in Wunden wachsen heraus und wehrt, daß keine mehr wachsen. In der Sulz, die wird, wo man das Salz findet, so dick, daß kein Ei gen Boden fallen mag, sollen baden alle, die da sind vollen Leibs, voller Flüsse, voll Feuchtigkeit, voll Schleimigkeit, von welchen podagra, arthetica, geschwollen Schenkel, Plutterbauch 2c. werden; dieselbige werden alle ausgedotret, daß ihnen solche Krankheiten nimmer kommen. — Deßgleichen bewahrt es seine Operation in allen Schabigkeiten, Räuden, Kratze, Juken dgl., dorret es alles hinweg und säubert die ganze Haut. Unter allen Badern der Gesundheit, so von der Natur entspringen, Pfeffers, Toplitz, Baden ist ein solche Sulz über sie alle. **II. I. 1011 u. 1012.**

170.

Stanni virtutes in icteritia, ascite, vermibus.

171.

Sulphur. Er ist das Hauptstück aller Balsamen die aus der Erden gezogen werden, präservirt den Leib so gewaltig, daß kein Influenz mag imprimirt werden. **H. I. 861.** — Der mineralische sulphur soll roh in der Arznei nicht gebraucht werden; elevirt vom Aloepatico und myrrhe, ist er ein Präservativ in der Pestilenz, in pleuresi, in allen Geschwären und Faulung des Leibs. Vom Vitriol elevirt ein Präservativ in allen Fiebern, ein Curativ in allen Husten, alten und neuen. Die Weine werden durch ihn gesund und frisch behalten und gesund dem Menschen zu trinken, doch in keinen Weg roh zu nehmen; alle Wein, die mit ihm präparirt werden, sind von der Art, daß sie nicht Gries oder Sand gebaren oder den Schlag, oder einigerlei Geschwär, Flüß, Husten dgl. **I. 1046.**

172.

Ueberirdische Mittel.

Nach der Ordnung der Arznei sollen wir gesund werden und unser Hülf suchen, wo anders, so ist die Ordnung des Gebots gebrochen. (Auch) der Sabbath ist geboten zu feiern, was ist das anders, denn nach göttlicher Ordnung leben auf Erden? Das ist der Will Gottes. Dieweil nun aber Christus von der Gruben am Sabbath gemeldet hat, und die Nothdurft anzieht, ohne Schuld zu sein und ohn Sünd (Math. 12.), so mag auch wohl ohn Sünd sein, so wir leiblich Arznei nicht haben, die zu suchen, wie wirs finden in unsern Nöthen und die Noth entschuldigt uns an dem Ort, dieweil die ander Hülf ausserhalb den Kräutern (Medicamenten überhaupt) auch aus Gott ist. H. II. 279. Seht an, wie David in den Tempel ging mit seinem Volk und aß das Brod, das ihm nicht gebührte zu essen, er aß es für den Hunger in Nöthen und war ihm ohn Sünd. — Alle Ding, so wir in Künsten vermögen, sollen Gott zu Lob und Ehr gebraucht werden. Ob wir schon nicht manchmal nach menschlichem Verstand handeln, wandeln aber in rechter Liebe mit denselben Dingen, so wird es auch verantwort mit der Salben Mariae Magdalenae. H. I. 112. (Zudem) ist es auch aus dem Licht der Natur, wiewohl nicht der limbischen Natur, sondern der Geister, so ist es doch derer Natur, denn sie sind Creaturen. Nun auch es werden sich die himmlischen Kräfte bewegen, d. i. die Kräfte über die Natur. So uns Gott hilft ohne Mittel der Natur genommen aus der Erden und Apotheken, ist nicht die Kraft der Himmel da, sind sie nicht beweglich über uns? Ja darum, was die Geister thun und ob sies aber auch thun — sollt es nicht himmlisch Kraft sein? Denn von der Höllen kommt nichts, denn Lügen. Helfen ist kein Lügen, es geht aus der Wahrheit. H. II. 277.

173.

Die Bücher und Lehr des Firmaments gehen aus von spiritu Apollinis; nicht daß Apollo ein Mensch sei, nicht daß er ein Gott sei, nicht daß er ein Abgott sei, sondern er ist der (makrokosmische) Mensch, der im Firmament wohnet mit viel Legionen, wie der Mensch auf Erden wohnet auch mit viel Legionen.

Und wie man sieht, von der Erden sind wir, darum uns der Name geben homo von humo: also ist Apollo das Firmament und sein corpus heißt Apollo und sein spiritus Apollo. Also ist ein Apotheker im Firmament, der das Firmament vertritt und von wegen des Firmaments handelt. Das ist medicina adepta in ihrem Grund und Ursprung, nicht irdisch allein im Heu und Gras umgehen, in Büchsen und Scateln, sondern überirdisch und doch natürlich. H. II. 398. Sind nun im Licht der Natur solche Büchsen und Wurzeln bei Geistern, so wissen wir doch nicht wer sie gibt, der Teufel nicht; denn er vergönnt uns kein Gesundheit, nur den Tod, das ist augenscheinlich. — Nun können uns die Geister und himmlischen Krafte nicht anders helfen, denn durch Zeichen und Worter. So wir sie haben, so haben wir den Garten ihrer Arznei. Also ist es natürlich Arznei, der Nam wie ein Kraut, das Kraut, wie ein Nam, allein unterschieden in der sichtigen und unsichtigen Natur. H. II. 278. Zu dem sollst du dich das nicht großlich verwundern, daß ein Arznei dem Menschen hilft, so er die gleich in den Leib nicht geneußt, sondern etwan nur an dem Hals tragt, wie Siegel; denn was hat die Blase mit den cantharidibus zu schaffen, daß sich der Harn in Blut verwandelt, so du die cantharides allein in der Hand haltst, da doch die Blase im Leib, die Hand aber weit davon und ausser dem Leib stehet? So haben also die Zeichen, characteres, Buchstaben und sigilla jedes sein Wirkung — doch daß solches alles durch Hülf und mit Zuthun des Vaters der Medicin, durch Jesum Christum, den einigen Gesundmacher zugehe und geschehe. H. II. 545 u. 544.

174.

(Unter den von Par. angegebnen Siegeln wirkt das auf das Himmelszeichen des Widders gemachte) für alle Flüß, so von dem Haupt in das Genick und Achseln fallen, purgirt das Hirn, trucknet alle phlegma von dem Haupt aus. Tauri sigillum ist ein schönes remedium, so jemand sein Mannheit genommen wär. (Bei dem sigillum geminorum virginis und sagittarii ist die Wirkung nicht angegeben.) Das Sigill des Krebses ist zu reisen und zu wandern ein guter Gefärth, und getragen für die Wassersucht ein heilsame Arznei, dergleichen für sonst allerlei Gebrechen des Leibes, die ihren Ursprung von Feuchte und übrigem phlegma haben. Des leonis Sigill getragen ist wunderbarlich in allen Gerichtshandeln, gibt trefflich grosse Gunst dem Tragenden gegen alle Welt. Ist auch für das Fieber Quartan, contra pestem, für alle hitzige Krankheit der Augen, fliegende Hitzen, zeucht den Brand aus, so sich ein Person verbrannt hat. — Der Wage Sigill ist wunderbarlich für alle Zauberei der Weiber rc.; scorpionis für alle vergifte Krankheiten, ist ein grosse Fürderung dem Kriegsmann in Zankung, auch den Aussätzigen gut. — Capricorni Sigill heilt ohne Zweifel den Wolf am Schenkel; piscium ist für Lahme, kalte Gesücht, Erstarren der Nerven und Spannadern, ist auch gut zur Erhaltung der Gedachtniß und macht leutgefallig den Menschen; piscium ist das wirklich Instrument den Zorn zu vertreiben, daraus viel grosse Krankheiten, Lahme, Schlag, Grimmen rc. entstehen, es mildert das Podagra, den Krampf und alle Wehetagen der Füsse.

Nicht minder haben die Sigill der Planeten grosse Kraft und Tugend. Saturni sig. ist gut, wenn ein Frau schwanger ist, und dieß Sigill bei sich tragt, mag ihr die Geburt nicht mißlingen; soll von Blei gemacht werden. Jovis s. von Zinn getragen gibt Lieb, Huld und Gunst von allen Menschen, wo es hingelegt wird, das mehret sich, macht glücklich in allen Handeln und vertreibt auch alle Furcht. Martis s. von Eisen gibt Stark und Sieg in allen Kampfen und Streiten, er überwindet alle Feind und nimmt von keinem Schaden. Solis s. von Gold gibt grosse Gunst und Gnad von allen Potentaten, Fürsten rc. erhöht den Menschen von Tag zu Tag, so daß er zunimmt an Ehr und Gut. Veneris s. von Kupfer gibt grosse Kunst und Lieb, Geschicklichkeit in musica. Mercurii von coagulirtem Quecksilber (Amalgam mit Blei) gibt Verstand zu philosophiam, gute Memorie, vertreibt Fieber und kalt Weh. Lunae s. von Silber praservirt vor vielen Krankheiten, ist gut Auswanderern rc. H. II. 553 — 573.

So nun des Metalls Natur und Art, auch des Himmels und der Planeten Einfluß und Wirkung, dann der Charakter

Wahrzeichen und Buchstaben, Bedeutung und Eigenschaft mit sammt Wahrnehmung der Zeit, Stund und Tagen, zusammenstimmen, was sollt darinnen sein, daß dies gemacht Siegel nicht sollt ein Kraft und Wirkung haben? **H. II. 544.**

175.

Die Kunst zu setzen Recepten ist in der Natur und sie setzt sie selbst: hat sie in das Gold gethan, was dem Golde zusteht, fürwahr so hat sie es auch in violis gethan, ist etwas darin, daß du nichts darfst zusetzen, weder Zucker noch Honig, so wenig, als du das Gold ganz machen sollst. Also hat sie Perlen selbst gemacht ohne dich, so hat sie auch ohne dich ganz gemacht die verbena in restrictione sanguinis, daß du nichts darfst zusetzen, weder bursam, noch barbam Jovis. Also versteht mich, daß die Kraft ganz in einem Simplex ist, und nicht getheilt in zwei, drei, vier oder fünf u. s. w. sondern in ein Ganzes, und dasselbig simplex bedarf nichts, denn allein der Alchymei. Es liegt im Herausziehen, nicht im Componiren; es liegt im Erkennen, was darin liegt und nicht dasselbig machen mit zusammengesetzten und geflickten Stücken. Welches sind die besten Hosen? Nämlich die ganzen: die geflickten und gestückten sind die ärgsten. Welcher weis Mann ist so einfaltig, daß er meinte, die Natur hatt eine Kraft getheilt, in das Kraut so viel, in das so viel etc. und darnach euch Doctoren befohlen, zusammenzusetzen. Die Natur ist der Weisheit voll, daß sie euch solche Gewalt nicht will vertrauen. Sie hat die arcana gewaltig gesetzt und zusammencomponirt, was zusammengehört: allein lernet, daß ihr sie verstehet, und nicht, daß ihr euch selber verstehet, die Natur nicht. Die Natur ist der Arzt, du nicht; aus ihr mußt du, nicht aus dir; sie setzt zusammen, nicht du. **H. I. 210.**

176.

Es ist ein verzweifelte Hoffnung und Meinung, so viel simplicia in ein Recept zu ordnen: denn die armen unwissenden Leut meinen, dieweil sie so viel simplicia in ein Recept ordnen, so werde von wegen der Viele, wo nicht eins, ja das andere helfen. Ach des armen Componirens. Es ist doch nicht anders, denn daß sie vergessen, daß ein Dreck den andern verderbt und ungeschlacht macht. Denn die Frau bedarf doch nicht mehr, denn eines Mannes zu einem Vater, aber vielerlei Samen verderben das Kind. Denn schaue du zu und versuche das, vermische vielerlei Samen untereinander und zerknütsche und zerstosse sie auf apothekerisch und lege die und vergrab sie in die Erden, so wird ja kein Frucht aufgeben: das ist ja nichts anders mit der Arznei: denn der Sieche und Kranke ist ja der Acker und die Arznei ist der Samen, der Arzet der Samann, die Gesundheit ist die Frucht. — Es hat das Ueberhaufen so sehr überhand genommen bei meiner Zeit, da zuvor sechs simplicia, auf das höchst sieben genug waren, das erst zum Herzen, das ander zur Lebern, das dritt der Lungen, das viert dem Hirn, das fünft der Gallen, das sechst den Nieren, das siebente dem Milze; das waren gute Recepte. Aber hernach, da sie gelernet haben, daß 3 . 3 neune macht, da dachten sie 6 . 6 = 36, da gefiel ihnen das Multipliciren so wohl, daß man schier nicht wissen kann, ob sie vom Summiren, Addiren oder vom Multipliciren am mehresten halten. Nun wäre ihnen die Sünde noch zu vergeben gewesen, wenn sie doch auf das Subtrahiren und Dividiren wären gekommen, also wäre der Ueberfluß als ein gar schädlich Feuer gelöscht worden. II. I. 340 u. 341.

177.

Nun liegt und ist in allen guten Dingen auch Gift, dies muß ein jeglicher bekennen. So das also ist, so ist mein Frag, muß man nicht das Gift vom Guten scheiden? und das Gute nehmen und das Böse nicht? Ja man muß. So man nun muß das thun, so zeiget an, wie kommts davon in euren Apotheken? Ihr lasset alles bei einander. So saget ihr von correctionibus, dasselbige nehme ihm das Gift hinweg, als Quitten der scammonea, bleibet nicht das Gift einerlei, wie davor? und du sagst, du habest corrigirt, ihm schade kein Gift mehr: wo kommts hin? es bleibt darin; versuch, übertritt die Dosis, schau ob du es nicht innen werdest? Corrigiren ist Nehmen. Wenn einer bös ist und hat gesündigt, und man straft ihn, das hilft nicht länger, denn als lang er will, der geschlagen ist worden; also sind auch die Correctiones, es steht bei ihnen und nicht bei dir.

Das Gift muß hinweggenommen werden, das muß durch Scheiden geschehen, was denn durch Alchymei geschieht. — Ihr Corrigiren ist, wie wenn ein Hund in die Stuben ge . . . en hat und man vertreibt den Gestank mit **trochiscis** und Thymian oder Reckholderholz (Wachholder) ist nicht der Gestank gleich so wohl darin, als zuvor? Wiewohl er nicht geschmeckt wird, sollt einer darum sagen, der Gestank ist geschieden und nicht da? Er ist da, aber corrigirt mit dem Rauch: also gehet Rauch und Dreck miteinander hinein. Also sind die Apotheker **correctores**, überladen mit Zucker den **aloëpaticum** und soll also nichts mehr schaden und also ist der Zucker ihr Kunst und das Honig und von andern guten Dingen zusammengeklaubet. Also lappest du den Kranken mit der Arznei, so sie nur lieblich ist. Betrachtet selbst, daß nicht der Grund ist, also zusammensetzen viel Ding in ein Stück und dem Suppenwust befehlen zu kochen: weit ist das vom Grund der Arznei und nichts denn eitle Phantasterei. **H. I. 224.**

178.

Eure gewisse **gradus** wenn man überschlägt, so findet man, daß kein Recept ist in einem so grossen Haufen Simplicien, es ist auf gerathewohl componirt: wenn das dritte im Recept nicht helfe, so werde doch das zwanzigste oder dreissigste helfen und macht also kein Recept, es seien dritthalb Grad zu viel oder fünfthalb Grad zu wenig und verderbt die guten und gerechten **gradus** wider die Krankheiten. Wer will ein gerechter Doctor sein, der lerne zuvor, was **conjunctio herbarum i. e. stellarum in firmamento** für Recept mache, so weiß er auch, was **conjunctio** der irdischen Sterne d. i. der Krauter **compositio** sei. Denn jedes Kraut, das an der Blüth zweierlei Farben hat, das hat zweierlei Tugend, also auch (bei) dreierlei Farben liegen dreierlei Tugend innen. Das sind die **gradus**, nicht kalt, heiß, trocken, sondern Form, Farben, **anatomia**, hernach sieben **gradus** und **gustus salium** am Geschmack. Hernach auch weil ein jeglichs Kraut in drei Ding ist zu bringen, als in Schwefel, Salz und **liquorem**, so ist auch und will manches Kraut in **sulphur** reducirt werden und gebraucht wider die Krankheiten, oft **sulphur** und sal miteinander, oft alle drei 2c. Da lerne alchymiam. H. I. 341.

(Nach den Elementen sind die gradus, die Rangordnung der Wirkung:) Quicquid est ex elementis terrae, primum gradum obtinet, e. g. Lactuca, Viola, Anthos cet. quicquid ex aere fit, cujusmodi sunt pestis, ephemera, causon, in secundo gradu existunt; quod autem ex elemento aquae gignitur, ut Plumbum, Topazius 2c. tertium gradum possidet; quae vero ex elemento ignis descendunt, ut glacies, crystallus, nix, quartum gradum vindicant: et eum sive calidum sive siccum. H. I. 954.

179.

Weiter ist vonnöthen die Kunst zu berichten der Bereitung: die Arznei an ihr selbst mag niemand sehen, denn es ist ein unsichtbar Ding, aber den Leib der Arznei den sieht man, zu gleicher Weis, wie ein Seel im Menschen, da wird auch allein der Leib gesehen, die Seel nicht. Nur sag ich das darum, dieweil die Arznei ein andres ist denn der Leib und die Arznei mag des Leibs gerathen; [denn 10 Loth Gold ist nicht Quintlein Gold; 10 Pfund Korallen ist nicht ein Pfund Korallen; dieselbigen sind es nicht, das du sie heissest, sondern die Tinctur in ihnen, die klein ist, dieselbig ist es, das ander ist cadaver. H. I. 614.] Nun ist die Bereitung also, daß die zwei von einander geschieden werden und das Gut gebraucht, das ander verlassen; nun ist nicht minder ohne den Leib mag die Arznei nicht sein, denn was unsichtig und ungreiflich ist, als ein Stimm und soll doch wirken, muß durch den Leib sein Wirkung vollbringen. Daraus folgt nun, daß zween Leib sind, in denen die Arznei wohnet, des einen mag sie wohl gerathen, das ist des gröberen, der unter den Augen liegt; des andern aber, der nachfolgend gesehen wird, mag sie nicht gerathen. Darauf soll die Bereitung geschehen, daß der unnütz Leib vom nutzen komme. H. III. 20.

Mysterium naturae in den corporibus ist gleich, wie ein Feuer in einem Holz, das naß ist und gern brennen wollte, aber vor Nasse nicht mag; so mysterium naturae erlediget wird von seinen Impedimenten, ist es, wie ein gefangener Mann, der entlediget wird von seinen Banden, dem all sein Gemüth frei ist. So nun die Kunst die ist, daß sie das **mysterium** anzeigt, wird, als durch **quintam essentiam**, ein Contractur geheilt in vier Tagen, der sonst lahm in Tod blieb und ein Wunden in vierundzwanzig Stunden heilt auf das End, so mit den Körpern in vierundzwanzig Tagen nicht mag geändert werden. **H. I.** 787.

180.

Quinta essentia ist ein Materie, die den corporalischen wird ausgezogen, aus allen Gewächsen und aus allem, in dem Leben ist, geschieden von aller Unreinigkeit und Tödtlichkeit, gesubtilt auf das Allerreinigste, gesondert von allen Elementen. Sie ist allein die Natur, Kraft, Tugend und Arznei, die dann in dem Ding ist verfasset, ohne Herberg, ohne fremde Incorporirung; ist auch die Farben, das Leben, und die Eigenschaft des Dinges und ist ein **spiritus**, gleich dem **spiritu vitae hominis**, nur daß **spiritus vitae** des Dings bleiblich ist, und des Menschen tödtlich. Darum aus menschlichem Fleisch und Blut kein **quinta essentia** gezogen mag werden, darum daß **spiritus vitae**, der dann auch **spiritus virtutum** ist, stirbt und das Leben in der Seel ist, das da **in re** nicht ist. So wir möchten das Leben des Herzens also ohn ein Zerstörung herausziehen, wie es uns möglich ist aus den unempfindlichen, wollten wir ungezweifelt ohn einen Tod und ohn Wissen der Krankheit leben in Ewigkeit, was wir denn nicht vermögen. — Die **quinta essentia**, beherberget in einem Holz oder in einem Kraut ꝛc. ist klein und wenig, das ander ist pur **corpus**. Wie ein Gall, die geschüttet wird in ein Wasser, macht dasselbige alles bitter, so schon tausendmal mehr ist, denn der Gallen. — Daß **quinta essentia** alle Krankheiten heilt, geschieht aus Ursachen der grossen Proprietat, die in ihr ist und der grossen Reinigkeit, so in ihr erfunden wird durch die sie dem Leib ein Veranderung macht und ein Lauterung. Doch sind nicht all eines Wesens. Ihrer Tugend ist ein Unterscheid, **praedestinatio** und **dispositio**. Wie das Vieh alles **spiritum vitae** hat und ist doch nicht ein **virtus** in ihnen, darum, daß sie all aus Blut und Fleisch sind, sondern eins ist anders, denn das ander, — so ist zu verstehen **quinta essentia**

in ihrer Unterscheid. Etliche sind, die der Leber dienen, und all ihren Krankheiten widerstehen, etliche zum Haupt, etliche zum Herzen, etliche zur Lungen, etliche zur Milz u. dgl. Etliche in einer andern Gestalt: als etlich allein in das Blut, etliche in phlegma, etliche in melancholia, etliche allein der cholera. Auch etliche haben ihr Wirkung allein in humoribus, etlich allein in spiritu vitae, etlich allein in spiritu nutritivo. Darnach sind etliche, die allein in carne operiren, etliche in medullis, etliche in ossibus, etliche in cartilaginibus, etliche in arteriis. So sind auch etliche, die wider Krankheiten allein streben und sich keines andern annehmen, als contra paralysin, contra caducum, contra contracturam cet., contra fluores, contra hydropisin. Demnach sind etliche, die da narcotica sind, etliche anodinae, etliche somniferae, etliche attractivae, etliche purgativae, etliche mundificativae, etliche incarnativae, etliche confortativae, etliche regenerativae, etliche stupefactivae cet. So sind auch etliche, die laboriren pro renovatione et restauratione zu verwandeln Leib, Blut und Fleisch. Etliche haben formam specificam, etliche appropriatam; etlich influantem, etlich naturalem. — Wer ist der, in dem solche Sinnigkeit stecke, der den Ursprung möge ergründen? Unserm höchsten Schöpfer ist solches zuzulassen. Denn wer will uns unterrichten, aus was Kräften quinta essentia antimonii das Haar auswerf und macht ein weisses dagegen wachsen? und die quinta essentia melissae macht die Zähne ausfallen und die Nägel an den Handen und gibt sie alle wieder neu; und quinta essentia rebis schält die Haut ab und gibt eine neue; und quinta essentia chelidoniae verkehrt und ändert den Leib zu gutem, als wärs ein neu angestrichenes Bild u. s. w. H. I. 796—799.

181.

Arcanum (nimmt P. meist, gleichbedeutend mit quinta essentia, mysterium naturae cet. als die vom Stoff befreite reine Arznei, welche einen der Krankheit entsprechenden Eigenwerth hat, wie in folgender Stelle:

Arcanen und Arznei scheiden sich in dem, daß die Arcanen im Wesen handeln, die Arznei in den widerwärtigen Elementen. Nun vertreten die Arcanen die Arznei nicht. Das sind Arznei, da Kalt mit Wärme, da Viele mit Purgiren hinzunehmen unterstanden wird. Die Wesen der Arcanen gehen also, daß sie der Natur sind, gericht gegen die Eigenschaft des Feinds, als ein Fechter gegen den andern. Wie sich zween gegeneinander stellen, die beide kalt, die beide heiß sind, die beid im Harnisch sind, die beid mit gleichem Gewehr in den Kampf treten, also will die Natur, daß ihr Fechten gebraucht werd. H. I. 217.

Im stricten Sinn begreift er unter **arcanum** etwas,) das uncorporalisch ist und todtlich, eins ewigen Lebens, über alle Natur zu verstehen und unmenschlich zu erkennen, eines weit trefflicheren Wesens gegen unserm Wesen, als weiß gegen schwarz; hat Macht uns zu verandern, zu mutiren, zu renoviren, zu restauriren. — Bei unsern jungen kindlichen Tagen sind uns nur vier bekannt. Ihr Tugend sind: sie aufenthalten den Leib in Gesundheit, vertreiben die Krankheiten, entledigen das traurige Gemüth, praserviren vor allem Ungesund, von Krankheit, und führen den Leib bis auf sein pradestinirten Tod, der denn kein Ziel hat, denn durch Abnehmung der Consumtion. Und wiewohl wir jetzt die Tugend haben in der Gemein angesetzet, so haben sie doch in ihnen groß Unterscheid, also, daß kein **arcanum** in Form und Weis dem andern gleich laborirt und solche Tugend vollbringt. — So ist **prima materia** das erst **arcanum**, demnach **lapis philosophorum**, und das dritt **mercurius vitae**, **tinctura** das letzt. H. I. 803.

182.

Magisterium ist, das da ausgezogen wird von den Dingen ohn Scheidung, durch Zusatz. Ihr Kraft kommt durch die Vermischung. Als: so ein Essig in ein Wein gossen wird, macht den Wein allen mit ihm zu Essig, — und der Wein wird dem Essig in allen seinen Kraften gleich — das nun **magisterium**. H. I. 808.

183.

Specifica wachsen und kommen von eigner Natur, aus eigner Componirung der Elementen; als Gallas und **Vitriol macht** Tinten und ist doch entweders (**neutrum**) schwarz. **H. I. 813.**

184.

Elixir ist ein inwendige Behalterin des Leibs in seinem Wesen, wie es den begreift (**interna corporis in suo statu conservatrix**, in quo illud **reperit. B.**), als ein **Balsamus** ein auswendiger Behalter ist aller Körper vor der Fäulung. **H. I. 818.**

185.

Extrinseca sind **remedia** auf die auswendigen Krankheiten z. B. so einem ein Glied gar abgehauen wird, ohne Absterben der Arterien, also warm und frisch von Stund an genetzt mit der Arznei und aufeinandergesetzt, so heilt es zusammen, wie zwei Stöck, die auf einander geleimt werden. **H. I. 822.**

186.

Die vermeinten Aerzt sagen, daß meine Recept Gift und Extraction seien aller Bösheit und Giftigkeit der Natur? Auf solch Fürgeben war mein erste Frag, ob sie wissen, was Gift und nicht Gift sei? oder aber ob im Gift kein **mysterium** der Natur sei? — Alle Ding sind Gift und nichts ist ohn Gift, allein die Dosis macht, daß ein Ding kein Gift ist. Z. E. ein jegliche Speis und Trank, so es über sein Dosis genommen wird, so ist es Gift, das beweist sein Ausgang. Ich geb zu, daß Gift Gift sei, daß es aber darum verworfen werde, das ist nichts. Dieweil nun nichts ist, das nicht Gift ist, warum corrigirt ihr? allein darum, daß das Gift keinen Schaden thu. Ob ich dermassen auch corrigirte? Warum straft ihr mich denn. Ihr wisset, daß **argentum vivum** nichts ist, als allein Gift; nun habt ihr das im Brauch, daß ihr die Kranken damit schmiert, viel starker, denn der Schuster das Leder mit Schmier; ihr rauchert mit seinem Zinnober, ihr waschet mit seinem Sublimat und wollet nicht, daß man sag es sei Gift, das doch Gift ist, und sprechet, es sei gesund und gut, es sei corrigirt mit Bleiweis, als sey es dann kein Gift; führet es gen Nürnberg auf die Beschau, was ich und ihr für **recepta** schreiben, und sehet in selbigen, wer Gift brauch oder nicht. Denn ihr wisset die Correction **mercurii** nicht, auch nicht sein Dosis, sondern schmieret, so lang es hinein möge. — Besehet alle meine recepta, ob es nicht mein erster Hauptartikel sei, daß das Gut vom Bösen geschieden werde. Ist nicht die Scheidung mein Correction; soll ich nicht ein solch corrigirt arcanum gebrauchen? — Ich schreib neue recepta, denn die alten sollen nichts. Es sind auch neue Krankheiten vorhanden, begehren auch neue recepta. Aber das hab Acht in allen meinen Recepten: ich nehme gleich, was ich woll, so nimm ich eben das in dem das arcanum ist (wider die), wider die ich streite 2c. und scheid das, das nicht arcanum ist von dem, das arcanum ist, und gib ihm sein rechte Dosis. Jetzo weiß ich, daß ich meine recepta wohl defendirt habe. **H. I. 256 — 257.**

IX.

Zur speciellen Pathologie und Therapie.

187.

Caducus (epilepsia), hinfallende Siechtagen.

Der hinfallend Siechtag ist ein Krankheit, der entsteht aus dem Gestirn der kleinen Welt, zu gleicher Weis, wie die vier Donner der vier Elementen. — Es sind in jedem Element zwo Art, die eine ist sein Frucht, die ander sein impressio. Die Frucht ist also: der Erde Frucht sind alle Bäume, Kräuter und Gras; des Wassers Frücht sind Metalle, Stein und Kies; der Luft Frücht sind Thau, Manna und Terenjabin; des Feuers Frucht sind Regen, Schnee und Rießlen. So sind die vier Frücht der Element. Von diesen wird kein Krankheit des Hinfallenden geboren. — (Ein impressio ist) der Donner, deß Geburt kommt aus dreien Elementen, ex mercurio, sulphure und sale, diese drei sind die corpora des Donners; nun liegen sie auch im Menschen; denn aus mercurio, sulphure und sale ist der Mensch gesetzt, und das ist sein corpus. Die drei gebären den impetum. Nun ist aber dieser impetus in einem Leib zu gleicher Weis, als wär es mit einer Schalen oder Haut eingeschlossen; dieweil das corpus ganz bleibt, dieweil ist kein Donner; so aber mercurius, sulphur und sal die Zeitigung haben, alsdann geht der Paroxysmus des Donners an und mit Gewalt erschüttert er sich und zereißt sein

Schalen, darinn er liegt. Also ist der Donner da und dasjenig, das der Donner geboren hat. Wie nun der Donner sich erzeiget, also diese fallend Krankheit in allem Maas, mit der materia und corpore mercurii, sulphuris und salis. Und wie der Donner sich einschließt und einwickelt als ein Wind in ein Blasen, also sollt ihr auch im Leib verstehen den Ursprung des hinfallenden, so vom Element Feuer geboren wird. Denn der Mensch ist die klein Welt, und was in der großen ist, muß er auch in ihm haben; darum so ist das hinfallende im Menschen der Donner. Ein solches wisset auch vom Donner der Erden u. s. w. (Der Donner der Erde ist das Erdbeben, der Donner des Wassers ist der Lorind d. i. das Getön des Wassers in stillstehenden Wassern beim Erdbeben, der Donner der Luft ist gleich, wie des Feuers, nur daß bei ihm kein Regen ist d. i. er ist bei heitrem, lichtem Himmel, gibt auch corruscitationes, aber keinen Strahl.)

Als ihr sehet vom Donner, so er kommen will, so verändert sich das Wetter und wird heisser, schwelmiger, also daß die Vögel in der Luft, und die Fliegen diese Veränderung erkennen und verstehen, bei ihnen selbst, daß ein Wetter einfallet, das ihnen widerwärtig ist; also im Leib so solcher Anfang ist des paroxysmi, so kommen dem Kranken Vorboten, Aenderung seiner Vernunft, denn ein jeglich Wetter ändert den viehischen Verstand und schwächt ihn; dasselbig Schwächen melden die Vögel mit Geschrei und etlicher Weis, mit Tobigkeit und Wildniß, als die Hühner und Hahnen, als die Fliegen, die mit Grimmigkeit beissen in die Menschen u. dgl. Also der Mensch empfindt solchen Anfang auch und wird in ihm selbst entsetzt und gar verändert nach seiner rechten angebornen Art. Also ist das ein Anfang des paroxysmi im hinfallenden Siechtagen, der da gleich ist des Donners Gebärung, und wie mit dem feurischen Donner, also geschieht auch mit den andern, allein daß sich da scheiden von einander die Form und sonder Art der Elementen. Wie ihr nun weiter sehet, daß nach solchem Anfang das Gewölk eintritt, also auch im Menschen treten Nebel vor die Augen, Donnern, des Gesichts Schwäche, ein anfallend Schlaf, diese Ding alle sind des Gewölks Art, daß es schläfrig macht und schwermüthig. Darum so beid Nam ein Ding ist, so ist es auch ein Materia und Verstand. Nach diesem kommt hernach der Wind, und läßt nichts liegen, bewegt, was er ergreift, und zu bewegen ist, also geht auch im Leib der Wind an, und geht so stark in ihm, daß er den ganzen Leib trübt, also daß sie, die Wind, kein bleibende Statte haben, sondern für und fur laufen. Und wiewohl der Wind nicht sichtig ist, denn er ist im microcosmo, so beweist es doch die inwendig Bewegung, die augenscheinlich verstanden wird, also daß der Bauch, der Hals auflaufen, und mit Wind angefüllt werden in einer jeglichen Statt, nachdem Platz und Weite da ist. Alsdann geht an die ungestumme Art des Donners wie ihr sehet, daß er bewegt Erd und Himmel, da geht an die Zerbrechung der Blatern (vesicarum tonitru B.) und erschüttert den ganzen Leib, also daß alles, so in ihm ist, erbidmet, wie die Donner der Erden, so lang, bis die Materie verzehrt ist. Dieser Donner ist ein Ursach des Krampfs: denn was ist der Krampf dieser Krankheit, denn allein der mächtig Ausbruch und der mächtig verschlossen Wind? Diese Macht streckt, zeucht durch ihn alle Glieder. Und wie der Donner ausgießt sein Himmlitzen (Blitzen), also feuren ihnen die Augen, daß nichts als Feuer vor den Augen umlauft. Weiter auch nicht anders, als wie der Donner ausgießt sein Regen, also ausgiessen sie den Schaum. — Weiter sehet ihr, daß der Donner oftmals Schauer, Hagel, Strahl macht, nun ist es im Menschen auch in solcher Gestalt. Der Strahl ist ein corpus vom mercurio, sulphure und sale gesetzt, — (das in seiner) Compaction bricht Mauern, schleuft durch alle poros, reißt von einander. Also in dem Weg wisset auch, daß im Leib ein solche Compaction wird, dieselbe schlagt vom centro an ein Ort, wo es dann den meatum ergreift, und fahrt demselbigen nach; aus dem folgt nun, daß die Krankheit auseinander reißt die Glieder und schlagt sie daß sie krumm werden, und zerbricht sie, solches geschieht alles in der geschlossenen Haut. Denn wie der Donner ausserhalb der vier Elementen Schalen nicht schlagen mag, also in microcosmo dieser sein Donner auch nicht mag ausserhalb schlagen, sondern in der Haut bleiben und enden. — Und wie ihr sehet, daß nach demselben Donner naß ist worden, der Weg bekothet rc. und muß Zeit und Weil haben, bis es wieder wird, wie es gewesen ist, also im Menschen die Vernunft, die Glieder, die Sinn ꝛc. muß ruhen und rasten bis die Sonn microcosmi dasselbig wiederum rechtfertig machet, alsdann so ist der Mensch in seinem Wesen. H. I. 593 — 597.

188.

Dieser Krankheit ist niemand zu gesund, noch zu krank, zu jung noch zu alt und schadet doch der Gesundheit des Leibs nichts, auch zerbricht es das naturlich Wesen nicht, aus der Ursach, daß nichts (unmittelbar) daraus kommt. Wiewohl das ist, daß die Krankheit ursachet den Tod und schwachet, das geschieht aus der Ursach, daß ihr Scharfe ein Remanenz hinter ihr lasset, in der der Tod geboren wird. Solcher fallenden Krankheit sind fünf Geschlecht. Das ein ist im Hirn, das ander in der Lebern, das dritt im Herzen, das viert in den Intestinen, das fünft in den Gliedern, eines mehr todtlich denn die andern, aus Ursach, daß die drei ersten die edelsten Glieder beruhren, darum leichtlich hernach folget der Tod; aber viel geschieht, daß einem ein solche Krankheit ankommt und in dem ersten paroxysmo stirbt, das in den andern zweien nicht geschieht. Diese funferlei fallenden Siechtagen haben eine gleiche Beraubung der Sinnen, wiewohl die Materie ungleich ist und wiewohl der paroxysmus ungleich ist; an etlichen mit grossem Schaum, an etlichen mit viel Wasser, an etlichen offen unwandelbar Augen, an etlichen mit Renken und Krummen, an etlichen straks und unberuhrt (starr und unbewegt); etlich mit Schreien, etlich mit Stille, etliche gar gen Boden wirft mit Gewalt, etliche still laßt niedersitzen. Da ist eine grosse Unterscheid, wo sie die Krankheit empfinden, vordem eh sie fallen und von Vernunft kommen und zwischen denen, wo sie ihrer nicht finden, sondern gahling, unbesinnet niederfallen und unwissend von Vernunft kommen. Ihr Bewegung und Anbringung ist solchem Ding kein Ursach sondern das ist deß ein Ursach, das die Bewegung annimmt: also das Hirn, nimmt sein Bewegung an, gleich als die Intestinen, schadet aber ihm ehe, aus Ursachen, daß die Vernunft in seiner Region liegt. — Die Materie, aus der die Krankheit kommt, verdorret etwa gar auf eine Zeit und darnach, wenn dieser paroxysmus wieder aus ist, nimmt sie wieder zu und wächst, etwan stirbt sie gar ab. — Diese Krankheit ist möglich zu sein in allem dem, darin das Leben ist und (alle) paroxismiren, mit den Unterscheid, nach dem die Creatur ist, empfindlich und unempfindlich. Kein Natur des Lebens wird aufenthalten ohne den spiritum vitae, in dem die lebendige Kraft ist aller Dinge. — In jeglicher Gestalt kein Leben ist ohne Nahrung; und so alles, so das Leben hat, mit solcher Krankheit beladen ist, so bleibt sie auch in der Nahrung: also durch die Nahrung wird die Commotion, so sie in den spiritum vitae gemischt wird. Also entspringt ein Ursach der Krankheit. Aber ein andere Ursach ist, daß die Krankheit kommt von wallenden Dämpfen in spiritu vitae, nicht durch andre humores oder qualitates. Wenn der spiritus vitae verwandelt wird aus seiner rechten Disposition, so siedet er und gibt ein Aufwallen, dasselbig ist so schnell, daß es die Memori und Vernunft ganz störet, gleich als wenn ein Erdbeben kommt, das den ganzen Boden erzittert; also ist auch der Krankheit nichts, denn ein gleiche Ursach, wie das Erdbeben.

In was Gestalt der spiritus vitae vergift wird, das geschieht also: Solch fallende Krankheit werden im Mutterleib geboren, da sie ihr Wurzel setzen und den Kindern eingeleibt werden und mit ihnen aufwachset. Aus Schwäche des sperma und unordentlichem Brauchen und bösem Regiment wird der spiritus vitae in solcher Gestalt nicht vollkommen, als er sein soll, in dem Kind, und auch von ihrer Ungesundheit der spiritus vitae ein Erbtheil empfaht. So nun das Kind mit ihm begabt wird, und der spiritus vitae vollkommen in ihm ist, so treibt er von ihm sein Unbequemes. Wiewohl er das nicht mag ausserhalb dem Leib treiben, so treibt er es doch von ihm also lang, bis alles Unbequeme an ein Ort kommt, wo es dann der virtuti expulsivae am geschicktesten ist oder hinfällt, da behält es denn die Wurzel. Wiewohl es nicht von Stund an erzeigt wird, aus Ursachen, daß die Wurzel nicht allemal stark, groß genug ist, daß sie mög von Stund an ihr Giftigkeit erzeigen, sondern erwachst und erstarkt, daß es etwan im siebzigsten Jahr erkennt wird und das viel andrer Ursachen wegen, da die Natur und Gesundheit des Leibs wehret und gut Regiment und was denn mehr also ist bei den

Menschen. Und wiewohl auch das ist, daß etwan solche Krankheit einen ankommt vom Erschrecken, das ist nicht die Ursach, daß die Krankheit vom Erschrecken geboren sei, sondern sie ist vor ihm gelegen in der Wurzel und ist angezündet worden durch den Schrecken, der dann den spiritum vitae letzet und sieden macht. Also auch von Freuden ein solches geschehen mag, also auch durch andre Zufall. II. I. 487 u. 488.

189.

So wir die Kur zu verstehen geben, so sind zu merken vier Artikel: Coagulativa sind camphora, nenuphar, crystalli, spodium, sinapis, sperma ranarum, unicornu, coralli, sperma coti, mumia.

Constrictiva sind: bursa pastoris, verbena, salix, coralli, hypericon, rosae.

Specifica sind: viscus quercinus, paeonia.

Von dem subtilsten Geiste, der als arcanum den ganzen Leib durgehe, sind: vitriolum Ungaricum, vitriolum Cypricum, vitriolum Romanum, tartarum crudum.

Sedativa sind: opium, mandragora, hyoscyamus, papaver, lolium, uva ursi.

Confortativa, die durch ihr treffliche Starkung der Natur helfen, den caducum auszutreiben, sind: aurum potabile, oleum auri, mercurius reverberatus, quinta essentia auri, materia perlarum, solutio corallorum, magisterium antimonii, extractio sulphuris etc. II. I. 498.

Eine Kur ward gegeben zu den Zeiten Tyriosonis, daß der Krank sollt Blut trinken eines enthaupteten Menschen und es geschah und er genaß. — So der Trunk geschehen ist, ist es nicht anders, denn daß sich da die astra erneuern im Kranken und das Gesund überwindet das Kranke in allen Krankheiten.

Die Medicin von der Hirnschalen, so man zu essen gibt den Hinfallenden ist also: Ein Bein ist am Haupt, namlich es is grad und gleich das centrum; so dasselbe getrunken wird, s genest der Mensch. Das Bein ist nicht uber einen Kreuzer breit etwas ecklet, spalt sich selbst hinten, wird nicht in allen gefunden sondern in etlichen. Desselben Beins trinket auf einmal gefeilet so viel sein da ist im Anfang paroxysmi, unter der Exaltation lunae, so hilft der erst Trunk. H. I. 603.

190.

Canis morsus.

Die Biß der Hund theilen sich in drei Weg, in den wüthenden Biß, den Zornbiß und den gemein Biß. Was wüthende Biß sind, sind die bosesten; denn die Natur des Wüthens schlagt mit sammt dem Biß in den Menschen und also ist das Wüthen und Beissen bei einander. — Auf den wüthenden Hundbiß ist zu merken, wie dieselbigen durch ihr Beissen auch den Menschen wüthend machen, also daß der Mensch in des Hunds Muthwilligkeit (fallt). So der Hund beisset, so steht all sein Art und Gemuth in den Menschen, an das Ort, da er ihn angreift und in selbigem schnellen Angriff zucket auch der Mensch hinter sich und setzt seine ganze Speculation auf den Biß, also daß der Mensch mit seiner Phantasei und der Hund dergleichen in einer Schnelle sich zusammenfügen und also wird des Menschen Speculation vergift von des Hunds Imagination, zu gleicher Weis, als wenn zweierlei Rauch in einander kommen; denn wiewohl die imaginationes nicht greiflich sind, so sind sie doch leiblich, wie ein Wind geleibt ist. — Dergleichen ist auch die Phantasei des Menschen gleich wie Magnet in ihrer Natur, also daß sie an sich zieht andre Phantasei, zu gleicherweis, wie wenn einer von einem andern etwas hört oder sieht, jetzt wirds von seiner Phantasei in jenen hineingezogen und hats gleich sowohl in ihm, als der ander. Also hie auch zeucht des Menschen Phantasei an sich die Art des Hunds, die ihm aus seiner Phantasei gebet und vergift sich mit demselben Ansichziehen und verwandlet sich in des Hunds Natur; zu gleicherweis wie ein Safran das Wasser farbt, also wird auch die menschliche Vernunft von des Hunds wuthender Natur befleckt und also wie die Art des Hunds ist, also wird auch der Mensch, wird wüthend, fallt in die Leut, wie der Hund, überkommt ein Magen, wie der Hund genaturt ist u. s. w.

So die Heilung soll angriffen werden, so ist das erst, daß die inwendig Gall und Cholera im Menschen, die dermassen vergift ist, daß, wo sie nicht genommen wird, den Menschen tödtet, werde am stärksten purgiret, mit Coloquint, agarico, esula, rhabarbara u. dgl. je starker zum unten und oben austreiben, je besser. Dergleichen sollst du auswendig das verletzt Glied mit der Kühlung kühlen und stupefactiva brauchen, Froschlaich, Oel von mandragora, bis die Schmerzen gestillt sind und sein Binden soll sein von Stichpflastern, doch daß kein griechisch Pech dazu genommen werde. Erzeigt sich das Wüthen weiter, so sollst du opiata gebrauchen nach ihrer Gestalt, und ist das best der sulphur, der vom Vitriol genommen wird 2c. H. III. 45.

Ein grosse Arznei in ihm wider alle Hundsbiß hat der Hecht im Wasser, das ist die Haut oben auf dem Kopf; das langet an uns durch Erfahrung des gemeinen Mannes. H. I. 331.

191.

Chorea Sti Viti.

Es ist ein seltsamer Ursprung in dieser Krankheit. Die Frau Troffea ist die erste gewesen in dieser Krankheit. Dieselbe nahm sich seltsamer Laun an, und so sie in ein Blahen kam, und halsstarrig gegen ihren Mann, so er sie etwas hieß, das ihr nicht gefiel, so nahm sie sich einer Weise an, sie war krank und erdichtete eine Krankheit, die ihr auf diesmal gelegen war. Nun nahm sie sich der Weise an, zu tanzen und gab für, sie könnte nicht ohngetanzet sein. Denn den Mann verdroß nichts mehr, denn das Tanzen, und damit sie dem Handel genug thate, und bestatigte ein Gleichniß einer Krankheit, so hüpft sie und sprang auf, sang, und lallet, zapplet ein Weil und schlief darnach. Solchs zeigte sie für ein Krankheit an und verschwieg, daß sie den Mann also narret. Hierauf begab es sich, daß auch andre Weiber solche Weise pflegten und unterweiset eine die ander und kam dahin, daß die Gemeine solche Krankheit für ein Buß hielten und namen aus diesem Anzeigen ein Ursach, der ihnen die Krankheit vertreibe. Auf die Ursach haftet der Glaub und gerieth in ein heidnischen Geist, aber es blieb nicht lang, da ward St. Veit der Glaubensgeist und mußt also ihr Abgott werden und empfing den Namen St. Veitstanz.

Kam darnach dahin, daß männiglichen in solchen Glauben kam und ward also bestatet zu einer Krankheit, und auf die, denen wohl mit Tanzen war, auf die fiel der Glaub und haftet dieselbe Krankheit, daß sie noch bleibt neben dem Glauben für und für. — Darauf merket: ein endlich angenommene Weis, die einer oder eine fürgibt, es sei ein Wahrheit, so gibt dasselbig Fürgeben ein solchen starken Glauben, daß wahr wird und bestätet sich. Also kommen viel Krankheiten, nicht allein der Tanz, sondern viel ander derlei Geschlecht, die kein Zahl haben. Denn also haben etlich fürgeben, sie sein besessen und ist ihnen am letzten in solchem Fürgeben wahr worden; also auch berühmten sich in St. Veltens Krankheit und fielen am letzten darein. **II. I. 94.**

So ist die Ursach der Krankheit ein Aestimation und angenommene Imagination, die da wirket in dem, der sich ihm selbst ein solche Sach imaginirt. Und wiewohl ein nämliches auch erfunden wird in Leuten, in denen keine Imagination ist, als in Kindern, so ist die Ursach auch ein Imagination, nicht aus dem Verstand sondern aus dem Hören; was es hört und sieht, widerfahrt ihm, sein Gesicht und Gehör ist so stark, daß es phantasirt ohnwissend, indem es sieht und hört und in solchem Phantasiren wird ihm sein Vernunft verkehrt in die Gestalt, wie es ihm entworfen wird. — Und wiewohl die Tanz kommen in den Leuten, in denen ein solches Gesicht und Gehör nicht fürgebildet wird, sondern wider das alles kommt sie ein Tanzen an und ein Freud, das ist ein Ursach der lachenden Adern, die ihren spiritum also subtil empfinden. (Durch eine Schärfe oder Sälze des spiritus vitae pflanze sich ein Kitzelreiz zum Herzen fort. Bei der Kur werden gegen die letzte Art meist narcotica angegeben.) **II. I. 491.**

192.

Contracta membra.

Fünferlei finden wir, die da letzen und lähmen die Glieder, etwan heilbarlich, etwan unheilbarlich.

Die mehrest ist die Contractur und Lähme der Glieder, so aus Letzung des Leibs kommt, sie entspringt aus auswendigen Zufällen, Hauen, Stechen, Schiessen &c.; durch Verstopfung im Fleisch, daß die Nutriment nicht mögen dadurch gehen, davon die Glieder lahm werden und schwinden; durch Verstopfung im Geäder, daß die Arteriennahrung nicht mag durchgehen u. s. w.

Ein ander Lähme kommt aus dem Gries oder vom Stein, dieselbig ist allein unter dem Gurtel (z. B. Lähmung des Darmkanals, der Unterglieder.)

Aus der Colica gehen Lähme und Krümme, etlich mit Schwindsucht, etlich mit Zittern u. s. w. Ursach dieser Contractur ist die; so die colica im Bauch ist, und machet sein Reissen und Grimmen, wie sein Eigenschaft ist, so begehrt die Natur an dem Ort, da das Grimmen ist, Hülf von der Natur und zeucht an sich humorem vitae und beraubt denselbigen der andern Glieder; wo am mindesten Fleisch, als in den Armen, Beinen und der spina dorsi, an diesen Enden ist der humor vitae am schwächsten und fleucht leichtlich zu den Schmerzen und Wehetagen im Bauch; auch ist sein nicht viel, darum er ganz hinwegkommt, was in der Dicke des Fleischs nicht geschieht. (Wenn der humor, sei es nach Ueberwindung der Kolik durch ihn selbst oder durch Arzneien oder indem er durch die Warme eines etwa gebrauchten Bades ausgedehnt wird, wieder zurückgeführt wird, so hat er von der Kolik krankhaftes angenommen, das Contractur zu Folge hat).

Ein Ursprung der Contractur ist aus dem Zorn. So der Zorn groß ist, so bringt die Gall ein Hitz in den Leib, von wegen ihrer Säure und Herbigkeit, dieselbig zündet an das Blut in allen Adern, und sobald dasselbig erhitzt ist, so schwitzen die Adern unterhalb der Haut: derselbig Schweiß ist ein Salz, in dem das Blut lebet und frisch bleibt, dasselbe schlägt sich in das Geäder und Nerven und Fleisch. Durch diese Scharfe erlähmen Händ und Füß und alle auswendige Glieder. Also werden auch Contracturen aus dem Trinken durch den Wein. Die Arzneien, durch welche sollen solche Contractur geheilt werden, sollen sein aperitiva pororum, calefacientia und humectantia arteriarum et nervorum, auch haben a forma specifica eine Inclination und nicht gemein Ding, sondern spiritualisch, daß ein Geist sei, der subtil durchgehe den ganzen Leib und das geschieht durch inwendig Arznei und durch auswendig Arznei. Die inwendig Arznei rechtfertigt die Glieder, als durch calefaciren, purgiren dgl. oder wirkt confortativ, die den spiritum vitae also machen wachsen, daß er alle Krankheiten austreibt: aurum potabile, oleum auri, essentia antimonii, arcanum sulphuris, aqua vitae, aqua tartari 2c. Auswendig Arznei zum Räuchern und Balsamen sind: balsamus terpentinae, lauri, olivae, ranarum, adipum, gummorum. (Z. B.) Nimm Terpent. destill. ℔ij. Galbani destill. ℔j. G. Hederae destill. ℔ß. M. Destilletur. f. balsam. Arcana sind vier, arcanum compositum, solidum, elementatum und metallinum, sind (gebrannte) Wasser, in ihrer Tugend gleich den Balsamen zu heilen die Contracturen. H. I. 507—514.

193.

Farbsucht. Hat ihren Namen nach der Farbe; so sie gelb ist, so ist Gelbsucht ihr Nam, ist sie aschfarb, schwarz, grün, blau, roth, so sind die Namen den Farben nach; jedoch der rechte Nam ist Farbsucht, die Farben sind species, alle unter einer Ursachen. Darum der Nam bei einer Art bleibt, er sei griechisch, lateinisch oder deutsch. Denn ein jeglicher hat Macht, Namen zu geben, aber die Ursache nicht.

So ist nun Farbkrankheit, so ein Mensch sein natürliche Farbe verliert ohngeursacht andrer Hauptkrankheiten. Wiewohl Wassersucht 2c. die natürliche Farb nehmen, so ist aber die Farb nicht da, sondern ist ein Unterscheid, daß Wassersucht ein Bleiche hat, die Gelbsucht aber ein tingirte Farben.

Die Farben sind keine Farben im Leib, die herausschlagen, sondern Geistfarben, d. i. so ein Farb wird anders denn da ist. — Die Bläue ist aus dem Hirn und aus dem Blut, die Gelbe, Röthe, aus dem Fleisch, schwarz und braun aus dem Blut und Fleisch, weiß aus allen, die Grüne ist in den Hauptgliedern. Wiewohl nun solche Farben nicht sichtig sind, so machen sie aber sich sichtig in der Transmutirung. — Es geht die Tinctur aus dem Sterben des corporis, in dem die Farbe verborgen ist, wie im Samen schwarz, gelb, grün 2c. liegt und niemand siehts, bis der Sam stirbt in der Erden, so bereitet es die Sonn und kommt heraus, daß sichtig ist, was vorher unsichtig war. Und wie der Artist in den Metallen laborirt und sie transformirt in ander Farben, also ist der Himmel an dem Ort der Artist. Was ist nun des Artisten Amt und labor? daß er im Blei ein Weisse sucht, ein Gelbe, ein Röthe und findet sie, so nun die Artisten des Himmels für sich nehmen die saturnischen partes microcosmi, so ist es desgleichen; in venere sucht der Artist ein Grüne, ein Bläue, deßgleichen suchen die venerischen Artisten in den venerischen partes im Menschen mit solcher Transmutation die Farben; also sind Gelbe, Rothe, Bräune, von marte; mercurius gibt Blaue, Rothe, Gelbe; luna gibt Weisse, Blaue und Schwarze; die Sonne gibt Braune, Violfarben, Purpurfarben. — So wird der Himmel zu einem Farber und treibt herfur die Tinctur und tingirt eine neue Farben in das corpus, die doch nicht fremd ist.

Aber es möchten etliche sagen, die Farbkrankheiten kämen aus den Körpern, da sie lägen und wären fremd an den Oertern, da sie gesehen würden, z. E. dieweil die Gelbe so fast erscheint, so mocht gesprochen werden, daß die Gall das thue, denn also würdens die Farben anzeigen, gleiches aus gleichem, bei denselbigen wird aber vergessen, daß sie so subtil nicht ist, daß sie weiter gehen mög als in Magen und das Gedärm 2c.

Zeichen. Der medicus, der die Astronomei kennt, der weiß bei den himmlischen Zeichen die mikrokosmischen Krankheiten. — Der Urin gibt nicht jegliche Farbsucht an, allein die, so ein Ausgang des Harns geben wird. Kotzen, Engen des Herzens, kurzer Athem kommen nach geschehnen Dingen, die Augenfarben kommen mit. Schwache des Leibs, Hitz, Frost, des Excrements Aenderung, die Ding all sind paroxysmi und operationes, genommen aus der Anzündung und Stillstehung, also auch Stich in Seiten, Durst, Vergehung des Hungers u. dgl. Weil sie nicht die Krankheit machen, sondern die Krankheit macht sie, so lass' ich sie nicht für Zeichen (stricte) stehen, sondern der Krankheit Eigenschaft ist mit diesen Zufallen. Die Kur ist zu gleicher Weis, wie Wasser auslöscht das Feuer. So die Loschung geschieht, so ist die operatio aus, nun verliert sie am Leib nichts, allein an Farben, dieselben werden ausgewaschen, wie ein Farb aus dem Tuch. Also die erst Kur ist ablöschen, die zweit auswaschen. Das Wasser, das diesen vulcanum auslöscht ist tinea scatura, wäschet auch, sonst muß man zugeben die Pracipitat vom mercurio non resoluto. II. I. 522 mit 556.

194.

Febris (intermittens), Kaltenweh.

Welcher sich klagt, daß er schwach sei, hab Ausdehnen, Renken, Schwäche in Magen und Gliedern, Entfärbung natürlicher Farben: und zu bestimmten Zeiten und Tagen kommt ihm groß Frost an mit Zittern, Erbeben, demnach schnelle Hitz darauf mit seiner genannten Zeit; nach diesen zweien gehe sie hin, bleibt ein Zeit ruhig, kommt wieder und thut wieder wie vor 2c. sind dem kalten Weh zuzuurtheilen, sie unterscheiden sich sonst wie sie wollen, etlich mit grossem Drucken im Magen, etlich mit Hauptweh, etliche mit einem **paroxysmo**, etlich so und so, jedoch ist Frost, Hitz das oberst Zeichen. **H. I. 546.**

Febrium genera sunt quinque und nehmen ihren Ursprung, wie folget: 1) **opiaticum**, aus der Sündung des paroxysmatischen Geistes kommt ein Fieber, welches allein die Ursach hat, daß die Geist wüthend, und angezündt werden durch der äussern Element **accidentia**, welche wiederum durch der Elementen Wiederkehrung geheilt werden, als **opiata** thun. 2) **centaureum**, ist ein Ueberfluß im Leib, der geboren wird von den **humoribus** und ist sein **stercus**, der sich sammlet, soll ausgehen, kann nicht, dann paroxismirt er in **spiritibus febrilibus**. Darum die Ding, die consumiren das **stercus humorum** vertreiben auch das Fieber. 3) **erroneum**, kommt so die fibrischen **spiritus** verirren und agitiren sich wider ihren Lauf und Ordnung. 4) **litteristum** ist ein Fieber über die Natur d. i. über die Kraft der Natur und ist ein Bewegung eines Fiebers gleich, aber an ihm selber kein Fieber und muß allein durch **litteristum** (durch Character) curirt werden, nicht natürlich. 5) **albugineum** ist ein Fieber, das kein Theil hat aus den vier bemeldten, sondern liegt in **centro humorum**, darum es hinter sich getrieben wird durch **albugineum**.

Natur und Eigenschaft der **febres** ist, daß **febres** und **terrae motus** von einem **archeo** her sind und geben ihren **effectum** nach seiner Zeit. **H. I. 681.**

Eclipsis im Himmel ist nichts anders, den ein Erdbidmen der Planeten und dieweil in der grossen Welt die Erdbidmen nicht kommen, als zu ungewisser Zeit, also auch im Menschen das Fieber. Wie die Gestirn ohne allen **impetus** sind, so die Temperatur der Wirkung der Planeten recht stehet, so aber die Luft getrennt, die Sterne in den drei Dingen **sulphure, mercurio** und **sale** überhäuft werden, hierauf geschieht das Erdbidmen des Himmels d. i. des Geists des Lebens der grossen Welt, ein Irrgang der zwei Qualitäten, Hitz und Kälte, welche regiert werden von der Sonne, Regenten der Hitze, und Mond, Regenten der Kälte, also daß der Schwefel zu viel überladen wird mit salpetrischer Art und aber der Salpeter ist nichts, denn ein kaltes Salz, so kein Feuer erleiden mag, so es ihm zu groß ist. Eine gleichmässige Hitze vermag er wohl zu erleiden; mit mehr Hitze übereilet, thut er einen Stoß und bäumet sich auf und je mehr er eingeschlossen ist, je mehr er hart stosset. So er denn also angezündet wird von der Sonnen, d. i. vom Geist des Lebens in der grossen Welt, und aber der Geist des Lebens steht nicht stille, sondern hat seinen Lauf für sich, derohalben, so der Geist des Lebens gewichen, so hört das Aufbäumen auf. Also auch im Menschen, marteria peccans febris ist nichts anders, denn sulphur und Salpeter, daher auch dieser morbus mit seinem rechten Namen heißt morbus nitri, sulphure incensi. H. I. 340.

(Nach den mikrokosmischen Elementen) sunt genera febrium quatuor, sanguinis, terrae, aëris, ignis; quodlibet habet tres potentias in peccante materia: oppilatum, putrefactum, superfluum. Ex sanguine oppilatum est, quando sanguis suum gressum cursumque non potest habere et est oppilatio in venis ex vitio sanguinis, quando congelatur et simile; putrefactum est, quando humor trium primarum, sequestratione facta, labitur in putrefactionem: haec putrefactio est in loco, ubi dolor est; superfluum est, quando ultra debitum sanguis abundat in corpore et auget virtutes ultra suum pondus et ista superfluitas est generatio febrium.

Ex terra oppilatum est, si terrenus humor in nobis, qui membris infixus est, talis non potest libere stare, sic haec est generatio febris terrenae; ex putrefactione fit febris terrena, si ille tanquam elementum non existit, sed propria ex natura se transmutat et absque corruptione; ex elemento superfluo est generatio febrium terrenarum, si humor ille terrenus elementatus et in hoc membro pro elemento assumitur, quando ultra gradum suum apparet et fit.

Ex aëre oppilatum, si aër in nobis, cum oppilatur, non habens egressum, generatio est febris istius; putrefactum, si in putrefactionem convertitur, uti aer externus; superfluum, si superabundat in ventos quasi.

Ex igne oppilatum, si ignis, quae in nobis circumflat, non potest habere suffumigium suum; putrefactum, si in se ipso corpus ignis suapte virtute per se putrefit; superfluum, si abundat ignis, propter superfluitatem ignei caloris febrem ex elemento ignis gignit. H. I. 682.

Die Zahl der Intervallen kommt aus Verschiedenheit der Ascendenten und daß ein jeglicher Ascendent sein sonder Theil hat im Leib, daraus kommt der Unterschied, daß dies ist febris splenis, dies cerebri, dies sanguinis, dies renum, dies liquorum, dies hepatis, dies stomachi ꝛc. H. I. 547.

Ex hepate sunt febres, quae non sunt molestae, nisi in accessione, porro si quotidiana, et post paroxysmum etiam frigores.

Ex stomacho sunt, si nausea, vomitus. — Saepe fit, ut coincidunt multae febres, tertiana, duplex, triplex, quartana cet. sed hoc non curandum medico. H. I. 424.

Est et aliquando febris (hepatis) sine oppilatione sed absque tremore, quando digestio egressum habet; attamen parvus paroxysmus cum calore parvo. Est autem minima species febrium et saluberrima in se ipsa. Signa ejus sunt ante morbum: membrorum debilitas, discoloratio faciei, alices et rigores, deinde paroxysmus lenis cum tremore, secundus fortior, tertius fortior, hora non fixa, ante vel post tempus, longus calor, arduus dolor, corporis consumtio, in fine cum principio hydropis ex ratione hepatis cum alumine resoluto, vel icteritiae maturatio. Contingit pluries prima febris stomachi, deinde secunda febris hepatis, et si materia febris in stomacho tertiana fuerit et hepatis tertiana, haec quotidianum faciunt. H. I. 165.

Renum febris est periculosissima propter sal. In stomacho est separatio crassa, in hepate subtilior, in renibus subtilissima. — Signa: compunctiones in schia oriuntur ex oppilationibus, inde quoque tormina in ventre. Vera hemicrania e renibus, pedes quoque nonnumquam tumescunt, splen quoque laborat. Urina est omnino ruffa. Quartana plerumque e renibus est. H. I. 178.

Proficiscuntur quotidiana ex aluminibus, tertiana e salibus, quartana e sulphure. Numerus sive accessio et remissio e digesto oritur i. e. ex materia insequestrata. Quod si quotidie accessio cum colore albo invadit, sex septimanas febrim producit, si prassinus color, durat XX. septim. Si diminuitur numerus h. e. si ex quotidiana tertiana fit, annum durat. Si augetur, durat in X. mensem. Si tempore remissionis aeger comedit et bibit, recedit aliquid, si minus, XIII. menses. Si hora mutatur manente periodo, erratica, malum signum. Quod si in cura citius accedit, bonum signum; si inaequalis, jam lenis, jam dura, et tandem durior, malum signum. Vehementia paroxysmi venam rumpit, ut jam nares, jam urina, jam os sanguinem educant et haec sua cura. H. I. 190.

Febres quartanas, quotidianas, synochas et ephemeras nehmen hinweg die magisteria vom tartaro und alcali, renoviren und restauriren den ganzen Leib. H. I. 827. Arcana sunt Centaurea, Nectar albuginis, Harmel minus. H. I. 973. Castoreum, anacardium, piper applicata temporibus paroxysmum tollunt, sed debiliores (aegri) redduntur. H. I. 190. Pro deoppilatione in febribus hepatis recipe tartari cet. fiat oleum; pro mundificatione rc. centaureae, hellebori cet. pro restauratione rc. liq. laudani q. s. H. I. 165. In febribus renum post tremorem dandus plantaginis magnus haustus, tum non venit calor, sed tamen dolor dorsi. Scarificatio in spina dorsi curat. H. I. 178.

195.

Hydrops. Vom Namen, er sei latein, griechisch, arabisch, chaldäisch ꝛc. laß dich nicht kümmern in ihrer Etymologei: denn da spielen mit einander die Sprachen, wie die Katzen mit den Mäusen; es ist ohn Nutz. Darum behalt den Namen Wasser und leg hinzu Fülle oder Sucht, oder Krankheit, was du willst, so ist es die Krankheit, die nichts ist, denn Wasser. Besser aber stünd resolutio, denn es ist ein resolvirt Wasser, darum resolutus liquor sein Latein ist, auch ros humidus.

So der Leib anfaht aufzulaufen über sein Natur und schwellen die Füsse, steigt auf zun Hüften, zun Gemächten, zun Herzen, zun Augenbraunen; nimmt zu, füllt so lang, bis der Geist des Lebens ertrinket, wie ein Mensch in einem Guß, der ihn übereilet, laßt Gruben drücken, gibt Enge zum Herzen, Husten, Kürze am Athem, die Ding alle sind die Krankheit Wassersucht genannt; und am letzten so röthet es den Harn, spalt auf die Haut, rinnt durch, mit einem zufallenden Durst; in etlichen mehret sichs schnell, in etlichen langsam. — Da sind drei Ding zu wissen: des Himmels Kraft, die irdisch Natur und der Mikrokosmus; der Himmel als ein zweifacher Werkmann, sichtbar und unsichtbar; die irdisch Natur, die ohn den Himmel gar nichts ist; und der microcosmus als der, der da leidet. Der Himmel ist zweifach, die Erden ist zweifach, einfach ist aber der Mensch und ist im Unsichtbaren das Subject und das da empfangt. — Die Erden ist nichts ohn des Himmels Impression, durch den Himmel grünet sie und gibt Frucht, lebt aus dem Himmel, der Himmel ist ihr Leben, Krankheit und Gesundheit. Nun sind der Erden zwo: die Erde selbst und der Mensch. Der Mensch ist die unsichtig Erden und doch als die Natur der Erden. — Also ist der Himmel zweifach: der eine dient mit seinen impressionibus auf die Erden, und dieselben sind sichtig: als Regen, Thau, Reif dgl. Aus denen impressionibus lebt die Erden, wo sie die nicht hat, ist sie todt; wo sie deren über ihr Temperatur hat, ist ihr Zerbrechen des Guten und Tod. So lebt sie aus dem Himmel und der Himmel zeucht sie nach ihm. Ebenso ist ein verborgener Himmel, der den Menschen halt, als die Erden: denn aus der

Erden ist der Mensch, die unsichtig Erden; also muß er gleich der Erden sein Führung haben und dieselbig unsichtbar. Das sind auch Regen, Thau, impressiones, wie die sichtbaren. Und wie der Regen verderbt die Erden, macht sie zu feucht, ertränket sie, so der Himmel sie in seinen impressionibus übergeußt und übergeht die Temperatur, also überschüttet er auch den Menschen, das ist die Wassersucht. H. I. 516.

Aus der Mutter, die die humores gebiert, entspringt hydrops, so nun derselbig humor in seiner Gebärung mißräth, so wird daraus ein möserigs Wasser und das Fleisch nimmts nicht an, sondern er fäulet es auf und resolvirts und wächst für und für; ein jeglich Mißgewächs wächst vielmehr denn das rechte. — Ascites ist ein hydrops im Bauch und sammlet sich in der Gestalt wie hydrops, als allein daß sie particulariter liegt und ist hydrops particularis. H. I. 676.

Si spiritus mineralis hepatis, qui totius corporis ex septem unus est, resolvitur in partibus suis, tunc hydrops est hepatis per totum corpus; sic et de aliis membris principalibus.

Signa hydropis hepatis sunt: Dolor partis, scissura labiorum et linguae, sitis, longus paroxysmus, tumor pedis hujus lateris, post sinistri cum tactu (oedemate.) — Signa splenis; dolor partis, tumor primus hujus lateris, punctiones in loco, caetera hepatis signa, praeter scissuram. — Pulmonis signa: asthma et anhelitus, tussis cum dolore capitis cum chronico tempore, tumor in pedibus aequalis, caetera hepatis signa, praeter scissuram, sed foetorem oris foetidum. — Cerebri signa: gravedo capitis, catarrhus, pituita, nunc hemicrania, nunc dolor partis cum tumoribus palpebrarum, faciei et pedis utriusque cet. — Signa fellis: citrinus color, nausea in appetitu, vomitus, tumor chronicus, oris amaritudo, pectoris sub thorace compressio, anhelitus durus et asper cet. — Renum signa: sitis excellens, libidinis avaritia, tumores osci et testiculorum, erectio frequens, punctiones spinae dorsi, membra quasi stupefacta, inferiora gravia, cum tumore in fine usque in umbilicum cet. — Cordis signa: debilitas omnium membrorum, tumor partis, in fine pedis utriusque et caetera signa hydropis. H. I. 164 u. 165.

Es sind auch etlich Krankheiten, die in der Erden microcosmi Wassersucht verursachen, sie sind aber nicht anders denn Waffen, d. i. wie ein Schwert ein Wunden macht, darnach geht die Wunden in ein Geschwulst, aber sie heilen nicht, die Waffen werden denn vorgenommen, dann heilen sie wie ein Geschwulst, die nach der Wunden nimmer kommt, so die geheilet wird. H. I. 517.

Gar entwichen ist die Natur und wenig Hoffnung des Wiederbringens, so der Husten ohn Unterlaß anfallt, die Farb entweicht, der Mond regiert die Enge des Athems — denn aus ihm geht der Regen und die Impression dieser Krankheit — dann brichts auf, rinnt selbst heraus, Mund und Augen gehen in gelblichte Farben, die Nasen spitzet sich, die Finger dorren sich, falten Runzeln zusammen, der Harn mindert sich und dickt sich, ohne die Zeichen aber ist gute Hoffnung.

In der Heilung betracht drei Ding: den Himmel, die Erden und den microcosmum. — Dem Himmel wiedersteh allein durch das Element Feuer, das aus dem Feuer kommt, das ist sulphur metallorum oder auch der Mineralien. In der Erde muß der Eingang genommen werden, so sie überschütt ist, der Ueberfluß muß genommen werden durch die Trockne, das thut crocus der Metallen. Ists zu früh (zum Abtreiben der Viele), so soll es allein durch mercurialisch essentias geschehen. H. I. 517.

Duo sunt, quae ad curandam hydropisin requiruntur: specifica purgationis et specifica tumoris. Principio essentiam ex Alandahal administra, interim in dies etiam essentiam tartari, vitrioli, diacubebe. Sub haec adorna cataplasma ex rebis columbarum in aceto rosaceo. Summum specificum est spiritus vitae ex auro extractus, quo aliquamdiu uti licebit, energia etenim atque adeo vi naturae sanari vult hydrops, quae tum demum inquiritur, cum jam causa morbi desiit. Varia ac multa sunt hujus morbi specifica. H. I. 846. Si est hydrops in corde: coralli; in hepate primas tenent bolus Armenus, crocus martis; in splene lazuli; in pulmone aurum potabile, ne multum cures tumores, sed asthma potius, cave a laxativis; in cerebro zibetha; in felle agresten. — Summum est tartari quinta essentia et aurum potabile et aqua vitae. H. I. 165.

196.

Lungensucht. Die Luft ist das corpus, aus welchem die Lung ihr Sucht erlangt und ausserhalb der leiblichen Luft steht der Lungen kein Arges zu. Als so einer trinkt und dasselbig Trinken schlägt der Luft zum Schaden zu, so ist dieser Schaden nicht aus dem Trank, sondern aus der Luft, so in selbigem Trinken ist, dieselbig wird an sich gezogen von der Lunge und in der Lungen verzehrt; denn ein jeglich Element hat seinen eignen Magen im Leib und also verzehrt sich die Luft in den Lungen. Und wie der Magen sein Speis dauet ein Theil dem Leibe zu Nutz, den andern Theil schüttet er aus, also auch die Luft eins Theils verzehrt wird, andern Theils als Excrement ausgelassen. Und wie möglich ist, daß ein Speis Krankheit macht, also auch die Luft. Es ist das chaos, welches zwischen dem Himmel und der Erden liegt, welches all Krankheiten macht, so der Lung anliegen, ihr Fieber, Geschwär, Schwindsucht, Völle, Husten, Keuchen, Enge ꝛc. Denn der Mensch muß aus demselbigen chaos sein Lungen ernähren, nun regiert sich das chaos aus Kraft der Sterne, wie nun selbige über ihn herrschen, also ist es und also imprimirt es sich der Lungen. — Im chaos sind auch so vielerlei species, die den Menschen krank machen, als so viel in der Speis wachsen, auch gleich sowohl gut und bos kocht. — Denn der ober Himmel mit seinen Sternen ist der, der die Luft zwischen ihm und der Erden kocht. — Und wie ihr sehet, daß der Arsenik uns todten mag, also auch die Stern, die ihm gleich, tödten durch Einführung des chaos. Wie das Fleisch im Wasser sein Kraft ins Wasser gibt, also die Sternen geben ihr Kraft dem chaos; und wie dieselbig Suppen dem Menschen ein Nahrung ist, also ist auch das chaos eine Nahrung dem Menschen, und wie die Suppen vom Magen gedäut wird und hat sein besondere Gurgel, also das chaos in den Lungen hat auch sein eigne Gurgel. Und wie dieselben im Wasser eingelegten Ding ihm ihr Eigenschaft geben und derselben nach den Menschen gesund oder ungesund gebären, also auch die Sterne. Also kommt die Lungsucht aus Kraft der Sterne, durch Ausfindung ihrer Eigenschaft, welche in dreierlei Weg sich an die Lungen ansetzt: auf merkurialisch, wie ein sublimirter Rauch, der sich coagulirt; wie ein Salzgeist, der sich von der Resolution in ein Coagulation coagulirt und wie ein sulphur. der durch Reverberirung an die Nebenwände geschlagen wird. H. I. 643 u. 644. (In der Kur des Asthma u. a. Lungenleiden spielen pulmonaria, myrrha und sulphur die bedeutendsten Rollen.)

197.

Podagra. Sein rechter Nam aus Ursachen der Krankheit ist synovia. Ein jeglichen, der da empfind Flüß gegen den Füssen oder Händen oder Hüften oder andre Gleich (Gelenke), das ist in den Gleichen mit ganzer Haut groß Wehtag mit Geschwulst, Röthe, Unlust zu essen, Abwechseln der Glieder, den heiß podagricum. H. I. 539.

Seine Statt im Haupt sind, wo durch die Hirnschalen linea lactea geht, in was Weg und Fugen, wo Veranderung der Schalen ist, ihr Stück zusammengehen, cartilago und Bein bituminirt sind, wo Aug, Ohren, Zahne anhaften u. s. w. Weiter zum Genick hinab so oft ein Gleich u. s. w. (Aufzählung fast aller Gelenke.) H. I. 579.

Ihren Stuhl hat die Krankheit im Gliedwasser; wo das exaltirt ist, da wird auch exaltirt das Podagra. An ihm selbst ist es ein liquor, der in seinem Wesen nichts anders ist, als ein gesalzen Mineral oder ein acetosischer Saft: als vom Salz genera sind alumina', vitriola cet, oder (von letzterer Gattung) acetum, amphora, berberis ꝛc. welche Ding, so sie geboren werden in microcosmo und kommen ins Gliedwasser, das ihnen widerwartig ist, dann, nachdem ihr Art ist, erhebt sich das Gliedwasser und geht in ein Krankheit, und nachdem sie sind, werden sie gleich als destillirt, etliche gleich als sublimirt, etliche gleich als reverberirt, etliche calcinirt ꝛc. und liquida, coagulata, resoluta, exsiccata u. dgl. wie jedes seine Art hat.

Der Bereiter, der diese Ding macht, ist das Jahr. Das Jahr ist Sommer und Winter. Das Podagra hat Sommer und Winter d. i. die Eigenschaft des Sommers ist eine Art des Podagra, die Art des Winters ist die ander Art des Podagra. Wie an einem Tag im Sommer, an dem es etliche mal regnet, und die andermal gar dürr und trocken ist, so ist das Podagra des Sommers feucht und trocken durch einander, also auch des Winters Podagra kalt, mit Feucht und Trockne abgewechselt. H. I. 540.

Diese Krankheit bleibet während neben andern Krankheiten, vergeht, kommt wieder, vergeht und ist doch allemal noch da; tödt niemand, sie komme denn in ein Verstopfung, d. i. nicht in ihr Anatomei, so nimmt sie das Leben.

Sein Schmerzen meldt sich an dem Ort, da er wurzt, etwan nach dem Speis und Trank, etwan nach Mond und Wetter, etwan nach der Nacht mit Geschwulst, Hitz, Frost, Röthe, am letzten kommt er in ein gewaltig Verharren, also daß er die Gleich und die Bein auseinander zeucht, die Gleich erhärtet und unbieglich macht, treibts auf mit Knorren, dann wachsen gekörnte Salzgranen drinnen. So in vesica, Nieren, virga das Zipperlin liegt, so leiden sie nicht daß das podagra in ihnen sei, sondern daß der Zufall in sie kommt und ein besonder Schmerzen macht. H. I. 564.

Zu seiner vollkomnen Heilung gehören drei Stück, die Purgation, die Oeffnung der Haut und die Heilung. Erstlich soll jeder Podagrische purgirt werden mit arcano corallino, dann öffne man die Haut wo das centrum podagrae ist durch die Alkali von den spiritibus; auf die Oeffnung folgt ein Geschwulst, da zieht sich zusammen, was zum centro pod. gehört und lauft heraus, wenn man das todt Fleisch hinweg räumt. Alsdann beschließt man die Kur mit Pflastern von mumia. H. I. 857.

(Vom Podagra ex tartaro und seiner Kur s. u.)

198.

Schwindsucht.

Die äusserlichen Anzeigen, welche zeigen, was inwendig zu suchen ist, die Frucht der Krankheit, dabei Stamm und Wurz erkennet wird, sind: Abnehmung im Fleisch, Zunehmung im Blut, Verzehrung der Waden, der Mäus an Armen, vor und hinter dem Ellenbogen, an Beinen, ober und unter dem Knie; ein dürrer Husten, leichtlich frostig, hitzig, ein Durst, den doch nichts löscht, sein gemeiner Hunger, Verzehrung in Schweiß, Harn, Stühlen. Sie ist ein Ausdörrung in allen Giedern der äussern und innern Region.

Mitlaufende Zeichen: als groß Husten mit Auswerfen, viel Kodern, etwan viel Harnen, etwa viel Durchflüssig, sind sonderliche Zeichen etlicher Glieder, so mehr schwinden, als andere. Als groß Husten mit Auswerfen, deut daß der Lungen dies zu Schaden reicht, viel Harnen zeigt grossen Schaden den Lebern und Nieren; Stich in Seiten mit Schmerzen zeigt Lebern und Milzweh; bös Augen, Schwindel, des Herzens Noth u. dgl. Auch particulariter kommt Schwindsucht, ein Glied allein, äusserlich oder innerlich; die gemeine Schwindung nimmt den ganzen Leib ohne Schmerzen, die besondere nimmt ihr Glied mit Schmerzen, im Nichtschmerzen ist ein anodinisch und stupefactivisch Mitlaufen.

Die Ursachen ist: Die Erde hat ihren liquorem, der hangt an ihm, wie die Farben an einem Ding. Durch die firmamentische Art der Sonne und der Wind wird der Erde diese diathesis genommen und so der Regen nicht sein würde, so entging aller liquor der Erden: der Regen ist sein Speis und ist sein Trank. Also ist auch dem microcosmus: der Mensch hat sein liquorem seiner coagulirten Erden in einem jeglichen Theil; diese Coagulation wird in ihrem Wesen erhalten durch sein liquidum, so nun das liquidum abgeht, so ist die Schwindsucht da. Denn der Mensch muß Regen haben, gleich sowohl als die Erde, d. i. der unsichtbare Regen, der den microcosmus erhält. So nun also die Sphär dahin fiel, daß das Firmament sein Regen nicht geb, und attractiva virtus firmamenti wirkte für, so ist das Schwinden des Menschen und sein Ausdörren. — Eine jede ganze Verschwindung ist aus der Sphär saturni.

Nun sind zwei Weg der Heilung; die ein ist, daß man den Regen gebe, zum andern, daß man den saturnum überwinde und ihm den microcosmum entzieh, in eine andre Sphär gebe.

Die Kur, die den Stern saturni transplantirt in venerem, geschicht, wie ein Pfirsich auf einer Weiden u. dgl. wie bolus den mercurius transplantirt in saturnum, durch antimonium.

Das arcanum, das der Himmel der Arznei ist, der Regen und Thau gibt, ist margarita. H. I. 552 ff. u. 520.

199.

Suffocatio intellectus.

Der Beraubung der Vernunft, so aus den natürlichen Krankheiten entspringen, dadurch die Vernunft geursacht wird, ihren Sinn zu verlieren, sind drei. Eine kommt allein denen, die Würmer haben in den Intestinen; die ander allein den Frauen, kommt aus der Mutter, (s. u.) die dritt kommt vom Liegen oder Sitzen oder von übriger Speis und Trank ꝛc. Der Erkenntniß sind zwei: eine die da wissend anhebt, daß einer ein solches mit ihm selbst mag merken, die ander unwissend, daß einer krank wird und es nimmer inne wird. Also mag das Leben verloren werden ohn Wissen, nicht aus Ursachen, daß die Vernunft ein solchen Tod bringt, sondern die Krankheit, die die Vernunft nimmt, nimmt auch das Leben, als, so in denen, die da Würm haben, der Tod mit dem paroxysmo kommt. — In diesen Krankheiten sind viel Zeichen zum Leben oder zum Tod. Sie fallen nieder gleich als in der fallenden Sucht, haben auch Krampf, wiewohl doch manchmal solch Beraubung der Vernunft nicht kommt allemal mit solchem Erschrecken, sondern etwan mit einem sanften Schlaf und Hinsinken, etwan mit Vermischung der Vernunft. Denn in dieser Suffocation sind viel und mögen allemal neu wieder auferstehn und wachsen. Eine solche Suffocation erwachst dem Menschen in zween Enden, im mittlern Leibe und im Bauch ursprünglich; doch ist ein Suffocation da, die im Haupt entspringt, aber nicht aus der Natur, sondern aus Zufallen, als durch Schläg und Wunden.

Die Suffocation geschieht in zween Weg: der ein durch ein Rauch; derselbig ist nach dem paroxysmo im Hauptweh. Der ander durch Entziehung der Luft zum Herzen, dieselbigen empfinden Wehe ums Grüblein und an der Statt des Herzens. Der fumus kommt etwan aus dem Magen, so darin etwan materia liegt, daraus Würm mögen wachsen oder Würm liegen und faulen ꝛc. der geht von ihnen auf, obumbrirt das Gehirn und die Schlafadern, daß sie in Schlaf fallen und Unwissenheit mit

Schnarchen und harten Träumen 2c. So von den Würmern im Magen. Die Würm im Gedärm machen ihre paroxysmos ohne Rauch und Dämpf, ihr Rauch letzt mit seinem Dampf die Umfäng cordis. — Eine kommt im Schlaf, also, so einer auf dem Rükken liegt, so sinkt das Herzwasser in capsula unter sich und steht das Herz oben blos, aus dem kommt dem Herzen ein Schwächerung; denn wo es anders liegt, denn mitten im Wasser, so beraubet es der Sinnen und tobet, nimmt alle Gewalt und Kraft den Gliedern. — Auch aus der crapula mag eine solche Suffocation kommen: die Trinker haben in ihnen einen subtilen Geist, der aus seiner Subtile mag lädiren den Schlaf, auch das Hirn; auch daß die crapula Schleim machet im Magen, der faulet zur Materia der Würmer und procedirt, wie die Würm. Mehr sind, die der Vernunft berauben aus den Zufällen der Schläge, u. dgl. als, so einer ein Wunden am Haupt empfangen hat, davon ihm zu etlichen Zeiten im Jahr entspringet ein solche Taubigkeit, Vergeßlichkeit und Unwissenheit: das kommt aus der Ursachen, daß in dem Leib gleich sowohl die Influenz ist, wie in den obern (Gestirnen). So nun dieselbig Zeit kommt, so dies Haupt berührt, rührt es auch diesen Streich. Also begibt sich auch wohl, daß es etwa nicht demnach kommt, sondern aus einem bosen Heilen, daß sich da ein Eiter sammlet, der das Gehirn letzet. H. I. 492—494.

Die Kur ist, so suffocatio kommt aus den Würmern, also: Nimm Colocynthidis, esulae, harmelli, hellebori nigri āā ℥j. Scammoneae, polypodii, sennae āā ℥vj. Agarici ℥iij. Mellis despum. Vini boni āā ℔iij. Aceti modicum. Diese Stück seud zusammen, colir sie und gib davon zu trinken nach Gedunken der Krankheit. Die übrigen kommen meist aus Schwäche der Natur, bedürfen also Arznei, die die Natur starke. Fortiora sunt aurum potabile, succus gemmarum cet. cet. Mediocria: Oleum auri, argenti, aqua aurifera, mater. perlar. cet. Minora: oleum ferri, cupri, crystalli, quinta essentia sanguinis cet. cet. cet. H. I. 504.

200.

Tartarus.

Ein jeglich corpus soll für sich selbst sein ohne Vermischung:

als Wasser ein Wasser zu sein, Wein allein Wein ohn anders, das nicht Wein ist; also die Saft von den Kräutern allein Saft, ohne andre eingemischt Weis. Das ist aber nicht also, sondern in allen Dingen ist Reins und Unreins bei einander, als Wasser und sein Letten, als Wein und sein faeces. Wenn nun purum ab impuro kommt und geschieden wird, alsdann so ist Wasser allein Wasser. Darauf so wisset nun, daß das impurum ist der tartarus. Aber da ist ein Unterscheid, daß des impuri zwo Art sind, eine auf die Resolution und eine auf die Coagulation; das zur Resolution Geneigte trifft hie tartarum nicht an. Das ander aber zur Coagulation, ist tartarus. Weiter merket zwei Stück gegen das corpus tartareum: mucilago lapidea und sal gemmarum. Gemmae und lapides sind aus dem Wasser, die tartara (s. tartari) sind aus der Erden. Eine jegliche Feuchte der Erde hat in ihr ein angeboren Salz, dazu ein tartarische Art in Gestalt einer Viscosität, die sich von den congelirten corporibus scheidet in die irdische Feuchte. Also kommt aus den Steinen heraus eine solche Materie in den liquorem terrae, welcher liquor das Nutriment ist aller wachsenden Dingen. Und so dieselben wachsenden Dinge den liquorem an sich ziehen, und der archeus naturae den Unflath nicht separirt, d. i. den tartarum nicht vom liquore scheidet, sondern laßts im Nutriment bleiben, also kommts in die wachsenden Ding und weiter von den wachsenden Dingen in den Menschen. Weiter im Wasser werden allerlei Gestein, wie ein Baum aus der Erden. Nun bleibt ein residuum übrig, das so viel ist, als ein caput mortuum, bleibt in seinen Element und ist das impurum desselben. Wer ein Wasser trinket, der trinkt das impurum mit ihm; einer der den Wein trinkt, der trinkt das impurum auch mit ihm. — H. I. 286 — 287.

Darum schlägt der tartarus des Menschen in die Art tartari der Welt. (Es ist aber) ein ander Art tartarum lactis, als tartarum hordei, ein ander tartarum carnis, als tartarum panis, ein ander vini, ein ander aquae und wachsen solche tartarische faeces auch im Menschen. H. I. 288.

So nun der tartarus von äusserlichen Dingen in uns geboren wird, d. i. aus den Dingen, die wir geniessen und also auch nach derselben Art der tartarus sein Wesen empfaht in uns, so daß die äussern tartari unsere tartari werden — mag es nicht geschehen, denn daß etwas im Menschen sei, das der Transformation und Coagulation zu geschehen verhelfe; dies geschieht durch den spiritum salis in microcosmo und durch den archeum naturae microcosmi. Der spiritus salis coagulirt alle Ding; also ist eine angeborne Natur im Menschen, die solche tartarische Generation annimmt. — Das Rein vom Unreinen soll der archeus im Magen scheiden, nämlich was wir essen und trinken und was nicht rein ist, hat zween Ausgänge, per secessum et per urinam. Also liegt es am ersten an den Kräften des Magens, dieselbigen Kräft sollen scheiden von einander den tartarum und das Nutriment und den tartarum austreiben durch den stercus und was in den tartarum coagulatum gehen mag, soll destruirt werden und expellirt, daß es nicht komme in conjunctionem salis, sonst ist von Stund an tartari generatio. H. I. 290.

Des Menschen Magen scheidet sein stercus vom Reinen; das stercus der natürlichen Dingen, das dem Nutriment so eingebildet ist, daß auf solch Einbilden der Magen sein Amt nicht hat, die zwei von einander zu scheiden, befiehlt er dem subtilen Magen, der da ist in den meseraicis, in hepate, in renibus, in intestinis u. dgl.

Nun haben alle nutrimenta, so die natürlichen Ding, Essen oder Trinken, vier Geschlecht der stercora, daß es entweder Stein ist, oder Kies, Letten oder ein Leim (calculus, arena, bolus, viscus); aber zum letzten ist alles coagulatio d. i. ultimum esse. — Ein jegliche ultima materia der wachsenden Dingen, so sie im Leib geschieden werden, heißt tartarus.

201.

Tartarus ist also allein excrementum der Speis und des Tranks für sich selbst (abgesehen vom eigentlichen stercus), welcher im Menschen durch seinen spiritus salis dermassen coagulirt wird, wo er nicht mit eigner austreibender Kraft vermischt wird und in der Vermischung ausgetrieben mit dem Haufen unsrer Excremente, sonst bleibt er im Leib, davon dann vielerlei Krankheiten kommen. (Z. B.) haben die leguminа, als Gersten, Erbsen, ihren tartarum, nun beweist das ihr Schleim, den sie geben und ihr dicke Substanz, die allein kommt aus der ultima materia, darum alle Köchet so auf schleimige Art gekocht werden, werden alle bereitet zu dem Stein; wo aber im Kochen dasselbe genommen wird, so wird es gebrochen, daß solche materia in den andern Excrementen ausgeht, die sich sonst anhängete. — Darum ein Arzt in der Diat solcher Krankheiten soll die Bereitung ordnen, auf daß sich solche tartarea stercora mischen in die excrementa des Magens und derselben austreibenden Kräften.

Dermassen haben wir zweierlei excrementa im Trinken Wein und Wasser u. s. w. Die Tränke aus Früchten der Bäume, als Birnmost, Aepfeltrank, werden vergleicht dem Wein und dem Wasser; aber Bier und was aus leguminibus gemacht wird, hat beide tartaros in ihm, der leguminum und des Wassers, aus dem es dann gemacht wird. Dieselben Tränk haben ihr Corrector in dem, daß sie flugs durchlaufen, sich nicht lang im Leib verhalten, und je weniger sie digerirt werden, je besser, denn starke Digerirung gibt schnell Wirkung zum Stein: das macht, daß in einem Menschen der tartarus, im andern nicht gefunden wird, nachdem sie Stärke der Digestion sammt der Separation haben. Darum begibt sich oft, daß ein Arznei in diesem Land, ein andere in einem andern Land zu solchen tartari Geschlechten gut ist und im andern nicht; das thut die vielfaltig Eigenschaft der Wein und Wasser, die sich aus demselbigen Land nehmen.

202.

Am ersten empfaht alles, das wir trinken und essen der Mund und das Durchlaufen durch den Mund geht nicht leer aus, es behält auch den Tartarum, ursach, auch im Mund ist die Hitz der Däuung; darum was wir in den Mund bringen, ist gleich sowohl in der Däuung als im Magen. Es ist möglich, daß der Mund eß, und behalts in ihm und verschluckt nichts in Magen hinab, als allein, was im Mund gedäuet wird. Darum sich viel der Heiligen erhalten haben, so man doch vermeint, dieweil sie keine stercora geben haben, daß sie nicht gessen haben, so doch der Mund den ganzen Leib zu versorgen genugsam. So däuet der

Mund und scheidet hintan das natürlich Excrement; das bleibt an den Zähnen hängen, dann die andern Theil im Mund, als uvula, gingiva, Zungen &c. sind ihm zu naß und schlüpfrig, mag nicht daran hangen, also bleibts an den Zähnen, daran der Weinstein wächst.

Nun fällts nicht gleich also schnell vom Mund in des Magens Boden, sondern es ist im Magenmund ein andere Däuung zu verstehn, wie im Mund, darinnen sich gleich sowohl tartarus anfängt, daraus sonderliche Krankheiten kommen, als Soodbrennen, Drücken im Grüblein &c. Auch begibt sich, daß vom Aufsteigen der Speis im Magen durch sein Dampf an dem Ort ein solcher tartarus geboren wird. Auf das begibt sich der Schmerzen des Soods oder Magenmunds vielfaltig.

Auch im Magen mögen sich viel und mancherlei genera tartari anhängen und von spiritu salis coagulirt werden; alsdann so wisset, daß da Brennen, Drücken und Hitz aufsteigen u. v. a. gleich als läge da ein Mühlstein oder ein Feuer, ein Stein, oder Klotz.

Dann, je weiter vom Mund zum emunctorio, je härter und je stärker die Coagulation nnd je heftiger auf ihn Acht zu haben ist. Darum im Mund der leichteste, im Magenmund der ander, im Magenboden der dritt, im Eingeweib noch härter, noch härter in der Lebern, Nieren, Blasen &c. Der im Eingeweid ist von der Speis, darum ist er milder, denn im Harnweg. Im Magen wird zweierlei Koth aus der Speis genommen, nämlich von den essenden und trinkenden Dingen, denn viel Speis ist mit dem, daß sie ein Speis ist, auch ein Trank dazu; viel Tränker, die damit auch ein Speis sind, zu dem, daß sie tränken. (Darum gibt es einen gemischten tartarus.)

Im Bauch macht der tartarus vielerlei Krankheiten, nämlich der mehrer Theil colica kommt aus ihm, und fast schier alle Grimmen, Reissen, unten und oben im Bauch, Verstopfung in den Stühlen, Durchlauf dergleichen. Was in die Blasen geht mit Ruckenschmerzen, Harnwinden, geht hie im Eingeweid mit Grimmen, und wie im Stein der Blasen einer contract wird in den untern Gliedern unterhalb dem Gürtel, also wird auch hie in den Gliedern ein gleiche Contractur.

203.

Der Harn wird generirt ausserhalb der Region des Magens d. i. am ersten wird das Nutriment (Getränk) angezogen zu der Leber, und in selbigem Anziehen scheidet sich der Urin vom Nutriment in den meseraischen meatibus. Die Leber zeucht nichts an sich, denn das Sein, das überbleibt lauft sein Strassen für; aus dem Urin wirds angezogen, der Harn bleibt allein und geht durch sein virtutem expulsivam zur Blase aus. Wie nun der Urin durch sein meatus geht, so hangt er auch tartarum an denselbigen und macht viel oppilationes. Nun muß der Harn durch alle Aederlein, so in der Leber sind, dadurch er Leberkrankheiten macht. Die Leber ist ein edles Glied, das vielen Gliedern dienet und fast allen; so sie leidet ist es nicht ein klein Leiden, sondern groß und mancherlei. Sie ist ein Ursprung vieler Krankheiten; da ist ein sonder Wassersucht, ein sondres Kaltenwehe, ein sondere Leber(schwind)sucht u. a. m. sonderlich viel erysipelae (ex tartaro); namlich das Rothlauf hat seinen mehrsten Ursprung in den Dingen des tartari.

Also streicht der Harn hindurch gegen die Blasen zu und je naher der Blasen, je subtiler und gerechter der Urin. Also in dem Wege von der Leber zum emunctorio werden tartari geboren, scharfer, heftiger und starker, denn im Magen, meseraicis oder hepate, denn da ist der Urin hoher in seiner Probation, reiner und lauterer, und je lauterer er wird, je heftiger und scharfer wird sein generatio tartari, daraus denn oppilationes werden mit angehangten Tafeln, Blattern, sandiger Art, Kieswerk und Steinlein dgl. Und viel Stich in Seiten, erysipelae, phlegmones, apostemata und ulcerationes werden, die nimmer an den Tag kommen, da wäre noth, daß in solchen Krankheiten der Mensch anatomirt wurd und besehen auf den tartarum. Die Nieren nahren sich nicht vom Harn, sondern haben ihr Nahrung, wie in seinen Capiteln steht. (s. o.) Der Harn hat nicht anders in den Nieren zu handeln, denn daß er ihren Unflath hinweg nimmt, er ist der Nieren Balsam, die ohn ihn in Faulung gingen. Also lautert sich darnach der Urin noch baß und geht in seine rothe Art zu d. i. nahet sich dem Herbst. Nun ist aber da ein Concavität dabei, da er sich wohl mag wie in einem Faß anhängen, so der spiritus salis zu schnell auf den tartarum eilet, so daß er vom Urin kommt, dann wird Blättertartarus, Sandtartarus oder ein Steintartarus.

Nun fährt der Urin in die Blasen, darin mag er sich abermal anhängen, und hat Faß und Zeugs genug dazu und sein Form nimmt sich aus keiner Art, als allein aus desselbigen Lands Art gemeiner Steine.

204.

In Lungen, Gallen, Herzen, Milz, Hirn und Nieren (Substanz) begibt sich die Generation des Tartarus also: Ein jeglich Theil im Leib ist ihm selbst sein eigner Magen, und scheidet von ihm, das es nicht haben will oder soll und kein Glied, allein der Magen, scheidets und kochts für das andre. Was es von sich wirft, dasselbig sind auch excrementa und haben mancherlei Ausgäng: die Lung durch ihr Auswerfen, das Hirn durch die Nasen, die Milz durch die Adern, die Gall in den Magen, die Nieren in die Blasen, das Herz in sein chaos. Das corpus tartari geht volatile in die gemeldten Glieder, wie ein Brandwein, der aufsteigt und vermeint wird, er habe kein corpus mehr; so hat er aber eins. Darum wenn die subtile Nahrung kommt in die rechten Oerter der Glieder, so wird da gefunden der rechte Meister, der da kann von einander scheiden das corpus und volatile, das andre Meister nicht können, der Magen der Leber u. s. w. der kanns aber.

Solche tartari begegnen wenig und nicht so häufig, wie in des Harns oder Eingeweids Strassen, aus Ursachen, es ist ein Kleines, das die Glieder essen und trinken, darum nicht solche tägliche Wirkung oder tartarisch genus erfunden wird.

Nun vom tartaro der Lungen: Ihr seht oftmals in den Lungen, nicht allein der Menschen, sondern auch im Vieh, daß Stein gefunden werden, gleich wie Hirsekörnlein. Die Adern so in den Lungen sind, sind der Magen der Lungen. In denselbigen reinigt die Lunge das Reine vom Unreinen, und was ihr nicht füglich ist, das wirfts hinweg. Solche Scheidung kann der Magen nicht, sie kanns aber, darum findet sich ein sonder Excrement in den Lungen, in den cannis, die sein Magen sind. Und der Magen der Lungen behalt, was ihm zusteht, und wirft das ander zum Mund aus. In solcher Scheidung gibt es aber den Koth und den tartarum damit und soll ausgeworfen werden mit dem Excrement der Lungen. So er sich aber sondert vom Excrement, so bleibt er liegen, hangt sich an, füllt die Rohrlein aus, die cannae werden alle (voll) Weinstein, Blatter, geschiefert, getafelt, granulirt. Dieser tartarus ist subtiler, als in intestinis. Durch den tartarus werden die Strassen der Luft verhindert, also daß viele Krankheiten kommen, asthma, tussis, anhelitus impedimentum, daraus denn phthisis, und hectica febris kommt.

Weiter ist also ein sonder Magen, so dem Hirn zusteht; derselbe ist ausserhalb dem Hirn. In selbigem findt sich ein ander Excrement, deß emunctorium zu den Nasen ausgeht, das ist der Rotz. Ausserhalb dem Hirn wird es bereitet und (die Nahrung) zu dem Hirn gezogen; das Excrement bleibt aussen in den Adern und geht zur Nasen. So weit der Magen geht, werden tartari gefunden, daraus dann phrenesis, mania und viel vesaniae entspringen.

Auch die Nieren haben ihr excrementa sonderlich, das vermischt sich mit dem Harn und geht aus, ist hypostasis. Der tartarus aus den Nieren mag nicht gesundert werden von ihren Excrementen, ursach der Harn überfeuchts.

Das Herz leidet solches auch, nimmt sein Nahrung und scheidet sein Excrement von ihm, wie die andern Glieder. Das Herz liegt in einer capsula, aus derselben kommt ihr excrementum, nichts bleibt in ihr. In die capsulam gibt das Herz, das am aller wenigsten und reinigsten Führung nimmt, sein Excrement, wie ein lauter Wassertropf, der aus den Augen kommt, so das uber sein Gewicht kommt, so schwitzt es von ihm heraus durch die capsulam lustig und leichten Geistes. So der tartarus in capsula coagulirt wird, und der spiritus salis begreift ihn, so kommen cardiaca, tremor cordis u. dgl.

Die Gall behalt den tartarum in ihr und gibt ihn nicht weiter; darum findt sichs, daß in der Gall die materia der Steine liegt, und so sie vom Excrement geschieden wird, so generirt sich die Form, wie sie sie denn in der Galle hat, daraus auch seine

Krankheiten entspringen, Kotzen, Grimmen, Ueberlaufen der Gallen, Kolik, Gelbsucht, dgl. Lähme, Drücken um das Grüblein, Erbrechen, bös Magen und Däuung.

Dermassen hat auch die Milz materiam calculi in ihr. Ihr Magen ist in ihren eignen poris. So sich der tartarus generirt, werden erysipelas.

205.

Das excrementum sanguinis ist der Schweiß, der durch die Haut geht, das aus dem Fleisch ist cruor, das sich in den Aesten destillirt, das im Mark verzehrt die Trockne des Beins, und was nicht verzehrt wird, kommt in die Concavität der Gleichen, Ligamenten u. a. dgl. Höhlen. (Ihren Magen haben sie in ihnen selbst; ihre Nahrung ist so subtil, daß sie unsichtig und ungreiflich ist, wie ein Geist. So im Blut tartarus bleibt, so wird es voll Körnlein, wie Gries oder Reis; auch ausserhalb der Adern in den poris wachsen solche grana oder es bleibt der tartarus im Excrement des Bluts, d. i. Schleim. — Des Fleischs Magen ist der liquor, den das Fleisch in seiner Mollification behalt, in welchem die Krankheiten des Schwindens ihren Ursprung haben. Der liquor reinigt sich durch sein Schwitzen, das durch die venulas und poros in die Blase zum Harn geht. Sein tartarus wird oft in viel Regionen des Leibs gefunden, ehe er in die Region der Nieren und Blase kommt und werden daraus vielerlei morbi chronici in Hüften, Rücken, Lenden, Gliedern, Seiten. — Auch des Markes liquor ist sein eigner Magen, dieser liquor ist ein Fett, das die Coagulation tartari hindert [B]. So nun tartarus nicht coagulirt und doch geschieden wird, so wird er als ein besondrer liquor resolvirt und macht viel Krankheiten, so Suchten heissen, Flüsse, podagra imperfecta dgl. — Auch das Gliedwasser, ein trefflich Glied des Leibes, und das allerempfindlichst hat sein Digestion, in der der tartarus geschieden wird und sein besondere Krankheit macht. Viel podagra, chiragra und gonagra werden gefunden, die mit diesem liquore tartari vermischt sind und seinen paroxysmum machen). H. I. 53 — 65.

206.

Aber ein andrer Ursprung ist, aus dem tartarische Krankheiten kommen, der ist allein aus der Natur und aus keinem zugefügten geboren, also daß die humores, membra, ossa, arteriae dgl. ihre eigen Substanz aus perverser Natur dazu coaguliren; diese tartarischen Krankheiten sind die bösesten und unmoglich aus viel Ursachen zu heilen, denn sie kommen aus der Natur und in des Arztes Kraft ist nicht die Gewalt, die Natur zu verändern, es sei denn (durch) ein quinta essentia auri oder dergleichen, die den ganzen Leib restaurirte, als ein junges Kind, das erst geboren wird. **H. I. 479.**

207.

Vom paroxysmo tartari ein Exempel. Erstlich ihr sehet, so der Wein blühet im Weingarten, so steigen auch auf die Wein in den Fassern und bewegen sich in ihrer Uebung. Nun blühen alle mineralia der Erden und Wasser: so nun dieselbigen blühen, von denen der tartarus seine spiritus empfangen hat, und sein Natur: jetzt folgt auch aus demselbigen, daß auch der tartarus im Menschen aufsteigt und bewegt sich in ein Uebung und gibt von ihm acuitates und vapores, das ist nun paroxysmus tartari. Nicht allein der Wein, sondern alle Frücht und was da ist, geben commotiones dem tartaro im Menschen: aus welchem genus er ist, von demselbigen den paroxysmum zu empfahen. Das ist nun ein paroxysmus, der ohne Schmerzen nicht hingeht. — Der Tartarus hat (aber auch zweitens) Gemeinschaft mit dem Gestirn, darum es ihn auch commovirt in paroxysmum, aus Ursach, daß das sidus das Feuer ist, das da kocht alle Frucht und Wesen der Erden, denn sidus ist elementum ignis. — Etliche paroxysmi sind auch, die werden durch andre accidentia, als durch Bewegung, durch actum venereum, durch Erkälten u. dgl.

208.

Diät und Ordnung ad acram tartari zu beschreiben, so ist die Ordnung, daß der spiritus coagulationis gebrochen werde, sein Kraft verliere, daß er nichts mehr mag coaguliren; zum andern, daß die Nutriment des Menschen, beides Speis und Trank vom tartaro gereinigt werden und daß der tartarus zerstört werde, daß kein massa da sei noch subjectum, aus dem die spiritus tartari geboren und coagulirt möchten werden; zum dritten, daß spiritus coagulationis und massa tartari geschieden würden von einander, daß sie einander nicht begriffen. H. I. 307.

Und dabei merket, obgleich wohl vielerlei tartara gefunden werden, so sind sie doch nicht alle schuldig in den Krankheiten, nur das schuldige soll gesucht, aus dem regimine gethan und verboten werden. Denn es begibt sich oft, daß in selbigem Land ein legumen oder ein anderes genus frumenti, oder ein Speis und Trank, ein species gefunden mag werden, das den tartarum an demselben Ort gebäret und gemein lauft in allem Volk. Z. E. Ein Kehlheimer Wein macht viel tartarische Arbeit; der nun denselben hinwegthut, setzt Neckarwein an sein Statt, der ist sicher vor der Krankheit. Darum soll man nicht allemal bleiben in dem, das eines Landes Art ist und das das Land gibt, sondern suchen, das gesund ist. Also soll je ein Land dem andern Hülf beweisen, der Rhein der Donau, die Donau dem Rhein, Welschland Teutschland, Teutschland dem Welschland, ein jegliches an dem, in dem dem andern mag geholfen werden. H. I. 308.

Non bibat lacticinia, quia caseus est tartarus alabastrinus et incurabilis, viscus inexpulsivus. Non bibat agresten (Aepfeltrank) nam acetositas omnis tartarus est resolutus, ex frigido coagulato productus. Non bibat amnas alkalizatas (quae currunt per calces), nam alkali, quod fuerit in aqua, in tartarum confertur, qui propria substantia alkali est. Non bibat aquas lumbricas (mucilaginosas), quia cum his bolus cum luto partem habet resolutam. Non bibat aquam saturneam (schwere Wasser, wie Göppingen), quia aqua, quae ponderosa est, ex lapillo est resoluto. Non bibat vinum acetum reddens, vel faeces ponticas cum acetositate, nam in ea subacta est tartari natura per spiritum congelando. — Bibat autem aquam probatam a praedictis expertem, diaphanam, temperatam in gustu et vinum hujusmodi. H. I. 409.

209.

Fürzukommen dem tartarischen Gewächs, auf solches nun merket: wie ihr sehet, daß ein Strauß Eisen, Stahl, Kupfer dgl. verdauet, consumirt, als ein Birn oder Nuß; auch wie ein Hund ein Bein isset, verdauet es, als ein Stück Fleisch; wie ein Amsel Spinnen isset, verdauet sie, als wär es Hanfsamen, wie der Storch Frösch und Schlangen isset und alles Ungeziefer, ist ihm eine gute Speis; also sollt ihr auch wissen, daß die Arznei dem Menschen geben ist, daß sein Magen auch soll gerichtet werden zu verdauen dasjenig, so in ihn kommt. So nun ein Arzt soll setzen ein Conservirung von dieser Krankheit, der muß am allerersten den Magen dahin bringen, daß er verzehre alles, was in ihn kommt, wie das Feuer das Holz hinnimmt, und durch solch confortativum fortitudinem des Magens conserviren und präserviren. Das geschieht allein durch acetosa esurina und die sind zween, natürlich und künstlich. Esurinum acetosum ist ein Arznei, die den Magen von ihrer Natur so hungrig macht, daß er begehrt zu essen unessentliche Speis und aber, was er begehrt, das verzehrt er. Das acetosum naturale sind Sauerbrunnen, artificiale ist acetosum vitriolatum. Ein acetosum fontale, das ich für alle, so ich in Europa erfahren hab, preiß ist Egendin zu St. Mauritz, dasselbig lauft im August am säuersten; der desselbigen Tranks trinket, wie einer Arznei gebühret, der kann von Gesundheit sagen und weiß von keinem Stein noch Sand nicht, weiß kein Podagra, kein arthetica. Denn also wird der Magen corroborirt, daß er den tartarum verdauet, als ein Strauß ein Eisen, als ein Amsel ein Spinnen. H. I. 209.

210.

Anzugreifen die Heilung, so ist am ersten anzufahen in der prima materia, so der tartarus noch nicht coagulirt ist.

Eine solche cura soll befunden werden durch ein Bad, daß der Leib warm werd und in der Warme bleib und daß die Wärme feuchte und nicht trockne. Ohne Wärme und Feuchte geht es langsam zu.

Die Arznei soll dermassen sein, daß Speis und Trank alles ein Arznei sei, aus Ursach, daß Speis und Trank durch den ganzen Leib kommt und angezogen wird von den Gliedern von wegen der Nahrung, so findt die Arznei alles, was im Leib ist, gut oder bös.

Das Bad soll sein nicht von Vitriol, Sulphur oder Alaun rc. sondern ohne solche species und Zusätze, es sei in natürlichen selbst warmen Bädern oder in gemachten, (z. B.) Bad Pfeffers und Töplitz. Die gemachten sollen sein Regen oder Schneewasser oder Thau, mit andern Wassern vermengt, und der Zusatz soll sein von Rübenkraut, Rubschnitzen, Pastinak, Möhren, Chamillen, von thapso barbaro, sonderlich von Blumen, von betonica, Brunellen, Aquelei, Mauerrettig und Artemisiä. Speis und Tränk soll in ein potus gebracht werden (z. E.)

Nimm Carnis ℔ij, wohl und klein gehackt, wie Würst;
Aquilegii spinosi, vini quercini āā m. ij.
Ihr beider alkali āā ℥ß
Alkali glaciei ℨß ℥j.

Vermisch, thu es zusammen in ein Kanne mit rechtem Zusatz von Salz, vermachs, laß sieden, bis ein Suppen wird, damit speis. Das Recept ist genugsam alle primas materias tartari zu vertreiben. (Wein soll als Most noch mit benedicta caryophyllata, aquilegium spinosum, cardobenedictus dgl. versetzt werden, so verhütet er auch das Ansetzen des tartarus.)

Aliud Nimm Olei de granis juniperi cum liquoris mensuras x
Aquarum spinosi aquiley, capill. Vener. āā mens. iij.
Vini in musto mens. cc. Laß es mit einander verjächen (gähren.)

Ist der Stein in Gestalt des Weinsteins oder Sands, so soll eine jegliche Arznei also in der Kraft sein, daß sie den tartarum resolvire, daß er werde ein viscus, liquor, mucilago und nimmer wieder coagulirt werde. Darum sollen die Ding gebraucht werden, die solche arcana in ihnen haben. Die Bereitung ist, daß die Arznei von Steinen soll sein und am ersten in ein liquor gebracht werden, der sich nicht wieder reduciren läßt in Stein, sondern in der Coagulation sich gar consumire und aufhebe, dann so ist die Arznei gut und fertig. Solche sind: Krebsaugen, lapis judaicus; lapis lyncis, lapis lazuli, lapis spongiae, lapis aquilae, lapis glaciei cet. Nicht daß sie alle zusammen genommen werden, sondern ein jegliches ist für sich selbst genugsam, denn die Bereitung macht sie perfect und complirt das ganze Recept. Wurzen, Kräuter dgl. sind nicht genugsam, tartarum im Grund hinzutreiben, sondern allein in gleichmäßigen Steinen ist die Kraft, solches bewährt scientia signata. So du die Signatur tartari hast, darnach signaturam der Arznei, so hast du das corpus, in dem das mysterium liegt, das tartarum vertreibt. Und dasselbige corpus destruire und solvire also: destillir von ihnen essentiam vini in das neunt mal, alsdann calcinir die frischen lapides und resolvirs in derselben essentia vini, so zergeht es, wie Salz im Wasser; das destillir und was unten am Boden bleibt, vermisch mit neuer essentia vini, treibs auch über sich, so lang, bis alles über sich kommen ist, alsdann ist das corpus zerbrochen und zerstört und magsts sicher gebrauchen. H. I. 311 — 312.

Die Arznei soll auf die tartarischen Stein specificirt sein: als Krebsaugen vertreiben das Gries, aber nicht den Stein, semach heilt den Stein in der Nieren, aber nicht in der Blasen. Alle Stein ex tartaro vertreibt Ludus. Solches potentivum ist: Nimm ludum klein gestossen und calcinirt, davon durch Resolution ein Oel gesotten und zu trinken geben alle Morgen und Nacht ℈j in gutem Wein, auf 14 Tage. Acuativum medicamentum brauch von aussen an nimm Terebinth. Ol. lini aa Distilla binies. cet. H. I. 484.

211.

Was den Stein in der Blase abmalt, mit der Zeit hinnimmt, aber in keiner schnellen Heilung ist fel terrae

Nimm Ol. fell. terr. althali zai correcti ℥ij

Liq. lync. spong. jud. cancer. āā ℥iij M. circ. per mens.

Bei dem Recept bleib, weiter ist mir kein Wissen, steht aber einem jeglichen bei seiner Experienz.

Von dem Leib tartaro, der nicht vom äussern tartaro kommt, sondern aus dem Leib selbst, indem er liegt — kommen die härtsten Stein und die am größten Schmerzen machen. (Er wird resolvirt von allen corrosivis und andern simplicibus, die das Gold reduciren:) als da ist manna extracta de floribus, essentiae vini cineratae cet. H. I. 314 — 315.

212.

Wo tartara in den Gleichen sind, da ist auch arthetica x. Ist von den Aerzten ein Sprichwort im Latein

Nescit nodosam medicus curare podagram.

Wiewohl der Vers nicht gut ist, denn das podagra ist nicht nodosa, aber wohl tartarosa; denn dieselben grana sind grana tartari. Dazu soll das medicus auch nicht da sein, denn, diejenigen, die diesen tartarum nicht vertreiben sind nicht Arzet, sondern rhoades, Roßarzet, die nicht zeitig sind, gleich wie die Schlehen vor dem Herbst. Darum so ich ein Poët wäre, der ich denn nicht bin, wollt ich den Vers anders machen, auf die Gattung:

Nescit tartaream rhoades curare podagram.

Der ein bessern machen kann, der mach ihn.

Nun ist der Proceß, daß du nicht baden lassen sollst, wiewohl es gut wäre des tartari halb: es ist widerwärtig den andern Zufällen im podagra. Darum mußt du dich allein behelfen der Resolution des tartari granulosi. Der mysteria und arcana, die ihn resolviren sind fünf: Gummi, resina, maryana, masticatorium olivum, tereniabin extractum. (Allein sie müssen wenigstens siebenmal in Circulation gebracht werden). Durch solche inungire; so resolviren sich die tartarea genera granulosa. H. I. 313.

Weiter haben wir zwo Heilung, integram und apertam. Integra geschieht ohne Oeffnung des Leibs, also daß durch inwendig und auswendig Arznei das tartarische Salz resolvirt wird. Nimm Ossium hominis, scammon. hermodactyl. turbith. senn. zuccari taberzer āā f. Pulvis. Gib Nachts und Tags zu essen ℨß auf einmal, Ossa verbringen da Wunder aus Proprietät, die andern resolviren materiam aus specifica. — In dieser Practik ungire den Schmerzen alle Tage mit dem Balsam: Nimm Mumiae Patibuli. Destilla. Die auswendig Arznei ist: Nimm Merc. subl. aqua fort. Arsen. aa f. pulmentum. Leg es auf, so weit der Schad reicht, oder, so er das ganze Glied umgebe, so nimm die für dich schicklichste Statt und löchere es auf. Darnach lege darein, den escharam zu entledigen; demnach das Attractiv, wie hernach folgt: so wird aller Fluß und tartarisch Salz herausgezogen, zerschmelzt und zerrieben zu Wasser. Und so solcher Wust aller herauskommt, so säe das **Pulvis croci mart.** darein und heil zu. Das **attractivum** ist: Nimm **Minii, Litharg. calaminar. carabae** (gelben Agt- oder Bernsteins), **Magnet.** aa ℔ ß. Alle klein gestossen, gesotten mit ℔ vj Leinöl, ℔ iij Wachs, ℔ ij Terpentin, ℔ j. Firniß, bis es ein braunes Pflaster werd. Darein thu diese zerlassene und colirte Gummi: Nimm: **Opopan, galbani, serapini, bdell., ammon.** aa ℔ ß. Laß ein wenig brodlen, und thu demnach darein diese Stück: Nimm **Carabe mastic. thur. myrrh. magnet. aloepat.** aa ℔ ½. Alle klein gestossen und wohl umgerührt und mit der Malaxation zu einem Pflaster gemacht. **H. I. 485.**

X.

Ueber Epidemien überhaupt und die orientalische Pest insbesondere.

213.

So es sich begibt, daß die Menschen äusserlich seltsam sind, und anders, denn menschlicher Fürsichtigkeit zustehet und ihrer Vernunft gebührt, als sich solcher Zeiten viel begeben, so merket auf dieselbigen Zeit und Läuf, daß auch seltsame Krankheiten aufstehen, daß auch das Firmament widersinnig ist. Also, wenn schwere und sorgliche Krankheiten werden, so übet sich auch der Mensch mit seltsamen faulen Possen. Also wirket der Geist, der in die äusser Welt arbeiten soll, was er nicht soll; und der Geist, der da inwendig soll wirken, wirkt auch nichts Guts, also folgt eine äusserliche Pestilenz und eine innerliche dem Leib. Also zu beiden Seiten, was der Mensch auswendig thut, ist vergift; also ist auch vergift das Werk des innern Leibes. Das äusserlich gehet mit dem Mund in die Luft aus, das innere gehet in ein leibliche Krankheit; also ist vergift der Mund in seinen Werken, also vergift der Leib in seine Krankheiten, das heissen fremde Krankheiten, welche auch fremde Sinn mitführen. **H. III. 91.**

Ist der Grund, daß unser vitalischer Geist und der äusser elementisch Geist Ein Geist ist. H. I. 151.

Im Himmel ist nie kein pestis gewesen; alle die übernatürlichen Krankheiten entspringen in uns und sind ohne Wirkung eindringend durch den Himmel, in selbigem generirt es sich und fällt aus demselbigen wieder auf uns. H. I. 365.

Also ist pestis nicht ein natürlicher Einfluß, wie andre natürliche Krankheiten, sondern eine Krankheit, die wir selbst ursachen in den Himmel, und also über uns ausfällt und in uns seine Wirkung vollbringet. H. I. 379.

214.

Der Himmel regiert alle Creaturen, auch die, so kein Leben haben. (Seine) der grossen Welt Imagination, der Imagination einer Jungfrau vergleichbar, die ihr einen halben Samen erweckt, der ganz wird, wenn der ander halbe Theil des Samens vom Manne dazukommt, ist es, welche, erzürnt durch den Menschen und seine unkeusche, venerische Imagination, ihrer selber vergißt, wie eine Frau, welche imaginirt, nimmer an sich selbst, viel weniger an Gott denkt und durch solche ihre Vergessenheit ihrer Frucht eine Unform imprimirt; so vergißt sie des rechten Laufs ihrer Wirkung, treibt uns eine Form ein in unsern Leib, als Beulen, Drüsen und alle Krankheiten. H. I. 334.

Alle Werk, so die Menschen thun, gute und böse werden der Sonne eingeleibt. — (Nun) ist die Sonne die Kraft und das Wesen, so allen Creaturen ihre Früchte ausbrütet, guten und bösen, und gibt allen Dingen das Leben. Aber so sie erzürnet und nicht recht gebraucht wird, so hat sie auch Macht zu tödten, Krankheiten zu gebären und wenn sie gar zu lange angereizt wird, so verändert sie ihren Schein und reflexum und, wie nach dem Zorn die Streiche gezuckt werden, also gehen Streiche aus von der Sonnen. Solche Streiche, Gifte und Krankheiten gibt die Sonne den Sternen, uns zu strafen; alsdann giessen die Sterne ihr empfangenes Gift aus über uns; denn es ist kein Stern, er hat eine heimlich arsenicalisch, antimonisch oder ogrisch rc. Kraft in ihm heimlich verborgen. H. I. 344.

Also ist mars etc. das Feuer, sal zündet an, der Mensch

empfaht. Wie erzürnen wirs aber? Wir haben Wasser in uns, so wir nun in selbigem leben, so müssen wir aus demselben ernährt werden; d. i.: Wasser muß durch Wasser erhalten werden. Erzürnen wir aber das inner Wasser durch das äusser (seinen falschen Gebrauch), so werden wir krank in selbigem Theil. Also auch mit Erden und Luft. Nun das Wasser und die Erde sehen wir, den Himmel sehen wir nicht. Denn die unter Globul ist materialisch, die ober unsichtig, darum aus Kraft der obern müssen wir die vollkommen verstehen. Also ists mit dem Firmament: wiewohl wir nichts greifen und sehen, ists doch die grosse Natur. Also mit allen Dingen deßgleichen zu verstehen, daß allein, es werde durch sondern Zorn geursacht, sonst ists nicht möglich, daß himmlische Krankheiten über uns kommen. Die Ursach dieser Erzürnung ist der grosse Neid, Geiz, Haß, Eigennutz, Krieg u. s. w. **H. I. 372—373.**

215.

Also in der Gestalt ist **pestis** eine Wunde, gehauen aus den Obern, die sich in keinerlei Weg scheidet von Wunden geschehen durch die Menschen, allein in der Wirkung und in den **simplicibus**, das sein Ursach nimmt in dem, ein ander Streich von oben herab, ein ander von Menschen. Die der Wunden Zufall sind, **febres**, **paroxysmi**, Hetsche, Tobigkeit, Krampf, zufallende **menstrua**, chronische Hitz, unter Zeiten Verstopfung, Durchflüß u. s. w., sind auch Zufall in **peste**. **H. I. 363.**

216.

Der Schuß kommt von oben, trifft einen, doch nicht alle, so daß ihn der Schuß also hat vergift, daß gleich alles, was er nur ansieht, vergift wird. Etliche sind vergift, wenn sie einen anblasen oder ihren Athem schmecken; viel sind, deren Schwitz, Warme vergiftet das, darin sie liegen, nicht allein Bett, Kleider, sondern auch Wand, Stuben. Und so hart greiset es viel an, daß alles was darein kommt desselben Gifts Natur empfahet und in **pestem** fallt. Wie ein Scheit einen ganzen Holzhaufen mag anzünden, so ein Mensch ein ganz Haus, eine ganze Stadt.

Es ist auch eine verborgene Erbschaft da, die da ins Geblüt reicht, oder in gleiches Alter. Als: so es in ein Geschlecht kommt, nimmt sie dasselbig, nah und weit hinweg. So ein jedes eines gebornen Geschlechts, eines Bluts ist, ein Subject, Ascendenten und Constellation hat, so triffts das Blut: jetzt wird da getroffen alles das, so in dem Blut genaturt ist, es wär denn eine Nebencomplexion da. H. I. 385.

(Ferner) gebiert der Mensch in seiner eignen Imagination den basiliscum coeli des mikrokosmischen Firmaments. Der Mann, der Gott nicht vertrauet und kein Acht auf Gott hat, von dem zeucht auch Gott ab seine Hand. Hierauf folget nun, daß die, so Gott nicht vertrauen, zur Zeit der Pestilenz, wann sie sonst zur Straf regiert, ein heftige Furcht anstosset und dieselbige Furcht gebiert ein starken Willen und die allerheftigste Imagination, diese Krankheit zu gebaren. Denn warum? Die Furcht vertrauet Gott nicht, daraus folgt, daß er nicht anders gedenket, denn ans Sterben und an seine Krankheit, von der er die strenge Furcht empfangen hat. H. I. 349.

Ich setz von zweien lieben Brüdern, einer wär in Frankreich, der ander in Italien. Nun es war in Italien eine Pestilenz, derselbig stürbe daran, dem andern Bruder in Frankreich kam Botschaft, wie sein Bruder war an peste gestorben. Jetzt entsetzt sich derselbe ob dieser Botschaft, es schaudert ihm die Haut, also daß er dasselbig nicht kann vergessen, wird in ihm angezündt und reverberirt sich selbst so lang, wie ein Gold oder Silberprob auf der Capellen, das mit Blumen geht, so lang bis es blickt, alsdann ist es vollkommen, klar und rein von allen andern unreinen Metallen. Also halt sich auch diese Imagination, reverberirt sich selbst auf das höchst und wann sie nun auf in den Blick geht, ist der Test im Menschen zu gleicher Weis, wie der sperma des Manns in der matrice der Frauen, daraus alsbald die Empfangniß und Schwangerwerdung angeht. Die Imagination ist gleich einem Pech, sie klebt gern an, und empfahet gern Feuer und wenn es anhebt zu brennen, so mag es schwerlich ausgelöscht werden. Also kommt die pestis weiter von einem Menschen in den andern, bis es sich in einer ganzen Stadt oder einem ganzen Land einreisset. H. II. 293.

217.

So nun die Sonn vierfach ist, als in der Erden, im Wasser, in der Luft, im Feuer, darum hat sie in allen vier Elementen zu vergiften. Dieweil denn der Mensch auch also der vier Elementen Kraft in sich hat, so folget Vergiftung mit der peste in vier Wege: pestis ignis, aeris, aquae, terrae.

Der pyromantischen Pest signa sind: es kommt sie mit einem strengen Schlaf an, mit narkotischen und seltsamen Zeichen, nach Art der Zufall: als mancher hat vorhin ein unrein Geblüt, da werden auf der Haut viel kleiner Punctlein und Tüpflein, ganz braun und schwarzfarb anzusehen und verkehren die Augen. Accidentia sunt spasmus, tetanus, febris, oppilatio hepatis.

Signa pestis ex aëre: tibiarum hinc inde jactatio cernitur, die Stirn wird weiß, ut cerussa, der Mund schwarzfarb und enger Athem, spasmus in collo. Accidentia: paralysis, haemoptoica, epilepsia et gutta.

Signa ex aqua: sitiunt et potare nolunt, geschwellen ihnen die Lippen und Augenbraunen, haben rothe Flecken auf den Wangen, rosenfarb, und geschwellen ihnen die Fuß hart, bis ans Knie.

Signa ex terra: apostematum pestilentia und schlägt die Bräune zu mit der Tobsucht. H. I. 345 ff.

(Ferner) merket, daß zwo Pestilenz sind, eine, die sich inwendig vollendt, die ander dringt heraus. Die inwendige geben nichts äusserlich Zeichen, allein inwendig schnell Hitz, Hauptwehe u. dgl., die ander (stricte) setzt sich auswendig an Ohren, unter den Achseln, an Schlichten. H. I. 357.

218.

So hat pestis (stricte) am Leibe des Menschen vj unterschiedliche Stellen: hinter beiden Ohren ij. Stellen, unter den Achseln auch ij. Stellen, unten in den Schlichten neben der Scham auch ij Stellen. Also befinden sich auswarts des Leibs vj Stellen, da pestis ihren gewissen Sitz und Oerter hat, die dann vom Himmel inficirt werden d. i. mit pestilenzischem Gift getroffen. — Dabei der verständige Arzt billig abnehmen mag die loca planetarum, denn gleiches wirket in seines gleichen d. i.

Saturnus wirkt mit der Eigenschaft des Monds in den Obern Theil des Menschen d. i. hinter den Ohren: **Mars** und **Sol** unter den Achseln, **Jupiter** und **Venus** in die Schlichten. **H. I.** 326.

Auf das folgt nicht, daß die **pestis** ein Krankheit sei oder Infection des Hirns, der Leber, des Milzes, des Herzens; es wird gesagt, **pestis** der Ohren sei aus dem Hirn entsprungen, die unter der Achsel vom Herzen, die an den Schlichten von Leber oder Milz, wie möchte sein, daß das der Harn verschwiege u. s. w. Das Hirn reinigt sich nicht durch die Ohren, noch das Herz unter den Achseln, noch Lebern und Milz in den Schlichten. So ist auch **pestis** kein Krankheit der Superfluität, ist auch nicht **humor**, nicht **infectio**, sondern **intoxicatio**, aus welcher die **apostemata** entspringen, ohne welche **intoxicatio** kein **apostema** entspringen mag. **H. I.** 362.

219.

Die Zeichen der Krankheit (der eigentl. P.) sind leicht zu erkennen. Das erste Zeichen hierin ist Veränderung des Gemüths mit eingedruckten mitlaufenden Statt (Local=) Zeichen. So solcher Zeichen zwei mit einander laufen, so erkenne, daß der Basilisk getroffen habe, so gehet an **transmutatio** d. i. des Gifts Gewalt, **apostemata** zu machen, welche nicht allein auswendig, sondern unsichtbar, inwendig dergleichen bereiten. Die zufallenden Zeichen sind, wie Zufall der Wunden, ein Zufall ist der **paroxysmus**, der sich vergleicht der Wundsucht, schüttelnd als ein Fieber, also die Taubsucht, so die grosse Hitze des Gifts das Hirn selber durchgegangen hat, die Adern, das Geblüt, die Vernunft, also auch alle sulphurischen Zufall laufen mit, in gleicherweis dem arsenicalischen Gift, Verstopfung, Durchlaufen u. s. w. **H. I.** 366.

220.

Oft kommt ein Schweiß der Pest, der von ihm selbst nicht zum Tod: dieweil aber der Mensch inwendig faul ist, voller Geschwar u. a. dgl. Krankheit an ihm etlich Jahr verlegen gehabt hat, dieselbigen Krankheiten werden offenbar und rühren sich. Solche Krankheiten sind sie zum Tod, so werden sie da auch zum

Tod, als Brustgeschwär, so die **pestis** aufweckt, Rothlauf, **febris, mania, phrenesis, oppilatio cet.** Diese Krankheit machen alle ein andere Krankheit der **pestis**, enden sich zum Tod oder nicht, nachdem der Handel an ihm selbst ist. Darum sind solche **morbi** und **accidentia in peste tanquam pestis** zu achten und fürzukommen mit ihren natürlichen sonderen **medicaminibus una cum medicina pestis. H. I. 385.**

221.

Oft begibt sich, daß in der Zeit der Pestilenz drei fremde Krankheiten mitlaufen: kleine Bluteislen (Furunkeln), grosse Blutgeschwär und Stich in Seiten. Und wiewohl dieselbigen nicht Pestilenz sind, sondern zu dieser Zeit gefürdert durch himmlische Influenz, welche in nachfolgenden Zeiten sich selbst genugsam erzeigen würden, dieweil sie aber jetzt, ehe denn ihr Zeit noch ist, sonderlich gefürdert werden, sind sie auch nicht minder, denn ein Pestilenz zu achten. **H. I. 359.**

222.

Den natürlichen Lauf **pestis** zu erkennen, ist der Grund also: **in homine** liegen vier **humores**, das Blut in den Adern, die Feuchte im Fleisch, **viscus** im Geäder, Schmalz im Fett; darnach die drei Ding **sulphur, mercurius** und **sal**; noch sind im Menschen die **constellationes** nach den Planeten, nach den obern Sternen, den Leibsternen, den zwölf Zeichen 2c. So nun **pestis** in derselbigen Influxion geboren wird, so ist ihr natürlichs Wesen nach derselbigen Influxion Wesen, Natur, Art und Eigenschaft. So sind **pestes** nach dem Lauf der Krankheiten die ein sondere Zeit haben und das Wesen derselben Zeit: als **pestis**, die mit **dysenteria** d. i. in derselben Zeit herfürbrechen; etliche in der Fasten mit dem Lauf **pleuresis**; im Frühling mit dem Lauf **febris cet.** — So das Blut troffen wird, so gehts von aussen hinein bis zum Ursprung des Bluts, nachdem die Ader ist, da setzt sich **pestis** hin, jetzt schlagts die Natur hinweg in die Haut, dann ins nächst beschlossen **emunctorium**, deren sechs sind, auf jeder Seiten zwei, wie offenbar ist. So sie aber nicht zum Ursprung der Ader schlägt, sondern bleibt unterwegen, oder schlägt sich hinaus wieder bis zum Ende der Adern, so werden **aposte-**

mata, die etlich heissen carbunculos, etlich anthraces dgl. So der Saft im Fleisch getroffen wird, so entzündt sich der humor durch den ganzen Leib und achtet nicht der sechs Enden, die das Blut achtet. So humor visci getroffen, so setzt sie sich in die Glieder, Geäder, nervos, ligamenta, ihr Statt ist am mehresten in den Gleichen; so sie zur Gesundheit geht, so werden grosse Löcher da, tief und mit grossen Schmerzen und stinkender Fäule. — Trifft sie die Feiste (Fett), so sitzt diese Pest im Schmeer ohne viel Wehetagen, langsam und wenig Weh empfäht, stellt sich wohl, aber ein stiller heimlicher Tod. — Triffts mercurium, so geht mercurius vom Herzen, jetzt ist der schnellst Tod; triffts den sulphur, so liegt er im ganzen Leib; jetzt brennt der ganze Leib. An vielen Orten werden auf corrosivische Art fast Krebs und anthraces. H. I. 384.

223.

Das Fürnehmen des Regimens ist also: dieweil die Krankheit nicht unter den Augen liegt, ist kein Regimen zu machen, ist nicht als Präservativ fürzunehmen. Wie der Mensch inficirt wird, wird auch das inficirt, was den Menschen aufenthaltet. So nun regimen gesetzt soll werden, so müßten wir wissen, was uns Gift sei und was nicht Gift sei. Wir lassen geniessen nach Gewohnheit ihres Brauchs, verbieten allein was (wir wissen, daß) inficirt ist. Aber in den accidentalischen Krankheiten ist sonderlich ein Aufmerken zu haben nach seiner Krankheit. H. I. 368.

Den Kranken soll man kein Fleisch geben, kein Eier, kein Bachnes, kein Fisch, sondern allein nach dem Trank Wassersuppen mit Rosenessig od. dgl. von Gersten, nicht unterstehet, mit Speis etwas auszurichten, denn mit der Arznei mag sich die Speis nicht vergleichen. Besser ein Unangenehmes eingeben, denn das der Krank begehrt. Des Tranks halber: Gerstenwasser ist, das Nutz ist, zu vermeiden andre Tränk, jedoch aber für den Durst Ehrenpreiswasser oder von Unser Frauendistel statt Gerstenwasser. H. I. 360.

224.

Praeservativum ist, sobald die Zeichen der Pestilenz gespürt werden, (nur noch) aurum.

Weiter ist ein praeservativum die kranke Luft nicht berühren oder die anziehende Kraft dem magnes spiritus vitalis im Menschen, der den vergifteten (äusseren) Menschen sucht, hinwegthun. Wie der Magnet, so man den saphyrum an den Hals hängt, nichts mehr anzieht, also ist Präservativ in solcher Kraft carabe und der coagulirt Gummi.

Zum dritten ist fürzukommen der vergifteten Speis, auch den Erblüfften (Erschrockenen.)

Ueber das weiter ist das mehreste, den Himmel nicht reizen. Und ob wir sprechen wollten, Gott schickts auf uns: ist wohl geredt: er hat der grossen Creatur die Macht gelassen, womit wir sie erzürnen, daß wir damit gestraft werden. H. I. 369.

Singularia quaedam praeservativa sind: Myrrhen im Mund zerkaut und geschluckt oder alle Morgen ein Haselnuß groß getrunken in Wein, oder avellaneae nucis oder radic. tussilag. ʒj. una cum zinziber. ʒiij. morgen nüchtern gegessen, bewahren auf vierundzwanzig Stund. Die zu solchen Kranken müssen gehen, sollen im Mund Weihrauch tragen und dem Kranken in den Mund Meisterwurz gelegt werden, so wird Meisterwurz (imperatoria) einander kein Gift lassen zustehn.

Solch Präservativen dienen für die Alten; der Jugend dient Myrrhen mehr, denn den Alten, derselben soll man nichts zu essen geben, es werde denn ein wenig Myrrhe in die Speis gemischt. Andre Präservativen sind Knoblauch aus Essig im Tag oftmals gegessen, deßgleichen auch Nüsse, Kreen (raphanus silvestris, al. rad. armorac.) oder ein Trunk Rosenessig gethan; dazu Myrrhen und Theriak mit Brandwein vermischt in der Wochen einmal oder drei getrunken.

Es werden auch viel mit der Krankheit beladen, deren Natur kein Eigenschaft mit treibt (affinitatem non habet B.), was solcher sind, ist mehr noth, solchem Schrecken fürzukommen, denn ander Arznei zu gebrauchen. Denselben ist die hochst Präservirung rothe Corallen gestossen alle 12 Stund einmal ein halbes Quintlein getrunken in Wein. H. I. 359.

225.

In curam soll pestis geführt werden, gleich wie die Wunden geheilt werden. Nun haben die Wunden zweierlei Heilung inwendig und auswendig. Also so magst du gewisser handeln, so du wohl versorgt bist mit auswendigem Oppodeldoch. Das höchst aber ist die inwendig Mumia. Balsamus mumiae ist die höchst Arznei, unter dem ist das höchst spiritus auri. So nun den accidentibus fürkommen soll werden in peste zu gleicher Weis, wie in Wunden, so geschieht dasselbe an dem Ort per gemmas; zu gleicher Weis, wie agrimonium, ist hie hyazinthus, wie pyrola, rubinus; wie pervinca, smaragdus, denn diese sind defensiva nicht incarnativa; das incarnativum ist balsamus mumiae. Defensiva sind (auch) ℈j de succo corallorum, ℈ß de succo ossis de cornu cervi, ℈ß de succo spodii in aqua betonicae. In spasmo gib os leporinum; in fluxu menstrui liquidum corallinum; in mania laudanum perlarum; in fluxu dysenteriali crocum martis correctum. H. I. 370.

In peste ex igne rec. unicornu griij. Melon. no. x. Oss de C. C. ʒvj. Musci, ambrae āā gr vj. Spir. vitrioli ʒj. Mum. ʒiij. Theriac. opt. ℥iij. F. mixt. Dos. mane et sero ʒj — ʒjß. Oder rec. spec. iringi. corrall. rub. spod. āā ℥j. reduc. ad liq. In peste ex aere rec. Helleb. albi ʒj. Sulph. subl. alb. ℥ij. Oliban' myrrh. āā ℥ß Spir. vitr. albi ℥j. Dos. ʒjß. mane. Post merid. adde Mum. ʒiij., Unicornu, sang. de cicon. ʒj. Dos. ʒij—iij. In peste ex aqua rec. Aq. hyosc. ℥iij. sambuc. barb. Jov. āā ℥ij. Vini Malvat. ℥viij. sulph. subl. albi ℥jß. fl. origan. ʒj. M. Dos. in die ante merid. ʒjß — ʒij — ʒiij. In peste ex terra rec. succ. ros. ℥iij. sulph. albiss. ℥ij. Spir. vitrioli ʒjß M. Dos. ʒj — ʒiij. ter de die. Oder rec. Rad. ungulae ℥iij. Armellis ℈ß Anthos ʒvij. Reduc in liqu. Dos. gr vij — viij. H. I. 426.

Befiel den Kranken ein grosser Schlaf, den soll man ihm also nehmen: Nimm Beton. Majoran. Salv. Ros. sylv. Fl. samb. āā man. j. Coquantur in dimidia parte vini et aceti rosati, ut aliquantum ebulliant. Exprime et herbas capiti impone.

Unbäuen soll also gewendet werden: Nimm Lupuli m. iij. Artemis. rub. m. β. Gran. junip. m. j. Cont. Add. dupl. quant. vini. Subig. Ebulliant. Exemta ita calida emplastri modo cum panno praecordiis applicentur.

In Braune nimm 6—8 lebendige Krebs, 3—4 Hand voll Hauswurz, stosse sie in einem Mörsel wohl durcheinander und drück den Saft aus, damit soll man die Zung waschen und ein wenig zu trinken geben. (Auch die gelben Pflaumen, prov. Cipern, Zipartlein, prunus syriaca?, nimmt die Bräune, prunella, hinweg) u. s. w. H. I. 357—358.

(Viel sei auf das Auflegen von Thieren zum Ausziehen der Gifte zu halten, so in peste aquae von Fischen, Kröten, Fröschen, in peste terrae von Fuchsfleisch, Natternschmalz, in peste aëris von Spatzen, Amseln, Hühnern 2c.; in peste ignis dagegen müsse man Tereniabin, manna, saccarum, allium, Zwiebeln 2c. nehmen. H. I. 336.

XI.
Psychiatrie.

226.

Zween sind der Geist des Menschen, die ihm angeboren liegen. Nach dem Geist des Lebens soll der Mensch ein Mensch sein, nicht nach dem Geist limbi, der aus ihm eine unvernünftige Creatur macht. Denn der Mensch ist Bildniß Gottes, dabei hat er einen gottlichen Geist in ihm. Nun ist er aber sonst ein Thier, und (hat) als ein Thier einen thierischen Geist. Das sind nun zwei Widerwartige, jedoch aber eins muß dem andern weichen. Nun soll der Mensch kein Thier sein, sondern ein Mensch; soll er nun ein Mensch sein, so muß er aus dem Geist des Lebens des Menschen leben, und also hinwegthun den viehischen Geist. Geboren haben an ihnen den thierischen Geist die Narren (vesani), nicht also angeboren haben ihn die Tauben (maniaci). Darnach die Narren gehen in die vernünftigen thierischen Vieh, (sinken auf die Stufe der Thierheit herab, die dann vorherrschend in ihnen erscheint, ohne qualitative Abnormität.) Die Tauben gehen in unsinnige thierische Geist. D. i. die Narren täuben sich mit Vernunft, was sie thun ist thierisch Geschwindigkeit: ist er listig und geschickt, so hat er fuchsthierisch Art an ihm; ist er grimmig, zornig, Wolfenart. Denn nach den Thieren theilen sich aus die Narren. Die Tauben aber haben dieselbig Vernunft auch, aber zerrütt aus der Natur (qualitativ abnorm); in gleicher Weis, wie ein Hund, der hat zwo Art an ihm: eine natürliche, hündische, gegebene Hundeart, beißt, bellt u. s. w., aber das mit hündischer Vernunft; die ander Art ist, so er wüthend wird, so braucht er dieselbige thierische Hundsnatur ohne hündisch Vernunft, er beißt in einen jedlichen und wüthet in alle Thiere, das dann nicht sein Art ist. — D. i. ich schreib von denen, die taub werden in thierischer Vernunft, denn die menschlich Vernunft wird nicht taub, empfaht kein Krankheit. Darum ist in demselbigen menschlichen Geist nichts zu suchen, allein in seiner thierischen Vernunft. **H. II.** 164.

227.

Der Unterschied der Tauben (lunatici, im weitern Sinn, oder maniaci und vesani) und der Narren (stulti) ist der, daß die Narren eines milden Gestirns sind, aus Schwachheit mißrathen, so die Unsinnigen aus zu viel der viehischen Vernunft geboren sind. Vom weisen Mann unterscheiden sich lunatici und stulti, daß die Weisen den viehischen Leib nicht lassen herrschen, und so sie den nicht lassen herrschen, so mag der Himmel in ihnen nichts ausrichten, der denn allein im viehischen Wesen liegt (potens est. B.). Jetzt bleibt der Mensch ein Mensch und braucht das viehisch Wesen in ihm, wie ein Instrument. Er mag seinen viehischen Leib ziehen, daß er nicht anders, denn ein Hündlein sich erweisen muß gegen seinen Herrn und sich erzeigen ohn allen Widerstand; denn wie der Hund auch sein Art aus der Constellation hat, jedoch aber so ist der Herr über sein Himmel und er muß dem Herrn gehorsam sein und nicht dem Himmel. Also soll der Mensch sein Leib auch ziehen, daß er dem innern Menschen gehorsam sei, als ein Instrument und ihm den Himmel brechen; das mag der weis Mann thun. **H. II.** 178.

Wiewohl das noch ein Geschlecht sein soll, obsessi, die denn mit dem Teufel besessen seien, wie denn in viel Weg geschieht;

der Teufel geht (aber) in kein unbesinnten Körper, der nicht nach seiner Eigenschaft mit ganzer Vernunft regiert wird. **H. I. 495.**

228.

Die Ursachen (im Allgemeinen), die taube Leut machen, sind Gift, Essen geben und dgl. Am mehrsten liegt (aber) am Himmel. **H. II. 168.**

Auch der Himmel ist geziert mit thierischer Art und Eigenschaft. Die himmlischen Sterne haben viehisch Natur und Art. Nun so der Mensch ein Vieh ist, so ist er auch derselbig, der mit dem Vieh Gemeinschaft hat, in dem daß er zwiefach ist, viehisch und menschlich. Daher zu gleicher Weis, wie die Sonn auf uns scheint und warmt uns, also sehen die viehischen Stern auch die viehisch Vernunft im Menschen an, durchdringen die poros, und kranken sie, je nach dem nun der Viehstern ist. Allein die influentiae sind alle auf das Thier gemacht, nicht auf den Menschen. So der Mensch als Mensch lebt, ist's alles umsonst. **H. II. 165.** Wie wir von der Sonne können Schatten machen, also wehren wir auch viel ab vor solchem Schein; wer sich davor bewahrt, der wird nicht unsinnig. **H. II. 169.** —

Der Himmel und der Mensch haben eine Concordanz, wie ein Eh ist, Mann und Frauen, da soll die Frau thun, was der Mann will; so aber der Mann thut, was die Frau will, so ist er unsinnig, denn er ist er selbst nimmer und entlehnet Vernunft und ein jeglicher, der sein Vernunft nicht braucht, der ist lunatious, muß thun, was luna will. Also ist der Himmel auch ein Frau unser viehischen Vernunft, mit allen Listen gezieret und mit der Klugheit, damit Eva Adam überlistet und toll macht. **H. II. 171.**

229.

Von der mania.

So ein gesund Mann die Vernunft verliert, entrinnt ihr, ist derselbigen, so er gehabt hat, beraubt, braucht sie nicht dahin, dahin er sie gebrauchen soll, sondern unbesinnet wüthet und tobet mit aller Ungestümmigkeit, der ist jetzt in Taubsucht, so sie ein natürlichen Ursprung hat. Wie ein Schüssel voll Rosen und Lilien, darunter ein Hand voll Nesseln liegen, nicht angerührt werden (kann) mit blosen Händen, wegen der umliegenden Nesseln, also stechen die Unkräuter die Vernunft und entsetzen sie ihrer Art, also ist ein solche Vernunft niemand nütz, sondern sticht und brennt ein jeglichen, der sich ihr behelfen will.

230.

Natürlich kommt die Tobsucht (1.) also, daß ein jegliches Ding, so es über sein Vermögen gebraucht wird, zerbricht, als ein Auge, das gebraucht wird in die Sonn, das bricht. Denn ein jeglich Ding hat sein Amt, dahin, nicht zu andern, wir sehen sollen, nicht dahin, das uns unmöglich ist zu erlangen. Wie ein Aug in der Sonnen, die da auch ist ein Aug des Himmels, erblindt, also verirrt die Vernunft in den Dingen, die wie die Sonne gegen ihre Augen zu halten sind. Höher sinnen, denn die Vernunft desselbigen tragen mag, ist ein Niederwerfen desselbigen in seiner Vernunft; denn wie ein Mensch mehr Starke hat, denn der ander, mehr tragen mag, also auch ist einer Vernunft mehr auferlegt, denn der andern.

231.

(2.) Ein andere Taubheit ist, die aus den Elementen geht und bricht dieselbig unser Vernunft. Wie ein Feuer wüthet im Element Wasser und machts in bullas, Schaum, Dampf, also ist unser Vernunft ein fliegends Wasser, beim höchsten in der Subtilitat, ein siedender Thau. So nun das Feuer da ist, so gehn die operationes an, wie Feuer und Wasser erzeigen: dies Sieden ist die Taube (das Toben) deren, die ihr Vernunft verlieren und ihr nicht gewaltig sind.

232.

Weiter aber (3.) ist noch ein Art, die sich vom Essen erhebt. Dieweil wir haben, das lachend macht, traurig macht, zornig macht und fröhlich, haben wir auch, das der Vernunft ihr Gewalt nimmt, wie der Wein den ganzen Menschen verandert. So machen Wolfskörner unsinnig, Zethau (al. Zetanu) macht taub, Rußtal macht erzürnt, Hirbellum macht wuthend und dieselbigen bringen den Mann von Vernunft, daß er sich selbst nimmer kennt, aus (ihrer) Natur und Eigenschaft. Also liegt in cicuta ein Geist, der in seiner Kraft nicht anders ist, denn wie ein Pfeffer oder Ingwer, so dieselbig Acerbität kommt in das Hirn, so wüthet das Hirn, denn es mag nicht leiden dasjenig, das anders, denn es selbst ist.

233.

Darauf auch (4.) ein jegliche Krankheit, so der Leib hat, es sei caducus, podagra, colica, cet. haben in ihnen solche Acetositat, daß, zu gleicher Weis, wie sie in ihren andern Oertern Krankheit machen, also auch, so dieser Krankheiten Geist kommen ins Hirn, solche dieselbigen Krankheiten auch machen, dies sind paroxysmi der Krankheit, die sonst im Leib allein Schmerzen machen derselbigen Gliedern, im Hirn aber Unsinnigkeit. **H. I. 530—531.**

234.

So sind der Manien zwei Geschlecht, eins, so von gesundem Leibe entspringt, und eins, so von andern Krankheiten erwachsen. Beide sind eines Anzundens in ein Materien also: Die materia, daraus mania wachst, ist ein destillirter humor, in das Haupt, welcher erhebt wird und zusammen gemiscirt unter dem diaphragma aus einem Theil, auf einem Theil ober dem Diaphragma, zwischen ihm und dem guttur, aus der dann eine Destillation erstehet uber sich in das Haupt. Also sind zwei Destilliren inwendig im Leib, da eine jegliche mag durch ihr Destilliren maniam machen, also in solcher Gestalt geschehen auch Destillationen in den aussern vier Gliedern, nach den poris und Gangen uber sich in die Hohe.

Ein jegliche Destillation hat sonderliche Gebärden in ihr. Was unter dem diaphragma entsteht, dieselbig mania ist fast dumm und unbesinnig, fallen gleich nieder, mogen nicht essen, kotzen viel, haben fast Durchlauf, brummlen viel mit ihnen selbst, haben nicht sonder Acht auf die Leut und ihr Wohnung. Sie wird aus den stercoribus, die sich resolviren und sublimiren. Die ober dem diaphragma wachst, ist fast grimmig mit grossem Drücken um das Herz und an der Brust und mit viel Stichen. Das aus den Gliedern kommt, macht frohlich und frisch mit viel Wuthen.

(Wiederum) von den äussern Gliedern verstcht zween Weg

der Manien, vom Blut und vom Geäder und mag wohl sein, daß es nicht aus dem ganzen Glied kommt, sondern im Blut oder im Geader. — Die mania ob dem diaphragma erhebt sich etwan allein vom Magen, also die Lebern und Lungen zu solchem Destilliren geschickt sind, auch die Nieren und Intestinen.

235.

Etwan wachsen von mania, die sich sublimirt und coagulirt im Haupt, Würm im Haupt, etwan Geschwar, darum daß zu viel Harte congelirt wird, etwan zu Eiter wird, und sich durch das ganze Haupt ausdehnt, davon kommt viel Nagens und Stechens im Haupt. Sich begibt auch viel im Haupt, daß solche resolutiones wieder verzehrt werden, bis etwan auf ein kleines Tröpflein, davon allein ein mania kommt, so es liegt an einem sorglichen Ort rc.

Daß die Krankheiten aus Influenz kämen, oder Qualitäten, das ist nicht; daß sie mit der Influenz auf und abnimmt, ist wohl möglich, nicht aber darum, daß die Influenz solches zu mehren oder zu mindern hab. Denn materialisch oder corporalisch regieren die Influenz unsern Leib nicht, sondern unsere eingeborene Influenz thut dasselbe. Aber die Geberden kommen (auch) nicht aus den Qualitaten, (ob sie schon) gleich sind, als ob sie von den Qualitaten kamen; daß der maniacus der da brummlet, ein melancholicus ware, das ist nicht, oder der da wollt fechten und schlagen, ein cholericus, das ist auch nicht, sondern die Geberd und Uebung kommen aus den Ursachen, so ein melancholicus maniacus wird, der vor seiner Natur ein naturlicher melancholicus ist gewesen, so reizt die materia maniaca an sein alte Weis und Geberd; denn mania ist ein Anzündern der heimlichen Geberden und Eigenschaften des Menschen, die sie verborgen in sich haben. Auch ist manche mania, die da nicht anzeigt die Natur des Menschen, sondern sein Natur, die wider sie ist und ficht. H. I. 489 — 490.

Die maniae lassen von ihnen selbst wieder nach und hören auf; vielmal kommt sie und geht auch vielmal wieder weg; etlich kommt nach dem Hinweggehen nimmer wieder; etlich ist nach dem

Mond zufällig, etlich bewegt sich nach den äussern Accidenten.
H. I. 489.

236.

Die vesani

sind allezeit bei unsinnigem und unvernünftigem Leben und paroxysmiren nicht eine Zeit um die ander, wiewohl die Zeit (auch) an ihnen ungleich ist, einmal mehr, denn das ander und sie auch nicht für und fur in einem Wesen, sondern ungleich sich geberden.

Solcher Vesanen Geschlecht sind vier. Ein Geschlecht, die da lunatici (stricte) heissen, eins, die insani heissen, eins die vesani (stricte) heissen, und eins, die da melancholici heissen.

237.

Lunatici sind, die da all ihre Krankheit aus dem Mond empfahen, sich nach dem halten und erzeigen. Die obern Gestirn haben Gewalt zu kranken und zu schwachen unsern Leib in Gestalt der Gesundheit und Krankheit, und wiewohl sie nicht materialisch auf uns fallen, allein sie inclinirens ohne Sichtlichkeit und Empfindlichkeit der Vernunft. In solcher Gestalt ist virtus attractiva im Mond, die uns auszeucht die Vernunft im Haupt und das durch die Beraubung des humoris und virtutis cerebri. Nicht daß der Mond in uns gebe und in uns wirke, aber uns dasselbig zu entziehen, dazu es in virtute attractiva bereit sei, müssen wir dulden. Als: die Sonne nimmt dem Erdreich sein Feuchte, nicht daß die Sonn drinnen sei, und sie heraustreibe, sondern daß sie es an sich zeucht. Also werden viel Menschen ihrer Sinne beraubt allein durch Attraction des Monds, davon ihnen humor cerebri genommen ist und das ganze Haupt also leidet und tobet ohne Vernunft. Diese Lunatische regieren sich nach dem Mond aus Ursach, weil virtus attractiva im vollen Mond am starksten ist, darum sie am meisten zeucht, deßgleichen im neuen Mond, weil der Mond in der neuen Empfangniß neue virtutes hat, und nicht daß der Mond von wegen seiner Schwäche die Glieder auch schwache, gleich als ob unsre Kraft im Mond liege, das nicht ist, sondern die seltsam neufindig Natur des Monds zieht ungleich an u. s. w.

238.

Insani sind die, die solches von Geburt aus Mutterleib gebracht haben, und als Erbtheil im Geschlecht empfahen; ist zwo Ursachen in ihm, ein Ursach, daß der **sperma** mit sammt der Operation Schuld da tragt, die ander, daß die erbliche mag in die **proles** von Vater und Mutter gehen. **Sperma** also ist etwa an ihm selbst oder in der Operation mangelhaftig in der Kraft der Materie, daraus das Gehirn gemacht und componirt wird. — Das aber im Erbtheil ist, gibt sich also, daß ihre Unsinnigkeit im Hirn liegt, also in Geburt auch der Kinder Generation Mangel nimmt im Hirn, denn Hun **patris** generirt das Hirn **filii**, darum eins sich dem andern gleich naturt. Daß nicht allemal geschieht, geschieht aus Ursachen des vermischten **sperma**, oder aus Starke der Natur.

239.

Vesani sind, die da vergift werden und verunreinigt durch Speis und Trank, darum sie von Vernunft kommen. Etwan declinirt eine solche Unsinnigkeit zu der Liebe, daß sie allein ihr Unbesinntheit auf die Frauen legen, etwan allein auf Kriegen, etwan mit Steigen, Klettern und Laufen, etwan in ander viel unzahlbar Weg (je nach der Natur des Dings, das sie gessen haben).

239 b.

Melancholici sind die, die da von der eigen Natur (Complex) von der Vernunft kommen und zur Unsinnigkeit sich verkehren: als **melancholici, cholerici, sanguinei** und **phlegmatici.** Ist Ursach: daß die Complexen ihren **spiritum** treiben von ihnen dem Hirn zu, daß ihr zu viel ist. **II. I. 495—497.**

240.

De generatione stultorum.

Es ist groß zu verwundern, dieweil Gott den Menschen so hoch und theuer erlöst hat mit seinem Tod und Blutvergießen, denselben laßt zu einem unweisen Menschen geboren werden, der seinen Namen, sein Tod, sein Lehr, Zeichen, Werk, Gutthat gegen Menschen geschehen, nicht kann erkennen, ist aller Vernunft, Weisheit, so dazu gehört, beraubt. Der Mensch, der ein Bildniß Gottes ist, soll also mit einem Narren, Thoren, Einfaltigen, unwissenden Menschen behaft sein und erscheinen. So doch der Mensch die edelste Creatur ist überall, soll vor allen Creaturen schandlich stehen, so doch alle Creaturen deß frei sind und keine Narren unter ihnen haben. Das ist aber ein Groß, daß Gott die Person nicht ansieht, ist fur viele gestorben, die alle wohl erlöst: daß aber über das Thoren, Narren sind unter den Menschen, ist schwer die Ursach zu finden. Das die Natur antrifft, ist leicht zu finden, welcher Natur der Mensch mag wohl Meister sein, die Ding zu ergründen. Dazu auch, daß ein Ding geboren wird, das ist schwer, denn was die Geburt gibt, wer kanns nehmen oder hinwegthun (d. h. wiewohl auch die Natur unergründliche Geheimnisse hat, z. B. das der Geburt, also schon die gewohnliche Geburt ist schwer zu begreifen) desto schwerer ist es, daß Narren geboren werden und kein Krankheit ist, sind unheilbar, haben kein Gestein noch Krauter, damit sie mochten witzig werden. Auch Christus hat viel Kranke, Aussätzige, Besessene gewendt, allein von Narren wiederzubringen, da ist nichts erfunden worden. Der Natur ist es nicht moglich. Sondern auch ists ein groß mysterium, daß so gar kein Creatur narret wird, denn allein der Mensch und ist die edelst Creatur, die doch gar sollt ohne Gebrechen sein und Mangel. (Da es nun aber so ist, so muß man das, was geschicht, zu ergrunden suchen und ist alles andre aus dem Sinn zu schlagen.)

(Man sieht daraus,) was der Mensch sei und woraus er sei, daß er bedenk, daß sein Weisheit nichts vor Gott sei und daß wir alle in unserer Weisheit gleich den Narren sind und, so viel wir in unserer viehischen Vernunft ersinnen und erdenken, daß alles gleich diesen Narren ist, und daß allein Christus muß unser Helfer sein, sonst sind wir alle Narren. Darum stehen die Narren, unsre Bruder, vor uns, wie wir Freund sind und eins im Blut, also sind wir auch in unsrer Vernunft desselbigen Bluts mit unsrer Weisheit vor Gott. In der viehischen Vernunft ist einer so witzig fur Gott, wie der andere und der den Witzigen erlöst hat, hat auch den Narren erlöst.

241.

(Wohl ist der Mensch von Gott geschaffen, nach seinem

Bildniß,) ach aber, wenn er sich selbst ansieht, wie weit fehl gegen göttlichem Bildniß. Wie möcht ihm anders sein, denn dem Pfau, der hübsch ist und so er aber sein Fuß ansieht, so sieht er sein eigen Jammer. Wer wollt sagen, daß wir im göttlichen Bildniß stünden? Niemand. Das mögen wir aber wohl sagen, daß wir darin gestanden sind: aber in Eden, in der Welt nicht. In der Welt sind wir daraus gekommen, aus dem sind wir entsetzt. — Rein kam Adam in das Paradies — rein und keusch war er geschaffen, in das Bildniß Gottes ganz gestellt, bis ihn Leviathan zu Fall gebracht: da verloren Adam und Eva ihr Freiheit und Eigenschaft, und ward draus ein Weltmensch, in die Welt, mit allen weltlichen Dingen beladen bis zum letzten Menschen. Da wurden sie zerbrechliche, tödtliche, elende Menschen, allem Jammer unterworfen und überladen. Da empfanden sie, was die Welt war, da empfanden sie den Mond, den Mars, den Saturnum, den Jovem, den Mercurium und die hartern Zeichen Zodiaci und einen jeglichen Stern im Himmel. Da empfanden sie den Jammer der Welt und das Elend der Menschen, sahen, wem sie unterworfen waren, sahen, daß da ein Zerbrechung war an der Hübsche, an der Schöne, an der Liebe und daß die Ding alle zerbrechlich waren, sahen die viel Krankheiten, die viel Entformung der Kinder, die viel Uneinigkeit und Zwietracht. Da nahm sich der Ursprung der Mörder, der Diebe, der Hurer, der Spieler, da wurden krumme Kinder, Gehörlose, Blinde, da Stumme, da Lahme, da Monstren, da Narren.

242.

So werden (denn) die Narren gemacht (also): Der Mensch säet den Menschen, aber er macht ihn nicht. Der Bauer säet den Saamen, aber das Korn macht er nicht. Also der Mensch säet den Menschen und der Vulcanus macht ihn. Nun alle Ding sind da, erneuern sich, und gehen aus der Jugend in ihr Alter. Also auch mit dem Vulcanus: er wird jung, lernt, wird alt und wird je länger, je besser. Also (sind es) himmlische Lehrbuben und unerwachsne Meister (Unvollkommenheit der entwickelnden und bildenden Einflüsse), die die Narren machen. Diese vulcani sind mancherlei, mancherlei sind auch der Narren — und fürwahr so groß ist die Schmieden dieser jungen Meister, und so eine große Zahl darin, daß nicht viel ledig ausentrinnen, es haftet etwas Mißgewächs an einem. Da wird nicht allein die Vernunft verschnitzlet, sondern auch der Leib und mit ungebührlichen Dingen angehangt. (Daher) sie etwan auch Mißgewachs am Leib d. i. Uebergewachs an ihnen tragen, als Kropf u. dgl. Wiewohl dasselbe nicht **proprium stultorum** ist, jedoch aber so trifft es die am meisten. (Oder) aber sie kommen aus erzischen und mineralischen Wassern, die Kröpf aus eigner Art gebaren, da denn solche **constellationes** auch viel sind und gemeinlich am mehresten, wo solche **regiones** sind. Wegen solcher Mißgewachs soll ein jeder wissen, daß wir nicht mehr im Bildniß Gottes sind, sondern desselben entsetzt. Der Unterschied gibt ein grosse Entsetzung, darum wir Menschen ein Bildniß tragen, in der aller Thier Art, Natur und Fleisch sich vergleicht und vorherrscht (**viget. B.**), so wir das Viehische fürgehn lassen in uns. Denn also nehmen die Narren die Natur viehisch an sich und in dem Viehischen herrschen die **Vulcani**: wo das **subjectum** mißgerath, ist auch mißrathen der Mensch in ihm. Denn die Instrumente machen Narren in dem, so sie nicht zu gebrauchen sind. So der Mensch rein und pur ist in seiner Vernunft, so mag der recht Mensch in ihm dieselbigen brauchen zu seinem Nutz. Wo sie aber nichts soll (vermag), jetzt ist es Verderb dem innern Menschen, denn er hat das Instrument nicht, das er brauchen soll. Also wird der eine Mensch ein Narr, der ander nicht. — In der Unterschied ist die Erkenntniß der Narren vom weisen Mann, indem das Instrument verderbt ist, das er brauchen soll, doch der Mensch in ihm ist perfect und ganz, nicht verderbt. Der viehisch Mensch mag mißrathen: jetzt wird der Mensch auch für mißrathen angesehen.

243.

Von wannen die Possen kommen, die der weise Mann nicht treibt, sondern allein der Narr d. i. der rechte Mensch nicht, sondern allein der viehisch Leib, dasselbig merket in dem Weg: Zugleicherweis, als wenn tausend Mann bei einander waren und trinken all von starkem Wein und würden voll und trunken, so sieht man, daß sie nicht Menschen, sondern Vieh sind in allen ihren Dingen, und, was Natur und Eigenschaft sie sind, also gibt der Vulcanus des Trinkens auch, daß wir in Mutterleib trunken werden. Aus dem Himmel hat der Mensch sein Feuchte zu allen sein Gliedern sein eigne. Durch solche Feuchtigkeit wird ein jeglich Geschöpf erhalten zum Wachsen. Dem Hirn gibt der Himmel sein Feuchte auch, dieselbe Feuchte ist ein sternischer Wein. So nun der firmamentisch Wein des Himmels anfeucht das Gehirn, aber dasselbig Hirn geht in ein Mißrathen der Natur, so mag er nicht verzehrt werden, noch ausgeschlagen, sondern er bleibt. D. i. wir trinken all, aber verdauens alle, allein die Narren verdauens nicht, darum bleiben sie toll und trunken mit einem firen Wein, welcher von andern verzehrt wird.

244.

Weiter so wisset auch ein ander Art der Narren, d. i. die Weisheit so in Narren auch ist, die fürbricht, wie ein Licht durch ein Horn scheinet, dunkel und trüb. Also haben auch die Narren in ihnen ein Licht, das durch ihren Narrenkopf scheint, das fürwahr dem weisen Mann nicht zu verachten ist. Ein jeglicher rechter Mensch ist ein Geist d. i. er weiß dem Geist gleich, alle Ding, so ihn nichts am viehischen Leib hindert. Nun versucht der recht Mensch den narrenden Leib für und für, ob er zu gebrauchen sei anders, denn in Narrenwerk, mit solchen Versuchen trifft der inner Geist etwan ein Stund oder Constellation, daß der Narr aus ihm rede und nicht aus dem narrenden. Denn obschon der viehisch Leib ein Narr ist, so ist doch die Seel, sein Geist, kein Narr. Nichts ist ein Narr bei ihm, denn allein der sterblich Leib, den die Würmer fressen, das Ewige in ihm ist ohn alle Narrerei und Thorheit, allein daß es nicht hat mögen herauskommen und den Leuten angenehm sein. Ursach, daß dabei die Narren grosser Urtheil, mehr Gescheidigkeit, mehr Weisheit eröffnen, als die Weisen: die Weisheit kommt aus dem rechten Menschen, der nicht stirbt und nicht aus dem Vieh, aber durch den Viehleib erzeigt es sich und wird eröffnet. So nun der weise Mann einen vernünftigen Viehleib hat, so vertraut er demselbigen und setzt ihn für den rechten Leib und will daß der Vieh=

leib mehr wisse, denn der recht Leib. Jetzt so verdeckt er seine Weisheit und braucht ein Fuchs oder Wolf in seinem viehischen Leib. Darum wird er da schwacher, denn ein Narr; denn der Narr ist seines Viehleibs nicht gewaltig sondern er ist trunken und dummlet. In dem Dummlen ist der inner Leib sein wohl so viel gewaltig, daß er aus ihm redt, was der inner Leib haben will und dasselbig ihm unverfalscht und unvermischt mit der viehischen Vernunft bleibt, denn der Narr ist so gescheid nicht, daß ers unterspicken kann, wie der weis Mann, der redt, was ihm beliebt; der Narr widersteht dem rechten Menschen nicht mit dem viehischen Leibe.

245.

Dieweil die Narren dermassen sind und sagen die Wahrheit, soll sie der weis Mann selbst ansehen und betrachten, daß er seinen Leib, der kein Narr ist, selbst zu einem Narren mache, d. i. schwache, daß ihm die Wahrheit auch also herausgebe, ohn Widerstreben. Denn seht an die Propheten, die Gott sonderlich ausgewahlt hat, denen hat er allen den viehischen Leib toll gemacht und darnach lassen reden den innern; da ist nun auf solch toll und trunken machen dem rechten Geist, der da redt und zu reden hat, nichts widerstanden und ihn hat nichts vergift; darum sind sie gleich als einfaltige Leut angesehen worden und also in ihrer Einfalt veracht. Und das sind die Witzigsten und so Gott am nächsten sind, die in Einfalt wandeln, denn in denselbigen ist kein Widerstreit gegen den rechten Menschen, der das Amt zu reden hat. Es sind auch ihre Sprüche, Lehr 2c. gleichsam als trunken herausgegangen und mitgesetzt in die Ordnung, wie sich denn der viehisch Leib pflegt, der leichtlich zu führen ist.

246.

Dieweil nun die Narren und Thoren von Gott nicht veracht sind, so ist nun furhin billig, daß euch auch furgehalten werde von ihrem Tod, indem, so sie von dieser Welt abscheiden, das einem jeglichen wohl zu ermessen ist, mit was Gnaden sie Gott bewahrt hat und versieht. Namlich indem der Narr mit dem Tod angegriffen wird, so fallt das Narrenwerk hinweg, und ist ganz demüthig und still und trauert und erkennet den Abschied von dieser Welt und den Tod des Leibes. So der Tod anfallt, so ist der Tod mehr, denn der Himmel, darum weichen alle Influenz ab vom Menschen, alle impressiones und constellationes: da ist kein andrer Herr, als der Tod, der ist alles, erschrecket alle Gestirn im Menschen und alle Glieder und was in ihm ist; also weichen sie auch vom Narren. Dabei steht auch die viehisch Vernunft still und gilt nichts mehr und fleucht auch hintan mit dem Gestirn. Und da ist nichts denn allein der pure lautere Mensch. Also treibt der Tod von ihnen die Narrei und Phantasei und der Mensch in ihnen erkennet sich selbst. Und aber wiewohl er einfaltig abzeucht, er hat für ein viehischen Verstand nicht viel Rechnung zu geben: darum, wer wollt anders sagen, denn wie er geboren ist, also zeucht sein Geist wieder zu dem, der ihn geben hat? Und der Tod scheidt die zwei Leib im Leben von einander, zuerst den viehischen Verstand, darnach den menschlichen Verstand: so lang macht ers, daß er den viehischen tödt und den menschlichen hinfuhrt unter das Kreuz Christi, da zu wohnen bis auf den Tag der Auferstehung, da werden wir zusammen kommen und sehen, daß unser Gespött, so wir gegen ihnen gehabt, uns selbst in Busen reissen wird, und die Verachtung uber uns selbst ein Urtheil sein wird und denken, daß wir unsre Brüder nicht sollen Thoren heissen. Denn wir wissen nicht, was wir sind; allein Gott ist der Dinge ein Urtheilssprecher und Erkenner. Ob schon die Natur gefehlt hat, so hat doch an Seel und Leib nichts gefehlt, dieselbigen sollen wir ansehn. Wie einer, der krumm und lahm geboren wird, ohne Fusse, daß er muß rutschen und unser einer, der wohl laufen mag, so die zween zusammen kommen in jener Welt, welcher wird lahm sein? Keiner. Also, welcher wird ein Narr sein? Keiner. **H. II. 174—180.**

217.

De cura (im Allgemeinen) sollen wir wissen am ersten, in welchen Planeten 2c. einer gefallen sei und nach demselben die Heilung anfahen, also so einer venerem hatt an sich gebracht, wider denselben die Kur führen 2c. Hie ist eine kurze Regel, daß du den viehischen Verstand brechest. Als: will einer im Glauben straucheln und sich selbst aufwerfen, so ermiß die Zeichen, von denen Christus gesagt hat (um die falschen Propheten von den wahren zu unterscheiden). Thut ers, so laß ihn machen und rede ihm nichts darein. Wo aber nicht, hab Acht, düssel (spüre) dem Fuchs nach, ob er ein Wolf oder ein Hund ꝛc. sei, d. i. wohin er fallen will, in was Stern, zum Geiz, Krieg ꝛc. Merkst du, wohin er lenken will, so ist das sein Praservativ, ihn zu ermahnen, bei Zeiten davon abzustehn (B.) und nicht zu denken, daß er aus Gott sei als Apostel oder Prophet, weil er das nicht thut, das Christus geheissen hat. Weis ihn ab von seinem viehischen Verstand, erklar ihm, unterricht ihn. Nimmt ers an, so ists gut, wo nicht, sags dem Nächsten. Laß ihn beichten. Wo nicht, sags der Kirchen. Wills nicht helfen, thu ihm, wie den Ethnischen, wirf ihn in die äusserste Finsterniß, damit er mit Kraft seiner Viehgeister die ganze Stadt, sein Haus, das Land nicht verführ. Denn wo solche Viehpropheten aufstehen, ist der Teufel beinahig (in der Nahe) und hezt an in der Gemein ꝛc. Darum ist er besser bei den Ethnischen, denn in der Kirchen. — Also stehn die Praservativ allein in der Obrigkeiten Hand, wo sonst nichts helfen will. Wiewohl das ist, daß die Natur viel Arznei hat zu den Unsinnigen. **II. II. 172.**

248.

In der mania sind zweierlei Arznei, die maniam nehmen, eine chirurgische und eine physische. Die Practik ist also. Am ersten mach ein Aperitiv auf, an dem End, da die mania entspringt. So du aber in Zweifel bist, so offne alle Extremitates. Diese Oeffnung ist zweierlei: eine, die allein die Haut aufhebt, daß also das blos Fleisch darunter bleibt. Eine milde Apcrition ist:

Rec. aq. fort. opt.
Sal. Ammon. sublim. ãã ℥ß
Merc. subl. ʒiij
M. Leni igne resolvantur.

Mit dem wasch die Weite der Extremitäten ein oder sechsmal, dann laß trocknen, so geht die Haut ab, wie Pulver.

(Oder stärker) **Rec. Rad. flammul. rec. vel in aceto imbibitae**
Fl. flamm. rec. vel. imbib. ℥j
Pingued. scarab. ℥ß

Canthar. ℨv
fermenti, aceti āā q. s.
Trita m. in ung.

Das leg auf ein Tuch und so es trocknen wollt, so netz das Tuch auswendig mit Essig. Laß liegen 5—6 Std. darnach thu es herab und schneid die Blasen auf.

Die ander Aperition macht Löcher, also daß da ein eschara herausfallt und darnach ein Loch bleibt.

Rec. Merc. subl.
Arsen. puri
aq. fort. āā

Misce in ceratum, binds auf die Extremitäten, bis die Empfindlichkeit versausset, dann mollificirs ab mit einer Feiste (Fett). Der Fluß maniae wird daraus mit aller seiner Materien gezogen durch ein attractiv, welches auf die ulcerirten extremitates alle Tag zweimal gelegt wird.

Rec. Galbani, Opopan. Scrap. Bdell. Ammon. āā ℥ijß
Solve. Cola. Coque in spissitudinem justam.
Admisce species has tenuiter tritas:
Rec. Mastich. ℥ß. Thur. ℨij. Carab. ℥j. Uv. Ursae,
Crucis ungulae āā mß.
Magnetis ℨiij Coloph. ℨij Firnisii ℨv.
Misceantur omnia in ceratum.

In cura physica sind zwei Unterscheid: eine die da abkühlet und congelirt materiam peccantem mumiae. Z. B.

Rec. Ol. Camph. Ol. Musci. M. D. ℨj pd.

Die arcana und quintae essentiae sind: qu. ess. argenti, saturni, crystalli cet.

Der ander Weg ist maniam zu stillen (durch narcotica.) II. I. 500.

249.

De cura vesanorum.

Am ersten von lunaticis: Welcher Planet umstürmte ein Körper, desselben quinta essentia soll wider ihn gebraucht werden.

(Bei insanis sei ein Präservativ, daß Vater und Mutter nicht secundum voluntatem insaniae, sed per medicamenta incensum coitum exerceant. Auch seien sie ante coitum zu confortiren. Zu heilen seien sie nicht, doch seien confortantia e. g. ess. auri, zu versuchen, dadurch die Natur eine solche Hülf empfangt, daß sie die alte hinstoßt, so daß also Compleren und humores ganz verandert werden. Deßgleichen sedativa resp. narcotica seien anzuwenden. Vesaniae cura specialis sei, daß dasselbe gegeben würde, wovon sie kommt. Ist die Krankheit durch Katzenhirn zugefügt, so soll die Arznei sein, daß Katzenhirn sie todte, cura sedativa geschieht ex quintis essentiis z. B. auri, opii, mandragorae 2c.

Der Melancholei Kur, da die Compleren so vorherrschen, daß sie die Vernunft unterdrucken und nach ihren Sinnen regieren, geschieht durch contraria, den Traurigen mache man durch lachende Arznei gesund und umgekehrt. Arzneiliche Aufheiterungsmittel sind z. B. aurum potabile, ambra acr··ta, magist. croci, laetitia veneris cet., herabstimmende sind opium, lolium cet.) II. I. 503.

(Die Unheilbarkeit der stultitia ward oben beklagt.)

XII.
Gynaekologie.

250.

Die Welt war die erste Creatur, der Mensch war die ander, die Frau die dritte. Also ist die Welt die größte, der Mann die nachste, die Frau die kleinste. Also ist die Frau ein sondere Welt, ist aber auch sowohl mercurius, sulphur und sal, sowohl als der Mann.

Nun ist die Frau der Welt näher, denn der Mann und der Mann ist weiter von ihr, Anatomei des Amts halber. Die Welt gibt in den vier Elementen den Menschen sein Nahrung, die Luft ist ein Speis des Menschen, die Erde die ander, der Himmel die dritt, das Wasser die viert. Die vier Speisen muß der Mensch taglich haben und mag nicht ohne sie sein. Aus dem wird der Mensch erhalten, denn da wächst ihm sein Nahrung und was ihm noth ist. Nun so der Mensch empfangen wird, so ist er in der matrix. Nun ist der Same des Menschen der Mensch selbst: so muß er nun auch die Speis haben, als einem Menschen zusteht. Er ist nicht in der äussern Welt, sondern in der letzten Welt, darum speist ihn die aussere nicht, sondern die inner. In der Ursachen ist die Frau der Welt gleich, aber der Mann nicht. Dieweil nun der Mensch in der kleinsten Welt wachst, so muß dieselbe Welt auch dem Menschen seine Nahrung geben, so lange, bis er in die grosse Welt kommt. Darum ist die Frau ein anders Subjectum, denn der Mann. Matrix ist für den Samen die Erden, darin er gesaet wird, das Wasser der Frauen ist das Blut; so muß auch Luft da sein und Feuer.

Also ist der Mensch zweifach in der Welt: ein ander Leib ist der Mann und ein ander Amt, ein ander Leib ist der Frauen Leib und ein ander Amt. — So nun die Frau ein andres ist, so steht sie auf einer andern Wurzel: die Wurz ist matrix, von ihrer wegen ist sie geschaffen; so hat sie all ihr Art, Condition und dgl. aus ihr. So wachsen auch alle Glieder aus ihr, und alles, was sie in ihr hat, ist aus der matrix geregiert. — Es ist nicht ein Tropfen Blut in ihr, das nicht ein Nothdurft sei zur matrix. — So mag die Frau nicht männische Element haben, sie ist ein Frau und ist ein matrix. H. I. 68—72.

251.

Zu gleicher Weis, als die Sonn ist ein massa und ein corpus in einer Scheiben und begreift den wenigeren Theil der Erden und Himmel, also auch die matrix begreift nicht mehr im ganzen microcosmo, denn allein, so viel als die Sonne in ihrer geometria begreifen mag, gegen der Grösse der vier Element. Nun weiter aber, so ist die Sonne in der ganzen Welt, in allen Elementen und wiewohl das corpus nicht da ist, so ist die Sonne da, denn das corpus ist nicht die Sonne; das die Sonn ist, lieget in corpore, als ein Mensch, es wird geacht sein Leib für ein Menschen, der ists nicht: das ist der Mensch, der nicht Leib ist. Nun versteht die Frauen, ihr Scham ist die Frau, zu gleicherweis, wie der Docht das Licht, die Flamm ist das Licht, und wie das Licht dem Docht anhanget, also ist die Sonne ein Docht und der Schein ist die Sonne. Darum bleibt matrix nach dem centro ein matrix aber in der Anatomei ist sie keine matrix sondern allein das corpus. Matrix liegt durch den ganzen Leib der Frauen und ist ein Mensch, denn sie ist nichts anders, denn, wie ein Mensch. Wie kann ein Mensch geboren werden aus einem Ding, das nicht ein Mensch ist? H. I. 618.

252.

Wie ihr seht Himmel und Erde vermacht in ihr testa, also ist auch vermacht die Mutter und in ihr alles, was die vier Elemente tragen und haben für sich selbst, ohne die Geschlecht der Thiere und der Menschen. Eine leere matrix, darin kein Kind liegt, ist in allweg gleich Himmel und Erden, darin nichts ist von lebendigen empfindlichen Dingen. Wie nichts desto minder Stern und Mond, Baum und Krauter, Boreas und Auster, Metallen und Cachymien sind geworden, und all operationes derselben ohne den Menschen, also mit dem Menschen. So auch die matrix hat astra, hat derselbigen corpora; dieweil nun der Mensch aus der Welt ist und muß die Welt sein, d. i. die mikrokosmisch Welt, so nimmt er sie aus der Mutter. Wie er am ersten aus den vier Theilen der Welt geschaffen ist, also wird er geschaffen werden für und für. Dieweil nun aber der creator nicht mehr, denn einmal schaffet und es weiter bleibt, also hie auch hat er Himmel und Erden gemacht und gebracht zu einer matrix; in derselbigen wird der Mensch empfangen, geboren und ernahrt, wie auswendig, so er nimmer in der Mutter ist. H. I. 611.

Und den Mann hat Gott an seine Statt gesetzt, daß er den Menschen selbst macht, nach der Bildung, wie Gott ihn zuerst gemacht hat. Darum aber, daß ihm nicht zusteht aus der Erden, Leim 2c. den Menschen machen, und ihm das Leben zu geben, hat ihm Gott eine sondere matrix verordnet und ein sondern limbum (Samen), derselbigen also zu seelen. Also bleibt der Mensch in der Natur der Welt. H. I. 72.

Also ist es ein gleich Ding, das Leben in matrice und das Leben ausserhalb. Das Kind in matrice lebt im Firmament matricis, das ausserhalb, in dem äussern Firmament. Also ist matrix mundus minor und hat in ihm all Art Himmel und Erden.

Matrix und der Mensch sind beide ein klein Welt, aber wie sich scheiden die Welt und der Mensch, also unterscheiden sich matrix und der Mensch. Denn wie Adam in der Welt ist empfangen, geboren ꝛc. worden und ist gewesen sein matrix, darin er gelegen ist: also ist nun fürhin dieselbig matrix keines Kinds matrix mehr, sondern in der Frauen geschaffen, jedoch mit Art und Eigenschaft der matrix, darin Adam geboren ist und gelegen. H. I. 611.

Und also beschleußt matrix in ihr alle Creaturen und also ist es das Faß der Welt, mit der Unterscheid: die kleine Welt, und behalt in ihr alle Creaturen, d. i. den Menschen. H. I. 613.

253.

Wie das Meer, die Mutter der Wasser, aufsteigt, auflauft seine Tageszeit (indem es) verzehrt, was in es kommt, desselbigen Tod ist es, also, daß alle Wasser gefressen und getodt werden im Meer und sterben in selbigem, wie der Mensch in der Erden, und sein Operation ist alle Tage einmal, dermassen die Frauen, die Mutter der Kinder, gebiert ihr selbst solche Fluß, deren Aufbaumen ist zu vier Wochen auf einmal mit seinem Ausgang, damit im Menschen nichts Todtes bleibe, sondern weicht von ihm und aus ihm, was denn beim Meere nicht geschieht. Also ist das menstruum ein Excrement der zulaufenden Dinge in der Matrix, darin zu sterben, welche ausgeworfen werden. — Denn soll sie gebaren, so muß sie rein dazu sein: das ist die Reinigung. Es ist gottliche Treu, daß solcher Wust dem Kinde nicht schadet und es vor ihm beschirmt ist. Wie ungeschlacht ists geredt, daß der Mensch aus solchem Gift (ernahret werde), da nichts schadlicheres innen ist, als dies Excrement der Frauen, dem kein Gift auf Erden gleichen mag, auch so es andern gegeben wird. H. I. 74. Aus diesem ist es ein großer Mißbrauch und elender Jammer bei Erzhuren, welche menstruum für mumia genommen, vermeinend, es sei auch ihr mumia und diene insonderheit, ihr Leib damit zu erhalten, so es doch ein lauter Gift ist: wem es wird beigebracht, der wird nimmer gesund bis in sein Tod. H. I. 313.

254.

Bei schwangern Frauen ist die Imagination leichter zu verstehen, (als bei Männern), darum daß es bei den Männern nicht möglich ist, solch Meisterstück zu vollbringen. — Die Frau ist in ihrer Einbildung ein Werkmeister und das Kind ist die Wand, darauf das Werk vollbracht wird. Die Hand der Bildung ist unsichtig. Ein Frau, die ein Bildniß eingefaßt hat, ich setz, sie hatt ein Schnecken ersehen, und den eingebildet und in derselbigen Einbildung greift sie ans Knie, also daß beide Korper mit einander gingen, schnell in einer Minuten, nun ist die Gebildniß auf dem Kind und der Gebieter des Bildniß greift auf die Knie: nun wird der Schneck dem Kind auf das Knie gebauet, zu gleicher Weis, als zeigt ein Herr dem Maler, mal mir auf jenem Ast den Schnecken. Also wo der Griff der Einbildung hingeht, da geht der unsichtbare Korper mit seinem Werkzeug hin und bauet, das ihm in sein Gemuth gefallen ist. **II. I. 97.**

So kein Hinderniß da wäre, die Frauen möchten imaginiren das Ding, daß in ihren Lust kommt mit Form, Farben und Figuren, einem andern an seinen Leib, zu gleicher Weis, wie ihrem eignen Kind. (Selbst dem Himmel konnten sie ihr in Imagination gefaßtes menstruum einbilden, daher manche Landsterben entstunden.) **II. I. 100.**

255.

Wiewohl ein Tod in Mannen und in Frauen, auch eine Krankheit in Mannen und Frauen: anders aber ist der Mann, anders die Frau dem Arzt zu erkennen. Dem Tod und dem Elend ist es gleich, ein Durst, ein Hunger in beiden; anders aber ist des Mannes Durst, denn der Frauen; anders auch so der Mann hungert, denn da hungert die mittel Welt, anders so die Frau hungert, da hungert die letzte Welt, denn die letzte ist anders, denn die erste oder mittel. (Ebenso) wo sind zwo der Arzneien auf Erden, der Frauen und der Mannen, der Frauen andere, der Mannen ein ander; der Frauen sind ihre Arzneien gut, dem Mann die seinen.

Also dieweil die Frau anders, denn der Mann ist, also auch ihr Krankheit so weit vom Manne geschieden. Dabei auch die göttliche Fursichtigkeit die Anatomei in allen wachsenden Dingen gespalten hat ein Weiblein und Mannlein, nicht umsonst, dem Arzt zu einem Spiegel, daß er hie im Licht der Natur sehe, was er handeln soll.

Darum ist noth; zwei Krankheiten zu erkennen, ein angeborne und zufallende aus dem limbo, eine angeborne und zufallende aus matrice. — Z. E. Es wäre ein Gelbsucht, die hatt ein Mann, und eine, die hatt ein Frau, und beider Gelbsucht hatt einerlei signa und prognostica dgl. also auf das würde sie geurtheilt Ein genus zu sein oder Ein species, du befindest nach allem Augensehen und indiciis Ein speciem morbi, daraus nun folget Eine c. m. Nun aber es wirds nicht thun mit der Kur. Die Ursach ist — medicamenta hermaphrodita nehm ich hier aus — die Frau hat eine Gelbsucht, wie der Mann und mehr dazu d. i. das corpus das die Gelbsucht ist, ist profluvium, d. i. nicht das Excrement menstruum, sondern der ganze Leib, aus dem das Menstruum geht, liquor microcosmi. Dieser liquor ist der Gelbsucht unterworfen; in der Gestalt ist eine Gelbsucht in Mannen und Frauen, aber nicht ein corpus. Zu gleicher Weis, du farbest ein Tuch gelb und ein Holz gelb, das ist Ein Farben, Eine Krankheit, aber nicht Ein corpus, so muß die Arznei auf das corpus gerichtet sein, nicht auf die Farben.

Das ist die Kunst, den Frauen kein Mannenarznei, den Mannen kein Frauenarznei zu geben. Was aber vermischt wird, thut zu beiden Seiten ein Werk, das noch nicht vollendet ist. Eine jede hermaphroditische Arznei ist nicht componirt, soll allein gegeben werden. D. i. plantago stillt den Mannen ihr Ruhr, den Frauen auch, sie ist hermaphrodita, noch aber so scheidt sie sich, hat beide Anatomei in ihr, dient in beide Monarchei. Wird sie den Mannen gebraucht, so stirbt das arcanum der Frauen ab, wird sie den Frauen gebraucht, so stirbt das ander ab; — zu gleicherweis, als ein Brod, ist allen Thieren zur Speis gesetzt, isset es aber der Mensch, so wird Menschenfleisch daraus, issets ein Fisch, so wird sein Fleisch daraus. — (Also auch in der Nahrung macht der archeus im Magen des Mannes aus derselben Speise das, was dem Manne gehört, im Magen der Frauen das, was der Frauen gehört.) II. I. 69—77.

256.

Caducus matricis, hinfallende Siechtagen der Mutter, bei den alten geheissen suffocatio matricis liegt allein in der Mutter und arbeitet sich als ein fallend Krankheit mit der Gliedmassen Ausdehnen, mit dem Gesicht, dem Schaum vor dem Munde dgl.

Zu solcher Krankheit sind der **matrix astra** also beschaffen, daß, so das Feuerastrum Donner gibt, der Erden **astrum** Erdbeben, der Luft **astrum** ein Praßlen, des Wassers **astrum** ein Geschrei, nun geschicht das in der Mutter auch. **II. I. 610 u. 611.**

Also sind viererlei **caduci matricis.** So **matrix** krank liegt in **caduco** und gehet vom **centro** in die Theil und fallt in das Wasser, so ist dieser **caducus** im Geblüt, fallt sie in die Erden, jetzt ist sie im Fleisch, fallt sie in Luft, jetzt ist sie im **chaos corporis,** fallt sie in die Complexen, jetzt ist sie des Feuers. Eine jegliche zeigt ihre **paroxysmos** dermassen. **II. I. 619.**

Die Krankheit folgt aus dem ungleichen Weg der **astra;** solches, so überwiegt zu den hinfallenden Siechtagen, das ist der Donnerstrahl, des Erdbebens **astrum.** — Auch, wie die Vernunft das **astrum** regiert, gibt sie der Krankheit Ursprung in dem Weg, daß Vernunft und **astra** das subtilst sind im Menschen und anhangen einander, gleich wie die Sonn und ihr Schein. So nun der Vernunft zufallt ein Freud, ein Traurigkeit, die da ubertritt den naturlichen Grad, alsobald ist das Gestirn gleich und der wachsende **ascendens** angezundet. — Auch die Speis ist ein Zerbrechen der Güte der **astrorum.** Speis und Trank sind nichts anders, denn **corpora** der **astra,** darum so der Mensch isset, so isset er das **astrum,** das **astrum** ist nun das **arcanum** und die Gesundheit und Krankheit. Wie ihr sehet: in dem Kraut ist ein Wassersucht, wer es isset, erlangt die Wassersucht; in dem die Gelbsucht, in dem der Schlag, in dem der Ritten (Wechselfieber) ꝛc. nun ist es auch in den **astris,** das legt seine **species** dermasser, so es ein Mensch isset, so muß sein Speis in dem Weg bleiben und das von wegen des Gestirns; überwindt er dieselben, so überwindt er das Gestirn. **II. I. 612—613.**

257.

So also die Mutter verändert wird in ein widerparteiisch

Leben, aus dem kommt ein Zusammendrücken der Mutter, aus welchem die Vernunft genommen wird und alle Empfindung; das geschieht aus der Ursachen, daß **materia matricis**, von welcher die Mutter inwendig ernährt und gelebt wird, sich selber zerstört, wie ein Wein, der zu einem Essig wird, und also die Mutter die recht Materie, die ihr zugehört, nicht findt. Sie ist von ihrer rechten Natur gekommen und kalt; diese Kälte spannt die Haut **matricis** zusammen, wie ein Krampf; denn da ist angeborne Natur, daß alle Säure und Kalte in ein Krampf und Stich bringen alles, so im Leib ist, ausgenommen Fleisch und Bein. Also gibt die Mutter Krampf, zieht sich zusammen auf das Genaueste: Aus dem Zusammenziehen und **tetano** und **spasmo** werden bezwungen die andern Glieder auch dergleichen zusammen in ein **tetanum** und **spasmum** zu gehen, und so solches geschieht in den Gedärmen des Leibs, so geht der Dampf von der Mutter zu den andern Gliedern, so darum liegen und so es das Herz berührt, so folgt der **paroxysmus** hernach gleich **morbo caduco. H. I. 493.**

258.

Cura suffocationis matricis ist in drei Weg, die eine auswendig durch Salben, die ander durch Räuchern, die dritt zum Einnehmen.

(ad 1.) Rec. Ol. thapsi. Ol. anethi. āā ℥j Ol. amygd. Ol. oliv. āā ℥ß. Bals. mastic. ʒij M. f. ungu.

(ad 2.) Rec. Verrucar. equorum genuum ʒj Asae foet. ʒj Cornuum ungularum caprae ℥ij M. f. pulv. Derselbigen zund ℈j an.

(ad 3.) confortativa e. g. Perl. Cryst. Corall. Op. cet. mater. et. qu. ess. H. I. 503.

XIII.
Zur Chirurgie.

259.

Ein jeglicher Wundarzt soll wissen, daß er nicht ist, der da heilet, sondern der Balsam im Leib ist, der da heilet. Denn ohne solches magst du kein Arznei bequemlich erkennen; so sollst du das wissen, daß die Natur des Fleischs, des Leibs, des Geaders, des

Beins in ihr hat ein angebornen Balsam, derselbig heilet Wunden, Stich und was dergleichen ist, das ist so viel geredet: der Balsam, der natürlich im Fleisch liegt, heilet das Fleisch und also mit einem jeglichen Glied zu verstehen ist, daß ein jegliches Glied seine Heilung in ihm selbst tragt; und also hat die Natur ihren eignen Arzt in ihrem eignen Glied, der das heilet, das in ihr verwundet wird. So der Arzt meinet, er sei der, der da heile, so verfuhret er sich selbst und erkennet seine eigne Kunst nicht; aber damit du wissest, wozu du Wundarzt gut seiest und wozu die Kunst, ist also, daß du der Natur an dem verletzten Schaden Schirm und Schützung tragest vor widerwärtigen Feinden, damit die äusserlichen Feind den Balsam der Natur nicht zurück schlagen, nicht vergiften, noch verderben, sondern daß sie bleib in ihrer balsamischen Kraft und Wirkung durch Bewahrung dieses Schirms. Denn das ist einmal gewiß und vor Augen, so die Wunden offen ist und nicht bewahrt, noch beschirmet wird, daß sie in keinerlei Weg mag ihr Wirkung vollbringen. Darum der wohl beschirmen mag und hüten kann, derselbig ist ein guter Wundarzt. Also ist der Wundarzt durch die Arznei ein Schirm der Wunden vor den äussern Elementen, die wider die Natur streben und wo die Natur preßhaftig gefunden wird, da gedenken sie noch mehr Brechen einzufuhren, solche Feind und elementisch Kraft soll der Arzt durch die Arznei hinwegtreiben, so mag die Natur in ihrem Balsam fertig und glucklich hindurch fahren; so sie also durch den Schirm in Fried und Ruhe behalten wird und in ihr selbst, und sich die Natur findt in einer solchen Beschirmung deiner Geschicklichkeit der Verbindung, so heilet sie sich selbst zusammen und machet das Fleisch wachsen, das Geader oder was es denn ist, nach dem Vermögen, so in Wunden sein mag. Als ein Exempel. Was ist, das da mache Fleisch, Feißte, Schmer, Blut, Mark 2c. wachsen? der Mensch nicht, die Speis nicht, aber die Natur hat ein wachsende und mehrende Kraft in ihr, dieselbig macht den Leib vollkommen, aber durch Speis und Trank wird dieselbig Kraft erhalten; der Regen und die Erd machen kein Holz, sondern der Baum selbst macht es, aber ohn Regen und Erden stirbt er.

Also wisset weiter, wie das Exempel inhalt, also auch mit

der Arznei der Wunden, in der Gestalt: der Balsam ist der da heilet, nun gebricht ihm auch Nahrung: eine wird ihm geben durch Speis und Trank, daraus folgt denn die Ordnung in der Diät; die ander wird ihm gegeben durch die Arznei, so über die Wunden gelegt wird, denn dieselbig Arznei gibt dem Balsam Nahrung und speiset ihn, durch dieselbig Nahrung heilt er desto starker und schneller. [So dieselbig Arznei in die Wunden gethan wird, so ist die Natur von innen heraus da und digerirt sie in der Wunden und macht sie zu Fleisch, also daß der Magen die Wunden selbst ist. H. I. 42.] Darum so ist die Arznei eine bequeme Nahrung dem Balsam, sie wird nun auch desto besser geheilet, denn es liegt nun fürhin an dem, daß der Arzt wissen soll der Arznei gute Nahrung überzulegen, so mag er desto glücklicher fürfahren. Wo du aber in solcher Nahrung Gebrechen hast und gibst der Natur dieselbig nicht, so verderbst du die Wunden, fallest in alle Aergerniß und Zufall der Wunden; magst auch also wohl gedenken, so ein Wunden faulet und wird stinkend, daß sie nicht ihr Nahrung hat, sondern da muß die Wunden sauber mit der Nahrung gehalten werden, daß nichts faules noch stinkendendes in ihr erfunden werde.

Und merke da ein Unterscheid mit dem Eiter in der Wunden, daß ihrer zweierlei sind, der ein aus der Faulung der Wunden, der ander aus der Nahrung der Arznei. Also ist das eine Eiter (sanies), das ander (pus) ist Excrement d. i. der Balsam zeucht aus der Arznei sein Nahrung und das ihm überbleibt, das sind stercora, wie sie denn eine jegliche Speis von ihr gibt. Auch solches soll der Wundarzt wissen, daß die Wunden sollen behalten werden bei den Excrementen und nicht bei dem Eiter, bei der Faule. Darum ist es eine widerwartige Arznei, wo die Wunden verstockt und verdampft werden, und nicht in freier Nahrung erhalten und soll in keinerlei Weg geschehen, denn nicht allein, daß einerlei Schaden daraus folge, sondern vielfaltige Aergerniß zu erwarten. Die Natur begehrt nichts in ihrer Heilung, denn daß sie vor Faulung errettet werde und durch die Arznei geführt, wie obgemeldt und die rechten Excrementen bei jeglichem Band gefunden werden. H. III. 2.

260.

Das Blutstillen soll nicht zu früh noch zu spat geschehen. So es sich begeb, daß das Bluten vom Zorn entspringe, so muß der Zorn vorne weg gehen, ists aus Unkeuschheit, so nimmt die Natur auch kein Arznei an, bis dieselbe gar abgeloschen ist, ist es aus einer Arbeit des Glieds, so muß es wieder in die Ruh kommen. Am ersten muß die Ursach hinweg, alsdann so werden die Blutstillungen ihr Kraft haben. Etlich Kunst der Blutstillung sind: crocus martis wohl reverberirt — Kupferasche, bereit wie der crocus, — der Mühlstaub wohl drein gesät, daß er sich mit dem Blut verpappe, — das weisse Hasenhaar unter dem Schwanz, — das Mieß (Verwitterte) auf den Todtenköpfen, — Carniol in die Hand genommen oder an den Hals gehangt, — Froschaschen, — Blutstein, — Wollen in einer Nußschalen übergebunden ꝛc. ꝛc. — H. III. 34.

261.

Fracturam ossium sanant: alchymilla, pervinca, perfoliata, diapensia, aristolochia rotunda, serpentina, consolida.

Vulnera sanant: balsamus naturalis, balsamus artificialis; oleum hypericonis, centaureae, brunellae, anethi, terpentinae, benedicti, laterini; emplastra et unguenta apostolica, pulveres apostolorum, potus vulnerum.

Apostemata et ulcera communia sanant: emplastra gummata, mumiata, apostolica, unguenta apostolica.

Esthiomena, cancrosa sanant: compositio mercurii, brassatellae, realgaris. H. I. 962.

262.

Der Schäden sind drei Geschlecht: alle, die da hitzig, brennig sind, mit rothem verfasset, mit aderischen Zugangen, sie stehen im Leib, wo sie wollen, so ist es einerlei Arznei. Zu dem Geschlecht nimm saniculam. — Welche brennen und trefflich weh thun, und nicht adrische Zugäng haben und mit rothem verfasset sind, dieselbigen gehoren auch zusammen, zu denen nimm centauream. — Welche mit Geschwulst, Flussen und Rinnen ꝛc. verfasset sind, dieselben gehen zum dritten Geschlecht, zu dem nimm pyrolam silvanam. H. III. 322.

263.

Zu Wundtränken sind am besten dienlich: Sanicula alba, san. silvestris, alchymilla, dracunculus, ophyoglossum, sapo, senecta serpentis, trifolium, consolida maj., telephium, pastinaca sativa, limonium, mumia, sperma ceti, noctua, terra sigill., rhabarbara, buxi fol., cyclamen, periclimenum, tuber, aristolochia, agrimonia, symphytum, persicaria, beta, pavonis pennae, polytrichum aur., convallaria, ephemerum non lethale.

E. g. Rec. Angel. ℥β
Mum. ℥j
Sperm. Ceti ʒij
Gland. ℥β
Teleph. m ij
Ciclam. ℥ij
Limon. utriusq. āā m. iij
Vini q. s.
f. decoct. in duplici vase, potes si placuerit tertiam partem aquae assumere. H. III. 22. cf. B.

264.

(Vom Oppodeldoch des Par. folgende Formeln:)

Rec. De quatuor incarnativis ℥β
Cerae
Coloph. āā ℥ij
Picis naval. ℥iij
Reduc in empl. H. III. 442.

Rec. Opopan.
Bdell. āā ℥j
Serapini ʒij
Liquefac in aceto colato per pannum: postea inspissa in modum mellis, adde
Mumiae ʒj
Aristoloch. rotund. ʒiij
Liq. de kakimia ad pd. omnium
f. emplastrum. Oppodeldoch ex aromatibus. H. III. 443.

Rec. Ol. oliv.
Lauri
Litharg. āā ℔jß
G. ex arboribus āā ℥iv
Thur.
Mast.
Myrrh.
Mum.
Aristol. rot. āā ℥ß
Resin. de Botin ℔ß
Reduc in empl. Oppodeldoch ad vulnera ligament.
H. III. 461.

XIV.

Geschichte der Medicin.

265.

Geschichte der Doctrin.

Die Juden haben sich der Arznei hoch berühmt, daß sie die ältest Arznei haben: sie sind auch die altesten Schelmen unter allen Nationen. Nun aber, was ist ihr Arzneien? was thun sie? was können sie aus ihren Büchern? Mit den Werken konnen sie nichts, aber viel betrügen; sie sind Gott widerwartig gewesen, seinem Sohn, und noch: wie wollten sie der Natur so gerade Gnad haben, so ihnen Gott die entzogen hat? Was sie Guts können, ist von Fremden. Denn sie sind nicht in der Arznei erzogen und verordnet von Gott, sondern auf Gott zu warten, ihm allein dienen, das ist ihr Beruf gewesen. Was sie sich weiter unterstanden haben, ist Falsch und Betrug: den Heiden ist die Arznei geben, sie sind die altesten Aerzt.

Darum hat gefolgt, daß die Griechen angefangen haben, in die Arznei gewaltig zu fallen und das um vielerlei Ursach willen, aber mit Lügen sogar überhand, daß sich die Araber unterstanden haben, in derselbigen auch zu handeln und alle andre Nationen. Wie es aber ergangen ist in allen Dingen, je mehr Witz, je mehr Irrgangen. Denn des Menschen Verstand gibts nicht: es muß sie allein geben derjenig, in deß Hand sie ist.

Demnach sind kommen die Letzten, als die letzten, und haben sich aber in den Irrgang auch eingelassen, denselbigen zu treten: die letzten werden aber die besten, die ersten haben wenig gesollt und genützt, es liegt fürhin an den letzten, sonst wird es alles versaumt sein. **H. I. 256.**

266.

(Nun) sind der Heilung nach fünf Secten der Aerzte: die erst Sect heißt **naturales**, aus Ursachen, sie heilen allein nach der Natur des Gewächs, wie die Concordanzen zusammen stimmen, als Kalt mit Warmem, Feucht mit Trocknem, die Völle mit Ausleerung, Nüchterne mit Anfüllen u. dgl. wie die Natur ein jegliches durch sein Widerwartiges lehrt vertreiben. Dieser Secten sind gewesen **Avicenna, Galenus, Rhazes** und ihre Ausleger u. dgl. Die ander Sect heissen **specifici** aus Ursachen, daß sie durch **formam specificam** und **ens specificum** heilen alle Krankheiten z. E. der Magnet zeucht Eisen an sich, nicht aus Natur seiner Qualitaten, allein **specifica**. Deren sind gewesen die **experimentatores** und die ihr nennet **empiricos** von wegen eures Gespotts und alle **naturales** aus Ursachen, daß sie purgiren, das aus **forma specifica** kommt und **naturalibus** nicht zusteht, fallen von einer Sect in die ander. Die dritten heissen **characterales**, machen durch ihr Charakter alle Krankheiten gesund. Ihr Anfanger und Gebraucher sind gewesen **Albertus Magnus, astrologi, philosophi** u. d. m. Die vierten heissen **spirituales** aus Ursachen, daß sie die Geist der Kräuter gebieten und zwingen können, den Kranken zu erledigen, den sie gefangen haben. Deren Secten sind viel, deren nicht Namen ist, auch **Hippocrates**. Die fünften heissen **fideles**, machen durch den Glauben gesund. **H. I. 2.**

267.

Wer ist aber der, der genugsam möcht sprechen, daß der Erfahrenheit End sei? Niemand. So mag auch nicht gesagt werden, daß bei den alten Scribenten die Erfahrenheit ein End hab. Darum, was nicht ein End hat, ist billig, daß weiter gesucht werde. Also auch die Arznei ist noch nicht auf das End gekommen, dahin sie gehört, denn Ursach: wer wollt loben den Grund, so bisher gehalten worden dieweil das höchst darinnen nie ist angezeigt? So wir recht betrachten, ist Hippokrates ein scharfer Bereiter gewesen, darum hat er scharf Ding gehandelt, Avicenna aber ist sein wider gewesen, was thut er und die Seinen? Ob nicht ein Gelächter möcht eingeführt werden, daß so viel Aerzt die Astronomei vergessen haben, so doch die Arznei ohne die ganz Astronomei nicht ist: ich schweig, daß nie kein Unterscheid nach Klima, Kosmographei, Geographei 2c. gehalten ist worden, dazu auch die vergangen Zeit, gegenwartig und zukünftig. Sind aber das nicht nothwendige Ding, wer wills nicht dafür halten? Sollt den **Theophrastum** erschrecken der **medicus**, der wohl **medicus** heißt, der nicht **cosmographus** ist, nicht **geographus**, nicht **astronomus** 2c.? Es wird nicht geschehen. So mag ihm auch nicht verboten werden zu halten ohnzerbrechenlich (**cogi ad laudandos B.**) diejenigen, so der Saulen und des Fusses der Medicin mangeln und Gebrechen haben. Denn fürwahr, mit ihren hinkenden Fussen werden sie mich nicht erlaufen. **H. I. 632.**

268.

Galenus und Avicenna sind Klapperleut. **H. I. 360.** Dioscorides schreibt mit vieler Eloquenz und wenigen **virtutibus**; urtheil ein jeglicher selber, wie das Licht der Natur sogar ob seinem Schreiben ein Scheuen hat. Plinius, dem ist solches schwer angelegen, ist nicht weniger der Tugend irr gegangen und doch Platz behalten. Das macht der Hauf die ihn lesen und der Natur kein Wissen haben, ohn ein Urtheil loben. Daraus denn kommen ist die Falschheit der Recepten und der Mißbrauch der Aerzte. Serapio u. a. die nicht ohne Experienz geschrieben haben, aber doch der Proprietaten vergessen und der Tugend zuviel zugelegt und uber die Schnur gehebt mehr denn die Natur tragen mag. Macer den kenn ich an ihm selber treulich dem Grund nach beflissen, aber durch die Versmacherei zerbrochen, daß also wenig von der Tugend begriffen wird, mehr aber in Reimen. **H. I. 1095.**

269.

Nun muß ich aber auch anzeigen von meinem Grund. Dieweil ich durch mein vielfaches Wandern unter Nationen in Europa genugsam erfahren und befunden habe, daß jetzt zu meinen Zeiten das Podagra sogar in die Gemein kommen ist, daß von Anfang der Welt dergleichen nie gewesen. Denn es beweisens die Bucher, die sogar von der Viele des Podagras nichts anzeigen, auch daß die Krankheit sogar wenig und selten erschienen, daß die Alten gar oder fast wenig sich in derselben bemüht haben. Denn das beweist sich an dem selbst, wo eine Krankheit einfallt in die Gemeine, daß man sich mehr befleisset zu Hülf und Nothdurft, als in den Krankheiten, die wenig kommen. Nun hab ich am ersten den alten Schriften gewaltig Glauben gegeben, und sie gleich dem evangelio gehalten und nicht zugegeben, daß sie besser zu machen sei, habe aber nicht verstanden, daß dieser Glaube auf einen Sand gestellt ist worden. Da ich nun der alten Schrift nachgefragt habe, habe ich wohl mit der Zeit gefunden, daß kein Arzt unter denselben vermocht habe, das Podagra zu heilen: ich fiel ab, und in ein grösser Erfahrniß landet ich, daß ich so viel spüret, daß die gradus der Arznei das Podagra heilen macht und die ungraduirte Arznei nicht. Nun ward ich in dem gezwungen, die Gradus zu suchen und das durch die Alchymei; diese lehret das hinweg thun, was den gradum verkleinert und verhalt. Da kam Gleiches zu Gleichem und diese Erfahrniß beweißt, daß nicht Kalte das Podagra heilet noch Hitze dgl. auch keine Nasse, noch Trockne, sondern das arcanum virtutis d. i. virtus allein fur sich selbst. Aber das arcanum und die virtutes lehret magica erkennen, die im Licht der Natur doctrix ist, die sich soviel herfürlies, wo virtutes wären, wie purum von impuro gebracht soll werden. H. I. 633.

Daß ich hie ein neu theoricam, auch physicam mit sammt neuen rationibus hereinbring, welche von den philosophis, astronomis, auch medicis bisher nie gehalten noch verstanden, geschicht von wegen der Ursachen, daß die Alten die rationes und causas morborum ungerecht und ungewiß beschrieben haben und einen solchen Irrsal eingeführt und denselben dermassen bestatigt, daß er für gerecht und unwidersprechlich gehalten und geachtet ist worden und also eingewurzelt und der=

massen gehalten und erhalten, keiner anders weiter zu suchen und das in Irrsal geschätzt ist. Solches mag ich auch wohl zu erkennen geben, denn ich es für eine grosse Thorheit urtheilen muß, dieweil der Himmel für und für im Licht der Natur, ingenii, neue inventiones, neue artes, neue aegritudines gebiert und macht, ob nicht dieselben auch sollten gelten? Was nutzet der Regen, der vor tausend Jahren ist gefallen? Der nutzet, der jetzo zugegen fallet. Was nützet der Sonnen Lauf vor tausend Jahren das jetzig Jahr? II. I. 253.

Gefallt dir aber meine Theorik nicht, laß dir meine Practik gefallen, sie wird dich mehr nutzen, denn alle alten. II. I. 629.

270.

Geschichte der Krankheiten.

Wie ihr sehet, daß das Jahr ausgetheilt ist in 365 Tag mit sammt seinen übrigen Minuten, das Jahr hat den halben Theil Sommer, den halben Winter und also folget ein Jahr dem andern nach bis zu End der Welt und je ein Sommer, Winter auch dem andern nach bis in das vorbemeldt End. Solches ist die Schöpfung der Welt und also ihr Ordnung und das ist die Welt, die der Mensch siehet. Nun ist in der Erden ein andere (unsichtbare) Welt, mit aller Constellation u. dgl., in derselben Welt ist nicht mehr, denn ein Jahr, vom ersten Tag der Schöpfung bis zur Zerbrechung der Schöpfung. Aus dem folgt nun, daß nach (gemaß) diesem Jahr, die Ding, so in der Erden sind, dieser Zeit noch wachsen, das verstehet also: Es ist gesät in der Erden der Sam der Metallen und Mineralien, dieselben haben ihren Herbst und Aernt, herfürzubrechen nach einander, nach Austheilung göttlicher Ordnung frühe und spat. Wie wir wissen, daß jetzt sind Violen, dann Thymus, dann Rosen, dann Kirschen, Birn, Nuß, Trauben rc. rc.: also auch da, jetzt blüht herfür in der Region Gold, dann Silber, da Eisen, da Blei, das vor, das gegen dem Winter, das ist zukünftig, dem ist sein Frühling aus, dem sein Maien u. s. w. Und also für und für, vom ersten bis zum letzten ist die Zeit des Jahres ausgetheilt; also was abfällt kommt nimmer wieder d. i. es kommt kein ander Jahr mehr in der Erden. Also wird der Mensch versorgt mit den Metallen, doch mit der Unterscheid, daß dieses Metall ist in der viola (d. i. jung), dies ist die Trollenblum, dies die Kirschen u. s. w., d. i. nach der Zeit in selbigem (grossen) Jahre, welche Monat unter einander noch viel tausend Jahr wahrhaft sind. **H. I. 663.**

271.

Also ist ein solches Wesen auch in den Kräften, die Krankheiten machen, zu gleicherweis, wie sich der Mensch mit neuer Gattung täglich bemühet und des alten verdrossen wird, übet sich in seltsamen neuen Dingen. Dieweil nun so vielerlei Krankheiten mit der Zeit erwachsen sind, neu und fremder Art, auch dabei Vermischung und Vereinigung etlicher Krankheiten durcheinander, hat sich begeben, daß solches fremde Einfäll, Irrsal und Hinterstellung der Arznei gemacht hat; darum neue Künst zu suchen die Krankheiten erfordert haben. Und wie sich die Handwerksleut taglich nach der neuen Gattung anrichten und die neu Manier, die taglich einfallt, lernen und erfahren, dieselbig zu machen, also soll der Arzt gerüst sein und geneigt, derselben neuen Gattung für und für zu begegnen; denn die neu Gattung fällt ein, macht ander Wesen der Krankheiten, darum mögen die ersten Recepte nicht bestehen wider diese neue einfallende Krankheit, darum sich keiner vertheidigen kann mit den alten Schriften und Experimenten, es sei denn Sach, daß sich eine alte Krankheit erzeigte, wie etwan auch ein alter Rock mag gefunden werden. **H. III. 67.**

Also als oft ein neue Krankheit, als oft ein neues Gift; als oft ein neues Gift, als oft ein neue Krankheit und neue und andere Arznei. **H. I. 782.**

272.

So findt sichs auch, daß das jetzig Podagra, so vorhanden ist, gegen die alten Podagrischen wie weiß und schwarz von einander geschieden: so groß, so beschwerlich, sogar übernatürlich, sogar wider die Bücher der Alten, daß die ersten Podagra Kinderspiel gegen die jetzigen gewesen, selten gekommen, wenig geschmerzt, bald aufgehört, mit linden Arzneien leichtlich gedämpft, das jetzt alles auf das höchst kommen ist, nimmer an dem Ort, nimmer an den Enden, da es etwan gewesen ist, sondern in allen Gliedern des Leibs, keins ausgenommen, mit langer Zeit (Dauer), öfter wiederfallig, und in Personen und Complexen, die es anfänglich nie angetastet hat. — Darum ist es noth, daß es besser betrachtet werde von den jetzigen Aerzten, denn es etwan betrachtet worden ist von den alten Aerzten. Auch ist uns das allein ein gut Wissen, daß die Krankheiten alle so gemach angehen, mehren sich mit der Zeit, je langer, je mehr; wie von einem Samen ein ganzer Garten wird, also ist auch die Inmehrung in viele Menschen, je langer je mehr zu nehmen in die Zahl, je langer je grosser in Schmerzen, wie ein Baum, der je langer je grösser wird. Und theilet sich aus, in die Aeste, wie ein Baum, der am Anfang wenig Aeste hat, aber je langer, je mehr, je weiter je mehr Zinken. Also das Podagra theilet sich aus in den ganzen Leib, je langer, je vester und mehret sich mehr und mehr; denn es säet sich selbst wieder, dadurch es sich selbst mehret. **H. I. 633.**

273.

Darum ist es nichts, die Ding für ewig zugleich fürzulegen. Denn was kann der Mensch machen auf Erden, oder aufrichten? Er ist seines Aufrichtens, das er morgen thut, nicht gewiß, ob es bis zur Nacht bleibt oder nicht, sondern alle Ding handeln und wandeln dermassen, wie sie die Zeit gibt, die zeucht sie ihr nach und du mußt ihr nach. Darum so du ihr nach mußt, so sei aus Gott gelehrt, damit du das aus Gott lernest, dich dahin zu richten, dahin dich die Zeit zeucht. Denn da gilt kein Gewohnheit nichts; ein solche Gewohnheit ist Thorheit; ein jeglichs ewigs Annehmen ist ein Narrheit. Die Ding gehen aus der Zeit, und niemand ist über ihr, sondern nur unter ihr. — Die Gebot die ewig sollen bleiben, die hat Gott geben. Denn die Zeit zeucht den Menschen, aber zeucht Gott nicht. Darum bleiben seine Gebot ewig, aber des Menschen nicht. Und so er sich deß will unterstehen, sein Gebot für und für in Ewigkeit zu bleiben, so ist er unbesinnt und mangelt Menschens Vernunft, vergißt, daß Gott die Zeit regiert und macht in ihr, was ihn lust.

— Und was der Mensch macht, das mag er auch brechen, bessern oder bösern: was der alt Mensch macht, das mag der jüngere halten oder ein anders machen. Darum so soll ein jeglicher Schreiber, d. i. ein jeglicher Wegführer, aus Gott gelehrt sein, auf daß er die Ding nicht aus ihm selbst mache, sondern aus Gott. Soll nun die Lehr aus Gott gehen, so gibts auch die Natur, daß derselbige mag brechen und machen, das die Alten fürgenommen. — Das Licht der Natur, so bisher geflossen ist, laßt nicht vollkommen sein, sondern wohlgeschickt, aber jetzt werden sie ganz und vollkommen; denn die Ding erleuchten sich, je länger, je mehr, das gibt die Zeit, die also den Menschen zeucht, und die täglich besser Pflanzung von Gott. **H. II. 227—228.**

274.

Proben aus dem Commentar zu Hippocrates' Aphorismen.

Aphorism. II. In turbationibus alvi et vomitionibus, quae sponte fiunt, si qualia oportet, purgentur, confert, et facile ferunt, sin minus, contra fit. Sic et vasorum inanitio, si, qualem fieri oportet, fiat, confert et facile ferunt, sin minus, contra accidit. Proinde et regionis et temporis et aetatis et morborum habenda est ratio, pro quibus talia vacuari conveniat nec ne.

Hippokrates will, daß alle Durchfluß und Erbrechen oben aus, die von ihnen selbst unprovocirt kommen, bedacht sollen werden, ob noth sei, die zu purgiren, oder nicht, daß dasselbe geschehe, wo aber Ursach gefunden würde, daß die Natur zu fast (nimium) triebe, so soll nicht getrieben werden, sondern verstellet. Es gefallt mir dieser Spruch wohl: denn Ursach, in der dysenteria ist die höchst Medicin, mit den strengsten Arzneien unter sich treiben, denn also wird dysenteria am nutzlichsten geheilet. Deßgleichen auch die, so oben ausbrechen, mit den strengsten Vomitiven anzugreifen, beweist sich selbst. Und dermaßen in einem jeglichen Fluß, unter sich und auf Erbrechen: wo derselben Materien medicina administrirt wird, daß da gewisse Hülf ist. — So ist auch nicht minder, es muß sie in solcher cura eine grosse Erkenntniß sein, und ein Aufmerken, nämlich, daß gleich eben das genommen werde, das denselbigen Durchbruch gemäß zu treiben sei und nicht ein anders getrieben werde; es wird zum Tod ausgeben. Auch dabei, daß das Zielmaas getroffen werde in der Quantitat, daß sein Dosis der Krankheit gleich sei mit Stärke.

So ist auch vonnöthen zu wissen, wie die Kraft zu fast entgangen wäre, und die Kraftzeichen wären nicht gegenwartig, sondern zögen ab, daß solcher Proceß nicht gehalten werde, sondern constipirt und constringirt auf das baldest.

Daß Hippokrates da recht gesagt hat, beweist sich, so diesem **aphorismo** gefolgt wird. So viel zeig ich mir zum Zeugniß Hippokratis an, **scammonea dysenteriam** curirt, daß **alcali de serapino** curirt **profluvium**, daß **splen castrati menstruum fluxum** nimmt, daß **hellebori extractio phlegmaticum vomitum** hinnimmt und die alle durch austreibende Kraft u. s. w. (Zur Unzeit oder unrichtig gewahlte **constipantia** machten Kolik, Wassersucht, Lahmung u. s. w. Auch bei einer natürlichen **vasorum inanitio** soll sich der Arzt nicht unterstehen, sie zu vertreiben, sondern die Natur fördern, daß sie auf das End ihres Vornehmens komme. Eine Förderung der Natur sei das Gold.)

Proinde regionis. Weiter ist vonnöthen zu betrachten, in was Region der Krank sei, d. i. was dieselbig Region fur ein Natur, Eigenschaft und sonderliche Art in ihr habe. Denn anders ist das Land, denn das ander, anders die Erden, denn die ander, die Stein anders, das Brod, Wein, Fleisch und alles so in der Region ist. D. i. neben der gemeinen Art hat eine jegliche Region ein sondere, dieselbe soll der Arzt wohl bedenken. Darum soll er **cosmographus, geographus** sein und dieselbigen zum besten kennen.

Et temporis. Die **astra** geben die Zeit, nun sind die **astra** in Elementen und in Elementen haben sie ihr Wohnung, wie ein Seel im Blut und Fleisch, wie ein Geist in einem **corpus**, wie ein Arznei in einem Kraut. Das Kraut ist die Arznei nicht, der Leib ist nicht die Seel, also die **elementa** das **astrum** nicht.

Die Wirkung aber geht durch die vier corpora. Darum soll der Arzt ein erfahrner astronomus sein, damit er wisse, was die Zeit gebe, nehme, ganz mache, zerbreche!

Et aetatis. Ein Exempel: es wäre ein Quartanfieber in einem Kind, ein Quartan in einem adolescente, eine in einem Mann, eine in einem Alten: so ist in einem jeglichen ein sonder Cur zu führen und ist doch alles eine Cur, mit etlichen Unterscheiden, hinzu oder davon zu thun. Also soll ein Arzt solche Alter wissen im Menschen auszutheilen, dazu das Alter der Krankheit dermassen auszutheilen, das Alter der Arznei, das Alter der Zeit an ihr selbst. Denn da die Welt 1000 Jahr gestanden, ist sie besser zu heilen gewesen, denn jetzt, vor 2000 Jahren böser, nach 3000 Jahren aber böser, bis jetzt je länger, je böser. Darum die Alter alle wohl sollen betrachtet werden der Stund, der Zeit, des Menschen, der Welt, der Krankheit u. s. w. H. I. 697.

275.

Aphorismus vj. Ad extremos morbos exquisite comparata remedia optima sunt.

Da setzt Hippokrates ein Offenbarung, daß nämlich in den letzten Tagen sollen die letzten Arzneien gebraucht werden. Dies also zu verstehen. Von Anfang eines jeglichen Dings bis zum Ende wird dasselbig allemal je länger, je älter, je stärker, je nothfester: und je mehr zum End, je heftiger ist es. Z. E. Man säet ein Eichel in ein Grund: nun wächst die Eichel so lang und in so viel Jahren, daß am letzten ein grosser Baum daraus wird. Nun am ersten hat man den Baum mit einem Brodmesser abgeschnitten, d. i. da er noch ein junger Stamm gewesen ist; aber am letzten muß man ein grosse Axt haben. Am ersten hats auch ein Kind abgeschnitten, am letzten haben zween oder drei alte Männer daran zu hauen. Am ersten war er in einem Augenblick zerspalten worden, am letzten mag er in etlichen Wochen nicht zerspalten noch zerschnitten werden. Also ist es nun mit den Krankheiten, sie heben jung an und werden gegen dem Alter hin je länger, je stärker, so lang bis sie kommen in ihr Exaltation. Nun am ersten hat eine kleine Arznei geholfen, am letzten hilft sie nicht mehr. Auf das sagt Hippokrates, daß die Arznei soll nach der Graduirung geben werden d. i. im Anfang ein Arznei als im Anfang, in der Mitte ein Arznei, als in der Mitten und zuletzt die Arznei, die die starkste ist. Z. E. Einer hat die Wassersucht und ware im Anfang. Jetzt folgt auf das, daß ein leichter und linder Weg mag fürgenommen werden: als pilulae de serapino, de gummis cet. Nun wird es heftiger und kommt auf das Mittel, so ist die Geschwulst grösser und mehr und die bemeldt Arznei gilt nichts mehr, also muß ein Starkeres sein, denn die Krankheit ist stark, dazu hat sie auch etlich Zufall, die herzu sitzen, die müssen auch betracht werden. Am letzten, so sie am heftigsten ist, ist alles durch und durch geschwollen, der Athem kurz, der Durst groß, Haupt und Glieder leiden viel Noth: dies alles muß zusammen betracht werden und ein Arznei gemacht, die für den Durst, die zu allen Gliedern gut sei und dies ist nun die letzte Arznei. — Also pilulae de serapino helfen im Anfang, aber im End nicht, so du sie aber in quintam essentiam bringest, alsdann gradirest du sie, so magst du's dahin bringen, daß sie im letzten Recept auch helfen mag. H. I. 700.

276.

Aphorismus XX. Quae judicantur vel judicata sunt, in iis nihil innovandum vel medicamentis vel aliis irritamentis, sed sinenda sunt.

So ein crisis in ein Krankheit kommt, soll der Arzt ein solches Aufmerken haben, ob die crisis angefangen sei (B.) oder ganz vollbracht und daß crisis nicht arger sei, als der status. So soll der Arzt nichts anfahen, sondern still stehn mit allen seinen Arzneien und nichts mehr neues machen, sondern allein die Natur lassen arbeiten. Denn dieweil sie den Sieg behalten und die crisis sich gleich gehalten hat, ist zu verhoffen, zu der Natur, die das mehrer uberwunden hat. Sollt man sie dann vertiren und sie würd verandert, so fiel sie aus ihrem Vortheil und wurd ein Irrgang daraus, also daß die Krankheit wieder zunehmen würd und dasselbig Zunehmen wurd arger sein, als die Krankheit zum ersten. — Dieses soll der Arzt wissen, denn die

Natur ist auch ein Arzt, ein Apotheken und ein Arznei: die soll der Arzt lassen fürfahren und weiter nicht verhindern, denn es sind zweierlei Arznei, zweierlei Apotheken und zweierlei Arzt: nämlich in der Natur und ausserhalb der Natur d. i. im Menschen selbst und ausserhalb des Menschen. Der äusser soll dem innern nachgeben, er sehe denn, daß vonnöthen sei, dem innern zu helfen. Denn die Veste ist der innern zugegeben zu ihrer Sicherheit, die äussere in Hülfbeistand zu nehmen. **II. I. 705.**

277.

Aphorismus XXI. Si quid expellendum est, ea via expellatur, ad quam maxime tendit et per loca competentia.

Da gibt Hippokrates einen guten Unterricht zu austreiben, was der Natur nicht füglich ist. Nämlich etliche wollen alle Widerwärtigkeit der Natur durch den Stuhl austreiben, andere durch Erbrechen, etliche durch den Harn, etliche durch den Schweiß 2c. Nun sollt aber das alles nicht sein, sondern diese Gedanken soll man verlassen, sie sind nicht arzneilich. Darum soll ein Arzt am allerersten wissen, wo die Natur aus will; denn sie ist der erst Arzt, der Mensch ist der ander. Da die Natur anfaht, da soll der Arzt auch helfen, daß es in denselbigen Ort hinausgehe. D. i. die Natur ist ein besserer medicus denn der Mensch, weiß am besten, wo es am nutzlichsten ist, auszugehn. Will sie zum Schweiß hinaus und du findest Zeichen in der virtus expulsiva, so hilf, daß es durch den Schweiß hinausgehe, also was durch den Stuhlgang hinausgehört, durch denselbigen hinausgetrieben 2c.

Darum so schau, daß du nach Gelegenheit der Sachen emunctorium zu machen bereit seiest, oder in andere Weg (äusserlich) mit corrosivis, als in podagra, schiatica cet. Es ist gar nahe der dritte Theil der ganzen Arznei, daß ein Arzt wisse virtutem expulsivam zu legen nach ihrem Willen. Also auch ist ein Ueberfluß da, als in der Wassersucht, so hilft es im Anfang solche emunctoria suchen, aber im übrigen nimmer: Ursach; die Natur treibt nicht aus, laßt es grad so stehn und gehn, darum gibt sie kein Wahrzeichen eines Ausgangs: so sie nun keines gibt, soll keines gemacht werden. Denn wo emunctoria gemacht werden, ohn der Natur Anzeigen und Begehren, da machts tödtliche Krankheiten oder chronische Krankheiten mit einem Bleiben. Demnach wisset die grosse Thorheit mit den corrosivis: denn dahin sie gelegt werden, begehrt die Natur nicht ihren Ausgang, sondern etwan an einem andern Ort, und sie wollen anders regieren. Und sie ist der Herr, der Arzt aber der Knecht, und die Natur ist ein solcher Herr, laßt sich keinen Knecht bald boldern (ut non cedat servo ulli,) darum ist es umsonst. Also schaue ein jeglicher Arzt auf, wie die Natur ausgehen will, da treib heraus und hilf. Ibid.

278.

Neque tam sum rudis, rerumque imperitus, ut non facile conjectura assequi possim, me a paucissimis intellectum iri, a pluribus vero contemni: quippe non ignarus, falsum cum vero neutiquam consistere posse. II. III. 255. B. Chir. min. I. 7.

III.

Ueberblick über die Geschichte der Medicin von ihrer Reformation bis zur Gegenwart.

I.

Bedeutung und nächstes Schicksal des Paracelsichen Systems als solchen — Vergleichungspunkte desselben mit Früherem und Späterem und namentlich auch zwischen Paracelsus und Hippokrates.

Ein uberschauender und vergleichender Rückblick auf die vorstehende Darstellung des Paracelsischen Systems und auf die Grundzuge der früheren Geschichte der Heilkunde wird hoffentlich bestätigt finden, was zu dessen Charakteristik S. 27—30 vorangedeutet wurde. Daß nämlich in ihm die ganze Medicin, obwohl im innigsten Zusammenhange mit dem Gange der Geschichte überhaupt und dem der Medicin insbesondere, von einem neuen Standpunkte und in einem neuen eigenthümlichen Geiste aufgefaßt erscheint und zwar wesentlichst vom Standpunkte und im Geiste g e r m a n i s c h - c h r i s t l i c h e r W i s s e n s c h a f t. Die Medicin des Alterthums wurzelte vom Aufang bis zum Ende hauptsachlich in der Eigenthümlichkeit des griechischen Genius und hatte sich selbst im Galenischen Systeme wenigstens bis gegen das Ende des zweiten Jahrhunderts unsrer Zeitrechnnng dem Einflusse des Christenthums entzogen. In innigster Vereinigung mit Anfängen der Naturwissenschaft einseitig auf naturalistischem Grunde ruhend und auf die äußere Erscheinung gerichtet, wurde sie im Mittelalter einerseits von griechischen und saracenischen Aerzten mehr nur reproducirt, als weiter entwickelt und das letztere wenigstens vorzugsweise von ihrer Naturseite. Andrerseits assimilirte sich der überwiegende Spiritualismus des christlichen Kirchenglaubens auch die Medicin, die so in Gegensatz gegen die des Alterthums trat. Da erstarkte endlich nach einer Reihe von Vorbereitungen der tieflebendige, universalumfassende und in würdigem Bunde mit der göttlichen Offenbarung im Christenthume stehende Geist germanischer Wissenschaftlichkeit auch in besonderer Beziehung auf die Medicin. Von dem geoffenbarten Einen lebendigen Gotte und dem ur- und grundgeschichtlichen Verhältnisse zwischen ihm und der Menschheit ausgehend, fordert Paracelsus auch für die Medicin tiefes und lauteres, objectives und selbstständiges philosophisches Wissen. Auch in außerchristlicher und mehr nur natürlich-vernünftiger Wissenschaft und Kunst — Weisheit von oben erkennend, nur nicht die einige, reine und lautere, sondern „in Dornen ausgewachsene, an denen sich Leib und Seele leicht verletzen, und vollen Wachsthums, wie des rechten Samens ermangelnde," aber den absoluten Grund alles vollkommenen Wissens und Könnens in Gott suchend, Christus als wahren „Eckstein der Philosophie" und den heiligen Geist als den allein mit sich einigen Geist erkennend, erscheint ihm die Welt als organisch-lebendig durch Gott werdendes und bestehendes, großartig und bis in's Kleinste harmonisch gegliedertes Ganzes; geht er nächst Gott vom Leben aus; ist ihm selbst das Leben der Natur ein Geistartiges und an sich Vernünftiges; vollends aber der Mensch zugleich einerseits Welt oder Natur im Kleinen und auf höherer Potenz, mit angemessener Selbstständigkeit und allseitigem Parallelismus, und andrerseits Ebenbild Gottes.

Wovon der Mensch Analoges enthält, mit dem wechselwirkt er auch, ohne dabei bestimmungsgemäs seiner Selbstständigkeit verlustig zu gehen. Und indem unter diesem Gesichtspunkte Leben und Tod, Gesundheit, Krankheit und Heilung, Lebensmittel, Gifte und Arzneien betrachtet werden, wird der Medicin zuerst auf eine entschiedene Weise der ihr gebührende **anthropologische**

Charakter wissenschaftlich vindicirt, wodurch ihr Verhältniß zur makrokosmischen Natur und zu den Naturwissenschaften erst richtig gestellt wird.

So bekommt auch der Arzt erst seine rechte Stellung, indem er zwar Naturforscher zu sein hat, aber dieß nicht allein und nicht blos um der Naturwissenschaft willen, sondern behufs der Erkenntniß und Behandlung des Menschen, in Bezug auf welchen, als seinen Hauptgegenstand, er vor Allem und wesentlich Anthropolog in theoretischer und praktischer Hinsicht ist. So kann auch erst wie Hippokrates den Weisheitsliebenden Arzt als einen Gottähnlichen Mann, Paracelsus den recht und vollständig gebildeten Arzt als ehrenwerthesten und wohlthätigsten Weisen charakterisiren.

Die Paracelsische und die Hippokratische Medicin entsprechen sich wesentlich; aber zugleich nur, wie sich zwei Entwickelungsstufen desselben Gegenstandes und von an sich und formell zwar gleicher Bedeutung, jedoch im einem Falle auf niederer, im andern auf höherer Potenz gegeben, entsprechen, woraus sich eben so viele und starke reelle Verschiedenheiten, als formelle Aehnlichkeiten ergeben. Unter Hippokrates haben sich die einzelnen Elemente der Medicin, wie sie an vor= und außerchristliche Priester, Philosophen, Gymnasiarchen u. s. w. vertheilt waren, zur concreten Einheit einer, jedoch erst ihre niederste Entwickelungsstufe betretenden, selbstständigen Heilkunde verbunden. So gedieh sie aber selbst erst mehr nur von ihrer empirischen und Natur=Seite und als ein Kern, mit dem alle noch ganz unselbstständige Naturwissenschaft unabtrennlich verwachsen war, in dem vor= und außerchristlichen Elemente und bestand unter dem Einflusse des griechisch=römischen Genius bis auf Galen eine Reihe von Entwickelungen. Hierauf wurde sie aber gleichsam von Neuem in das höhere Element christlichen Glaubens und christlicher Philosophie aufgelöst; doch nur behufs einer neuen, höher potenzirten wissenschaftlichen und namentlich auch mehr schon speculativen Entwickelung unter dem Einflusse germanischen Geistes. Schon vorher aber wurde der Auflösung in der arabischen Geisteseigenthümlichkeit zugleich ein Ingrediens beigegeben, welches namentlich auch die Absonderung zwischen Medicin als solcher und der eigentlichen blosen Natur=

wissenschaft überhaupt und besonderer Anfänge einer Mehrheit von Naturwissenschaften oder von Zweigen der Einen Naturwissenschaft insbesondere einleitete. Und so begann denn endlich unter Paracelsus eine höhere und schon mehr gesonderte Entwickelung der Medicin als eigenthümlicher Richtung praktischer Anthropologie einerseits, in der sich zu gleicher Zeit selbst eine Mehrheit untergeordneter Disciplinen mehr zu sondern begann — und einer Mehrheit von Richtungen des Ganzen der Naturwissenschaft andrerseits. Indem jedoch die Medicin uberhaupt und im Ganzen überwiegend, doch keineswegs ausschließend, die Naturseite des Menschen und der Anthropologie angeht, und der natürliche Gang aller Entwickelung gewisser Maßen von unten nach oben geht, so mußte die niedrigere und außerlichere Naturseite auch jetzt noch Anfangs verhaltnißmäßig eben so überwiegen, als dieß im weitern Fortgang der Entwickelung verhaltnißmaßig von Seiten der hoheren geistigen Seite geschehen wird und, selbst vom Standpunkte der Gegenwart besehen, zum Theil schon geschehen ist. Analog dem ersteren Verhaltnisse blieb auch noch immer eine Art von Gemeinschaft zwischen Medicin und Naturwissenschaften bestehen, die sich für die Dauer nicht halten wird und kann.

So hängt denn auch an der neuen Auffassung der Medicin durch Paracelsus noch immer weniger leicht ablassig eine neue Naturanschauung, und in beiden der Keim zur Natur- und Heilkunde des spateren, und zum Theil noch jetzt erst zukünftigen, Fortgangs der neueren Zeit. Von beiden aber auch nur der Keim und höchstens die Blüthe, ja in beiderlei Beziehung zum Theil nur der begeisterte Jugendtraum der spatern, und zum Theil jetzt erst künftigen, Wirklichkeit. Wohl ist daran gar Manches jugendlich rasch und keck verfehlt, gar Manches noch in chaotischer und embryonischer Unentschiedenheit und Wandelbarkeit. Aber gar Manches erscheint auch nur ungeeignet, sofern es von einem anderen Standpunkte aus und mit einem fremden Maasstabe gemessen wird. Frühling und Jugend durfen aber nicht blos nach dem Herbste und Alter beurtheilt werden; sie haben auch ihre eigene Bedeutung. Und welches menschliche Werk ist frei von Irrthum und Fehlern?

So viel denn dergleichen auch den neuen durch Paracelsus zu Tag geförderten Grundlagen der Natur= und Heilkunde anhaften und innewohnen, so ist doch noch mehr ihre gleich tiefe und umfassende Lebendigkeit und Sinnigkeit, eine großartige Originalität und Genialität, eine oft unvergleichliche Naivität und vielseitige, zum Theil noch erst oder wieder zu erkennende Wahrheit zu bewundern. Wie vortheilhaft spricht unter manchem Anderen nicht allein schon rücksichtlich des Formellen der Methode die Dreiheit der Principien und ihre Vereinbarung mit tetradischer Construction, wenn beide nur gehörig beachtet und verstanden, sowie mit den gründlichsten wissenschaftlichen Forschungen der neueren und neuesten Zeit, namentlich auch mit ihrer Würdigung der Polarität und deren Momente, zusammengehalten werden!

Doch für die hohe Bedeutung des Paracelsus spricht ja allein schon der Umstand hinlänglich, daß er selbst mehr feindlichen als freundlichen späteren Kritikern und, je richtiger er gewürdigt wird, um so mehr — als Reformator der Heilkunde gilt. Die Reformation der Medicin in der ersten Hälfte des 16. Jahrhunderts zwar anerkennen, sie aber anstatt an Paracelsus, hauptsächlich an Fernelius anknüpfen wollen, wie L. W. Sachs sich gelegentlich geneigt zeigte, ist nimmermehr zu rechtfertigen. Zwar steht Fernelius sehr achtungswerth in der Geschichte der Medicin da, steht er in naher Beziehung zu ihrer Reformation und hat man sich zu hüten, ein Ereigniß, wie diese, nicht allzu einseitig und ausschließlich anzuknüpfen. Allein ein so entschieden mehr nur scharfsinnig formeller Kopf, wie Fernelius, vermochte wohl sich im Einzelnen vom Althergebrachten loszusagen und zu einem Eklekticismus zwischen dem Alten und dem keimenden Neuen zu gelangen, wie ihm denn auch die formelle Abgrenzung eines Theils der besonderen Doctrinen der heutigen Heilkunde gelang; eine Reformation aber, wie die, von der sich's hier handelt, vermochte der Hauptsache nach nur einer der größten und reichsten Originalgeister, wie Paracelsus, zu bewirken, den man wohl mit Luther vergleichen konnte und der bedeutende Wesensverwandtschaft mit einem Platon hat.

Mit Hippokrates verglichen, gereicht diesem zwar der griechisch-antike, klar und ruhig mehr nur auf das Naherliegende gerichtete praktische Sinn und die Höhe außerlicher Ausbildung seiner Zeit überhaupt, sowie der griechischen Sprache insbesondere — gegenüber dem deutsch-romantischen, auch die dunkelsten Fernen, Höhen und Tiefen berührenden, mehr theoretischen Geiste, sowie der äußerlich noch so wenig vollendeten Entwickelung überhaupt und Ausbildung der deutschen Sprache insbesondere — theils wirklich, theils scheinbar zum Vortheile; allein gleichwohl beruht die Paracelsische Medicin auf einem viel tieferen, lebendigeren und umfassenderen Grunde, waltet in ihr ein ungleich höherer Geist und darf man zu ihrer Beurtheilung vertrauensvoll auf die Früchte verweisen. Denn indem die Hippokratische Medicin ihre Hauptstarke in der Beziehung auf die Naturheilung akuter Krankheiten hat, hat die Paracelsische ihre Kraft mit glänzendem Erfolge vorzüglich an den ungleich schwieriger zu erkennenden und mehr nur durch Kunstheilung oder eigentliche Heilkunst zu besiegenden chronischen Krankheiten erprobt. Und ein wie viel weiteres und mannichfaltigeres Feld für Beobachtung und Praxis hatte der wenigstens fast ganz Europa durchtreuzende Paracelsus, als Hippokrates! Und wie sehr spricht doch auch das für den Reichthum seines Geistes, daß er trotz der Fülle, welche ihm die Gegenwart darbot, dennoch erst recht hoffnungsvoll auf die Fortschritte der ferneren Zukunft hinwies! Selbst die mancherlei phantastischen Auswüchse seiner Speculation, wo sie dieß wirklich und nicht blos scheinbar und vermeintlich sind, sprechen bei einem Geiste, der doch, wie eben Paracelsus, so sehr auf Objectivitat der Forschung dringt, zum Theil nur für fast überschwangliche Begabung.

Was Wunder also, wenn seine Reformation alsbald grossen Einfluß auf viele Aerzte der verschiedensten Länder Europa's, vorzüglich aber Deutschlands, ausübte. Und wenn man sich dabei öfter mehr nur an einzelne untergeordnete Momente hielt, blose Fruchtansätze, deren Ausbildung und Reife die Sache der ganzen neueren Zeit seyn sollte, sofort für fertige und reife Früchte selbst hinnahm, und zum Theil selbst vorzugsweise Schattenseiten und krankhafte Auswüchse auswählte, so spricht dieß nur ebenfalls für seinen Reichthum und seine Größe.

Leider, daß man seinen Parallelismus zwischen Mikrokosmos und Makrokosmos zum Theil so plump oder phantastisch auffaßte, leichtfertig fortbildete und anwendete. Daß seine drei Principien, **Sulphur, Sal** und **Mercurius**, häufig so einseitig, grob, niedrig und rein chemisch verstanden wurden. Und daß sich Manche vollends fast gar nur an seine neuen Arzneipräparate und deren Vermehrung hielten.

Es wäre zu verwundern, wenn er nicht an kleinen Geistern, die nur am Aeußerlichen und Vereinzelten hiengen, die mehr nur auf blinder Auctorität des Hergebrachten als auf der Sache und sich selbst beruhten und in Bezug auf Paracelsus höchstens mehr nur für seine Schattenseiten einigen Sinn hatten, sofort heftige und unbedingte Gegner gefunden hätte.

Dagegen nehmen ungleich bedeutendere Aerzte, mit und ohne bestimmtes Wissen und Wollen, wenigstens so manches Einzelne von ihm an und auf oder suchten zwischen der Paracelsischen und der alten Medicin förmlich zu vermitteln.

Aber auch auf Nichtärzte, namentlich auf Philosophen und und selbst auf Theologen, wirkte Paracelsus bedeutend ein. Und ganze Schulen oder Orden, wie der der Rosenkreuzer, welche christliche Ideen wunderlich mit Theorie und Praxis der Medicin und vollends mit alchymistischen Bestrebungen, den Stein der Weisen und ungeheure Schätze behufs einer großen Umgestaltung der menschlichen Verhältnisse zu bereiten, vereinigten, sogen ihre Nahrung grossentheils aus übel verstandenen und verkehrt angewendeten Paracelsischen Lehren.

II.

Vorläufiger allgemeinster Ueberblick über die Entwickelung der Heilkunde nach Paracelsus und durch die neuere Zeit.

Dem Wesentlichsten nach findet zwischen der Reformation durch Paracelsus und der Gegenwart (sammt der nächsten Zukunft) ein ähnlicher Entwickelungsgang Statt, wie während der ungefähr 500 Jahre unmittelbar nach Hippokrates bis auf Galen. In beiden Fällen nämlich theils auf einander folgende, theils gleichzeitig neben einander geschehende theilweise und einseitige Entwickelung, Aus- und Durchbildung einzelner Momente und Elemente einer zwar vielseitigeren und totaleren, aber zugleich doch auch mehr nur embryonischen Grundlage. Nur daß die Paracelsische eine tiefer gründende, umfassendere und höher potenzirte war, als die Hippokratische, und ebenso die Entwickelung zwischen Paracelsus und der Gegenwart eine entsprechend manchfaltigere und reichere, als die von Hippokrates bis gegen die Zeit Galen's. Dieß um so mehr, als die gesammte Bildung dieser Zeit des Alterthums im Ganzen mehr die absteigende, die der neueren Zeit dagegen mehr die aufsteigende Richtung verfolgte. So bildet denn auch der gesammte Entwickelungsgang zwischen Hippokrates und Galen nur Einen Cyclus, wogegen das Entsprechende all seiner Momente in der neueren Zeit schon bis zum Wendepunkt zwischen dem 17ten und 18ten Jahrhunderte gefunden wird, von welchem sich ein neuer ungleich reicherer Cyclus erhebt, der seinen Schlußpunkt in einem neuen Galen bis zur Stunde erst noch zu erwarten hat.

Den alten Hippokratischen Dogmatikern entsprechen die eigentlichen Paracelsisten oder die spagyrische Schule und die spätere Chemiatrie. Empirische Schulen dort und da. Der methodischen Schule parallelisirte sich die iatromechanische. Der pneumatischen die besonders auf die Lebensgeister, auf Magnetismus und auf psychische Momente sich beziehenden Aerzte des 17ten Jahrhunderts. Eklekticismus wurde mehrmals auch in der neueren Zeit vorherrschend, und ist es gegenwärtig mehr und allgemeiner als je.

Der bezeichnete Wendepunkt zwischen zwei Entwickelungscyklen der Medicin durch die neuere Zeit ist vorzüglich durch Boerhaave, Stahl und Friedr. Hoffmann repräsentirt. Bis zu ihnen hatte sich, zwar bald mehr unter diesem, bald mehr unter jenem besonderen Gesichts- und Standpunkte, im Ganzen doch eine völlige Umkehrung rücksichtlich des eigentlichen Ausgangspunkts für die ärztliche Wissenschaft ereignet, indem man, anstatt mit Paracelsus vom Leben, selbst das noch weiter rückwärts an Gott anknüpfend, aus und zu seinen selbstgeschaffenen materiellen Erscheinungen und Hülfsmitteln fortzugehen, vielmehr sofort nur mit letzteren angehoben hatte; nunmehr aber das Unzulängliche und Verkehrte davon wenigstens zu ahnen und zum Richtigeren einzulenken begann. Mit und nach diesen Dreien hat sich ferner die Chemiatrie zur Humoralmedicin, die Jatromechanik zur dynamischen Solidarmedicin potenzirt, erhob sich über diese beiden sogar eine psychische Theorie, und folgten diesen verschiedene Metamorphosen eines abstract-dynamischen Systems, wie der Brownianismus und seine Nachkommenschaft, später die concreter lebendige naturphilosophische Schule, zuletzt einerseits eklektische Reproduction, Berichtigung und Ergänzung all' dieser Elemente, sowie andrerseits mehrfache hohere psychische und spiritualitische Anknüpfungen, die sich hoffentlich in einer wissenschaftlich durchbildeten anthropologischen Medicin, deren anthropologische Grundlage selbst erst großentheils aus einer tüchtigen allgemeinen Biologie erwachsen muß, vereinigen, ergänzen und ausgleichen werden.

III.

Die Geschichte der Medicin im späteren Verlaufe des 16ten und während des größten Theils des 17ten Jahrhunderts.

1) Der wissenschaftliche Geist dieser Zeit im Allgemeinen.

Jeder natürliche Zeitabschnitt hat einen eigenthümlichen Inhalt. Diese Eigenthümlichkeiten gehören zu den „mancherlei Gaben," die jedoch nicht ohne den „Einen Geist" seyn sollen, in welchem der menschliche mit dem geoffenbarten göttlichen Geist Eins sein und mehr und mehr werden soll. Dieser Eine Geist, der wesentlich religiös-sittlicher Natur ist, mit der jedesmaligen Eigenthümlichkeit des Inhalts eines besonderen Zeitabschnitts dergestalt in Wechselwirkung, daß jener die Oberhand behauptet, giebt den rechten Zeitgeist, der sich dann weiter nach den verschiedenen Elementen des Zeitinhalts, und so denn namentlich auch in der Wissenschaft jeder Zeit, besonders ausprägt, ohne seinen Grundcharakter zu verlieren. Allein wann und wo der besondere Zeitinhalt überhaupt oder in besonderer Beziehung das Uebergewicht an sich reißt, da kommt es zum falschen Zeitgeiste. Und diese Gefahr droht um so mehr, je reicher irgend eine Zeit ist, so daß es auch dabei im Großen heißt: „selig sind, die geistig arm sind."

Die neuere Zeit war aber vom Anfang des 16ten Jahrhunderts an eine ganz besonders reiche. Wohl trat da sofort in der Reformation der christlichen Kirche, durch welche diese von Neuem auf das lautere Wort Gottes, auf die großen Thatsachen göttlicher Offenbarung und überhaupt auf ihr göttliches Princip zurückgeführt und gegründet, sowie von verunstaltenden, veräußerlichenden und verkehrenden menschlichen Satzungen und Zuthaten befreit wurde, der rechte Zeitgeist hervor. Allein theils leistete die verdorbene Kirche selbst den heftigsten und hartnäckigsten Widerstand und hemmte und kränkte dadurch die Reformation manchfach, theils wurde sie, einmal gestört, allmälig zum Theil selbst von ihren Angehörigen mißkannt und mißhandelt, und ließ sich endlich insbesondere die Philosophie allmälig vom Kampfe gegen Mißbräuche der Kirche zur Opposition gegen die Religion selbst fortreißen, überschätzte sich selbst im wachsenden Bewußtseyn ihrer Fortschritte und Wichtigkeit, gegenüber der göttlichen Offenbarung, bald immer kecker und frevelhafter und trat, wie hierin, so auch dadurch mehr und mehr in Gegensatz zu der früheren scholastischen Philosophie (S. 26), daß sie weniger auf lebendige Entwickelung aus Ideen, als auf realen Einzelkenntnissen und auf Erfahrung im engeren und niedrigeren Sinne zu beruhen suchte. In letzterer Hinsicht gewährten ihr besonders Nahrung: erweiterte und gereinigte Kenntniß der Schriften des Alterthums und die ungeheueren Entdeckungen auf der Erde und am Himmel. Wohl handelte sich's um ein günstigeres Verhältniß empirischer Kenntnisse und eines mehr objectiven Wissens. Allein bald wurde die Philosophie dadurch allzu einseitig auf die Natur bezogen, in sinnliche Empirie vereinseitigt, und um so mehr in entsprechendem Maaße vom Geistigen und Göttlichen abgewendet, als sie dazu bereits eine schiefe Richtung eingegangen hatte.

Zwar war nach dem Baco von Verulam († 1626) die Wissenschaft weder, wie das Spinnengewebe, reines subjectives Selbsterzeugniß, noch, wie ein Ameisenhaufen, blose Anhäufung von Materiale, sondern etwas der lebendigen Honigbereitung der Bienen aus genossenem Blüthensafte Vergleichbares, unterschied derselbe noch würdig zwischen weltlichen und gottlichen Dingen, Vernunft und Wort Gottes, menschlicher Wissenschaft und christlichem Glauben, und drang er auf ein Wissen und Glauben, die vor Allem von Objectiv-Gegebenem (Geoffenbartem im weiteren und engeren Sinne, ausgehen sollten; allein dennoch neigte theils er selbst schon einseitig der Natur und der Erfahrung im engeren Sinne zu, theils wurde er von dieser Seite vollends durch Andere mißverstanden und mißbraucht.

Insbesondere aber wurde Uebel dadurch ärger, daß Cartesius († 1650), in der einmal eingeleiteten Desorientirung voll Zweifel rücksichtlich des Anfangs alles Wissens, von allem Objectiv-Gegebenen möglichst absah und rein subjectiv und egoistisch, zugleich aber ebenso einseitig empirisch, nur vom eigenen Ich und eigenen Erkennen ausgehen zu müssen glaubte. Zudem wirkte der, die lebendige Einheit von Anfang an zersetzende, abstracte Gegensatz, den er zwischen materieller und denkender Substanz statuirte, weithin höchst nachtheilig.

Diesen Gegensatz hob zwar gewisser Maßen Spinoza († 1677) wieder auf, aber auf eine noch viel bedenklichere Weise, indem er Gott mit der allgemeinen Substanz, dem allgemeinen Leben, der Welt identificirte, alles Einzelne in der Welt nur als deren Modi (Bestimmungen) betrachtete, mit der Persönlichkeit Gottes auch die Persönlichkeit und Freiheit und damit Religiosität und Sittlichkeit wesentlich verkannte, und mit dem Allen jenen (falschen) pantheistischen Grund legte, der seine schädlichen Früchte großentheils erst in der neuesten Zeit zur Reife brachte.

Der Materialismus Hobbes's († 1679) war, unter der Herrschaft der bereits früher eingeschlagenen niedrigen Einseitigkeit und der nun verwischten Persönlichkeit, nur ein Schritt weiter nach dem einmal zugelassenen Principe, indem er nur Körperliches als Gegenstand unserer Erkenntniß statuirte, die, sinnlich anfangend, im Denken nur eine Art Rechnens mit den sinnlichen Anfangen zur Fortsetzung und Vollendung habe.

Dies waren auch die wesentlichen Grundlagen von Locke's († 1704) Sensualismus. —

Der jeweilige Zeitgeist der Philosophie macht sich je und je mehr oder weniger auch in den besonderen Wissenschaften geltend, und häufig steht es mit diesen als Wissenschaften nur um so schlimmer, wenn nur ein Minimum solchen Einflusses Statt findet. So war denn diesem Gange der Philosophie wesentlich entsprechend auch der der Medicin. In dieser wurde die Empirie bald um so vorherrschender, als sie ihrer Natur nach zu derselben ein besonders günstiges Verhaltniß hat und als sich gegenüber allgemeineren, mehr speculativen Grundlagen der Heilkunde, wie namentlich im Paracelsischen Systeme, das Bedurfniß nach Vermehrung und Berichtigung empirischer Kenntnisse von selbst aufdrangte. Leider nur, daß in diesem, wie sonst in gleichem Falle, der eigentliche Hergang und Zusammenhang der Sache nicht klar und fest genug im Auge behalten wurde, daß man sich nicht blos großen Theils ganz einseitig in empirische Bestrebungen verlor, sondern sich namentlich zu dem ὑστερον πρωτερον verleiten ließ, anstatt vom Leben aus und naturgemas zu materiellen Gebilden als seinen Erzeugnissen fortzugehen, haufig vielmehr von diesen, und noch dazu wie sie der Leichnam darbot, als vom Ersten ausgieng und verkehrter Weise das Leben erst davon abzuleiten suchte. Zwar drangten sich dazwischen dogmatische Bestrebungen für Theorie und Systematik auf; allein sie sollten meistens selbst auf dem ihnen fremden Boden der Empirie und der eben bezeichneten Umkehrung gedeihen, was sie natürlich nur entsprechend kümmerlich konnten. Die tiefe, umfassende und lebendige Grundlage aber, welche Paracelsus für die Medicin gelegt hatte, wurde dabei zwar möglichst ignorirt, blieb aber an sich doch das eigentliche Lebensprincip.

2) Empirische Beschaftigungen und Leistungen dieser Periode.

a) In Bezug auf Anatomie und Physiologie. Nachdem bereits im Anfang des 14ten Jahrhunderts, namentlich durch Mondini, ein selbstständiges Studium der Anatomie wieder eingeleitet war, verscheuchten im 16ten Jahrhundert besonders Andr. Vesal und Gabr. Fallopia den unbedingten Auctoritätsglauben für die Anatomie der Alten vollends und wurden nunmehr bald in den meisten Zweigen derselben bedeutende Entdeckungen und Fortschritte gemacht. Besonders fruchtbar aber wurde die vervollständigte Kenntniß des Gefäßsystems überhaupt und der Venen- und Herzklappen insbesondere. Die nächste Hauptfrucht hievon war die Entdeckung des großen Blutkreislaufes durch Harvey († 1657), welche die ganze Physiologie vielfach umgestalten mußte.

Uebrigens aber wurde eben der ärztliche Sinn durch die reichen anatomischen Berichtigungen und Entdeckungen in großem Maaße auf die Anatomie hingelenkt und wurde diese allmälig mehr und mehr im nicht ganz richtigen und günstigen Verhältnisse — Ausgangspunkt und Fundament der ärztlichen Bildung, weßhalb denn auch später ein eigenes Einlenken und eine andere Gestaltung dieses Verhältnisses sich ereignen mußte.

b) Nicht geringe Beschäftigung gewährten der ärztlichen Empirie ferner neuere und erst mehr und mehr in Gebrauch kommende Lebensmittel, wie die orientalischen Gewürze, Brandwein, Chocolade, Limonade, Gefrornes, Kaffe, Thee, Taback, Kartoffeln ꝛc.

c) Noch weit mehr aber gilt dieß von neuen oder sonst erst näher erörterten Krankheiten, wie von der Syphilis und ihren Complicationen, von, während des 16. Jahrhunderts besonders häufigen pestartigen, typhösen Epidemien, der Kriebelkrankheit, epidemischen Lungenentzündungen, der Rhachitis, brandigen Bräune, dem Scharlach, Croup, Friesel, Cretinismus, dem Einflusse verschiedener Klimate auf Gesundheit und Krankheiten in Folge sehr vermehrten und erweiterten Reisens und entfernter Colonisirungen u. s. w.

d) Dazu kommen neue Arzneimittel, wie Guajakholz, die innerliche Anwendung von Quecksilber und den Antimonialien, die Arnica, Serpentaria, Chinarinde, der Wasserschierling, die Krähenaugen und einige andere Narcotica, die Ipecacuanha, Asa foetida, Valeriana officinalis, weitere Erörterungen über Wirkung und Anwendung des Opiums und dgl.

e) Deßgleichen beschäftigten die Chirurgie, welche bereits um die Mitte des 14. Jahrhunderts eine Art Reformation erfahren hatte, nach Erfindung des Schießpulvers und Anwendung des Feuergewehrs im Kriege die Schießwunden, die in Folge syphilitischer Uebel in Anwendung gebrachten Bougies, die Bestrebungen für lebendigen Ersatz verlorner Theile, besonders des Gesichts (Rhinoplastik ɩc.), sowie namentlich auch Vervollkommnungen des Blasensteinschnitts. Auch die Augerheilkunde bekam bereits im letzten Viertel des 16. Jahrhunderts den ersten Anstoß zu späterer relativ selbstständiger Ausbildung.

f) Für die Geburtshülfe war namentlich der zu Anfang des 16. Jahrhunderts zuerst an Lebendigen gemachte Kaiserschnitt von nicht geringer Bedeutung.

g) Krone und edelste Frucht dieser empirischen Bestrebungen bildet aber unmittelbarer für die Medicin als solche die Wiederbelebung der, auf verschiedene Weise zum Theil namentlich auch durch das unter a bezeichnete Verhaltniß der Anatomie — nur zu sehr und zu lange zurückgedrangten, Hippokratischen allein wahrhaft praktischen Beobachtung nicht blos der einzelnen Krankheiten und namentlich der eigentlichen Geschichte der einzelnen Krankheitsfalle, sondern vollends der epidemischen Verhaltnisse. In dieser Hinsicht erweiterte sich aber nunmehr der Blick über die von Hippokrates und fruheren Beobachtern mehr nur beachtete constitutio epidemica annua zu der nun gewisser Maßen erst endeckten constitutio epidemica stationaria und ihren Veranderungen und Wechseln. Repräsentant ist hierbei vorzüglich Sydenham († 1689), das würdigste Haupt der (bessern) praktischen Empiriker dieser, wenn nicht der ganzen neueren Zeit. Durch ihn kam auch die Hippokratische Grundansicht des Krankheitsprocesses als eines Heilbestrebens der Natur gegen eine Krankheitsmaterie, namentlich specifische Veränderungen in den Saften, wieder mehr zum Bewußtsein und zur Beachtung. In dem Bekenntnisse Sydenham's, daß das arztliche Wissen mehr nur die Schale seines Gegenstands berühre, nicht aber bereits auf den Kern eingedrungen sey, sprach sich, gegenuber dem blos eingebildeten Wissen, das so heilsame Wissen des Nichtwissens aus.

Dasselbe fand seine Anwendung namentlich auch in Bezug auf die erst recht in's Auge gefaßten größten epidemischen Verhältnisse, sofern Sydenham namentlich auch von ihnen er- und bekannte, daß man ihren wahren Grund nicht kenne, daß sie aber gewiß nicht in Eigenschaften der atmosphärischen Luft, wie Warme und Kalte, Trockne und Feuchtigkeit und dgl. begründet seien; daß er den eigentlichen Grund nur in Veränderungen der „Eingeweide der Erde" vermuthete, geschah in Folge theils des, bei Erklärung von Gesundheit, Krankheit und Heilung, noch zu sehr nur auf die Außenwelt (den Mikrokosmos) gerichteten, theils des noch zu engen und auf das Natürliche und Physische vereinseitigten Blickes, der sich in dieser Beziehung auch in der neuesten Zeit gehörig in die selbstständige mikrokosmische Innenwelt des menschlichen Organismus zu richten und vollends auch auf die Menschheitsgeschichte zu erweitern und zu beziehen, kaum angefangen hat. Zugleich liegt in solchem Wissen des Nichtwissens ein Sporn für die Empirie, über sich selbst hinauszugehen und auch noch höhere Elemente der Wissenschaft anzuerkennen, dergleichen sich denn auch in diesem Zeitraume neben der empirischen Richtung geltend zu machen suchten.

3) Diese dogmatischen Bestrebungen finden sich aber vor Allem

a) in den Forschungen und Lehren van Helmont's († 1644) gegeben. Er fordert tiefere Begründung, höheren Sinn und umfassenderen Geist der Heilkunde, als diese meistens gefunden würden, findet auch die Reformation des Paracelsus noch nicht hinreichend und will selber reformiren. Feiner und gelehrter als Paracelsus, kaum ebenso umfassend, jedenfalls nicht so urkräftig, hob er größtentheils nur die Grundgedanken und Hauptforderungen des Paracelsus, durch theilweise Abstreifung ihrer früheren Form und zeitgemäsere Darstellung, sowie theilweise Berichtigung mehr oder weniger modificirt, ein Jahrhundert später von Neuem stärker hervor.

Auch er fordert christlichen Sinn und Geist in ärztlicher Forschung und Ausübung (turpe est Christianis, sequi Ethnicos contra veritatem Evangelicam). Das Geschaffene sei richtig nicht zu erkennen und zu behandeln ohne Rücksicht auf Gott, den Schöpfer, und sein fortwährendes Einwirken.

Auch er will Alles vorzugsweise von innen heraus, aus seinem Lebensgrunde begriffen wissen. Jedes Besondere habe sein eigenes Leben (archeus). Auch er fordert, daß der Mensch von der Heilkunde vollständig und namentlich auch seinem eigentlichst Menschlichen nach erkannt werde. Derselbe unterscheide sich aber wesentlich von allem Anderen durch seinen unsterblichen Geist (mens), der göttlicher Natur sei und den Menschen als Ebenbild Gottes charakterisire. Seine anima sensitiva sei davon wohl zu unterscheiden und der Mensch ohne Erkenntniß Gottes so wenig richtig zu erkennen und zu behandeln, als überhaupt Ab- oder Nachbildliches ohne Rücksicht auf sein Ur- und Vorbildliches.

Außerdem ist der Mensch auch dem van Helmont Mikrokosmos.

Ein besonders vortheilhafter Charakterzug seiner, wie aller besseren Medicin, ist besonderes Streben für directe Erhaltung und Verbesserung der Gesundheit und Verlängerung des Lebens.

Die ursprünglichste Entstehung von Kranksein überhaupt knüpft er mit Recht an die Sünde. Außerdem soll im Einzelnen die Entstehung von Krankheiten hauptsächlich mit der Verdauung, Assimilation und Ausscheidung zusammenhangen. Unvollkommene Verdauung und Assimilation tilge nämlich die fremden Keime von in den Organismus Aufgenommenem nicht hinreichend, als daß sich solche nicht zum Theil in ihrer Art in demselben von Neuem entwickeln und so Parasiten und Mißgeburten im menschlichen Organismus gewähren sollten, als welche die Krankheiten zu betrachten seien. Aehnliches geschehe in Folge unvollkommener Ausscheidung aus dem Organismus. Und zu alle dem trügen besonders viel unordentliche Begierden, Leidenschaften ꝛc. der anima sensitiva bei, die ihren Sitz im Magen haben, mit dem die Milz, die jenem als Ferment diene und Sitz des archeus sei, einen herrschenden Duumvirat im Organismus bilde. In der Verdauung und Assimilation werden den sechs Schöpfungstagen entsprechende Stufen unterschieden.

Aehnlich giengen insbesondere die psychischen Krankheiten, die vorzugsweise Sache nur der anima sensitiva, nicht des mens, seien, aus exotischen Phantasieen (fremden, parasitischen, psychischen Keimen) hervor.

Van Helmont schlug die Heilkraft der Natur hoch an, unterschied aber dennoch Fälle, wo sie mächtiger und erfolgreicher sei und wo der Arzt mit seinen Heilveranstaltungen nur Diener der Natur sei, von solchen, wo er bei größerem Mangel jener mehr Herr und Meister zu seyn habe.

Seine pharmaceutischen Ansichten über rechtzeitige Einsammlung verschiedener Theile von Arzneipflanzen, den Zweck und das rechte Maas der künstlichen Zubereitung von natürlichen Arzneisubstanzen u. dgl. bieten ebenso, wie seine Rücksichten auf das psychische Leben in der Diätetik und Therapie, manches Beherzigenswerthe dar.

Allein der gesammte Zeitgeist neigte mehr dem vereinzelten Niedrigeren und Aeußerlichen zu und so machten denn

b) die, der Humoraltheorie der dogmatischen Schule des Alterthums wesentlich entsprechenden und eine Seite der Paracelsischen Medicin vereinzelt herausgreifenden, in eine niedrigere Sphäre herabziehenden und grob veräußerlichenden — chemiatrischen Ansichten des Franz de le Boe Sylvius († 1672) und seiner Anhänger mehr Eindruck auf die Aerzte. Ihnen zufolge wird Leben mit Gährung identificirt. So wird die Verdauung als Gährung gefaßt, bei welcher der chemische Gegensatz des angeblich sauren Mund- und Bauchspeichels und der vermeintlich alkalischen Galle die Hauptsache seyn soll. So soll das Blut durch Aufbrausen der Galle mit der Lymphe entstehen. Erstere, mit dem Blute zum Herzen gelangt, soll auch in diesem die Lebensgährung bewirken, von der die Blutbewegung abhänge. Im Gehirne geschehe die Destillation der Lebensgeister u. s. w.

Alle Krankheiten sollen auf Schärfe beruhen, besonders auf saurer, zum Theil auch auf alkalischer. Und demgemäs besteht denn auch die Heilung lediglich in Absorption, Ausführung und chemischer Neutralisation solcher Schärfe.

Merkwürdig genug meinte man die Wahrheit solcher Fictionen am Krankenbette und durch Leichenöffnungen darthun zu können.

Mit zunehmender Reife der eigentlichen Chemie wurde zwar solche mißbräuchliche Anwendung derselben auf den menschlichen Organismus mehr und mehr erkannt und verklarte sich später diese grobe Chemiatrie in ihr höheres und besseres Analogon der Humoralmedicin; deren Fortbildung aber, als besonderen Elements der gesammten Medicin, mit besonderer Beziehung auf die Flüssigkeiten des Organismus, erst in der neuesten Zeit wieder aufgenommen wurde, indeß sich vorerst noch ein niedrigerer und äußerlicherer, doch innerhalb seiner Grenzen ebenfalls berechtigter, Standpunkt, nämlich der mechanische, geltend macht

c) in der Jatromechanik oder Jatromathematik, diesem durch Sanctorius († 1636) eingeleiteten und vorzüglich durch Joh. Alphons Borelli († 1679) ausgebildeten Gegenstücke der alten methodischen Schule. Ihr zufolge sollten nicht blos die Bewegungen der festen Theile nach den Gesetzen des Hebels und ähnlichen mechanischen Prämissen, sondern auch alle gesunden und krankhaften Zustände, sowie die Heilung aus Druck, Stoß, Poren, Winkeln, Enge und Weite und aus den Gestalten selbst der Atome erklärt werden. Den Schlußstein ihrer Ausbildung erhielt die Jatromechanik durch die Hypothese des Ant. Pacchioni († 1726), daß die harte Hirnhaut durch die Muskelfasern, mit welchen sie versehen sei, ähnlich bewegend auf Hirn und Nervensystem und insbesondere auf die Lebensgeister wirke, wie das Herz auf die Gefäße und das Blut.

Diese Schule sprach sich aber ihr eigenes Urtheil vorzüglich dadurch, daß sie die ärztliche Praxis auf solche Theorie nicht gründen zu können bekannte, so aber freilich auch zwischen Theorie und Praxis eine unnatürliche Kluft befestigte.

Die Jatromechanik verklärte sich bald zur (dynamischen) Solidarmedicin, wie wir sie demnächst kennen lernen werden.

d) Auf das weniger erkannte als vorausgesetzte Flüchtige des Organismus überhaupt und besonders des Gehirns und Nervensystems wurden zwar nicht ganz ebenso einseitige Theorieen der ganzen Medicin gegründet, wie auf das Flüssige die Chemiatrie und auf das Feste die Jatromechanik; allein man kann wenigstens insofern von einer Pneumatiatrie, dem Analogon der pneumatischen Schule des Alterthums, auch der neueren Zeit sprechen, als ein **Spiritus vitalis, Aether vitalis, Gas** und **Blas humanum, Lux vitalis, Spiritus animales**, Lebensgeister rc. bei van Helmont, den Chemiatrikern und Jatromechanikern, sowie noch spaterhin neben anderen Ansichten eine bedeutende Rolle in der Heilkunde spielten. Nach gemeinsamem Dafürhalten im Gehirne bereitet oder wenigstens vorzugsweise wirksam sollten diese **Spiritus** von jenem aus sich durch das übrige Nervensystem erstrecken und theils centrifugal, theils centripetal wirksam Empfindung und Bewegung vermitteln, Leib und Seele verknüpfen und mancherlei Wechselwirkungen derselben, sowie psychische Functionen ermöglichen, und wurden sie auch in der Pathologie und Therapie manchfaltig in Anspruch genommen. **Seculo XVII. exeunte**, sagt Haller, **celebre nomen fuit aetheris, cui invisibili, neque experimentis subjecto, elemento solebant fere ea omnia tribuere, quorum causam ignorabant.** Die Lebensgeister bilden bei mancherlei Unstattstaftem der Lehre, ein beachtenswerthes Bindemittel zwischen außerdem getrennten Einseitigkeiten und gewahren eine später nicht genug gewürdigte höhere Anknüpfung. (Vergl. meine Schrift: die alte Lehre von den Lebensgeistern rc. Berl. u. Leipz. 1824.)

IV.

Die Geschichte der Medicin im Ablaufe des 17ten und während des 18ten Jahrhunderts.

1) Der Geist dieser Zeit im Allgemeinen.

Die Lossagung von dem Objektiv-Gegebenen und Positiven, vor Allem von der göttlichen Offenbarung überhaupt und dem Christenthume insbesondere, folgerecht aber auch vom Positiven in Staat, Sitte und Recht, sowie dagegen das Wachsthum egoistischer, eitler und kecker Subjektivitat nahmen schnellen Schrittes zu. Der geistige, religiös-sittliche Charakter des Menschen wurde mehr und mehr ignorirt, mißkannt und verdunkelt. Alle hohere, speculative Erkenntniß auch in jeder anderen Beziehung mehr und mehr versaumt, bezweifelt und geleugnet, so Sinn und Gesinnung in eine niedrige Einseitigkeit und Zersplitterung herabgezogen und mit all dem eine furchtbare Revolution nicht blos der politischen, sondern mehr oder weniger aller Verhältnisse bedingt.

Zwar waren die hauptsächlich durch Leibnitz († 1716) repräsentirten Anfänge deutscher Philosophie eines besseren Geistes, tieferer und umfassenderer Art, allein in der einmal eingeschlagenen, vorzüglich von England und Frankreich ausgehenden, Richtung der Zeit gediehen sie nicht hinreichend. Vielmehr wurden sie in Deutschland selbst, namentlich durch Wolf († 1754) mehr vereinseitigt, entleert und verflacht, als kraftig und fruchtbar entwickelt. Uebrigens herrschten noch immer englische und französische mehr sogenannte als wirkliche Philosophen vor, sowie denn überhaupt das 18te Jahrhundert sich zwar selbst vorzugsweise das philosophische nannte, aber auch nur der Philosophie als solcher selbst, geschweige denn Anderem, mehr Schade und Nachtheil brachte, als das Gegentheil.

So war Hume's († 1776) Hauptgeschäft, alle objektivgewisse Erkenntniß zweifelhaft zu machen und zu leugnen, am meisten in Bezug auf Gott und göttliches Wirken, Unsterblichkeit des menschlichen Geistes u. dergl. — alle Metaphysik zu leugnen und gut und bös mit Glückseligkeit und Elend zu identificiren.

So kampften Voltaire († 1778) und Rousseau († 1778), wie verschieden sie auch sonst waren, doch gemeinschaftlich und nur zu siegreich gegen alles Positive und unter der Firma von kirchlichem Despotismus nur zu folgenreich gegen die Religion selbst, und setzte insbesondere der Erstere an die Stelle von tieferem Ernst und höherer Würde wissenschaftlicher Bestrebungen — leichtfertigen und boshaften Witz und den gemeinen Menschenverstand.

So waren Condillac († 1780), Bonnet († 1793) und de la Mettrie († 1751) gleich emsig und erfolgreich bemüht, alles geistige Leben auf Sensation, Schwingungen von Nervenfiebern, Materialismus und Mechanismus zu reduciren oder zu leugnen und so nicht blos den Menschen, sondern selbst das Thier, weit unter seinen wahren Rang herabzusetzen. Und so vollendete das „System der Natur“ einen strengen Dogmatismus des Determinismus (der Unfreiheit), des Materialismus und Atheismus.

Unter solchem epidemischen Einflusse litten selbst große und bessere Geister, geschweige denn Ansicht und Gesinnung der Massen, auch in Deutschland mehr oder weniger. Und obwohl es da noch weniger als anderwarts an der besseren Richtung und ihrer Gegenwirkung fehlte, weshalb nur, außer mehr oder weniger betrachtlichen Resten des religiösen Fonds in der Masse des Volks, namentlich an Gellert, Hamann, Claudius und Aehnliche erinnert werden darf, so vermochten sie doch den fürchterlichen Strom des Zeitgeistes nicht zu dämmen. Er mußte ablaufen.

Man mag den Gang der Geschichte der Medicin durch diese Zeit besser finden, als zu erwarten gewesen war; aber er hat Theil genug genommen an diesem geistwidrigen Geiste der Zeit, wie mehr noch aus ihrer späteren als aus ihrer nachsten Gestaltung erhellen wird.

2) G. E. Stahl, Herm. Boerhaave und Friedr. Hoffmann.

Diese drei Repräsentanten der Geschichte der Medicin im Wendepunkte dieser und der vorigen Periode bilden ein merkwürdiges Dreigestirn, ein reiches und lebenskraftiges Mittelglied zwischen einem ersten, dem bisherigen, Entwickelungscyclus der Medicin der neueren Zeit und einem zweiten, ihnen folgenden, dergleichen die alte Medicin zwischen Hippokrates und Galen nur Einen durch zu machen hatte.

a) Stahl's (1660—1734) psychische Theorie und Schule, mehr wesentlich als äußerlich für die Geschichte der Medicin das Analogon dessen, was Leibnitz für die Geschichte der Philosophie ist, bildet mehr einen Gegensatz zu der Getheiltheit und Zerrissenheit, zu der vorherrschenden Aeußerlichkeit und Oberflachlichkeit der bisherigen Entwickelung. Sie wirft von Neuem einen kräftigen Lichtstrahl in das Eine Innere und auf den tieferen Grund der Heilkunde. Zwar fehlt ihr das Umfassende und die mannigfaltige Gliederung Eines großen Ganzen der Ansicht van Helmont's und Paracelsus's; übrigens aber ist sie ungleich nüchterner, bündiger und consequenter durchgearbeitet, als diese. Doch die obwaltende Finsterniß begriff das in sie scheinende Licht nur zum geringeren Theile und wendete sich großentheils bald wieder von ihm ab, sowie denn freilich der Urheber dieser Theorie und Schule selbst sich in ihrem eigentlichsten Principe noch etwas vergriff, indem er den ganzen Einen Lebensgrund der menschlichen Individualitat zu unbedingt mit Seele identificirte, und zu unbedingt mit dem erkannten Falschen der vorgefundenen disjecta membra auch ihr Wahres verwarf.

Jedenfalls aber erkannte er der Hauptsache nach richtig, daß die chemiatrischen Ansichten der Aerzte seiner Zeit nicht ganz richtig sein konnten, weil sonst namentlich die Theile des Körpers, besonders bei den mancherlei, taglich Statt findenden, Genüssen, wie z. B. der Salze, haufiger und vollstandiger in chemische Verderbniß gerathen müßten. Auch ließen sich die, einzelnen Lebensaltern und Temperamenten eigenthümlichen Krankheiten chemisch nicht erklaren. Zudem war er zu guter Chemiker, ja Reformator der Chemie, um nicht die Mangelhaftigkeit der Grundlagen der Chemiatrie zu erkennen, und eines zu guten Blickes für das Leben theilhaftig, um die Chemie überhaupt als den rechten Schlüssel für das organische Leben halten zu können.

Was aber die, zum Theil schon zur mehr dynamischen Solidartheorie potenzirte, Jatromechanik betrifft, so gestand er zwar willig zu, daß Bewegung und ihre mechanischen Verhaltnisse in gesunden, krankhaften und Heil-Vorgangen in Betracht kamen. Allein theils erfolgten auf manche Ursachen, wie namentlich die Leidenschaften, bedeutende Wirkungen so schnell, daß sie nicht wohl ganz durch mechanische Zwischenwirkung von Bewegungen erklärt werden konnten, theils seien Bewegungen jedenfalls nur Erscheinung und Mittel und müße nicht weniger auf ihren tieferen Grund, auf ihr eigentliches Princip, sowie auf ihren Zweck, auf eine Endabsicht, inquirirt werden.

Dennoch glaubte er auch nicht an die Lebensgeister und verschmahte, zu ihnen als einem **Deus ex machina** Zuflucht zu nehmen. Wenn einmal, wie man sich nach und durch Cartesius überzeugt hielt, die Seele etwas vollkommen Immaterielles sei, dieselbe, wie ebenfalls mit Cartesius von Aerzten bereits mehrfach zugestanden wurde, bedeutend und manchfaltig auf den Körper einwirke, es aber gleichwohl schwer begreiflich erscheine, wie etwas Immaterielles auf etwas Materielles solle wirken können, so habe diese Schwierigkeit auch die doch nur hypothetische Annahme der doch auch nicht völlig immateriellen Lebensgeister nicht und sei daher von ihr besser ganz zu abstrahiren.

Statt dessen müsse er den Alten mehr beipflichten, welche das Princip aller Veränderungen im menschlichen Körper „Natur“ genannt hätten: müsse aber auch von ihnen in sofern abweichen, als sie von ihrer Natur zu wenig absichtliche und bestimmten Zwecken gemäße Wirkungen anerkannten. Das fragliche Princip sei die Seele, die, zwar nicht immer klar selbstbewußt und freiwollend, sondern zum Theil nur instinkt- und gewohnheitsmäßig, aber stets auf bestimmte Zwecke ihres Ganzen, und wenigstens in der Regel zweckmäßig, hinwirkende Grund- und Endkraft. Auf diese müsse mehr und wesentlich Rücksicht genommen und dagegen, wie von der Chemie, so auch selbst von der Anatomie (deren Lehrer er ebenso, wie der Chemie, war), nicht zuviel für die Medicin erwartet werden. Sonst werde man nur zu leicht versucht, das Lebendige zu sehr nach dem Todten zu beurtheilen. Wäre damals die Psychiatrie bereits auch nur soweit gediehen gewesen, als sie es jetzt ist, und wäre Stahl selbst auch Psychiater gewesen, so hätte ihn das wohl ebenso vor dem zu weiten Begriffe der Seele und vor der einseitigen Anknüpfung an dieselbe bewahrt, wie namentlich die Chemie vor der Chemiatrie. Dieß hatte aber übrigens auch schon der Begriff des Lebens gekonnt, wie er nicht blos von Paracelsus und van Helmont, sondern (Vergl. unten 3. a) auch von Glisson († 1677), und Leibnitz in seiner Monadologie angedeutet war. Das Leben überhaupt ist seiner Ursprünglichkeit aus Gott zufolge ein sinnvoll und zweckmaßig Strebendes (ἐνορμῶν), gleichviel ob mit oder ohne Bewußtseyn, Willkühr und Freiheit, als physisches, psychisches und geistiges. Und irgend ein Minimum bleibt ihm davon selbst beim äußersten Verlust seiner Ursprunglichkeit, auch in seiner größten Trübung, Verwirrung und Verderbniß.

Jedenfalls ahnete Stahl ganz richtig ein, schon länger eingeleitetes und anwachsendes, falsches Verhaltniß der blosen Hülfswissenschaften der Medicin zu dieser selber. Dasselbe betraf bisher mehr nur die Anatomie, Chemie, Mechanik und Mathematik überhaupt, wozu aber später noch gar Vieles kam und wodurch der eigenthümliche Charakter der Heilkunde nicht wenig nothlitt, indem man auf die blosen Hülfswissenschaften eben so viel oder gar noch mehr Gewicht legte, als auf die Medicin als Hauptwissenschaft, auf diese aber eben dadurch zu wenig.

Die Seele, lehrte nun aber Stahl, bilde sich ursprünglich den ihr und ihren Zwecken angemessenen Körper selbst, erhalte ihn nachher, gebrauche ihn zu mancherlei Verrichtungen und Zwecken und mache ihn durch das Alles erst zum Organismus, der ohnedieß nur Mechanismus seyn und noch dazu schneller Auflösung seiner Substanz unterliegen würde.

Vermittelndes zwischen der Seele und ihrem Körper sei allerdings vorzüglich die Bewegung, in Bezug auf welche aber außer der zur Circulation der Säfte und verschiedenen äußerlichen Verrichtungen auch eine blose Anspannungs- und Erschlaffungsfähigkeit (motus tonico-vitalis) der Theile und Substanzen des Körpers anzuerkennen sei, die eine bedeutende Rolle namentlich auch bei den Ab- und Aussonderungen spiele.

Wie durch die letzteren die Seele Untaugliches und Schädliches aus dem Organismus entferne, so verfolge sie auch bei der Verdauung, Athmung, Ernährung, willkührlichen Bewegung, dem Gebrauche der Sinne u. s. w. bestimmte Zwecke, namentlich das Richtige und Vortheilhafte zu erwirken und zu erhalten, das Gegentheil aber zu verhüten und zu entfernen.

Krankheiten beruhten zwar zunächst auf gestörten Bewegungen, sie bestünden aber nicht sowohl in einer Unordnung, in Leiden, zwecklosem Excesse und dgl. als vielmehr in Gegenwirkungen auf Schädliches mit heilsamer Tendenz. Namentlich zweckten zu starke Bewegungen, welche Congestionen bewirkten, auf Ausleerung zu vielen Blutes oder auf Hebung von Stockungen desselben, besonders im Pfortadersystem, ab. So sei das Fieber das Resultat heilsamer Gegenwirkung des ganzen Organismus; ähnlicher Tendenz seien die Krämpfe, und Entzündung sei höchste spastische Reaction.

Da aber Schädliches öfters zu schwer zu bekämpfen und zu besiegen sei und die Heilbestrebungen der Natur oft durch Mancherlei, namentlich auch durch Leidenschaften, gestört würden, so sei zur Heilung häufig noch weitere ärztliche Hülfe nöthig, die aber wesentlich auf klarer Erkenntniß der Gesundheit und der einzelnen Krankheiten beruhen müsse, immer nur im untergeordneten Dienste der Naturheilkraft zu stehen und am häufigsten auf Ausleerung, übrigens öfter auf Mäßigung als auf Vermehrung der Heilbestrebungen der Seele hinzuwirken habe. Von den Wirkungen vieler Heilmittel sei uns leider noch allzu wenig bekannt.

Es kann nicht entgehen daß Stahl, obwohl er einerseits niedriegere Stufen des Lebens mit der höhern des Seelenlebens identificirte, andrerseits doch das letztere mehr nur in seiner niedrigern Beziehung auf Blut und Blutgefäßsystem in Betracht zog; wogegen wir bald einseitig an Nervensystem und Gehirn für sich werden anknüpfen sehen, obwohl bei im Ganzen oberflächlicherer Haltung. Daß übrigens Stahl in diesem Wendepunkte der Entwickelungsgeschichte der Medicin das tiefste und lebendigste Moment repräsentire und daß er an sich die Hauptperson in diesem Triumvirate sei, wird in demselben Maaße mehr und mehr erkannt werden, als man in Begründung der Medicin auf tüchtiger Biologie, in Beachtung ihrer Beziehungen zum psychischen und geistig-persönlichen Leben des Menschen und in gerechter Würdigung der Heilkraft der Natur fortschreiten wird.

b) Herrm. Boerhaave (1666—1738) als Haupt eines neuen Eklekticismus.

Am meisten neigte er sich zwar der durch die Pacchionische Hypothese (S. 340) vollendeten Jatromechanik zu. Zugleich war er aber auch der bereits einiger Massen zur Humoraltheorie potenzirten Chemiatrie nicht ganz abhold, obwohl der groben Sylvischen Lehre, hielt viel auf die Lebensgeister, war als Praktiker vorzugsweise Hippokratiker und umfaßte auf eine bewunderungswürdige Weise den damaligen Reichthum nicht blos der ärztlichen Empirie, sondern auch der naturhistorischen Hülfswissenschaften der Medicin. Um so mehr fehlte es ihm jedoch verhältnißmäßig an Tiefe, Lebendigkeit und Einheit des Geistes, und wurde von da aus das bereits mehrmals erwähnte nicht ganz richtige Verhältniß der Heilkunde zu ihren Hülfswissenschaften, der Hauptsache nach weit mehr zum Nachtheil als zum Vortheil der ersteren, vollends sehr gefördert. Doch wog bei ihm selbst diesen Nachtheil der Vortheil wieder auf, daß er für die Theorie der Medicin durch Vielseitigkeit und vollends als Praktiker musterhaft war.

Der Entwickelungstrieb der Medicin spannte sich aber in solchem Eklekticismus nur sehr vorübergehend ab und ruhte nur sehr kurze Zeit in ihm aus. Der dritte Mann in diesem merkwürdigen Dreigestirn, das um den Wechsel des 17ten und 18ten Jahrhunderts und in der ersten Hälfte des letzteren in der Geschichte der Medicin culminirte, war kaum zur Hälfte Eklektiker,

c) zur andern Hälfte brach er vorzüglich Bahn zu der dynamischen Solidartheorie und zu dem abstracten Dynamismus in der Medicin, die wir demnächst des Näheren in Betracht ziehen werden. Es ist dieß Fr. Hoffmann (1660—1742).

Die Grundzüge seiner Lehre sind: den festen Gebilden wohnt selbst Bewegungskraft inne (Solidum vivum); sie werden nicht blos durch die Seele, oder durch die Säfte, oder durch die Lebensgeister bewegt. Die letzteren oder der Nervenäther wird selbst mittels der harten Hirnhaut, deren Bewegungen sich bis auf die Gedärme fortpflanzen, bewegt. Aehnlich das Blut durch die Zusammenziehungen und Ausdehnungen des Herzens und der Gefäßfasern. Diese Bewegungen, welche die Säfte überhaupt und das Blut insbesondere allerdings erregend wirken, machen das Leben aus, auf das nicht weiter eingegangen sondern vielmehr lediglich bei Bewegung, dieser blosen Erscheinung und Folge des Lebens, stehen geblieben wird. Zwar ist er dadurch, wie durch anderweitige oberflächliche Einfachheit seiner Ansichten, ein nur allzu beliebtes Vorbild der vielen Aerzte geworden, welche nur leichten Kaufes in Besitz der ärztlichen Wissenschaft und Kunst kommen möchten, und denen Stahl zu tief, zu ernst und zu „mystisch," war, wie Seichtigkeit, Sterilität und Leichtfertigkeit das wesentliche Gegentheil ihres Unwesens gerne bezeichnen. Zugleich aber erhob er sich doch vom mechanischen und chemischen Standpunkte zum dynamischen, ohne jene ganz auszuschließen, sondern sie nur in angemessener untergeordneter Weise zulassend. Zwar wurde dadurch erst nur jener abstracte Dynamismus eingeleitet, der mehr nur das

Schattenbild dessen ist, was man concreten Vitalismus nennen könnte. Allein gar häufig wendet man sich ja der concreten Wahrheit erst zu, nachdem man sich selbst durch den abstracten Schein ad absurdum geführt; es war daher für Viele diese Stufe nicht zu umgehen und stehen leider nur zu Viele noch zu dieser Stunde auf derselben.

Richtige Bewegung giebt übrigens nach Hoffmann Gesundheit, — gestörte Bewegung ist Krankheit. Letztere ist aber entweder zu stark, schnell und angespannt, und das giebt Krampf, auf den bei Weitem die meisten Krankheiten zurückgeführt werden, so daß namentlich auch Fieber, Entzündung, Blutungen, Katarrhe und Diarrhöen nur Formen und Resultate allgemeineren Krampfes seyn sollen, sowie Kopfschmerzen, Darmgicht, Gelbsucht, Melancholie u. s. w. besondere Krampfe, von denen noch die Convulsionen unterschieden werden. Zu schnelle Bewegungen machen auch Schärfen der Safte entstehen, aus welchen weiter Hautkrankheiten, Gicht, Rheumatismus u. s. w. resultiren. Oder die gestorte Bewegung ist zu schwach, langsam und abgespannt = Atonie, auf der alle übrigen Krankheiten, namentlich die chronischen beruhen, zunachst insbesondere haufig Stockung und zum Theil ebenfalls Verderbnisse der Safte und des Bluts, Vollblütigkeit überhaupt und besonders im Pfortadersystem.

Die Arzneien sind theils stärkende, theils besänftigende, theils ausleerende, theils (qualitativ) verandernde. In der Therapie dringt er auf Einhalten des Mittelwegs zwischen Zuwenig- und Zuvielthun des Arztes und auf Diat.

3) Empirische Beschäftigungen und Leistungen dieser Periode.

a) Die Anatomie und die Physiologie wurden in jeder Beziehung mächtig gefördert. Als ihr Reprasentant darf wohl Albr. von Haller (1708 — 1778) gelten. Durch ihn wurde ihr reicher Inhalt nicht blos der Gegenwart, sondern auch der gesammten Vergangenheit, zugleich mit mancher fruchtbaren Andeutung für ihre zukünftige Gestaltung, grossentheils übersichtlich zu einem, wenn auch mehr noch äusserlichen Ganzen zusammengestellt, im Einzelnen kritisch und vergleichend erwogen und durch literarische Nachweisung weiter zugänglich gemacht. Zudem suchte er insbesondere die Irritabilität der Muskelfaser als eine besondere Grundkraft des Organismus an und für sich geltend zu machen und nach ihrem Verhaltnisse zur Sensibilität zu erkennen. Ferner bahnte Haller insofern den Weg wieder zur eigentlichen organischen Auffassung des Organismus, als er, anstatt, wie in der letzten Zeit vor ihm, ihn von irgend einem einzelnen von mehreren co = oder subordinirten Standpunkten, vollends nur vom mechanischen oder chemischen, aus zu betrachten, ihn mehr als Einheit einer Mehrheit, eines Systems, von Kraften (Seele, Sensibilität, Irritabilität und Tonus oder Contractilität) auffaßte.

Leider jedoch fand dabei gerade die tiefste und lebendigste Wesenseinheit, wie sie Paracelsus, van Helmont, Glisson in seinem viel zu wenig gewürdigten Werke de natura substantiae energetica seu de vita naturae etc. und Stahl näher in's Auge gefaßt hatten, oder auch nur die facultas vegetativa Harvey's in seinem Werke de generatione, nicht die gehörige Würdigung; und wurde dagegen jene abstracte Scheidung zwischen Kraften und materiellen Gebilden nach allen Richtungen begründet, die uns noch gegenwartig vielfach an einer concreter lebendigen Auffassung hindert.

Uebrigens aber wurde durch die Bemühungen Haller's u. A. um die Physiologie der ganzen Medicin um so mehr eine reellere Basis bereitet und gesichert, als auch die pathalogische Anatomie, zu der im 17. Jahrhunderte eigentlich erst der Grund gelegt wurde, machtige Förderung im 18. Jahrh. erfuhr, in welcher Beziehung nur namentlich an Morgagni († 1771) erinnert werden mag.

Nur daß in Ermangelung des rechten Ausgangspunktes von der Wesenheit des Lebens, wornach von der allgemeinen Biologie zur Anthropologie als der Lehre vom menschlichen Leben uberhaupt, specieller sodann zum physischen, psychischen, pneumatischen &c. Leben des Menschen — mittels einer geeigneten Entwickelungsgeschichte — erst zur anatomisch = physiologischen Betrachtung der grob materiellen Organisation fortgeschritten werden sollte, — noch immer zu sehr von der anatomischen Betrachtung der letzteren ausgegangen wurde. Doch ist bei Haller bereits vielfach ein Bestreben nach Umkehrung dieses Verhaltnisses bemerklich, wobei es jedoch vorerst mehr nur zu einer Construction der Physiologie theils aus Kraften theils aus anatomischen Kenntnissen kommt.

b) Die Pathologie war zum Theil noch immer mit den bereits oben bezeichneten neueren oder erst einer genaueren Erforschung unterworfenen Krankheiten beschäftigt. Zudem war das ganze 18. Jahrhundert, nicht ohne Zusammenhang mit dem ganzen, dem wesentlichen nach nicht eben sehr vortheilhaften, Entwickelungs-Gange und Stande, ziemlich reich an Krankheiten. Die allmälige Zurückziehung der Pest von Westen nach Osten und ihre fortschreitende Auflösung für den größten Theil Europa's hatte fortwahrend namentlich Typhusformen zur Folge. In der neuen Welt that sich dafür das gelbe Fieber mehr und mehr hervor und erstreckte sich bisweilen ostwarts auch auf europaische Seehafen oder schlug in Europa wenigstens in Gallenfiebern und Ruhren eine verwandte Seite an. Ueberhaupt gewahrte der Unterleib eine reiche Quelle von Krankheitsformen, wie gastrische, biliose, pituitöse, Würmer, Hamorrhoiden, Gicht, Hypochondrie, Hysterie, chron. Hautausschlage, Wechselfieber 2c. Deßgleichen kamen Herzkrankheiten haufiger und zum Theil neu vor, wie namentlich die Brustbraune. Ebenso lebensmagnetische Zustande und psychische Krankheiten. Auch machte endlich die Kuhpockenimpfung gegen die Menschenblattern nicht wenig zu thun.

c) Damit fanden natürlich auch Therapie und Heilmittellehre Beschaftigung genug. Namentlich auch im Zusammenhang mit den haufigen Unterleibsleiden durch die Kampfische Behandlungsart der wirklichen oder angeblichen Verstopfungen und Infarcten durch Visceralclystire, sowie durch neue in die materia medica aufgenommene Mittel. So fieng man erst an Quecksilbersublimat innerlich anzuwenden. Deßgleichen spater Phosphor, Zinkblumen, Wismuthkalk. So kamen ferner erst in Anwendung Cajeputol, Senegawurzel, Quassia, Kupfersalmiak, Belladonna, Kirschlorbeerwasser, Digitalis, Helminthochorton u. s. w.

d) Auch die Chirurgie und Geburtshülfe erfuhren bedeutende Umgestaltung und Förderung. Erstere zunachst besonders durch Heister; letztere durch Aufkommen der Geburtszange (Palfyn).

e) Nicht weniger bedeutend gewann die Staatsarzneikunde, in der sich um die Mitte des 18. Jahrh. namentlich die beiden Hauptzweige der gerichtlichen Medicin und medicinischen Polizei bestimmter zu scheiden und einzeln reicher entwickelt zu werden anfiengen.

4) Dogmatische Bestrebungen.

a) Die Humoraltheorie des Christoph Andr. Hofmann (1721 — 1807) suchte die Krankheiten vorzugsweise aus primären Safteverderbnissen abzuleiten. Namentlich aus Saure und noch viel öfter aus faulichter Verderbniß, die selbst durch mangelhafte Ausscheidung, besonders durch die Lungen, bedingt seyn und weiter die reizbaren festen Theile abnorm afficiren sollte.

Doch war man im Ganzen uberwiegend den festen Theilen zugeneigt, und so gewann eine Weile bei Weitem den größten Einfluß:

b) Will. Cullen's (1709—1790) Solidar- und insbesondere Nerventheorie. Ihr zufolge dreht sich fast Alles um Spannkraft des Hirns und der Nerven und um die Elasticitat des Nervenfluidums. Auf Schwache oder Atonie der ersteren, auf welche nun aber die heilenden Kräfte des Organismus reagirten, sollen namentlich die Fieber beruhen. So zwar, daß, wenn die Reaktion kraftig erfolgt, Synocha, wenn sie schwach erfolgt Typhus, und wenn sie gemischter Art, obwohl vorherrschend schwach ist, Synochus zu Stande kommt. Nach specieller Theilnahme einzelner Organe namentlich am Typhus oder durch Hinzugesellung von Neigung zur Faulniß bildeten sich Unterarten des Fiebers. Krampf sei immer Resultat verletzter Energie des Gehirns. Entzundung beruhe auf Gefaßreizung durch Krampf in den kleinsten Arterien und dadurch bewirktem zu starken Blutzufluß. Gicht auf Atonie des Magens, gegen welche periodische Reactionen und durch diese Congestion nach den Gelenken Statt finde. Die psychischen Krankheiten haben ihren Grund theils in zu großer Spannung, theils in Erschlaffung des Gehirns u. s. w.

Genug zur Bezeichnung der großen Dürftigkeit und Oberflächlichkeit des wissenschaftlichen Geistes in der Medicin!

V.

Die Geschichte der Medicin vom Ende des 18ten Jahrhunderts bis zur Gegenwart.

1) Wendepunkt und Fortgang der Bildung überhaupt und der Philosophie insbesondere während dieser Zeit.

Gegen Ende des 18ten Jahrhunderts erreichte die von der Objectivität göttlicher Offenbarung namentlich im Christenthum absehende und selbst gegen dieselbe ankampfende, sich auch übrigens vom Göttlichen und Geistigen ab- und einseitig dem Weltlichen und Natürlichen zuwendende und selbst dabei uberwiegend einer niedrigeren und außerlicheren Empirie huldigende Richtung ein relativ Aeußerstes. Ein solches ist namentlich auch in der französischen Revolution und den ihr analogen Nachwirkungen zu erblicken. Dieß waren Früchte, aus denen man den Baum erkennen konnte, der sie trug. Daß solche von Anfang an und noch bis zu dieser Stunde vorzugsweise in Landern zur Reife kommen, in denen die alle menschliche Bildung wieder auf das lautere Wort Gottes, auf die in ihm gegebene Offenbarung und eine lebendige Verinnerlichung des menschlichen Geistes für sich und nach seinem Verhaltnisse zu Gott und gottlicher Ordnung zuruckfuhrende Reformation am meisten bekampft und unterdrückt wurde, war und ist vorzüglich geeignet, die Augen über den wahren Zusammenhang und Hergang zu öffnen. Die um ein Jahrhundert früheren revolutionaren Vorgänge in der englischen Geschichte widersprechen dem nicht. Auch sie hangen mit abnlichem Bildungs-Gange und Stande überhaupt (vergl. S. 333) und mit Conflicten zwischen dem romisch-papistischen Katholicismus und zwischen dem Protestantismus zusammen, der freilich zum Theil von seinen eigenen Angehörigen verkannt und mißhandelt wurde. Gleichwohl fand eine Umkehr aus der Sonnenferne, in die man gerathen war, nur sehr allmählig Statt, und noch langsamer gieng es großen Theils mit dem Bewußtwerden darum her.

Unverkennbar aber ereignete sich das Wiedereinlenken und die Umkehr am fruhesten und entschiedensten in Deutschland, wo die Reformation vorzüglich Wurzel geschlagen hatte und trotz heftiger Bekampfung doch noch am besten gediehen oder mindestens am wenigsten beeinträchtigt und unterdrückt worden war. Allein die Umkehr und die ersten Schritte in anderer Richtung, als der bisherigen, konnten freilich selbst nur auf dem alten Grund und Boden geschehen. Demnach holten da, bevor es noch zum Aeußersten kam, Geister, wie Lessing, Winkelmann, Herder, Gothe, Hamann, Jean Paul u. A. bereits wieder tiefer und lebendiger aus und knüpften wieder hoher an. Kant suchte doch bereits wieder über die blose Empirie zu tanſſcendiren, schritt von dem Standpunkte des empirischen Materialismus auf den entgegengesetzten eines abstracten Dynamismus hinuber, und wieß selbst auf den Primat der practischen Vernunft vor der theoretischen, des Sittengesetzes und der Freiheit, hin. Jakobi ahnete selbst dabei noch Mißliches genug, das in seinen Consequenzen auf Fatalismus und Atheismus hinauslaufe, und fand wahre Wissenschaft nur durch Ausgehen vom personlichen Gott und vom Glauben an ein unmittelbar gewisses Wissen aus der ersten Hand möglich, ohne damit jedoch selbst in's Reine zu kommen. Fichte trieb das alte Extrem der niedrigen realistischen Empirie wenigstens zum Umschlagen in das entgegengesetzte eines subjectiven Idealismus und lenkte den an die Natur vereinseitigten Blick mehr auf das Gebiet des Geistes und der Sittlichkeit. Schelling faßte zwar demnachst gerade die Natur wieder vorzugsweise in's Auge, aber zugleich unter einem idealeren Gesichtspunkte; durch seine absolute Identitat des Realen und Idealen, nach welchen der Einen ganzen Philosophie zwei Haupt-Richtungen oder Seiten zukamen, nämlich Natur- und Transſcendental-Philosophie, hob er zugleich den Cartesischen abstracten Dualismus (S. 333), sowie die ältere realistische und die neuere idealistische Einseitigkeit auf und schritt endlich insbesondere von dem abstrakt dynamischen Standpunkte, der sich im Ganzen der bisherigen Wendung, gegenüber dem emftisch-materialistischen Auslaufe der älteren Richtung, vorherrschend geltend gemacht hatte, zu einem concreter-lebendigen fort. In solcher Naturbetrachtung lag für die neuere und neueste Zeit auch der große Segen, daß sie die einseitig subjective und rationalistisch-dialectische Richtung beschränkte und zu mehr objectivem Halten an Positives bestimmte. Zwar betrat Schelling mit seiner absoluten Identität wesentlich wieder den von Spinoza eingenommenen Stand- und Ausgangspunkt (S. 333); allein indeß er später eine weitere Ausführung der Naturphilosophie von diesem Standpunkte aus Anderen überließ, wie namentlich Oken, wendete er sich selbst nicht blos der auf diesem falsch-pantheistischen Standpunkte beruhenden Transscendental-Philosophie zu, sondern überließ eine eigenthümliche Ausbildung vorzugsweise auch dieser namentlich Hegeln, und versuchte beide Seiten der Philosophie unter den Gesichtspunkt der historisch-objectiven Offenbarung im Christenthume zu bringen.

Während dieses mehr von den Köpfen ausgehenden Wendepunktes und Processes ereignete sich andererseits Entsprechendes auch in den Herzen. Auch in diesen giengen christlich-religöse Regungen, denen man sich so sehr entschlagen hatte, von Neuem auf und gewannen kräftigen Fortgang. Die eine geraume Zeit über Europa geschwungene Geißel des Krieges trug dazu nicht wenig bei. Das Beste that und thut dabei die Sonne, der man sich wieder mehr entgegen bewegt. Wohl sind unter ihrem Einflusse auch Früchte alten Unkrauts erst in der letzten Zeit vollends reif geworden und ist hie und da übersehen worden, daß sich's nicht um Rückkehr in irgend eine alte, sondern um Einkehr in eine neue bessere Zeit handle. Allein dergleichen wird den Proceß des besseren Entwickelungstriebes nicht gänzlich aufhalten oder gar verkehren, der dem wieder inniger und lebendiger eingegangenen Ur- und Grundverhältnisse der Menschheit mit Gott (religio) entstammt und durch den sich aus der Vereinigung der besseren Elemente der Gegenwart mit den edleren Kräften und Früchten einer glücklicheren Vergangenheit unaufhaltsam eine schönere Zukunft gestalten wird.

Eine Bürgschaft dafür liegt namentlich auch darin, daß die Richtung auf das Geistige, Persönliche, auf Freiheit und Sittlichkeit mehr und mehr wieder erstarkt und sich zugleich mit dem wahren Gewinne der Richtung auf die Natur befreundet, in einer wohlgedeihenden historisch-objectiven Haltung und in der immer weniger zu verkennenden Befreundung des Wissens mit dem Glauben, der Philosophie als menschlichen Wissens und Forschens überhaupt mit der göttlichen Offenbarung. Gegenbestrebungen werden am Ende und im Ganzen mehr zur Förderung als Hemmung dienen und die einzelnen Wissenschaften, so denn auch die Medicin insbesondere, in ihrer Weise dem besseren Zuge zu folgen nicht umhin können, wovon sich bereits vorhandene Zeichen bald etwas naher werden aufweisen lassen.

Vorerst konnte sich jedoch natürlich auch in der Medicin ein Einlenken von der alten in eine neue Richtung nur im Zusammenhang mit ersterer, wie sie sich zuletzt manifestirt hatte, ereignen. Dieß geschah

2) in dem Brownischen Systeme.

Dasselbe stellt, den bisher vorherrschenden Subjectivismus auf die Spitze treibend, aber eben damit sich auch von der ganzen bisherigen Geschichte der Medicin losreißend und sich ihr entgegenstellend, recht eigentlich eine Revolution auf diesem Gebiete dar, ein specielles Gegenstuck gegen die die demnachst ausbrechende allgemeinere französische Revolution. Als Fortsetzung und Erschöpfung der bisherigen Zeitrichtung bezeichnet es insofern einen Fortschritt der Entwickelung, daß es von der zwar concreteren, aber auch möglichst oberflachlichen Betrachtung des Gegenstandes der Heilkunde überhaupt und des menschlichen Organismus insbesondere vollends theils mehr nur das negative Verhaltniß der außersten Peripherie des letzteren zur Außenwelt beachtete, theils selbst dabei von der concreten Wirklichkeit, an der doch der niedrige Empirismus noch gehalten hatte, vollends auf das Gebiet bloser Abstraction hinuberschritt. So drehte sich nun Alles in dieser Lehre um das blose **Abstractum** der Erregbarkeit des Organismus durch äußere Einflüsse, die allen Theilen und Substanzen derselben zugesprochen wurden, ohne weitere

Unterscheidung ihrer Besonderheiten und qualitativer Unterschiede nöthig zu finden, und deren eigene Natur sowohl, als die Art ihrer Affection man weder näher kenne, noch zu kennen brauche. Die innere Eigenthümlichkeit und Selbstständigkeit des organischen Lebens wurde, wo nicht geleugnet, so doch großentheils ignorirt, und mit bloser Reizempfänglichkeit und Bestimmbarkeit für und durch die Außenwelt, die dabei ebenfalls nur als ein Aggregat von Reizen betrachtet wurde, verwechselt, das Leben mehr nur als ein von außen erzwungener Zustand angesehen, auf die besonderen Beziehungen, Stufen und Formen des Organismus fast gar nicht eingegangen, und anstatt seiner eigenen eingebornen Gesetzlichkeit, Zeitordnung u. s. w. mehr nur Willkühr und Zufall von außen statuirt. Andererseits brachte aber dieses System dennoch ein Einlenken von dem empirisch oberflächlichen und vereinzelten Haften an der materiellen Erscheinung des Organismus und der Außendinge zu ihrem Einen tieferen Lebens-Grunde und Principe mit sich, nur daß dasselbe unter dem abstract-dynamischen Gesichtspunkte betrachtet und selbst so erst wieder mehr nur an seiner äußersten Peripherie und in Bezug auf den menschlichen Organismus nur nach seinem negativen Verhaltnisse zur Außenwelt berührt wurde.

Gleichmaas zwischen der Erregung von außen durch äußere Reize und zwischen der Erregbarkeit des Organismus habe, wurde demnach gelehrt, vollkommene Gesundheit zur Folge. Mit zunehmendem Alter nehme die Erregbarkeit ab und die Macht der äußeren Reize zur Constituirung dieses Scheinlebens zu, bis ein Minimum jener und ein Maximum dieser den Tod bedinge.

Die Krankheiten seien theils allgemeine, theils örtliche. Die meisten seien allgemeine und beständen entweder in übermäßiger Erregung (Hypersthenie) oder in zu geringer (Asthenie). Unter ihnen seien wiederum die der letzteren Art die häufigsten. Doch sei dabei noch zwischen directer Asthenie, aus Mangel an Reizen oder unmittelbar schwachenden Einflüssen, und indirecter, auf Hypersthenie folgender, zu unterscheiden. Zu erkennen seien die allgemeinen Krankheiten mehr aus den sie bedingenden Einflüssen, als aus den Symptomen. Zu ihrer Erkenntniß seien dem Arzte nicht so viele Kenntnisse nöthig, als man meistens geglaubt habe, namentlich auch nicht so viel Anatomie.

Hiermit tritt eine entschiedene, ja revolutionär übertriebene, durch spätere Metamorphosen des Brownianismus fortgesetzte, Reaction gegen ein allerdings nicht ganz richtiges Verhaltniß der Medicin zu ihren Hülfswissenschaften ein. Die weitere Warnung Brown's, vermöge deren sich die Medicin auch vor der Philosophie, wie vor einer giftigen Schlange hüten sollte, hatte zwar auch einigen Grund, der aber nicht sowohl den Geist der Philosophie an sich, als falsche äußerliche Anwendungen einzelner Formen und Sätze derselben auf die Medicin angeht; übrigens jedoch beruhte sie mehr nur auf dem eigenen niedrigen und engen Sinne des Warners.

Oertliche Krankheiten seien durch örtliche Fehler des Zusammenhangs und andere Veranderungen der Organisation bedingt.

Bei der Behandlung der Krankheiten sei meistens nur das Dasein von Asthenie oder Hypersthenie, so wie der Grad derselben zu ermitteln, und darnach zu schwächen, und dieß zwar durch die antiphlogistische Methode, oder zu reizen und zu stärken, und dieß vorzüglich durch starkere Spirituose und Opium. Für die eigenthumliche Zeitordnung der Krankheiten, für Naturheilkraft fehlte der Sinn fast gänzlich.

Daß diese dürftige und beklagenswerthe Lehre gleichwohl einen großen Theil der Aerzte Europa's nicht blos momentan befriedigte, ja, mit einer Art Begeisterung erfüllte, sondern daß Grundzüge derselben noch langehin und zum Theil noch bis in die Gegenwart bedeutenden Einfluß üben, ist zwar eines Theils in der bezeichneten allgemeinen Bedeutung derselben begründet, spricht aber andern Theils mehr, als irgend Etwas, für die wesentliche Dürftigkeit der ärztlichen Bildung und die weiteren Grundlagen allgemeiner Bildung.

3) Spatere Metamorphosen des Brownianismus.

Hieher gehören: die deutsche Erregungstheorie, die Homöopathie, das italienische System des Contrastimolo und die französische sogenannte medecine physiologique. Ihnen ist sowohl unter einander, als mit dem reinen Brownianismus gemeinschaftlich: abstract dynamischer Standpunkt, vermöge dessen — anstatt das concrete Leben in seiner Tiefe und Fülle, in seiner Selbstständigkeit, Gesetzlichkeit und Ordnung, in seinen verschiedenen Stufen und Richtungen zu erfassen, die palpabel-materielle Organisation nur als seine eigene theilweise Manifestation zu erkennen, in die es aber nie ganz über- und aufgehe, und anstatt Gesundheit, Krankheit und Heilung theils und hauptsächlich aus dem concreten Lebensprincipe selber, theils aus seinen verschiedenen concreten materiellen (festen, flüssigen und flüchtigen) Metamorphosen zu begreifen — sofort mehr nur von der der Außenwelt zugewendeten allgemeinen Kraft ausgegangen wird, deren tiefere Erkenntniß nach ihrer inneren positiven Wesenheit man nicht blos dahingestellt sein ließ, sondern selbst für unmöglich ausgab; und so das organische Leben selbst mehr nur als ein Product äußerer Einflüsse ansah. Doch bieten diese Ansichten zugleich ein weiteres Einlenken von dem Extreme solchen abstracten Dynamismus und solcher Aeußerlichkeit dar, indem sie als Kehrseite der Empfänglichkeit der Lebenskraft für Aeußeres auch seine reactive Thätigkeit auf Aeußeres bis auf einen gewissen Grad hervorhoben und allmälig mehr und mehr an die concrete Organisation wieder anknüpften. Entsprechend jenem ihrem gemeinsamen Verhältnisse zum concreten Lebensprincipe und Organismus erscheinen aber auch diese Theorien noch allzusehr losgerissen von der Geschichte der Medicin und ihrem Lebensprincipe. Gemeinschaftlich einseitig empirisch, knüpfen sich doch zugleich verschiedene Anforderungen an die Theorie an sie an, die nur leider auf solchem Grund und Boden mehr oder weniger mißriethen. Auch stehen diese Lehren bei allem Gemeinsamen in theoretischer und praktischer Hinsicht zugleich mehrfach in untergeordnetem Gegensatze zu einander selbst.

a) Die deutsche Erregungstheorie. Deutsche Aerzte, und unter ihnen vorzüglich Roschlaub, suchten den Brownianismus alsbald theils besser zu begründen, theils zu ergänzen und weiter zu entwickeln. Dieß geschah, indem man an den Lebenserscheinungen dem Organismus selbst mehr Antheil einräumte. Solchen sollte sowohl sein Lebensprincip als seine Organisation haben, deren Dualismus aber selbst noch unversöhnt blieb. Dem Lebensprincipe komme aber nicht blos Empfänglichkeit für äußere Reize, sondern auch Reactionskraft zu. In Bezug auf die Organisation nahm die Erregungstheorie mit der dem Brownianismus unmittelbar vorhergehenden Solidartheorie an, daß nur die festen Theile organisirt und somit lebendig seien und Gesundheit, Krankheit und Heilung vermitteln helfen. Bei all' dem wurde aber die innere Selbstmacht des Organismus noch großen Theils dem vermeintlichen Uebergewichte der äußeren Reize geopfert, von denen nur noch manchfach zu zeigen war, welche schwächend und welche reizend wirkten, sowie sich's übrigens viel um den Unterschied und Uebergang zwischen directer und indirecter Asthenie handelte.

Die ganze Erscheinung gieng rasch vorüber und beugte theils in die noch zu erwähnenden physikalisch-chemischen Ansichten in der Medicin, theils in naturphilosophische, theils in Empirismus, theils in Eklekticismus um, theils wuchs sie

b) in die von Hahnemann gelehrte Homöopathie aus. Diese ist ein merkwürdiges Zeichen ihrer Zeit und verdient wenigstens als solches viel ernstere Erwägung, als ihr von gewissen Seiten zu Theil geworden ist. In ihr verbinden sich auf eine mehr oder weniger wunderliche Weise unklare Erkenntniß von mancherlei Ungenügendem in der neueren Heilkunde, dunkle Reminiscenzen aus ihrer früheren Geschichte, an welche die Gegenwart bestimmter wieder anzuknüpfen hat, und unvollkommene, unsichere Ahnungen ihrer nächsten Zukunft. Nicht ohne inneren Zusammenhang mit dem bisher mehrfach bezeichneten, zum Theil falschen Verhältnisse zwischen der Medicin und ihren Hülfswissenschaften, gegen welches namentlich auch der reine Brownianismus eine revolutionär-radicale Reaction bildete, eilte die Homöopathie auch über die näheren Grundlagen der Medicin hinweg und versetzte sich sprungweise sofort selbst weniger in die Pathologie, als vielmehr sogleich in die Therapie und Heilmittellehre, denen freilich verhältnißmäßig auch am meisten Noth thut. Von dem abstract-dynamischen Grunde des Brownianismus in höchst einseitig empirischer Weise ausgehend, setzt sie eigentlich blos dynamische Krankheiten voraus, hält aber von ihnen nur die Symptome für erkennbar, schenkt unter diesen — theils zwar dem relativen Uebergewichte des Nerven- und psychischen Lebens im menschlichen Organismus der modernen civilisirten Welt entsprechend, theils aber dadurch ihre eigene Verwandtschaft mit dem einseitig subjectiven Zeitgeiste documentirend — den subjectiven (Befindensveränderungen) vorzügliche Aufmerksamkeit, schreibt in entsprechender Weise auch den Arzneien nur eine dynamische Wirkung zu, von welcher sie sich aber ebenfalls nur an die einzelnen Aeußerungen, und zwar ebenfalls vorzugsweise in Beziehung auf das subjective Sichbefinden, hält und will von ihrer Anwendung theils gegen ursachliche Momente, theils gegen weitere Wirkungen der Krankheit wenig oder nichts wissen.

Ohne alle feste Begriffe von Arzneien als Heilmitteln, von Lebensmitteln und Giften (Todesmitteln), an denen es jedoch überhaupt noch zu dieser Stunde sehr fehlt, wurden Beobachtungen, nach welchen Arzneien zur Heilung von Krankheiten dienen, von denen sie vorstechende Symptome befördern oder denen Aehnliches sie unter besonderen Verhältnissen überhaupt hervorbringen, falsch gedeutet oder das zur Erklärung ihres Wirkens daraus Geschlossene wenigstens zu allgemein von allen Arzneien prädicirt. Anstatt nämlich im ersteren Falle wohl nur eine Unterstützung von durch die Naturheilkraft selbst eingeleiteten kritischen Tendenzen, dergleichen aber anfangs möglichst geleugnet wurden, oder auch eine Steigerung und Beschleunigung des Krankheitsprocesses zu sehen, durch die derselbe früher zur Ueber- und Abspannung, Erschöpfung und Beendigung geführt wird, sowie im anderen Falle wohl namentlich Einwirkung der Arznei und Gegenwirkung des Organismus auf dieselbe oder auch primäre und secundäre Wirkung oder endlich das für den kranken Organismus heilsame Wirken einzelner Arzneien gegen ihnen entsprechendes Kranksein und in Ermangelung desselben das schädliche (giftige) Wirken derselben auf den gesunden Organismus und überhaupt die Arzneien theils in den Lebensmitteln analogere, positiv wirkende und in den Giften analogere, negativ wirkende genau genug zu unterscheiden — wurde aus dergleichen Beobachtungen gefolgert:

alle Arzneien wirkten richtig angewendet, heilend nur dadurch, daß sie dem zu heilenden Kranksein ähnliches erzeugten, welches letztere sodann das erstere verdrange.

Diese schiefe Voraussetzung macht sodann auch die von Paracelsus und van Helmont gehegte Ahnung und Forderung einer gewissen Analogie theils zwischen dem Krankheitssitze und dem Arzneimittel, nach dem Parallelismus zwischen Mikro- und Makrokosmos, theils zwischen dem (positiven) Kranksein selber und entsprechenden (negativ wirkenden) Arzneien, worin sich freilich auch Paracelsus nicht ganz klar wurde, deßgleichen dessen allerdings hochst beachtenswerthes Dringen auf dadurch bedingtes specifisches Heilverfahren im besseren wissenschaftlichen Sinne, sowie manche andere bessere Ahnung, an welche die Homoopathie im Laufe ihrer Fortbildung mehr oder weniger unvollkommen anknüpfte — fehldeuten.

Theils aus der oben bezeichneten Voraussetzung, theils von der abstract-dynamischen Grundlage des Ganzen gieng sodann namentlich auch der, in's Abertheuerliche übertriebene weitere Charakterzug der Homoopathie aus: daß nur Minima der Arzneisubstanzen anzuwenden seien, weil diese nur als krankmachende Potenzen betrachtet wurden, welche in dem bereits kranken und vollends schon ahnlich kranken Organismus die zur Heilung nöthige moglichst ahnliche Krankheit sehr leicht in gehöriger Starke bewirkten, und daß solche Minima um so mehr genügten, weil nur die, überall ganze, nicht theilbare Kraft, nicht die concrete Substanz der Arznei, das Wirksame sei, die noch überdieß durch Schütteln mit verdunnendem Wasser oder durch Zusammenreiben mit indifferenteren trocknen Substanzen in's Unendliche potenzirt werde. Doch taucht auch darin wohl die Paracelsische Forderung, das vorzugsweise und eigenthumlichst Wirksame (arcanum, mysterium, quinta essentia) von dem ubrigen Ballaste von Arzneisubstanzen durch pharmaceutische Kunst gesondert zu gewinnen, corrumpirt auf, die aber zum Theil besser in der Entdeckung und Darstellung der Alkaloide eines Theils der Arzneien realisirt wurde und dieß auch noch in anderer Weise werden dürfte. Aehnlicher Irrthum und Mangel an Unterscheidung, zusammen mit zu geringer Beachtung des gesunden Lebens als solchen und mit der einseitigen Aufmerksamkeit auf blos subjective Lebensäußerungen, machten auch die übrigens wohl zu beherzigende Forderung: daß Arzneien mehr an Gesunden auf ihre Wirkung geprüft werden sollten, großentheils unfruchtbar und trügerisch.

Zwar wurde die so gemeine Verwechselung des Erfolgs nach angewendeten Arzneien mit ihrer eigenen Wirkung zu verhüten und eine Mehrheit von Momenten der letzteren selber (Erst-, Nach- und Wechselwirkung) zu unterscheiden gesucht. Allein bei solchem Mangel von Begriffen für Arznei, Gift und Lebensmittel, bei so übel begründeter Voraussetzung des Wirkens ersterer gegen Kranksein, bei so wenigem Eingehen auf den Organismus und seine eigenen Wechselverhaltnisse der Sympathie, des Antagonismus u. dgl. und bei so unsicherer wissenschaftlicher Methode konnte auch daraus nur allzuwenig Genügendes erfolgen.

Weitere bessere Elemente, wie strengere, obwohl nur negative Diät, beabsichtigte Verbesserung der Pharmacie und des Receptirens, Achtsamkeit auf specifische Beziehungen der Arzneien, Rücksicht auf das psychische und personliche Leben, Anwendung des Lebensmagnetismus u. s. w. müssen bei solcher Grundlage, bei solcher Antipathie gegen totalere, tiefer gründende und umfassendere Wissenschaftlichkeit und solcher revolutionaren Losreißung von der Geschichte der Medicin und der allgemeinen Bildung, ja bei solcher dünkelhaften und kecken Verdammung derselben mehr oder weniger zu Mißgeburten entarten, anstatt daß durch gegentheiliges besseres Verhalten und Verfahren sehr beachtenswerthe pharmakodynamisch-pharmaceutisch-therapeutische Andeutungen der Paracelsischen Lehre berichtigt und entwickelt hatten werden sollen und können.

Nichtsdestoweniger ist die Homöopathie der Heilkunde sehr lehrreich und nützlich geworden. Es laßt sich namlich nicht wohl verkennen, daß, wenn so viele Aerzte und Layen, und zwar nicht immer die schlechtesten und unfahigsten, das Heil der Heilkunde ganz oder theilweise und so lange in der, von der übrigen Medicin so sehr abweichenden Homöopathie zu suchen sich vermüssigt fanden und zum Theil noch finden, es mit der ersteren so gar sicher, richtig und erfreulich nicht stehen könne. Im schlimmsten Falle hat die Homöopathie wesentlich eine deductio ad absurdum geliefert, indem sie an sich selber zeigte, wohin ein seichter und einseitig empirischer Sinn und ein revolutionäres Losreißen der Heilkunde von ihrer eigenen Geschichte und von der allgemeinen Wissenschaftlichkeit und Bildung überhaupt führe. Eben dadurch hat sie, freilich wider Willen und indirect, gezeigt, wie anders es anzufangen sei, um nöthige Förderungen und Verbesserungen der Heilkunde nach mehrfachen Rücksichten wirklich zu erzielen. In gleicher Weise hat sie dadurch, daß auch unter ihrer Hand kaum viel weniger Kranke genesen sind, als unter der einer gleichen Anzahl von Nichthomöopathen, insbesondere dargethan, wie viel entweder auch sie vermag oder wie groß die Macht der Heilkraft der Natur sei, wie bescheiden aber in jedem Falle auch die übrige Heilkunde zu sein Ursache habe und wie bedenklich ein gerade in der neueren Zeit so tolldreist betriebenes allzu geschäftiges und complicirtes Curiren erscheine. Und ihr Schicksal ermahnt uns laut und deutlich genug, dadurch nicht in ihren eigenen Fehler zu verfallen, daß auch wir, wie sie, aber auch nicht zuerst und allein, in Bezug auf die Geschichte der Medicin überhaupt gethan hat, nicht nur diese Lehrmeisterin überhaupt, sondern wohl auch in der Homöopathie selbst insbesondere gegebene bessere Ahnungen, namentlich aber in Ansehung specifischer Beziehungen der Arzneikräfte, des Similia similibus im Verhältnisse zu dem Contraria contrariis, manchfacher Verbesserungen der Pharmacie und vielleicht selbst Umgestaltung des Gesammtverhältnisses des ganzen Apothekenwesens, mehr vereinzelter Anwendung der Arzneien, der verschiedenen Brauchbarkeit derselben Arznei bei verschiedener, namentlich auch kleinerer, Gabe u. s. w. zu wenig beachten.

c) Die italienische Lehre (Rasori's, Tommasini's, Lanza's, Carminati's, Ozanam's u. a.) vom Contrastimolo geht zwar auch von der abstract-dynamischen Grundlage und der Ueberschätzung der äußeren Lebensbedingungen des Brownianismus aus, kehrt aber auch bereits weiter und vielfacher zu concreterer und allseitiger Betrachtung des Organismus selber zurück, als jener, die Erregungstheorie und die Homöopathie, holt auch bereits weiter und besser wieder von der Anatomie und Physiologie aus, als die letztere, mit der sie jedoch übrigens mehr Concentration von den blosen Vorbereitungswissenschaften der Medicin auf die Hauptgebiete dieser selbst gemein hat. Uebrigens setzt sie sich aber mit dem Brownianismus selbst in mehrfacher Hinsicht sogar in Widerspruch, wie sich alsbald von selbst ergeben wird, sowie sie denn auch gegen die Homöopathie einen relativen Gegensatz namentlich dadurch bildet, daß jene von manchen Arzneien **Maxima**, wie diese **Minima**, anwendet.

Dieses System, um es so zu nennen, hebt mit dem Bekenntniß des Nichtwissens und mit Verzichtung auf Erkenntniß in Bezug auf die Natur des Lebensprincips an und begnügt sich, die Art und Weise seines Wirkens zum Gegenstande der Forschung zu machen. Dasselbe verhalte sich gegen Aeußeres nicht blos receptiv, sondern auch reactiv. Alle äußere Einflüsse seien erregende = **stimoli** oder schwächende = **contrastimoli**. **Stimolo** ist aber auch das Blut des eigenen Körpers, indeß die übrigen (weißen) Säfte **Contrastimoli** seien. Gesundheit sei gleichsam ein, durch das gehörige Verhältniß der entzündenden **stimoli** und der löschenden **Contrastimoli** unterhaltener, gelinder Entzündungsproceß — ein Satz, der ein Ueberspringen der anthropologisch-diätetischen Grundlage der Medicin bezeugt, dessen sich die Medicin der neueren und neuesten Zeit auch sonst mehr oder weniger schuldig macht.

Störung dieses Verhältnisses, der **Stimoli** und **Contrastimoli**, giebt Krankhaftes, von dem folgende Grundformen zu unterscheiden seien:

α) übermäßige Vermehrung der Lebensthätigkeit mit Contraction der organischen Faser = **diathesis di stimolo**,

β) abnorme Verminderung der Lebensthätigkeit mit Relaxation der organischen Faser = **diathesis di contrastimolo**, von denen die Erscheinungen am lebenden Organismus und am Leichname genauer anzugeben gesucht werden, die aber darum mit der Brownischen Sthenie und Asthenie nicht ganz identisch zu nehmen seien, weil beiderlei Zustände gleichzeitig in demselben Organismus vorkommen und in-einander übergehen könnten —

γ) Irritation oder irritative Affection = Perturbation der Functionen durch Schädlichkeiten, welche auf den Organismus von außen einwirkten oder in ihn eingedrungen oder auch in ihm selbst erzeugt seien, die aber nicht, wie jene beiden Diathesen direct, sondern nur durch Hebung der Ursachen beseitigt werden konnten — eine sehr heilsame Ergänzung der Homoopathie, welche das Causalverfahren möglichst vernachlässigte —

δ) Diathesis phlogistico-irritativa = fortdauernde Perturbation bei zu großer Sensibilität, wenn die Ursachen auch bereits entfernt seien, und die daher ebenfalls auch durch directe arzneiliche Einflüsse vollends beseitigt werden könne —

ε) endlich sei absolute Schwäche zu unterscheiden von physiologischer = Uebertäubung durch Stimoli z. B. im Berauschten, ohne wirklichen Kraftmangel.

Von Seiten der Pathogenie erscheint die überwiegende Bedeutung des Organismus im Verhältnisse zu äußeren Reizen wenigstens insofern erkannt, als gelehrt wird, daß den Krankheiten häufig die entsprechende Diathese vorausgehe, die durch eine verwandte Gelegenheitsursache nur vollends zur Entwickelung gebracht werde. Doch beurkundet sich immer noch die vorherrschende Richtung auf letztere dadurch, daß Krankheitsentwickelung oft, und Irritation gewöhnlich, blos Sache äußerer Einwirkung sein soll.

Unter dem Einflusse veränderter Constitutio epidemica stationaria wird gegen Brown die Mehrheit (95 : 100) der Krankheiten der Diathesis di stimolo = Entzündung angehörig gefunden, auf welcher oder wenigstens auf ihr nahe kommender und leicht in sie übergehender Irritation die meisten Krankheiten beruhen und sich vorzüglich nur durch den verschiedenen Sitz der Entzündung unterscheiden sollen. Der Diathese des Contrastimolo gehören fast nur die perniciösen Fieber an. Das Fieber ist allgemeine Reaction gegen örtliche Entzündung. Sein Kältestadium beruht auf einer Art antiperistaltischer Bewegung der Arterien und wahrscheinlich auch der Venen; sein Schweißstadium aber auf antiperistaltischer Bewegung der Lymphgefäße — Züge; die dem Wesentlichen nach Darwin's Ansichten entstammen.

Die Krankheiten mit Diathesis di stimolo heilen meistens, und desto leichter, je mehr Periodisches ihnen eigen ist, von selbst und bedürfen nur weniger Kunsthülfe — womit man der Autonomie des Organismus und dem Leben als Naturheilkraft wieder mehr Gerechtigkeit widerfahren läßt.

Die Arzneimittellehre, die auch hier verhältnißmäßig die stärkste oder wenigstens eigenthümlichste Seite bildet, geht von dem Grundsatze aus, daß alle Arzneien entweder reizen oder schwächen. Das Eine oder das Andere sei durch Experimente an lebenden Thieren und Menschen zu ermitteln. Contrastimoli seien solche, die dabei Blässe, Schauder, Kälte und Schwäche bewirkten, gegentheils Stimoli — wobei nur mehr Achtsamkeit auf Ein- und Gegenwirkung, primäre oder directe und secundäre oder indirecte u. s. w. zu wünschen wäre. Bei beiden komme es aber wesentlich darauf an, auch den Grad ihrer Wirkung und noch mehr die einzelnen Organe zu ermitteln, auf die sie einzeln vorzugsweise (specifisch) wirken, eine bereits von Paracelsus gesetzte, in ihrem allgemeinen Grunde trefflich begriffene, aber in Bezug auf die Ausführung im Einzelnen sich erst heutzutage mehr und mehr aufdrängende Forderung. Das Mineralreich enthalte fast blos Contrastimoli, das Pflanzenreich schon mehr, das Thierreich die meisten Stimoli: die meisten Arzneien sind Contrastimoli. Blutentziehung wirkt wahrscheinlich direct durch Entfernung des Bluts und indirect durch Vorwaltendwerden weißer Säfte als Contrastimoli.

Brech- und Purgirmittel giebt es eigentlich nicht; sondern als solche wirken nur große Dosen gewisser Arzneien, sofern sie die ihnen entsprechende Diathese nicht vorfinden — womit nicht blos in Bezug auf diese, sondern auch auf andere, einzelne Ausleerungen befördernde Arzneien eine sehr beachtbare Wahrheit geahnet wird, die aber noch näher zu erkennen und anderweitig zu begründen ist, wobei Ein- und Gegenwirkung, primäre und secundäre Wirkung, negativ und positiv wirkende Arzneien u. s. w. in Betracht kommen.

So sind denn auch die Antimonialia und insbesondere der

Tart. stib. einer der allgemeinsten Contrastimoli oder antiphlogistica, und wirkt letzterer so gebraucht in noch so großen Dosen nicht als Brechmittel.

Aehnlich sollen Mercurialia, Kupferoxydsalze, Blei und Zink wirken. Das Eisen besonders auf den Unterleib und da ebenfalls gegen chron. Endzündung und darauf beruhende Krankheitsformen — wobei nur, wiewohl auch sonst häufig geschieht, positiv gegen Erethismus Wirkendes mit negativ gegen Entzündung Wirkendem verwechselt werden dürfte.

Besondere Rollen werden je gegen bestimmte Krankheiten den Einzelnen, häufig in sehr großen Dosen anzuwendenden Narcoticis angewiesen. Deßgleichen der Gratiola, dem Gummi guttae und der Jalappa, der Ipecacuanha, Arnica u. s. w. Opium soll, indem Gegen= und Nebenwirkung mit der wesentlichen Hauptwirkung verwechselt werden, einer der mächtigsten stimoli sein. —

Leider aber bilden sowohl die pathologischen, als die pharmakologischen Grundbegriffe in mancher Hinsicht nur zu unsichere und ungenügende Fundamente für die desfallsigen Angaben und Annahmen — ein Umstand, der jedoch auch von der übrigen Heilkunde noch großtentheils gilt. Und demnach wird auf diese Voraussetzungen zum Theil selbst die Diagnose gebaut, sofern aus dem Erfolge von Experimentiren mit bekannten Arzneien die obwaltende Diathese und entsprechende Krankheit erschlossen werden soll. Und dennoch wird eine große Menge der bedenklichsten Krankheitszufälle von den Anhangern dieser Lehre für Folge falsch gewählter Mittel oder Gaben erklart.

d) Demselben Grunde entstammt und derselben Richtung gehört an die von Broussais aufgestellte und von vielen anderen, doch besonders französischen, Aerzten angenommene sogenannte medecine physiologique, die jedoch ihre Haupt=Starke oder Schwache in der Pathologie hat.

Auch ihr gilt Leben blos als Product der Reizung, und Krankheit lediglich entweder als Zustand erhöhter oder verminderter Lebensthätigkeit, die aber gleichzeitig vorhanden und einander hervorrufen können. Das Ueberreizte erfahrt active Congestion und neigt dadurch zu übermaßiger und obnormer Ernahrung =

Desorganisation, welcher Zustand in seiner Gesammtheit und seinen nächsten Wirkungen zugleich als Entzündung gefaßt wird.

Nun greifen Ansichten von Bichat in Bezug auf die verschiedenen Gewebe überhaupt und die verschiedenen Häute des menschlichen Organismus insbesondere, sowie von, allerdings gar sehr zu beachtenden, sympathischen Verhältnissen unter denselben, ein. Wahrscheinlich bis auf einen gewissen Grad durch besondere endemische und epidemische Verhaltnisse geleitet, werden nun die meisten Krankheiten theils überhaupt auf Entzündung, theils, mittels sympathischer Verhaltnisse, insbesondere auf Entzündung der Schleimhaut des Magens und Dünndarms (Gastroenterite) zuruckgefuhrt. Trotz des übrigens gemeinschaftlichen Standpunkts treten die med. physiol. und der Brownianus gleichwohl dadurch zugleich in Gegensatz, daß erstere die Localisirung der Krankheiten übertreibt, wie letzterer die Annahme allgemeiner Krankheiten übertrieb. Jene will auch fast blos antiphlogistisch verfahren, namentlich durch Blutentziehungen, hauptsächlich durch Anwendung ungewöhnlich zahlreicher Blutegel und durch Demulcentia. Fieber sei immer nur allgemeinerer Reflex örtlicher Reizung. Metastasen seien das Resultat von Sympathie in der Art, daß ein Theil secundar eine Reizung in starkerem Grade annehme, als sie in einem anderen zuerst afficirten Statt finde; Krisen aber seien Metastasen auf absondernde Organe. Aecht Brownisch werden besondere Dispositionen einzelner organischer Systeme und epidemische Constitutionen geleugnet.

4) Einfluß der neueren deutschen Naturphilosophie auf die Medicin.

Schon gegen den Wechsel des 18ten und 19ten Jahrhunderts hatten bedeutende Entdeckungen, Umgestaltungen und Fortschritte in der Physik und Chemie die Aerzte geneigt gemacht, das Leben des Organismus, seine verschiedenen Vorgange und Zustande mit ihrer Hulfe zu erklaren. Von der Geschichte der Medicin zu wenig gewarnt, suchten von Neuem die Chemie mehr oder weniger unbedingt zur Basis der Heilkunde zu machen Reich, Gallini, Reil Mitschill, Brandis, Ackermann, Peast, Beaumés u. A.; indeß Andere, wie namentlich J. W. Ritter,

Leop. Reinhold, Prochaska, zum Theil Autenrieth u. s. w. das organische Leben unter dem Gesichtspunkte des Galvanismus zu betrachten vorzogen. Das Bedeutungsvollste dabei dürfte sein, daß, besonders in letzterer Beziehung, sich der Sinn für Ein allgemeines und positiver aufzufassendes Lebensprincip der gesammten Natur deutlicher bemerklich machte.

Dergleichen Bestrebungen kam alsbald die neuere Naturphilosophie zu Hülfe. Nachdem bereits Troxler versucht hatte, die Medicin mittels derselben neu zu begründen, vereinigten sich begabtere Physiologen und Aerzte mit Naturphilosophen und namentlich dem Stifter der neueren Naturphilosophie selber in den Jahrbüchern der Medicin als Wissenschaft zu neuer besserer Begründung der Heilkunde. J. Ad. Schmidt suchte sofort dazuthun, wie sehr sich dieselbe in der That der Ideen, der Speculation u. dgl. entschlagen habe und wie lose, verwirrte und verkehrte Wortspiele sich die Aerzte in Bezug auf die Bezeichnungen: Wissenschaft, Theorie, System, Erfahrung, Praxis u. s. w. zu Schulden kommen ließen, und unternahm es sofort Schelling selbst, das Verhältniß zwischen Medicin und Naturphilosophie zu bezeichnen.

Der lebende Organismus biete der Betrachtung eine doppelte Seite dar: seine Beziehung zu Anderem = sein natürliches Verhältniß, und seine eigene Wesenheit = sein (pantheistisch) göttliches Verhältniß. Nachdem die Aerzte vor Brown mit ihrer unfruchtbaren Verständigkeit nicht nur die deßfallsige dunkle Erkenntniß früherer Heroen der Heilkunde verwirrt, sondern selbst den Gegenstand fast unkenntlich gemacht gehabt hatten, habe Brown dadurch wenigstens eine gewisse Klarheit und Einfachheit wieder bewirkt, daß er die erstere Seite des Gegenstandes kraftvoll ergriffen und hervorgehoben habe; nur daß er unter dem Einflusse des bis dahin herrschenden Empirismus die andere und wesentlichste Seite ganz ausgeschlossen habe wissen wollen.

Damit sei aber gerade das den Organismus gegen das Unorganische Auszeichnende: nämlich durch äußere Einflüsse nur zur Selbstreproduction bestimmt zu werden, übersehen worden. Die Erregungstheorie habe eine deßfalls richtigere Ahnung getrieben, ohne daß sie damit in's Reine hätte kommen können. Es handle sich darum, das Leben des Organismus aus der absoluten Natur oder der unendlichen Substanz zu begreifen.

Geschehe dieß aber, so erhelle auch alsbald, daß man mit der blosen quantitativen Auffassung Browns nicht einmal vom Begriffe der Gesundheit zu dem der Krankheit gelangen könne, sondern daß der Organismus vor Allem nach seiner qualitativen Bestimmtheit, namentlich nach den drei Dimensionen der Reproduction, Irritabilitat und Sensibilitat aufzufassen sei — die freilich weiter und concreter als Vegitatives, Animalisches und Humanes zu fassen und zu deuten sind (vergl. meine Anthropol. Bd. I. S. 431 u. f. Bd. II. S. 5 ff.).

Ebenso müsse auch jedes von außen Einwirkende vor Allem als auf bestimmte Art oder also qualitativ wirksam erkannt werden, so zwar, daß es irgend eine der oben bezeichneten Dimensionen uber die andern hervorruft. Das Quantitative der blosen Erregung sei erst secundar. Durch das Vortreten Einer Dimension des Organismus werde aber je das Verhaltniß aller ein anderes, und darauf beruhe erst vollends die Krankheit.

Deßgleichen entspreche auch jedes Arzneimittel je einer jener Dimensionen und rufe dabei Gleiches das Gleiche hervor; keine außere Potenz wirke durch ihren Gegensatz mit dem organischen Stoffe. Durch das Wechselverhaltniß der Dimensionen konne jeder außere Einfluß bald erregend bald schwachend erscheinen.

Den ersten Lichtstrahl in das Dunkel der Arzneimittellehre, die so wichtig sei, daß sie am ehesten zum Prüfstein einer medicinischen Theorie gelten konne, habe Steffens durch s. Beitrage zur inneren Naturgeschichte der Erde (S. 73 — 77) geworfen, indem er dem im sensiblen Systeme waltenden Stickstoffe den Kohlenstoff der Pflanzengifte, dem im irritablen vorherrschenden Kohlenstoff, den Stickstoff der thierischen Gifte, sowie endlich dem im reproductiven Systeme bestehenden Gleichgewichte beider Stoffe das gestorte oder aufgehobene Gleichgewicht derselben Stoffe in den mineralischen Giften (Metalloxyden) entgegengestellt habe.

Doch müssen weiterhin die Grundstoffe selbst nur als Repräsentanten besonderer Principe angesehen werden, und so ergebe sich naher 1) daß die dem Erdprincipe oder Magnetismus eignenden, Kohlenstoffigen Dinge, namentlich die Metalle, besonders das Eisen, und Pflanzenstoffe die Reproduction förderten, davon aber wiederum hohere pflanzliche Erzeugnisse (Blüthen, Saamen ꝛc.) vorzugsweise die Reproduction im sensiblen Systeme u. s. w. — 2) Daß in Beziehung auf die Irritabitat der contractiven Seite der Sauerstoff, der expansiven aber der Wasserstoff entspreche, der jedoch zugleich auch schon mehr Beziehung zur Sensibilitat, wie der Sauerstoff zur Reproduction habe — 3) daß thierische Producte am meisten der Sensibilitat, vollends der Sensibilität im sensiblen Systeme selber, entspreche, indem übrigens alle drei Dimensionen in einander, alle in jeder, seien.

Bei dieser ganzen, sich ebenfalls vorzugsweise auf das Wechselverhaltniß zwischen dem Organismus und der Außenwelt beziehenden Darstellung vermißt man nur leider den Unterschied zwischen Lebens- und Todesmitteln (= Giften) und den erst aus ihrem Gegensatze begreiflichen Arzneien, welche entschieden weder das Eine noch das Andere, aber theils den einen theils den andern analog sind. Insofern geht bei aller seiner Oberflachlichkeit der Unterschied in Reizendes oder Starkendes und Schwachendes näher auf die Wahrheit los, als die vorstehende Darstellung, welche im Grunde alles Aeußere nur unter dem Gesichtspunkte der Lebensmittel betrachtet. Wie aber diese wesentlich Bejahendes sind, so die Gifte als solche Verneinendes. Diese selbst werden aber zu Arzneien theils durch ihre verneinende Wirkung, theils durch, das Gegentheil setzende, Gegenwirkung des Organismus auf diese. Arzneien, die weder entschieden den Lebensmitteln noch den Giften zugerechnet werden konnen, wirken theils diesen, theils jenen analog, nur schwacher. Zudem sind aber von diesen primaren und wesentlichen Wirkungen und der Gegenwirkung auch noch secundare zu unterscheiden, die theils im Gegentheile der überspannten primar bejahenden Wirkung theils in consensuellen oder antagonistischen Folgen in anderen Theilen des Organismus, außer denen, welche eigentlich nur die Wirkung erfuhren oder gegenwirkten, bestehen. Das Negative der Gifte hat richtiger Steffens in's Auge gefaßt. Wie übrigens in der ganzen Philosophie im Anfange dieses Jahrhunderts mit ihrer mangelhaften Anknüpfung an Persönlichkeit, Freiheit, den persönlichen Gott, göttliche Offenbarung, Religion und Sittlichkeit der positive Begriff vom Bösen, von der Sünde, fast gänzlich unmöglich war, so auch der von deren natürlichem Analogon, von Gift. Das kommt auch alsbald im Folgenden von Neuem in Betracht. —

Zunächst hieran schloß sich nämlich eine Abhandlung Oken's über die Idee der Pharmakologie als Wissenschaft, in welcher der Parallelismus zwischen dem menschlichen Organismus als Mikrokosmos und der makrokosmischen Natur noch bestimmter und specieller hervorzutreten sucht.

Das Einwirken der Außenwelt (des Leibes der Natur) auf den Leib des Menschen bestehe je und je darin, daß ein Verwandtes von jener seinem Verwandten in diesem Hülfe leiste und zugleich in letzterem von einer niederen auf eine höhere Stufe aufsteige. Dieses freundliche Wirken von Homologem auf Homologes sei das Specifische. Heterogenes dagegen wirke feindlich abstossend, gegenwirkend, erschöpfend, oder als Antidotum. Die Annahme von stärkenden und schwächenden Mitteln sei daher ohne Sinn, da jedes stärkend sei für sein homologes Organ und dessen nähere Verwandtschaft im Organismus, zugleich aber auch schwächend für die heterologen Organe. Auch hier wieder nur der Begriff von Lebensmittel; aber nicht ebenso von Gift und so auch nur theilweise von Arznei. Zudem ist auch nur in dieser Beziehung der nähere Parallelismus, wie ihn Oken dabei andeutet, noch zu unsicher und willkührlich. (Vergl. Schelling und Marcus: Jahrb. der Medicin als Wissenschaft, Bd. 2. S. 1., und dagegen meine Anthropol. namentl. Bd. I. §. 14. §. 38. §. 39. Bd. II. §. 119 u. f.).

Krankheit entstehe zunächst durch Uebergewicht einzelner Organe über andere, denen ihre **Specifica** fehlen, weßhalb sie den ersteren nicht mehr gewachsen seien. Doch nähmen die überbo=

kenen Organe die Natur der überbietenden an, und so gestalte sich das Qualitative der Krankheit und komme es auch, daß solche alienirte Organe heterogene Specifica annehmen. —

Gleichzeitig identificirte Marcus, großentheils unter dem Einflusse entsprechenden endemischen und epidemischen, somit aber blos örtlichen und zeitweisen, Verhältnisses, Krankheit fast ganz mit Entzündung, welche übrigens in Cohäsionsveränderung der Irritabilität gesetzt wurde, durch welche Contraction hervorgerufen werde, und die sich nach positiver oder negativer Seite, sowie nach dem specifischen Charakter der Organe verschieden gestalte. —

Im Zusammenhange damit hob Walther, der übrigens die gesammte Physiologie nach naturphilosophischen Principien entwickelte, auch die Naturheilkraft wieder mehr hervor, die im Ganzen von Stahl am besten aufgefaßt worden sei, nur daß dabei für Seele der universelle und ewige Grund der Dinge zu setzen sei. —

So wurde die Entwickelungsgeschichte der Medicin durch die Naturphilosophie von dem einseitigen Standpunkte leerer Abstraction des Brownianismus zum Wesenhafteren, Allgemeineren und Tieferen wieder eingelenkt. Es war dieß etwas Bedeutendes und Großes. Und dennoch lenkte die Naturphilosophie mehr nur wieder ein gegen den tiefen, reichen und umfassenden Lebensgrund, mit welchem die Heilkunde durch die Reformation des Paracelsus zu Anfang der neueren Zeit angehoben hatte, ohne ihn auch sofort ganz wieder zu gewinnen.

Zudem haben die Napoleonischen Kriege, deren Hauptheld ja selbst entschiedener Feind der Ideologie war, die wissenschaftliche Entwickelung, wo nicht unterbrochen, so doch niedergehalten, und nach ihrer Beendigung wurden im Ganzen bald andere Interessen, namentlich politische, sogenannte materielle und religiöse, vorherrschend.

Doch trug die Naturphilosophie in ihrer Beziehung auf die Medicin in Kieser's System noch eine spätreife Frucht (1817 bis 1819). Indem dasselbe die einseitige Beziehung der Naturphilosophie überhaupt auf die Medicin, blos von der Natur aus, gemein hat, da doch dieselbe wegen ihres Hauptgegenstandes, des Men=

schen, eine vollständige, anthropologische Grundlage heischt, so hebt es leider auch außerdem allzu leer und formell damit an, daß es das zeitliche Leben in eine Oscillation zwischen zwei entgegengesetzten Punkten (negativen und positiven Pol) setzt und das Lebensprincip mit organischer Spannung identificirt, welche jene Oscillation anfache und unterhalte. Einer jener Pole, der positive, überwiege normal, und der gehörige Grad dieses seines Ueberwiegens gebe Gesundheit. Allzu günstiges Verhältniß des negativen Poles oder Factors begründe Krankheit im engeren Sinne = niedrigere Form des Lebens und der Organisation; allzu großes Uebergewicht des positiven wird durch höhere Krankheitsanlage bezeichnet. Die akute Krankheit sei Urform, chronische eine Reihe in einander greifender Recidive ersterer. Krankheit des vegetativen Systems = Afterorganisation, des animalischen = Entzündung, des sensitiven = Krampf und Wahnsinn. In den einzelnen Organen gestalteten sich diese zu besonderen concreten Formen.

Eine einseitige Ansicht von Aus= und Rückbildungsperioden des ganzen Menschen nach den genannten drei Systemen, wird nun allzu unbedingt auch auf den Verlauf der Krankheit übergetragen und darnach Erkrankung und Genesung als dessen zwei entgegengesetzte Hälften, sowie die Stadien als deren weitere Zeitabschnitte, unterschieden und dabei der auf Beobachtung beruhenden alten Ansicht von den Krisen und kritischen Verhaltnissen zum Theil bedeutender Zwang angethan. Wie jeder tüchtige und reife Organismus zeugungsfahig, so sei auch jede kraftig entwickelte Krankheit auf ihrer Hohe ansteckend. Epidemien werden einseitig von zeitlich=örtlicher Entwickelung unseres Sonnensystems überhaupt, Endemien von zeitlich=raumlicher Entwickelung unserer Erde insbesondere abgeleitet. Das Fieber blos als Symptom des Allgemeinleidens bezeichnet.

Die dem Mineralreiche angehörigen Potenzen der Außenwelt sollen auf das vegetative, die des Pflanzenreichs auf das animalische, und die des Thierreichs auf das sensitive System wirken, Einzelnes aus jedem Naturreiche vorzugsweise auf einzelne Organe jedes Systems. Die speciellsten Beziehungen habe die Sto=

chiometrie zu ermitteln, sofern weiter Sauerstoff und Kohlenstoff mehr örtlich, fix und contrahirend auf das Blutsystem, Wasser- und Stickstoff dagegen mehr allgemein, flüchtig und expandirend auf das Nervensystem wirkten. Zudem wird, unter Verkennung des concreten und positiven Gegensatzes zwischen Lebens- und Todesmitteln und des theilweisen Anschlusses der Arzneien im engsten Sinne an beide, von jedem Mittel eine primäre, positive, contrahirende und eine secundäre, negative, expandirende Wirkung unterschieden, von denen bei manchen die erstere, bei manchen die zweite die Hauptwirkung sei, wornach sie in negative und positive eingetheilt werden könnten. Vorzüglicher ist die Unterscheidung consensueller und antagonistischer (Neben- und Nach-) Wirkungen, das Augenmerk auf specifische Beziehungen der Arzneiwirkungen auf Theile des Organismus und Formen von Krankseın, Specifica localia und morbosa), sowie für die Therapie die Unterscheidung directen und indirecten Heilverfahrens. Das Ganze hat den Vorzug formeller Consequenz. —

Weiterhin machte sich ein Einfluß der Naturphilosophie auf die Medicin mittels der durch sie geweckten und genährten lebendigeren und concreteren Naturanschauung überhaupt und eines entsprechenden Sinnes innerhalb der Physiologie insbesondere, namentlich auch in Beziehung auf den Begriff von Krankheit geltend, dergleichen noch lange vielfach wohlthätiger wirkten, als die früheren geflissentlichen und ausdrücklichen Beziehungen der Naturphilosophie auf die Medicin. Krankheiten erschienen darnach wieder mehr in der Weise von Paracelsus und van Helmont als Analoga ganzer organischer Wesen, als Pseudorganismen im Organismus, als vegetative und animalische Parasiten, als das Resultat eines Zerfallens der Einheit des Mikrokosmos des menschlichen Organismus und einer niedrigeren, einseitigen und abnorm selbstständigen Ausbildung einzelner Analoga niedrigerer makrokosmischer Wesen, Zustände und Vorgänge im menschlichen Organismus, wo sie, mehr nur der Idee nach enthalten, zu höherer Einheit verknüpft sein sollten (Ringseis, Stark, Jahn, Hoffmann u. A.). Nur daß dabei Krankheit im eminenteren und completeren Sinne zu wenig von mehr nur fragmentarischen und dem Unorganischen analog krankhaften Zuständen unterschieden wurde.

Von umfassenderem und durchgreifenderem Einflusse auf die Medicin als solche konnte die Naturphilosophie nicht wohl sein. Ein solcher konnte sich mehr nur an den verschiedenen Zweigen der Naturwissenschaft erweisen, mit denen aber die Medicin zwar nicht blos innig zusammenhängt, sondern denen sie nach einer Seite zum Theil selbst angehört, dergleichen einer sie aber nicht ganz und gar selber ist, nicht blos wegen ihres wesentlich praktischen Charakters, sondern auch darum, weil sie insbesondere ein eigenthümlicher Zweig angewandter, praktischer Anthropologie ist, in welcher sich Geistig-Persönliches und Organisch-Natürliches, Freiheit und naturgesetzliche Nothwendigkeit, Geschichte und Natur begegnen, anknüpfen und ausgleichen.

5) Gleichgültigkeit und Reaction gegen den Einfluß der Naturphilosophie auf die Medicin und gegen dogmatische Bestrebungen für dieselbe überhaupt — Eklekticismus — Empirismus — naturhistorisch-physiologische Medicin — rationelle Empirie.

Es konnte nicht ganz entgehen, daß die bisherigen theoretischen Grundlagen der Medicin mit manchen Mängeln und Gebrechen behaftet und daß jedem der sich folgenden Systeme schwache Seiten und Fehlgriffe eigen seien. Schon dieser Umstand entmuthigte selbst manche Bessere und Tüchtigere, welche zu wenig bedachten, daß auch die Geschichte der Medicin ein Entwickelungsproceß einzelner Stufen, Richtungen und Momente ihres ganzen Wesens und gesammten Inhalts sei, sondern von jedem einzelnen Akte derselben entweder die volle Wahrheit fordern oder ihn ganz verdammen zu dürfen meinten. Anderen, welche allzu genüglich an dem, was sie als unbegriffene sogenannte Erfahrung auf Treu und Glauben hinnahmen, und außerdem an bequemen Meinungen genug zu haben glaubten, war jede Forderung tiefer ausholender und strengerer Wissenschaftlichkeit stets eine unnöthige Belästigung. Und wieder Andere, welche dergleichen Forderungen, wie sie sich ihnen neben und nach einander darboten und ausdrängten, nicht ganz abgewiesen hatten, waren durch sie abgespannt und erschöpft. Und so trat von Neuem die schlaffe Resignation des Eklekticismus ein, der zwar Alles an sich kommen läßt, aber mehr nur nach bequemer Meinung und mattem Belieben das Eine abweist und das Andere hinnimmt, ohne dort oder da Weizen und Spreu genau zu scheiden und jedenfalls statt eines compacten organisch-lebendigen Ganzen mit einem losen und bunten Aggregate vorlieb nehmend. Solcher Charakter ist in einem beträchtlichen Grade schon den späteren Metamorphosen des Brownianismus eigen. Noch unbedingter aber findet er in den theoretischen Bestrebungen außerhalb derselben Statt. Jatromechanische und chemiatrische, solidar- und humoralpathologische, pneumatische und psychische, materialistische und dynamische und andere Elemente bewegen sich in den Ansichten und Deutungen bunt durch einander. Immer aber begnügt man sich mehr nur mit vereinzelten, auf besondere Gegenstände gerichteten Erklärungen, als daß man auf durchgreifende Principien und eine Gesammttheorie dringe.

Ja, die Abspannung nahm großentheils und um so mehr bis zu entschiedenem, alle umfassende Theorie negirendem, Empirismus zu, als die entsprechende Wendung auch in der Naturkunde als solcher eingetreten war, als die Medicin selbst durch die Naturphilosophie in ihrer einseitigen naturhistorischen Richtung bestätigt und gefördert wurde und als es an Gegenständen rein empirischer Beschäftigung eben nicht fehlte.

Doch, obwohl ein niedrigerer und beschränkter empirischer Sinn sich von Neuem gegen den neu erwachten höheren und umfassenderen Geist auflehnte, so hatte dieser doch bereits Kraft genug gewonnen, um nicht so leicht verdrängt werden zu können. Und wenn er sich auch weniger äußerlich zeigte, so wirkte er doch innerlich nur um so erfolgreicher fort und entwickelte sich mehr und mehr in sich selber. Zudem veredelte und erweiterte sich die Empirie selber. Zunächst in Bezug auf Naturforschung, sofern sie sich mehr zu allgemeinem Ueberblicke der räumlichen Anordnung und Vertheilung der deuteroorganischen Natur auf der gesammten Oberfläche der Erde und der Zeitfolge der E- und Revolutionen der letzteren selber erweiterte. Dieser Weise folgte aber auch die Medicin, kraft ihres im Ganzen noch obwaltenden überwiegenden naturhistorischen Charakters und ihrer Abhängigkeit von der Naturkunde, in Beziehung auf räumliche Vertheilung und zeitliche Aufeinanderfolge der Gesammtheit der Krankheiten nach (Schnurrer u. A.).

Manche Zweige der Heilkunde oder ihrer Hülfsdoctrinen boten einer beschränkteren Empirie bereits weniger Gelegenheit mehr dar. So namentlich die gröbere Anatomie. Die vorzüglich von Bichat begründete und von Meckel geförderte sogenannte allgemeine Anatomie beruhte aber sogar bereits großen Theils auf der oben schon (III. 3. a.) bemerkten theilweisen Umkehrung des Verhältnisses zwischen Anatomie und Physiologie. Denn die allgemeine Anatomie gieng schon mehr von der Idee des Lebens aus und zu den organischen Formen fort, betrachtete diese schon mehr unter dem Gesichtspunkte der Entwickelung und allgemeiner Gesetze, knüpfte mehr und passender an lebendige Zustände und Vorgänge an und schloß sich mit all' dem eben so mehr an die Medicin im engeren Sinne an, wie die gröbere und speciellere topographische Anatomie an die Chirurgie.

Aehnliches gilt und noch mehr von der vergleichenden Anatomie, die eben so sehr, wenn auch großen Theils unbewußt, unter dem Einflusse der Naturphilosophie gedieh, als dieser trefflich in die Hände arbeitete, indem erstere, was letztere vorerst mehr nur, und zwar mehr oder weniger unsicher, der Idee nach zu erfassen strebte, durch Vervollständigung des empirischen Materials, mehr der Erscheinung nach aufzeigte; dadurch für die Physiologie gar viel vollends aufhellte, daß sie die verschiedenen Erscheinungsformen je wesentlich derselben Lebensrichtung durchs ganze Thier- und zum Theil auch durch das Pflanzenreich verfolgte und dabei zum Theil namentlich auch zur Erkenntniß der Priorität und des Uebergewichts der lebendigen Wesenheit über die materielle Form Bedeutendes beitrug.

Je mehr aber namentlich auch die früheren naturphilosophischen Versuche für die Medicin bemerklich machen, wie vielfach es noch an sicherem Erfahrungsmateriale und an Methode, solches zu constatiren, fehle, desto mehr wurde und wird hierauf Bedacht genommen, ohne jedoch immer dessen eingedenk zu sein, was sonst noch zur Wissenschaft gehöre, ja gegen dieses Weitere selbst in Gegensatz tretend. In diesem Zusammenhange sank und vereinseitigte gewisser Maßen die allgemeine Anatomie zum Theil vorerst nochmals zu der beschränkteren Histologie, wie sie besonders mit Hülfe des Mikroskops cultivirt wird. Das Mikroskop, die chemische Analyse, Experimente an lebenden Thieren und eine allerdings vielfach scharfe und gewandte Kritik constituiren die „exacte Methode," auf die sich die neuere Physiologie zu gründen sucht, die aber gleichwohl vorerst mehr nur eine Sammlung als bereits eine vollendeter wissenschaftliche Verarbeitung von Materialien zu gewähren vermag. Bei ihrem oft so unumwunden geäußerten hohen Selbstbewußtsein ihres Reichthums an Material, scheint die Warnung nicht ganz überflüssig zu sein, daß sie sich vor einem wissenschaftlichen Analogon von Geldstolz und Geldaristokratismus hüten möge, die sich in jeder Gestalt besonders übel ausnehmen. Sie hüte sich insbesondere auch vor Mißbrauch der Kritik, die, wenn sie bei Mangel an tieferem Geiste und an Ideen sich zu viel zutraut, trotz der dankenswerthesten Leistungen im Einzelnen und Kleinen, im Großen und Ganzen leicht noch viel mehr verwirrt, verkehrt und destruirt. Es dürfte nicht ganz an Veranlassung fehlen, an die kaum antiquirte Aufklärungsperiode und ihre Wirkungen in einem größeren Kreise zu erinnern, um ähnlichen in einer kleineren Sphäre vorzubauen. Mit übertriebener einseitiger Sorge für objective Wahrheit bedrohte jene zuletzt am meisten gerade die wichtigsten Wahrheiten und die höchste Objectivität, zerstörte mit dem Aberglauben mehr oder weniger auch den Glauben und verleugnete Geist und Leben mehr und mehr, wo sie nicht mit dem „gemeinen" Menschen-„Verstande" oder gar mit den äußeren Augen zu sehen und mit den Händen zu greifen waren.

Noch möchte die gegenwärtige Physiologie Mancherlei zu bedenken haben, um sich vor Selbstüberschätzung zu bewahren.

Denn trotz einer gewissen Nachwirkung der Naturphilosophie

zu ihr, trotz des bedeutenden Vorschubs, den ihr die so sehr geförderte vergleichende Anatomie gewährte, trotz der Vortheile, welche ihr die mikroskopische Anatomie, Experimente an lebenden Thieren, Anwendung von Kenntnissen der Physik, chemische Analysen und Entdeckungen für die Physiologie des Nervensystems, wie namentlich die von Bell, Hall u. A., gewahrt haben und noch gewahren — fehlt es ihr doch auch nicht an betrachtlichen Schattenseiten. Vor Allem namlich wurzelt sie zu wenig in einer genügenden allgemeinen Biologie und geht sie auch sonst zu wenig vom Leben aus. Vielmehr ist die heutige Physiologie zum Theil sogar auf einen, bis auf einen gewissen Grad bereits überwunden gewesenen Standpunkt wieder zurückgesunken, oder holt, günstiger ausgedrückt, von einem solchen wenigstens nochmals aus. Man kann denselben überhaupt als materialistisch bezeichnen. Von ihm aus gewinnen namlich theils anatomische Betrachtung, die Anatomie des Leichnams, theils physikalisch-chemische Ansichten zu viel Einfluß auf die Physiologie und beeintrachtigen ihren eigenthümlichen vitalen Charakter. Namentlich außert sich oft die Ansicht nur zu naiv, als müßten die Functionen des lebendigen Organismus ganz und gar erst durch mikroscopisch-anatomische Untersuchungen erkannt werden. Dann zeigt man sich wieder selbst wohl noch mehr geneigt, das Leben vom materiellen Bestande und seinen Formen abzuleiten, als es auch nur dualistisch daraus und aus Kraften resultiren zu lassen, geschweige denn vor Allem vom Leben auszugehen. Dadurch wird aber die Physiologie auch gehindert, sich in das gehorige Verhaltniß zur Psychologie zu setzen, selbst nur zu einem entsprechenden Begriffe des Seelenlebens zu gelangen, wozu sie durch die deßfallsigen Bemühungen der Psychiatrie um so mehr hatte veranlaßt werden sollen, als sie sich nicht selten nur gar zu groß damit weiß, der Medicin als solcher erst die rechte Grundlage zu gewahren.

So viel aber die Physiologie als solche gethan haben und noch zu thun haben mag, so handelt es sich doch nicht sowohl nur um Wiederholung der bereits von Haller gelosten Aufgabe, als vielmehr um die erweiterte und gesteigerte: der gesammten Heilkunde eine anthropologische Grundlage zu liefern. Zu diesem Behufe ist aber eben vor Allem von der ursprünglichen Einheit des Lebens auszugehen. Jedoch selbst das nicht so, wie so gewöhnlich geschieht, als ob das Leben erst in der vorzugsweise sogenannten organischen Natur aufgienge; sondern mit der Erkenntniß, daß die gewöhnlich sogenannte unorganische Natur gar wohl auch eine organisch-lebendige sei, nur auf niedrigerer Stufe und in anderer Weise. Richtiger bezeichnete man diese als protoorganische Natur und als Makrokosmos, jene als deuteroorganische Natur oder als Inbegriff der Mikrokosmen, und sollte man Unorganisches als von Beiden Verschiedenes auffassen, nämlich als von der natürlichen Einheit des Makrokosmos oder einzelner Mikrokosmen durch Sterben oder sonstwie Abgetrenntes. Leider aber wird durch die jetzt fast modische Mikroscopie der Blick für den protoorganischen Makrokosmos und seine natürliche Gliederung nur gar zu sehr verengt. Aber auch für die deuteroorganische Natur ist der Blick noch zu sehr beengt und vereinseitigt, um namentlich in dem Gegensatze von Pflanzen- und Thierreich zugleich den zwischen einer vorherrschend physischen und einer vorherrschend psychischen Sphäre zu erblicken, obwohl davon allein schon die Verwandtschaft von animal und anima erinnern sollte. Dann geht es freilich auch schwer her mit der Erkenntniß, daß der Mensch wesentlich die höhere Einheit jenseits dieses Gegensatzes repräsentire. Zwar wiederholt der Mensch diesen Gegensatz in sich selber in eigenthümlicher Weise und auf höherer Stufe, als physische und psychische Sphäre seines organischen Seins. Sein Charakteristischstes aber vollends ist erst die höhere Einheit seiner geistigen Persönlichkeit. Damit sind zugleich Hauptglieder der Anthropologie angedeutet, von denen aber die Physiologie nur Eines und zwar das niedrigste bildet. Wie nun aber der Medicin zu einem großen Theile auch die psychische Sphäre des Menschen und in gewisser Weise der ganze Mensch anheimfällt, so muß sich auch die Physiologie zur Anthropologie erweitern, um jener als genügende Grundlage dienen zu können. Diese Erweiterung drängt sich aber der Physiologie auch ohnedieß auf. Wie überhaupt ein Theil eines Ganzen ohne gehöriges Verhältniß zu anderen Beziehungen desselben nicht vollständig gedeihen kann, so auch die Physiologie nicht ohne Gemeinschaft mit Psychologie und Pneumatologie. Diese werden sich ihr auch in demselben Verhältnisse mehr aufdrangen, als sie, wie sie so sehr im Begriffe ist, sich ernstlicher und vielseitiger auf's Nervensystem bezieht, und als in dieser Hinsicht auch die Philosophen von Profession immer mehr Erwartungen von ihr hegen müssen.

Von ihrer materialistischen und anatomischen Einseitigkeit wird sie namentlich auch die so emsig betriebene Entwickelungsgeschichte, wenn sie sich der entsprechenden Einseitigkeit erst selbst entledigt, mehr vertieft und erweitert haben wird, zurückbringen. Und wird sich dieselbe nur einmal wieder mehr zu einem genetischen Zuwerkegehen von der Idee des Lebens aus zur materiellen Erscheinung fort bestimmt haben, so ist eben dadurch rückwärts ein allgemein biologisches Ausholen und vorwärts ein Fortschreiten zu höheren Stufen und Richtungen des Lebens und somit die Erweiterung zur Anthropologie bedingt.

Indessen hat die jüngste Richtung und Haltung der Physiologie bereits nicht verfehlt, entsprechenden Einfluß auf die Medicin zu gewinnen. Doch gilt er vorerst vorzugsweise nur der Pathologie und ist vorzüglich durch die pathologische Anatomie vermittelt. Auch durch Letzteres spricht sich eine abermalige einseitig anatomische Richtung aus. Das Streben, im Gegensatze zu dem abstracten Dynamismus überhaupt und zu der übertriebenen Annahme allgemeiner Krankheiten insbesondere von Seiten der Brownischen Schule, die örtliche materielle Betheiligung des Organismus bei den verschiedenen Krankheiten zu ermitteln, womit man zugleich einen realistischen Gegensatz gegen die mehr idealistische naturphilosophische Pathologie bildete, machte die Pathologie besonders an die pathologische Anatomie anknüpfen, die ihr denn auch eine beträchtliche Ausbeute von Erfahrungsmateriale lieferte. Aber freilich wurden dadurch anderweitige Anforderungen an die wissenschaftliche Pathologie zum Theil in den Hintergrund gedrangt und wurde dieselbe noch überdieß nicht selten zu dem ὑστερον πρωτερον verleitet, Manches vom Leichenbefunde zu unbedingt als sogenannt nächste Ursache der vorausgegangenen Krankheit anzusehen, indeß es mehr entfernte

Ursache oder Folge von ihr war, oder mit ihr blos coëxistirte oder gar erst durch den Tod oder nach dem Tode erfolgt war. Wohl wurden im Zusammenhange damit der Sitz und die materielle Außenseite einzelner Krankheiten näher kennen gelernt und auch die Semiotik und Diagnostik manchfach gefördert — und zwar entsprechend dem mehr anatomisch-mechanischen Standpunkte zu einem großen Theile durch mechanische Hülfsmittel, wie das Stethoscop u. dergl. Dagegen aber erfuhren auch die Würdigung des eigentlichen dynamischen Wesens, sowie Aetiologie und Pathogenie eher Vernachlässigung, als Förderung.

So sind denn auch die Hauptstücke und das vorzugsweise Ziel der dadurch begründeten sogenannten naturhistorisch-physiologischen Medicin (Schönlein u. A.) unter sich noch manchfaltig abweichende Versuche eines natürlichen nosologischen Systems. Im Grunde ist auch damit nur ein nochmaliges Wiederausholen von einer früheren Stufe der Nosologie gegeben, in welcher sie das Linnéische System der Natur nachzuahmen suchte. Die deßfallsige Richtung der heutigen Pathologie gieng dabei zwar concreter zu Werke; allein Krankheiten erreichen denn doch nie die Objectivität der Naturgegenstände, und nosologische Systeme können schon deßhalb naturhistorischen nur bis auf einen gewissen Grad entsprechen. Ueberhaupt wird vorzugsweises Streben nach einem strengen nosologischen Systeme der Therapie leicht sogar mehr gefährlich als günstig, indem es verleitet, manche Krankheitsformen zu einseitig und mit zu weniger Rücksicht auf die ganze Individualität des Menschen zu behandeln. Auch in anderen Rücksichten ist diese naturhistorische Medicin das Resultat einer nochmaligen einseitigen Hinneigung der Heil- zur Naturkunde, wobei erstere ihren eigenthümlichen Charakter zum Theil verleugnet. Auch erscheinen bei jener so wichtige Partieen, wie die Heilmittellehre und Therapie, am wenigsten gefördert, und die pathologisch-anatomische Richtung machte sich die Aerzte oft sogar mehr um den Todten als um den Kranken interessiren.

Ehre und dankbare Anerkennung der ganzen physiologischen Tendenz der heutigen Medicin! Aber letztere vergesse nur zugleich nicht, theils daß der Physiologie, die sich ihr oft selbst so sehr anpreist, dann doch auch noch Manches Noth thut, theils daß die Medicin auch noch anderweitige Bedürfnisse hat und Förderung auch noch von anderen Seiten heischt, endlich daß es ein Hauptfluch, wie aller Geschichte, so insbesondere der Geschichte der einzelnen Wissenschaften ist, daß jede, an sich noch so heilsame Richtung, ohne eine gewisse Selbstbescheidung, durch Ueberschätzung nachtheilig wird, ja durch Uebertreibung selbst zum geraden Gegentheile führt. Dieß ist um so mehr zu bedenken, als die fragliche physiologische Richtung als relativer Gegensatz zu dem abstract-dynamischen und die naheren Grundlagen der Medicin überspringenden Wesen des Brownianismus und seiner Verwandtschaft besonders der Homöopathie, zu betrachten ist, und als solches gegensätzliches Verhaltniß so gern in das entsprechende Extrem ausschlägt. —

Zwar hat ferner in neuerer und neuester Zeit die **materia medica** an Zahl der Mittel und somit an Umfang gewaltig zugenommen. Aber eben mehr nur als **materia medica**, mehr nur dem Material, als wissenschaftlicher Bearbeitung und Durchdringung nach. Das ist aber gewöhnlich der Fall bei einem gewissen niedrigeren und einseitig empirischen Stande der Heilkunde überhaupt und hat selbst für die Pharmakologie insbesondere den Nachtheil, daß zum Theil „vor Baumen der Wald nicht gesehen wird," was natürlich nicht ohne Nachtheil für die Therapie der Fall sein kann. Neben manchen — allem Anscheine nach — minder bedeutenden Substanzen und Praparaten, die man ganz neu oder von Neuem als Arzneien in Gebrauch zog, finden sich jedoch auch sehr machtige. Dahin gehören vor allen unstreitig die Alkaloide von überhaupt schon bedeutenden Pflanzenstoffen. Wichtig ist ferner von Seite der Pharmakodynamik als solcher das Bemühen, entsprechend der naheren Localisirung einzelner Krankheiten mit Hülfe der pathologischen Anatomie, die local-specifischen Beziehungen der Wirkung von Arzneien zu erforschen. Gleichwohl aber laßt übrigens die Pharmakologie noch besonders viel zu wünschen übrig; namentlich in Bezug auf das **Wie** des Wirkens, auf Unterscheidung eigentlicher Wirkungen von Arzneien und anderweitiger, durch den Organismus vermittelter

Erfolge nach ihrer Anwendung, in Bezug auf wesentliche Haupt- und Nebenwirkung, directe und indirecte, primare und secundare, Einwirkung der Arzneien und Gegenwirkung des Organischen u. s. w. Viel und Wesentliches kommt dabei auf die so sehr vernachlässigten bestimmten und gründlichen Begriffe von Lebensmitteln, Giften und Arzneien an, mit denen man, besonders in Beziehung auf Gifte (Todesmittel), ohne ernstlichste Anknüpfuug an die tiefste und umfassendste Naturbetrachtung, die aber ohne Rücksicht auf das geistige und wesentlich religios-sittliche Schicksal des Verhaltnisses der Menschheit zu Gott und des damit zusammen- und davon abhangenden Schicksals der Natur, wie es vollends nur die religiose Offenbarung in das rechte Licht zu sezzen vermag, nimmermehr in's Reine kommen kann*). Auch die Physiologie und vollends die eigentliche Anthropologie, sowie eine dieser entsprechende und auf einer tiefer gründenden und umfassenderen Lebensansicht beruhende Pathologie hat dazu vielfach zu concurriren. Weil es aber an deßfallsigen Grundlagen noch manchfach fehlt, so liegt auch die gesammte Lehre von den äusseren Einflüssen auf den menschlichen Organismus, wie in Bezug auf die Aetiologie der Krankheiten (Schadlichkeiten) und in Bezug auf das Heilgeschaft (Arzneien), so insbesondere auch in Beziehung auf Diatetik (Eubiotik, Lebensmittel), und liegt damit letztere selbst verhaltnißmaßig leicht mehr als je und mehr als irgend ein anderer Zweig der Heilkunde darnieder.

Zum Theil mit der Lehre von den außeren Einflüssen überhaupt und mit der Diatetik und Pharmakodynamik insbesondere, zum Theil selbst durch sie befindet sich auch die Therapie bei weitem nicht in den wünschenswerthesten Umstanden. Zwar ist für sie von großem Belange die in neuester Zeit der Naturheilkraft geschenkte größere Achtsamkeit, die auch auf die Pathologie von bedeutender Rückwirkung sein wird, sofern sie in den Aeußerungen und im Verlaufe von Krankheiten mehr und mehr unterscheiden machen wird, was dem Heilbestreben der Natur und was demjenigen angehört, gegen welches dasselbe gerichtet ist, ja,

*) Man vergl. deßhalb meine Anthropol. Bd. I. §. 14. Bd. II. §. 119.

welches heilsame und welches verderbliche Krankheiten sind. Auch hat man von da aus bereits manchen wichtigen Artikel des Heilverfahrens, wie z. B. namentlich die Blutentziehungen, besser zu würdigen begonnen. Allein alte und neue Krankheiten, besonders aber epidemische, welche die Aerzte in neuester Zeit vorzugsweise in Anspruch nahmen, wie gelbes Fieber, Scharlach, Typhus, Croup, Varioloiden, Influenza, orientalische Pest, die psychischen Krankheiten und ganz vorzüglich die Cholera, nöthigten den Aerzten selbst vielfach das Geständniß ab, daß es um Ideen, Grundansichten, Grundbegriffe und Principien in den wesentlichsten Zweigen der Medicin so glänzend eben nicht stehe. Dazu hat das Verhältniß zwischen der Homöopathie und der übrigen Heilkunde auch das Publicum nicht wenig bedenklich und mißtrauisch gemacht, wozu noch die zum Theil von Layen betriebene Wasserheilkunde und einige Umstände kommen, an die jedoch später nochmals angeknüpft werden soll.

Wie wir uns jedoch vor falscher Zuversicht, „es schon so herrlich weit gebracht zu haben" zu hüten Ursache haben, so sind auch einige im Vorstehenden berührten Umstände nicht zu nachtheilig zu deuten. Zu diesem Behufe möchte es zu bedenken gelten, daß zwar die in diesem Augenblicke wieder vorwaltende, mehr nur auf Erfahrungsmaterial ausgehende empirisch-naturhistorisch-physiologische Richtung mehr für einen Rück- als für einen Vorschritt anzusehen sei, aber an und für sich auch nur für einen temporären und dazu bestimmten Rückschritt, um die bisher vorherrschend cultivirte niedrigere und äußerlichere Seite der Medicin bis auf einen gewissen Grad vollends zu ergänzen, zu befestigen und relativ zu vollenden und um alsdann sich ihrer höheren und mehr innerlichen Seite um so entschiedener zuwenden zu können, die, wie wir sogleich sehen werden, bisher zu sehr isolirt vom übrigen Ganzen der Medicin anzubauen versucht wurde. Solcher Hergang, ein jeweiliges Zurückschreiten, um den bisherigen Grund vollends zu ergänzen und zu befestigen und ihn zum um so sicherern Stützpunkt für kräftigen Fortschritt benützen zu können, findet in aller Entwickelung der Natur und der Geschichte Statt.

In Uebereinstimmung damit ist denn auch die gegenwärtig

so allgemeine eklektische Stimmung nur als Vorbereitung zu einem neuen energischeren Aufschwunge zu betrachten, zu dem sich jedoch die sogenannte rationelle Empirie, auf die man nicht selten besonders pocht, höchstens nur wie das reflectirte Bild der Sonne verhält, das bisweilen noch vor dem wirklichen Sonnenaufgange zum Vorschein kommt, aber die Kraft der Sonne entbehrt. Wirklich bleibt es auch theils oft fast blos bei der Forderung einer rationellen Empirie, theils sind dabei unter rationell, anstatt Geist und lebendiger Ideen, mehr nur Abstraction und Reflexion verstanden; theils ist wenigstens die rationelle Zuthat gar zu gering, theils gehört solche rationelle Empirie vollends in die Kategorie des „hölzernen Eisens" und ist daran weder etwas förderliches Rationelles, noch etwas zuverlässiges Empirisches.

6) **Veranlassungen und Versuche einer höheren und innerlicheren anthropologischen Ergänzung der Heilkunde, mit näherer Wiederanknüpfung an die Reformationszeit und das Mittelalter überhaupt und an christliche Ideen und Institutionen insbesondere: Lebensmagnetismus — Psychiatrie — Windischmann — sogenannte historische Pathologie — Anthropologischer Charakter der Wasserheilkunde.**

Die tiefere Wiederanknüpfung an den allgemeinen Lebensgrund durch die Naturphilosophie hat auch manche in der Reformation der Heilkunde waltende Idee, auch ohne es zu wissen und zu wollen, wieder angeschlagen, belebt und in's Bewußtsein gerufen. Zwar folgte jene einseitig der Richtung auf die Natur; allein es fehlt auch bereits nicht an anderweitigen Anknüpfungen. Wie Magnetismus, Electricität und Galvanismus, Licht und Wärme gar sehr geeignet sind, für eine lebendigere Ansicht der allgemeinen Natur zu gewinnen, so mußten auch sogenannte lebensmagnetische Zustände, wie sie sich der ärztlichen Beobachtung von Zeit zu Zeit aufdrängen, theils einer einseitig materialistischen Betrachtung des Menschen entgegenwirken und den Blick mehr und mehr auf dessen innere Wesens- und Lebenseinheit überhaupt und auf sein Seelenleben und dessen innige Verhältnisse zu dem Physischen, theils auf die tiefere Einheit des Lebens in Makrokosmos und Mikrokosmos hinlenken. Leider nur, daß einerseits materialistische Bornirtheit, durch nicht seltene, in der Natur der Sache liegende, wenigstens theilweise Willkühr und Tauschung gesteift, die Existenz des Gegenstandes selbst zu läugnen oder ihn allzu niedrig und äußerlich aufzufassen suchte, und daß derselbe auch andrerseits verkehrt angeknüpft und gedeutet wird. Anstatt ihn nämlich der Beobachtung getreu zunachst an den gewöhnlichen Schlaf und Traum anzuknüpfen, diese gründlicher zu erkennen und ungewöhnlichere Erscheinungen, namentlich in Bezug auf räumliches und zeitliches Fernahnen, schon in seltneren Fallen von gewöhnlichem Traume, zunächst weiter abwärts an die Sache des Instinktes (und Kunsttriebes) der niedrigeren Thierwelt anzuknüpfen und das Gemeinschaftliche beider zu erkennen, woran sich leicht Analoges auch aus dem proto-organischen Makrokosmos anschließen würde, so jedoch, daß dadurch von allen Seiten auf eine tiefinnerliche Einheit alles Lebens und auf bewunderungswürdig sinnige Wechselwirkungen des Einzelnen nach Raum und Zeit auch in den bewußtlosen Sphären der Natur, vollends aber in der eigenthümlichen Zwischensphäre zwischen Physischem und eigentlich Geistigem, namlich in der Sphäre des Psychischen oder des Seelenlebens im engeren Sinne, hingewiesen werden würde — bezieht man die Sache nicht selten sprungweise sofort gerade auf das entgegengesetzte Extrem höchster geistiger Zustände; dabei letztere, namentlich auch den Prophetismus und die Wunder der heiligen Schrift, mit Unrecht in eine niedrigere Sphäre herabziehend, erstere aber mehr oder weniger phantastisch und schwärmerisch mit gleichem Unrechte in eine höhere hinaufschraubend. (Vergl. m. Anthrop. Bd. I. §. 43.) Trotz dem hat jedoch die Sache des Lebensmagnetismus der Medicin bereits zu heilsamer Verinnerlichung, zu folgenreichen Anknüpfungspunkten an das Seelenleben und dessen Verhaltnisse zum Physischen und damit zu mehr anthropologischem Charakter verholfen und wird dieß noch weiter thun.

Aehnliche Extreme bietet zwar auch die Psychiatrie dar. Mit dem im Entwickelungsgange der civilisirten Menschheit gegründeten Wachsthum der psychischen Krankheiten nach Zahl und Eigenartigkeit wuchsen auch Aufmerksamkeit, Interesse und Bemühen der Aerzte in Bezug auf dieselben. Die bisherige vorzugsweise Beschäftigung derselben mit physischen Krankheiten machte jedoch vorerst auch jene mehr nur vom physischen Standpunkte aus betrachten. Nun sollen sie freilich als Krankheiten betrachtet und behandelt und nicht mit Nichtkrankheiten, mit Leidenschaften, metaphysischen Abnormitaten, wie Irrthum, Wahn u. dergl., oder mit moralischen Fehlern, aber eben so wenig auch mit physischen Krankheiten, verwechselt werden. Da man dieß aber that und da es noch manchfach an einer genügenden biologischen und anthropologischen Grundlage, namentlich in Bezug auf die Grundbegriffe von Organismus und Persönlichkeit, Natur und Geist, Physisch und Psychisch u. s. w. fehlte, ist es so sehr nicht zu verwundern, daß sich ein Uebersprung von dem einen Extreme unstatthafter physischer Betrachtung der psychischen Krankheiten zu dem anderen einer nicht weniger unstatthaften einseitigen Betrachtung vom geistig-persönlichen, religiös-sittlichen Standpunkte und von da aus nochmals ein nur um so hartnäckigeres Zurücktreten auf das erstere Extrem ereignete. Allein es kann nicht fehlen, daß man über kurz oder lang auch hierbei in die rechte Mitte einkehrt und man hat es zum Theil schon gethan. Von ihr aus erst, in der sich aber auch in Bezug auf die psychischen Krankheiten zugleich Momente sowohl aus der physischen als aus der eigentlich geistigen Sphäre begegnen, wird sich mehr und mehr die richtige Betrachtung und Behandlung jener gestalten, damit aber nicht blos die Psychiatrie gewinnen, sondern durch sie auch die ganze Medicin in geeigneter Weise an das Seelen- und Geistesleben anknüpfen lernen und sich des ihr gebührenden anthropologischen Charakters bemächtigen.

Auch in diesen Beziehungen kann man bei Paracelsus und zum Theil selbst schon vor ihm beachtenswerthe Anknüpfungspunkte finden und würde gut gethan haben, sie schon länger zu beachten. Dieß gilt zum Theil auch in Bezug auf die erneuerte Lehre vom Besessensein, in der sich Lebensmagnetismus und Psychiatrie begegnen, die man mit Recht bedenklich finden mag, aber auch nur wirklich bedenken und unbedacht weder ablehnen noch anerkennen möge.

Wie man damit, wenn auch zum Theil ohne Wissen und Wollen, in besonderen Beziehungen an die Zeit der Reformation der Medicin und noch weiter zurück anknüpfte, so hat man es auch bereits mehr mit der gesammten Heilkunde in Beziehung auf ihr früheres Verhältniß zu christlichen Grundideen gethan. So namentlich K. Jos. Windischmann: über etwas, das der Heilkunde Noth thut ꝛc. Leipz. 1824.

Den Aerzten, wird da zu bedenken gegeben, thue eine tiefere Erkenntniß des Menschen, der Natur und Geschichte Noth, als das gewöhnliche oberflachliche empirische Haften an der blosen Erscheinung, um den letzten Grund der Krankheiten des ersteren zu erkennen. Dieser sei in dem feindlichen Gegensatze zwischen Geist und Natur im Menschen zu suchen, die freundlich und harmonisch durch die Seele verbunden sein sollten. Unter dem feindlichen Zwiespalte jener leiden alle drei; besonders aber erwachse für die vermittelnde Seele daraus Zerrissenheit, Mangel an Genüge und Qual. Und indem sie diesen abzuhelfen suche, sich aber einseitig an das Endliche wende, das sie nicht befriedigen könne, werde sie nur immer heftiger begehrlich, störe und reibe damit sich selbst mehr und mehr auf, und wirke weiter übel auch auf Geist und Natur im Menschen zurück.

So sei die wahre Ursache jeder Krankheit eine immaterielle, ja unsere ganze grobe Körperlichkeit erst Folge jenes Urleidens der Seele, und Geist und Seele seien durch die grobe Körperlichkeit wie in Schlaf und Traum gehalten und ihre Freiheit in die Fesseln des Mechanismus, Chemismus und der naturnothwendigen Gesetzlichkeit geschlagen. Diesen Zustand des Menschen und seinen ursprünglichen normalen, sein Ideal, müßten die Aerzte erkennen und unterscheiden, um die Krankheit richtig zu beurtheilen und zu behandeln.

Zu dieser Erkenntniß befähige aber nur demüthige Wiedervereinigung mit Gott auf dem Wege des Christenthums und eine christliche Medicin, wie sie das Mittelalter namentlich zu Salerno und Monte Cassino gepflegt und geübt habe. Dann würde man drei Hauptwege der Heilung anerkennen, den der Natur, den der Seele und den dem Geiste entsprechenden. Die Mittel des ersteren seien die Arzneien, Nahrungs- und Erquickungsmittel; die des zweiten: psychische und magnetische Behandlung, die aber manches Mißliche hatten und leicht mißbraucht werden könnten, und die des dritten seien Glaube, Gebet und die von der römisch-katholischen Kirche festgesetzten und gehandhabten Sacramente und Sacramentalien. Besonders in Bezug auf sie sei, wenn nicht völlige Wiedervereinigung des ärztlichen und priesterlichen Standes, so doch mehr Gemeinschaft und Zusammenwirken zwischen beiden nöthig. —

Bei nicht wenigem Falschen oder wenigstens Schiefem liegt hierin doch auch mehr Wahres, als man zur Zeit noch anzuerkennen geneigt ist. Vor Allem bemerke man wohl, nicht blos wie diese Ansicht sich der Sache des Lebensmagnetismus und der Psychiatrie theilweise eng und innig anschließe, sondern vollends daß sie auch für den erweiterten Blick nicht isolirt dastehe, indem sich darin vielmehr nur eine wichtige Wendung in dem ganzen Bildungsgange, wie sie sich namentlich auch in der Geschichte der Philosophie bemerklich macht, nämlich neuer Anschluß an christliche Offenbarung und innigere Wiederanknüpfung der Gegenwart an die frühere Geschichte — in besonderer Gestalt und Weise, an der Medicin geltend zu machen sucht. Allerdings wird damit für die Medicin der wahrhaft anthropologische Charakter angestrebt, der ihr an sich eigen ist, und den sie in ihren Uranfängen, wie in jeder besseren Epoche ihrer Geschichte und namentlich in ihrer Reformation, stets deutlicher geltend zu machen suchte. Ebenso giebt es, unter sonst geeigneten Umständen, keine bessere Gewähr für wahren Fortschritt zur Wahrheit, als richtige Anknüpfung der Gegenwart an die Geschichte der Vergangenheit, von der sich leider die Medicin der neuesten Zeit wiederholt revolutionär losriß, und erhellt der rechte Grund und Zusammenhang in Natur und Geschichte erst im Lichte christlicher Offenbarung.

Allein zugleich kann bei den Mahnungen Windischmanns auch ein bedenklicher Sprung nicht entgehen. Der nämlich über die Reformation hinweg in das frühere Mittelalter. Dieß eines

Theils die Frucht einer auch sonst vorkommenden Fehldeutung der Geschichte in Bezug auf den Anfang der neueren Zeit vom Standpunkte des römisch-papistischen Katholicismus, und andern Theils die Folge eines abstracten Gegensatzes zur jüngsten Zeit. Jenes ist die theoretische Folge der Verkennung der Reformation der christlichen Kirche, als deren praktische Folge großen Theils die Revolutionen der neueren und neuesten Zeit zu betrachten sind. Mit der Reformation der Kirche wird aber vom Standpunkte des römisch-papistischen Katholicismus auch die Reformation der Medicin um so leichter verkannt, als sie nicht blos mit jener gleichzeitig zusammentraf und von ihr ein Analogon ist, sondern als auch der Reformator der Medicin selbst wesentlichen Antheil an der kirchlichen Reformation genommen hat. Darum wird sofort auf das frühere Mittelalter zurückgegangen und an die Medicin der christlichen Mönche und Klöster angeknüpft. Deren einseitig spiritualistische Tendenz, durch welche sie im Gegensatze stehen zu dem einseitigen Naturalismus der Medicin des Alterthums (S. 21), macht dann vollends auch die ebenfalls einseitig naturalistische Richtung der neueren und neuesten Zeit zu einseitig auffassen, zu gering schätzen und geneigt, ihr von Neuem das entgegengesetzte Extrem gegenüber zu stellen, anstatt auch die dafür schon in der Reformation der Medicin liegende Versöhnung (S. 28) zu vollenden.

Doch ist daran so viel wahr, daß verhältnißmäßig bei Weitem mehr der höheren, dem Seelenleben und dem Geiste zugewendeten, Seite der Heilkunde Noth thut, als ihrer niedrigeren, der Natur und dem Physischen zugewendeten. Und von welch' bedeutender Wichtigkeit die Auffassung des Menschen nach Leib, Seele und Geist, besonders wegen des Unterschieds zwischen Seele und Geist, sei, wird in Bezug auf die Anthropologie überhaupt und insbesondere auch in Bezug auf Lebensmagnetismus und Psychiatrie mehr und mehr erkannt, und hängt davon wesentlich die Beseitigung von Fehlgriffen der letzteren ab, wie sie theils schon vorhanden, theils noch zu fürchten sind. Gleichwohl aber ist es die Naturseite des Menschen (im Gegensatze zu seiner geistigen Persönlichkeit), welche vorzugsweise der Medicin anheimfällt, und handelt es sich nicht weniger darum, diese mit Benützung des Reichthums der neueren

Zeit an empirischem Materiale in Bezug auf Medicin und Naturkunde nur vollständiger wissenschaftlich aufzufassen, namentlich die in der Reformation der Medicin liegenden Keime und Ansätze des Parallelismus vom Mikrokosmos und Makrokosmos und seiner Consequenzen vollständiger zu entwickeln und zu constatiren.

Wiederum aber sind Natur und Geist, Mikrokosmos und Makrokosmos, ihre Geschichte und Verhältnisse, auch in Beziehung auf die Heilkunde, ohne das Licht und die Richtschnur der im Christenthume geoffenbarten Wahrheit nimmermehr richtig zu würdigen. Nur daß nicht blos zwischen dieser selbst und zwischen so manchen confessionellen Menschensatzungen wohl zu unterscheiden ist, sondern auch die christliche Gesinnung für sich nicht sofort auch die ärztliche Wissenschaft einschließt. Endlich ist auch hierbei, wie in der bezeichneten verwandten Richtung der Psychiatrie, zum Theil zu unbedingt von jedem concreten Falle geltend zu machen versucht, was zunächst nur im Allgemeinen in Bezug auf den Urgrund des Krankseins überhaupt gilt, und was nunmehr häufig weniger an sich selbst, als vielmehr durch seine Folgen sich thätig erweist.

Wieviel aber auch mit Recht oder auch nur aus Vorurtheil gegen solche Theorie eingewendet werden könne oder wolle; so hat sich doch die Praxis bereits bis auf einen gewissen Grad ihr entsprechend gestaltet und scheint es noch weiter thun zu wollen. Zu diesem Behufe braucht nur einerseits an das in neuerer Zeit besonders rege gewordene Interesse für bessere Krankenwartung überhaupt und für geistliche Ordensglieder behufs derselben insbesondere erinnert zu werden. Schon ist fast nur Eine Stimme zu Gunsten namentlich der barmherzigen Schwestern als Krankenwärterinnen und schon hat man darauf Bedacht zu nehmen angefangen, wie Entsprechendes auch in protestantischen Ländern zu gewinnen, also wenigstens in dieser Weise eine gewisse Wiedervereinigung des ärztlichen und geistlichen Standes und Berufs oder jedenfalls eine mehr anthropologische Heilkunde zu erzielen sei. Wie oft aber erwachsen aus kleinen Anfängen große Resultate! Zwar darf man nicht zu unbedingt auf die Vortrefflichkeit jener Krankenpflege rechnen und soll auf anmaßende Uebergriffe von Seiten derselben gefaßt sein; allein die rechte Bildung und Stellung der Aerzte wird ihnen auch vorzubeugen und zu begegnen wissen, ohne deßhalb die Medicin der höheren Weihe einer solchen Verbindung zwischen ihr und dem kirchlich=religiosen Momente zu berauben.

Ergänzend schließt sich hieran die sogenannte historische Pathologie (Hecker u. A.), nach welcher Entstehung, Abanderungen und Untergang ganzer Krankheits=Arten und Geschlechter, deßgleichen die größeren epidemischen und endemischen Verhältnisse, wie mit umfassenderer Rücksicht auf das allgemeine Naturleben, so insbesondere auf die Geschichte des Menschengeschlechts, im Zusammenhange mit ganzen Zeitaltern und Gegenden gemeinsamer Lebensweise, Schicksalen, Sitten u. s. w. betrachtet werden. Von der Geschichte der Krankheiten hat vor Allem die Pathologie um so mehr zu erwarten, je mehr sich der historische Blick erweitern wird. Und das wird er hoffentlich bei dem steigenden Interesse für Beobachtung endemischer und epidemischer Verhaltnisse. Doch möchte dabei das Bedenken: daß wir es so gar förderlich weit über die verborgenen Qualitäten und vagen oder willkührlichen astrologischen Erklärungen früher Zeiten bisher noch nicht hinaus gebracht haben, gründlich nicht so leicht zu beseitigen sein. Ja, großentheils hat sich spater der Blick für jene Verhaltnisse auch nur nach ihrer Beziehung zum allgemeinen Naturleben eher wieder verengt und getrübt, als erweitert und aufgehellt. Und wahrlich, es kommen nicht selten Krankheits= und Witterungs=Beobachtungen vor, bei denen es sich, wenn man deren aus verschiedenen Gegenden und Zeiten vergleicht, sehr fragt: ob nicht an die Stelle der Witterung fast eben so gut irgend etwas anderes Gleichzeitiges gesetzt werden könnte. Aber auch bei einer den makrokosmischen Verhältnissen entsprechenden Erweiterung unseres mikroscopisch häufig all zu sehr beengten Blickes findet sich leicht, wie theils dasselbe epidemische Krankheitsverhältniß bei sehr verschiedener Beschaffenheit der Außenwelt, theils das Umgekehrte Statt finde, wie Naturvorgänge, die man so gerne als allein zureichenden Grund von Seuchen ansieht, diesen hie und da oft eben so gut nachfolgen, als ihnen vorausgehen oder mit ihnen zusammentref=

fen. Wenn irgend etwas, so ist dieser Umstand geeignet, auf den Gedanken zu bringen, daß der zureichende Grund endemischer und epidemischer Verhaltnisse haufig mehr in als außer dem Menschen zu suchen sei. Nur auch da in größeren gemeinsamen Zustanden ganzer Menschenmassen, als natürlicher Theilganzer des Menschheitsorganismus; theils namlich mehr in der Zeit nach beharrender und örtlich beschrankter Eigenthümlichkeit einzelner Menschenraçen, Volkerstamme, Volker, Volkszweige und Stände, theils mehr in gemeinsamem Zustande solcher, der nach zeitlichen Verhaltnissen der Aus- Um- und Rückbildung wechselt. In beiderlei Hinsicht aber fordert die Sache mehr anthropologische Betrachtung. Und dieß zwar theils mehr nach größeren organischen Verhaltnissen des Menschheitsorganismus und seiner großen Organe und Systeme, theils mehr in Hinsicht auf die, zunächst das geistig-persönliche Leben der Menschheit und mehr erst secundär das organische betreffende eigentliche Geschichte. Ja an diesen Rücksichten ist die historische Pathologie selbst noch bedeutender Forderung bedürftig und fahig, und enthält auch für sie die Paracelsische Lehre noch nicht genug berucksichtigte Winke. (Vergl. übrigens meine Anthropol. II. S. 283 ff. 351 u. f.). —

Noch manches Andere zielt darauf ab, der Heilkunde mehr anthropologischen Charakter zu gewahren, und Manches braucht nur unter diesem Gesichtspunkte in's Auge gefaßt zu werden, um in dieser seiner Bedeutung erkannt zu werden. Es werde deßhalb hier nur noch der Wasserheilkunde im weitesten Sinne des Worts gedacht. Man denkt hierbei vielleicht zunachst an den jüngsten, die Aufmerksamkeit besonders erregenden Zweig derselben, namlich an die Benutzung des gemeinen Quellwassers zu einer besonderen, zum Theil heroischen und gewagten, gleichwohl aber beachtenswerthen Form der metasynkritischen Methode (Prießnitz zu Grafenberg 2c.). Es handelt sich hierbei aber noch mehr um den Gebrauch der sogenannte Mineralquellen und des Meerwassers (Seebader). Derselbe hat in neuerer und neuester Zeit ganz auffallend zugenommen und wird dieß, von anderen Ursachen abgesehen, namentlich durch weiter zu hoffende Erleichterung und Gewohnheit des Reisens, noch viel mehr thun. Wir haben nun aber an der ganzen Wasserheilkunde insofern ein modernes Gegenstück zu der Tempel- und Klosterheilkunde des Alterthums und Mittelalters, als sich dabei Therapie und Diätetik und diese zwar durch das Reisen, durch Veränderung des Klima's, durch die vielseitigste Veränderung der gesammten Lebensweise, in Folge deren einerseits mancherlei physisch, psychisch und geistig Nachtheiliges vermieden und andrerseits Vortheilhaftes in all diesen Beziehungen gewonnen wird, als eine vollständigere anthropologische in günstigerem Verhältnisse verbinden und so die ganze Heilveranstaltung mehr anthropologischen Charakter erhalt. Ist aber dabei gleichwohl die organische Seite des Menschen im Ganzen vorherrschend betheiligt, so haben wir ja auch Anfänge in der heutigen Heilkunde bereits bezeichnen konnen, durch die sie auch in Hinsicht auf vorherrschende Betheiligung der geistig-persönlichen Seite des Menschen wieder mehr Aehnlichkeit mit der alten Tempel- und der spateren Klostermedicin bekommen zu sollen und zu müssen scheint. Von weiteren günstigeren Verhaltnissen zwischen Diätetik und Therapie soll noch die Rede sein.

7) Schlußbetrachtungen in Bezug auf die nächste Zukunft der Medicin im Zusammenhange mit ihrer Reformation durch Paracelsus: Biologisch-anthropologische Medicin im Geiste germanisch-christlicher Wissenschaft — Historischer Charakter derselben — Theorie und Praxis — Systemsucht und Systemscheu — Aenderung des Verhältnisses zwischen Medicin und Naturkunde, im Studium der Medicin, des Gesundheits- Krankheits- und Heilungsverhältnisses, der Stellung des ärztlichen Standes.

Aus dem Bisherigen geht hinlanglich hervor, welchen gemessenen Entwickelungsgang die neuere Zeit überhaupt und in Bezug auf Medicin insbesondere bestanden hat, welche verschiedene Wendungen, Richtungen und Stufen derselbe darbiete, so wenig all' das auch sogleich und großentheils selbst jetzt noch erkannt wurde und wird. Insbesondere muß nunmehr erhellen, wie die Entwickelung der Medicin nach ihrer Reformation eine geraume

Zeit lang eine gegen diese mehr centrifugale Richtung eingieng, hierauf aber mehr und mehr auch wieder eine centripetale einschlug. Nachdem nun von letzterer mancherlei Wiedereinlenken und Anknüpfung mit und ohne Wissen und Wollen an die Reformation der Medicin bemerklich gemacht und davon selbst die weiteren Folgen fur die Zukunft angedeutet worden sind, handelt sich's nunmehr noch um einen letzten mehr allgemeinen, concentrirten, zum Theil mehr nur formellen, zum Theil jedoch noch auf einige besondere Punkte etwas naher eingehenden Ueber= und Vorblick, zur bestimmteren Orientirung uber die eigenthümliche Aufgabe der Gegenwart und nachsten Zukunft.

Daß in unsre Tage einer der großten Wendepunkte der Geschichte überhaupt gefallen sei, wird nicht leicht in Abrede zu stellen versucht werden. Noch immer aber brachte jede ahnliche Epoche der gesammten Geschichte auch eine entsprechende Umgestaltung der Medicin mit sich. Daß auch dießmal eine Krisis für dieselbe bevorstehe, ja, wohl bereits im Werke sei, drangt sich immer vielseitiger und unabweislicher auf. Es fragt sich mehr nur noch, welcher Art sie sei.

Aber auch darauf ist die Antwort insbesondere dadurch nahe gelegt, daß man mehr und mehr ein bestimmtes Verhältniß der Gegenwart und nachsten Zukunft der Medicin zu ihrer Reformation durch Paracelsus theils factisch eingeht, theils theoretisch ahnet. Haben wir aber deren Bedeutung darein zu setzen hinreichenden Anlaß gefunden, daß durch sie der Grund zu wahrhaft anthropologischer Medicin im Geiste germanisch=christlicher Wissenschaft gelegt wurde, so legen es der allgemeine Entwickelungsgang und die bisherige Geschichte der Medicin insbesondere nahe genug, die Eigenthümlichkeit der gegenwartigen und nachstkünftigen Heilkunde bestimmter zu fassen.

Alle Entwickelung geht von keimhaft indifferenter Totalität zur Entfaltung der Differenzen über und endlich zu höherer Einheit fort. Den entsprechenden Entwickelungsproceß hat die Medicin des Alterthums von Hippokrates durch die verschiedenen Schulen der folgenden Jahrhunderte und endlich durch Galen durchgemacht. Nach einer eigenthümlichen Wendung wahrend des Mit=

telalters hub derselbe Proceß, nur potenzirt, mit der Paracelsischen Reformation als seinem ersten Stadium von Neuem an. Ihm folgte in entsprechendem Reichthume das Zweite und nun stehen wir allem Anscheine nach theils noch im Uebergang vom zweiten in's dritte, theils bereits im dritten selber.

Handelte sich's unter Hippokrates überhaupt erst um den ersten Schritt zur Selbstständigkeit der Medicin aus ihrer Verschmelzung mit Priesterthum, Philosophie, Kampfschule ꝛc., wobei sie aber mit den ersten Ansätzen der gesammten Naturwissenschaft noch inniger vereinigt blieb; so handelte sich's bereits in ihrer Reformation um mehr Selbstständigkeit der Heilkunde auch in Bezug auf die Naturwissenschaften als solche, indem jene bestimmter als besonderer Zweig angewandter und praktischer Anthropologie hervortrat. Zwar kommt ihr anthropologischer Charakter an sich so gewiß stets und überall vorzugsweise zu, als der Mensch ihr Hauptgegenstand war, ist und sein wird. Allein wie der Mensch früher vorherrschend von seiner natürlich-organischen Seite, und selbst dabei abermals erst mehr physisch, dann mehr psychisch, später aber eben so mehr von seiner geistig-persönlichen Seite sich zu entwickeln bestimmt erscheint, so trat auch die höhere anthropologische Beziehung der Medicin erst später in ein günstigeres Entwickelungsverhältniß und wird dieß noch weiter thun.

Zudem beginnt alle wissenschaftliche Entwickelung ursprünglich mehr nur theils mit genialer Ahnung, theils mit Beobachtung und Erfahrung; geht später durch vorwaltende Reflexion und Abstraction — die im Allgemeinen theils vom Niederen zum Höheren aufsteigen, theils aber auch von centraler Einheit zu peripherischer Mannigfaltigkeit sich fortbewegen — mehr in einseitige Betrachtungsweisen und Systeme über und auseinander, um endlich reifer, unter Verklarung und Sicherung des Anfangs und der ursprünglichen Grundlage, und mit mehr methodischer Sichtung, Ausgleichung und Versöhnung der Resultate des zweiten Stadiums zu höherer Einheit relativ zu schließen. Letzteres ist wohl von Neuem Hauptgeschaft der nächsten Zukunft der Medicin. Das aber fordert die vielseitigste und geläutertste Wissenschaftlichkeit, in welcher es sich insbesondere um ein gehöriges Verhältniß der Ideen und der Speculation zur Erfahrung, Reflexion und Abstraction, sowie um dialectische Kunst und hauptsächlich um den rechten geistigen Standpunkt handelt.

Möglichst tiefe und umfassende Wissenschaft war aber durch die ganze neuere Zeit vorzüglich Sache der Deutschen, wie das germanische Völkerelement sich durch das Mittelalter und die neuere Zeit sich vorzugsweise als Träger höherer Bildung auswies. Dieser Grundzug kann nicht abgeläugnet werden und es zu thun, wird kaum ernstlich versucht. Ja, es gehört am Ende selbst das zum deutschen Charakter, daß das ihm hier Zugesprochene von uns selbst nicht selten allzu bescheiden zu bezweifeln und zu beschränken gesucht, ja, mittels Uebertreibung seiner Universalität selbst in das Gegentheil der selbstverläugnenden und allzu sehr ausländernden Charakterlosigkeit verkehrt wird. Wir dürfen uns aber gar wohl jenes Charakterzugs bewußt sein und ihn bekennen, wenn wir darüber nur auch unsere schwachen Seiten und andere Vorzüge anderer Völker nicht übersehen. Sagen wir nur getrost und in besonderer Beziehung auch auf die der Gegenwart und der nächsten Zukunft gewordene Aufgabe der Medicin mit Paracelsus: ich danke Gott, daß ich ein geborner deutscher Mann bin. Oder wollen und können wir es ungeschehen machen, daß der deutsche Paracelsus Reformator der Heilkunde wurde? Und war denn etwa zwar Hippokrates ein Grieche, es fiel aber etwa der weitere Entwickelungsgang der Medicin des Alterthums vorzugsweise anderen Völkern und einer andern Bildung zu? Wie damals zwar auch Egypter, Juden, Kleinasiaten und Römer, gleichwohl aber der griechische Geist immer die Hauptsache blieb, so werden, wie bisher, auch fernerhin Engländer, Franzosen, Italiener u. s. w. ihren ehrenwerthen Antheil haben, die deutsche Heilkunde aber vorzugsweise zum **Spiritus rector** berufen erscheinen.

Ja, wie die Heilkunde des Alterthums sich darin consequent blieb, daß sie wenigstens bis an's Ende des zweiten Jahrhunderts unter Galen außerhalb des Christenthums stehen blieb, so wird von der der neueren Zeit christlicher Charakter unzertrennlich sein.

Derselbe macht sich entschieden vor Allem bei Paracelsus selbst geltend. In dem spateren Entwickelungsgange unter vorherrschender Reflexion, Abstraction und Empirie mußte er zwar zurücktreten; aber in jedem bedeutenderen Momente desselben trat er doch immer wieder merklich genug hervor. Wie aber die moderne Bildung der neuesten Zeit überhaupt und namentlich auch die Wissenschaft der Wissenschaften, die Philosophie, sich wesentlichst dadurch charakterisiren, daß sie rücksichtlich des Christenthums von einer verhaltnißmaßigen Sonnenferne wieder zur Sonnennahe eingelenkt haben, so wird und muß dieß auch von der Medicin insbesondere geschehen, ja, ist zum Theil bereits geschehen. Nur der Sache entfremdete und verspätete Nachzügler, so viele es deren auch geben möge, können vorurtheilsvoll fragen: was doch das Christenthum mit der Wissenschaft überhaupt, was mit der fraglichen Aufgabe der Medicin insbesondere zu thun habe? Aber ein ganz einfacher Vergleich vermag ihnen die berichtigende Antwort zu geben. Wie namlich zu möglichst umfassendem und richtigem äußerem Sehen nicht blos das eigene Auge, geschweige denn ein besonders blödes und sonst fehlerhaftes, sondern auch äußeres Licht und geeigneter Standpunkt gehören, und wie dazu nicht das erste beste Lichtlein, das wir uns selbst anstecken können, und nicht der erste beste Standpunkt, den sich ein eben so Unkundiger, als Bequemer und Eigensinniger wahlen oder gar selbst erst machen möchte, genügen; sondern wie dazu das Licht der Sonne und ein gegebener höchster und richtigster Standpunkt nöthig sind: so sind dem Menschen zu möglichst umfassender und gründlicher wissenschaftlicher Erkenntniß, außer den eigenen Vermögen und oft gegen das eigene Belieben und Wahnen, das Licht, der Standpunkt und die Orientirung göttlicher Offenbarung unumgänglich nöthig und ist diese am vollkommensten im historisch-positiven Christenthume gegeben. Wohl kann deren, ja soll gewisser Massen selbst, die blose Empirie entbehren. Allein blose Empirie und möglichst umfassende und gründliche wissenschaftliche Erkenntniß sind auch zwei verschiedene Dinge, von denen es sich in Bezug auf die theils schon obwaltende theils noch bevorstehende Entwickelungsepoche der Heilkunde mehr um das letztere als um das erstere handelt. Selbst eine besser gemeinte Exception, daß dabei das christliche Element eine Rolle nur als in der fraglichen Entwickelung „aufgehoben" zu spielen habe, können wir nicht unbedingt zulassen. Denn was auf einer niedrigeren Entwickelungsstufe mehr nur erst im potenzialen Zustande obwaltet, hat auf einer höheren mehr actual vorzutreten und sich geltend zu machen. —

In solchem Grund und Boden und in solchem geistigen Clima muß wohl die Medicin vor allem durch eine entsprechende allgemeine Biologie, welche ihr zum Theil mit der Naturwissenschaft gemeinschaftlich sei, Wurzel schlagen. Die mehr nur auf die Erscheinungen gerichtete empirisch-analytische, gleichsam anatomische, Naturkunde muß über lang oder kurz mehr auf das Wesen des Lebens und auf eine mehr erst genetisch-physiologische, speculativ-synthetische Betrachtung der Natur führen. Ein erstes Stadium davon ist bereits in der Naturphilosophie gegeben. Zwischen ihm und dem oder den Folgenden hat nur ein nochmaliges ergänzendes Ausholen von der vorbereitenden Richtung Statt finden müssen. Denn dem Aus- und Fortgehen der allgemeinen Biologie von und an der Idee des Lebens im weitesten Umfange des Worts muß das möglichst vollständige Materiale der empirischen Naturkunde eben so äußerlich zur Orientirung dienen, wie innerlich das, was nothwendig aus der Natur des Lebens folgt. Das gemeinschaftliche Resultat aber wird vor Allem die Anschauung der Natur als des protoorganisch-makrokosmischen Urorganismus, sowie weiter der deuteroorganisch-mikrokosmischen Sphäre der Natur nach ihren allgemeineren Stufen und Richtungen sein. Doch hat die allgemeine Biologie nicht auf die Natur beschränkt zu bleiben, sondern sich auch durch das Reich des Geistes, der eigentlichen Geschichte, der Freiheit und Gnade zu erstrecken*). In Mitten dieser beiden Reiche aber erhebt sich aus solcher Wurzel die Anthropologie als nächst weitere Grundlage der Medicin, durch welche die letztere schon nur noch eines Theils mit der Naturwissenschaft als solcher im

*) In diesem Sinne habe ich „Grundzüge der allgemeinen Biologie" von Neuem versucht in der Zeitschrift für Philos. von Fichte.

Zusammenhange und Verhältnisse steht, indeß jene nach der andern Beziehung sich zugleich von dieser scheidet und anderweitige Verbindungen und Verwandtschaft eingeht. Und von dieser breiteren Basis aus und ihr nach allen Richtungen entsprechend, also durchaus anthropologischen Charakters, haben sich Lebensmittellehre und Diätetik, die Lehre von den Schädlichkeiten und die Pathologie, sowie endlich die Heil- (nicht blos Arznei-) Mittellehre und Therapie zu entwickeln.

Man sehe aber die gegenwärtige Literatur nur darum an, und man wird gewahren, daß von verschiedenen Seiten her für den Anbau wahrer eigentlicher Anthropologie wissenschaftliche Kräfte thätig sind und daß Aerzte ganz besonders regen Antheil daran nehmen. Zwar bewährt sich's auch hierbei, daß aller Anfang schwer sei, und man ist zum Theil selbst über die Aufgabe, den Umfang und die Hauptgliederung der Anthropologie noch ziemlich uneins. Allein was noch nicht ist, wird werden. Und indem Aerzte bei ihren deßfallsigen Bestrebungen den zu engen und niedrigen Begriff einer sogenannten medicinischen Anthropologie selbst zu desavouiren sich vermüssigt finden, und von Philosophen das wünschenswerthe Entgegenkommen in Ermangelung concreteren Wissens und mehr auf das Practische gerichteten Forschens öfters vermissen, sehen sie sich um so mehr veranlaßt, sich mancher Gegenstände und der Methode der Philosophie zum Theil selbst zu bemächtigen und so dieselben auf eine wünschenswerthe Weise der Medicin überhaupt inniger anzueignen.

Wohl entgeht nicht, daß gegen ein gewisses, damit auch für die Medicin gefordertes, ideales und speculatives Verhältniß gerade bei den Aerzten große Antipathie besteht. Allein man verwechsele nur auch nicht concrete Ideen und blose Abstracta, noch einseitige Reflexion mit wahrer Speculation oder den Gebrauch dieser mit ihrem Mißbrauche. Führen denn aber nicht das einfachste Beobachten und Bedenken in Bezug auf Werden und Entwickelung organischer Wesen darauf, daß je und je vor Allem die Idee, die ideale Wesenheit zu dem Werdenden und Zuentwickelnden gegeben sei, daß das Entwickelte und Gewordene eben nur die realisirte Idee und daß alles Sein und Wirken des Ersteren zwar ein Resultat theils der ihm als Lebensprincip zu Grunde liegenden und innewohnenden Idee, theils ihrer Verwirklichung zur Organisation mit ihren dynamischen, chemischen und mechanischen Verhaltnissen, im Ganzen aber doch vorzugsweise der ersteren sei*)? Wohl ist in der einmal entwickelten Welt mit der ursprünglichen Idee für irgend etwas einzelnes Neues zugleich auch ein angemessenes Substrat gegeben und steht mit dem Sich-entwickelnden anderes verhaltnißmaßig Fertiges in Beziehung; aber doch nur als äußere Stätte und als äußeres Hülfsmittel der Entwickelung und des lebendigen Seins; so zwar, daß jene dabei im Ganzen selbst mehr nach ihrer innerlichen idealen Wesenheit und Bedeutung, als nach ihrer äußerlichen Erscheinung betheiligt sind. Im Grunde findet dabei die wesentlichste Analogie zwischen Werken der Natur und der Kunst Statt. Auch zum Kunstwerke gehort ein außerer Stoff an dem, und gehoren äußerliche Mittel, durch die es zur Wirklichkeit gebracht wird. Die Hauptsache aber ist dennoch die Idee des Künstlers. Ja, am Ende fallt selbst in mancher Hinsicht der Vergleich zu Gunsten der Werke der Natur aus.

Auch die Geschichte ist in ähnlicher Weise das Werk von Ideen. Wahre Speculation aber nichts anderes als die anschauliche Erkenntniß der Ideen, ihrer Entwickelung und Verwirklichung. Wie sollte demnach die Medicin wahrer Speculation an sich entbehren konnen oder solche ihr gar feindlich sein! Ist dieß doch die Speculation auch selbst nicht gegen die Empirie und andere Mittel und Wege vollstandiger und wissenschaftlicher Erkenntniß oder eben der erst durch sie alle integrirten Wissenschaft; so wenig als zum Kunstwerke die blose Idee des Künstlers hinreicht, da zu jenem auch noch ein außerer Stoff und mancherlei Mittel, Werkzeuge und Fertigkeiten erforderlich sind. Von der Verwechselung der Speculation mit Abstraction und Reflexion aber abgesehen, so ist das Hauptmittel, jene selbst vor Mißbrauch zu schützen, historischer, historisch-genetischer,

*) Man vergl. namentlich auch Burdach· Anthropologie §. 111—128; Carus: System der Physiologie, Einleitung, sowie meine eben erst angeführten Grundzüge der allgemeineren Biologie.

Charakter der Wissenschaft. Vollendete Wissenschaft fällt mit der Geschichte ihres Gegenstandes und seines Verhältnisses zum menschlichen Geiste in Eins zusammen. Nur aber mit Geschichte nicht blos als empirischer Auffassung ihrer einzelnen äußerlichen Erscheinungen als solcher und nicht blos als einseitiger Reflexion über dieselbe; sondern als anschaulicher Erkenntniß der ihrer empirischen Erscheinung, die freilich als solche vor Allem gekannt sein muß, zu Grunde liegenden Ideen, der innerlich zusammenhängenden lebendigen Entwickelung derselben und ihres Wober, Wodurch, Wie und Wozu. Darum nimmt auch alle Wissenschaft in demselben Verhaltnisse, in welchem sie tiefer, totaler und vollkommener wird, mehr historischen Charakter an. Und das hat alle Wissenschaft der neusten Zeit immer augenscheinlicher gethan. Die Medicin wird und kann dabei nicht zurückbleiben. Auch solche historische Haltung ist laut der Geschichte überhaupt und der Geschichte der Wissenschaften insbesondere vorzugsweiser Charakterzug germanischen Wesens und das Christenthum ist durch und durch historisch, ja, Wurzel, Lebenskraft und Befruchtendes aller Geschichte, ihrem Anfange zu Grund liegend, ihren mittelsten Wendepunkt ausmachend und ihre Zukunft und ihr Ziel der Hauptsache nach offenbarend. Germanisch-christlicher Wissenschaft kommt daher eben deßhalb historischer Charakter zu, den denn auch alle bisherigen Andeutungen der Aufgabe der Medicin für die Gegenwart und nächste Zukunft wesentlich voraussetzen und fordern.

Solcher Charakter der Medicin, wie er nothwendig zur Versöhnung und Ausgleichung der verschiedenen Elemente und Momente ihrer wissenschaftlichen oder theoretischen Seite führen muß, wird auch von Neuem eine richtige Versöhnung zwischen Theorie und Praxis der Medicin stiften. Zwischen ihnen tritt nur zu oft etwas dem Kriege der Glieder gegen den Magen Entsprechendes ein. Und doch sind sie an sich nur zwei Seiten, zwei polare Richtungen Eines Ganzen, vergleichbar der Receptivität und dem Wirkungsvermögen Eines individuellen Organismus, oder der Assimilation und Ausscheidung, der Nerven- und Muskelthatigkeit desselben Thierlebens, ja, der sensoriellen und motorischen Wirksamkeit desselben Nervensystems. Wohl können Abnormitäten, besonders einseitige Subjectivität, der Theorie abnorm zurückwirken auf die Praxis. Aber es fehlt auch nicht an dem entsprechenden umgekehrten Verhaltnisse. Und selbst solch' abnormes Wechselverhaltniß spricht dafür, wie innig sie zusammengehören und wie wenig sie einander entbehren können. Der Abnormitat einseitiger Subjectivitat der Theorie aber begegnet am besten historische Haltung. Und achte Theorie muß ihren Werth und ihre Nothwendigkeit besonders in einer so kritischen Epoche, wie die ist, in der sich gegenwartig auch die Medicin befindet und wo ihr Orientirung so noththut, bewahren.

Je mehr die Theorie dabei leisten wird, was ihres Amtes ist, desto mehr wird sie sich selbst vor dem Extreme der Systemsucht bewahren und Vorwande für das noch beklagenswerthere andere Extrem der Systemscheu beseitigen. Systematische Form ist an sich allerdings fur die Wissenschaft und jeden wissenschaftlichen Beruf, dergleichen denn doch wohl auch die Medicin einer ist, dasselbe, was organische Gestaltung für den Organismus ist. Wie eigentlich Unorganisches nur Resultat von Tod und Zerstörung von Organischem ist und wieder zu solchem zu werden bestimmt erscheint, so hat auch alles zur Wissenschaft Gehörige rechten Sinn und volle Bedeutung nur in Beziehung auf das System. Allein so lange noch nicht „aller Tage Nacht“ gekommen ist, ist auch für das System nur Annaherung an Vollendung und Abschluß möglich. Dabei hat jedoch nicht blos das vage Bewußtsein des relativen Stuckwerks alles menschlichen Wissens nur so überhaupt zu leiten, sondern vielmehr vorzüglich die bisherige Geschichte der Wissenschaft, als organische Entwickelung aufgefaßt, deren bisherigen Stufen, Richtungen und Wendungen die Gegenwart bestimmte Momente zu gewahren hat, die zugleich mit der der Zukunft anheimfallenden Entwickelungsgeschichte in einem bestimmteren Verhaltnisse zu erkennen sind. Für den gegenwärtigen Fall ist bereits hinlanglich angedeutet, wie die Medicin vor Allem von dem Grunde der Reformation der Heilkunde, die selbst wieder ein bestimmtes Verhaltniß zu ihrer Vergangenheit involvirt, relativ verklarend und vollendend auszuholen, den zwischen ihr und der Gegenwart liegenden Inhalt der Geschichte der Medicin zu sichten, zu berichtigen, auszugleichen und besonders seinen höheren Beziehungen nach zu ergänzen habe und ein System der Systeme der Medicin anstreben müsse, ohne sofort das äußerste Ziel erreichen zu wollen, sondern das der Zukunft, zwar nicht blindlings, aber auch mit bescheidener Prognose, überlassend.

Mit solcher Prognose in Bezug auf einige besonders nahe liegende und ihrer bedürftig erscheinende Punkte schließen wir daher in Folgendem.

Vor Allem scheint eine Aenderung des Verhältnisses zwischen Medicin und Naturkunde mehr und mehr nöthig zu werden. Es ist sattsam bemerklich gemacht, wie beide nach allgemeinem Entwickelungstypus im Alterthume noch inniger verbunden, ja verschmolzen sein konnten und mußten, wie aber schon mit der Scheidung zwischen Mittelalter und neuerer Zeit eine größere Differenzirung und relative Absonderung zwischen beiden begann und wie es im späteren Verlaufe der neueren Zeit wiederholt selbst zu übertreibenden Trennungsversuchen kam. Wie in anderen Hinsichten, so trat zwar auch in dieser in neuester Zeit eine abermalige, nur um so innigere und vielseitigere Verknüpfung beider ein; aber auch dieß mehr nur in Folge eines nur temporären tieferen Ausholens behufs um so entschiedneren Fortschritts. Der Mensch ist nun einmal nicht blos Naturwesen, und somit die Anthropologie überhaupt und damit denn auch die Medicin, als besonderer Zweig angewandter Anthropologie, nicht blos ein Glied der Naturwissenschaft. Durch die natürlich-organische Seite des Menschen und dadurch, daß die makrokosmische Natur in allseitiger Beziehung zu dieser steht, werden zwar auch die Anthropologie überhaupt und die Medicin insbesondere stets Verwandtschaft und Zusammenhang mit der Naturkunde behalten. Aber mittels des geistig-persönlichen Charakters des Menschen bis auf einen gewissen Grad auch mit mancherlei anderen Wissenschaften und Interessen. Deßhalb dürfen aber Anthropologie und Medicin so wenig mit jener als mit dieser amalgamirt und verfließen gemacht werden, sondern ist insbesondere die Medicin, obwohl vorerst noch mit der Anthropologie überhaupt inniger verschmolzen, durch ihren Begriff und durch ihre bisherige Entwickelung zu einer gewissen Selbstständigkeit bestimmt und befähigt und muß darnach angesehen und behandelt werden, wenn sie nicht selbst nothleiden soll.

Dazu drängt denn aber auch die Noth. Sowohl die Naturkunde als die Medicin sind, jede für sich, so gewaltig angewachsen, daß ja, weit entfernt, daß beide ganz und gar von Einem menschlichen Berufe umfaßt werden konnten, sich vielmehr jede selbst abermals in eine Mehrheit besonderer Berufsarten entfaltet und geschieden hat. So wenig ein und derselbe Mensch zugleich tüchtiger Kosmolog und Astronom, Geolog, Mineralog, Botaniker und Zoolog, Physiker und Chemiker ꝛc. sein kann, so wenig kann ein und derselbe Mensch gleich vollkommener Anatom, Physiolog, Psycholog, Arzt im engeren Sinne, Chirurg, Geburtshelfer, Psychiater u. s. w. sein, geschweige denn all dieses und jenes zugleich. Dieß ist um so weniger möglich, bei der unendlichen Breite und Mannigfaltigkeit einseitig empirischer Natur- und Heilkunde. Wer vermag doch gegenwärtig zugleich seinem ärztlichen Berufe treu zu bleiben, den unerläßlichen Anknüpfungen an die verschiedenen Zweige der Naturkunde zu entsprechen und z. B. der Physik und Chemie auf ihrem weiten Gebiete und mit ihren täglichen Umgestaltungen zu folgen? Und wozu das, muß man zum Theil fragen, da so manches, was heute richtig und begründet scheint, morgen geändert oder aufgegeben werden muß? Nein, eine Auswahl von Einzelkenntnissen und constatirten Thatsachen und Gesetzen und außerdem vorzüglich eine systematische allgemeinere Uebersicht der Naturkunde, mit besonderer Rücksicht auf den Parallelismus zwischen der makrokosmischen Natur und dem Menschen als Mikrokosmos, thut dem Arzte Noth; ein gegentheiliges Bestreben und Verfahren führt sonst zu leicht zu dem: in omnibus aliquid, in toto nihil. In der That wird nicht selten ärztliche Untüchtigkeit durch einen schmarotzerischen naturwissenschaftlichen Dilettantismus übel genug bemäntelt, indeß eine allgemeinere systematische Uebersicht, die bereits mehrmals postulirte allgemeine Biologie, der Naturkunde selbst immer mehr zum Bedürfnisse wird, um über die Theile das Ganze nicht aus dem Auge zu verlieren und von dem empirischen Materiale nicht verwirrt und erdrückt zu werden. —

Und solch' eine bescheidene Beschrankung kann und wird sich namentlich auch in folgender Aenderung des Studiums der Medicin heilsam erweisen. Zu bildende Aerzte werden ohne sie leicht schon von vorne herein von der ungemessenen Masse des ihnen zugemutheten Materials entmuthigt und gelahmt; am meisten aber pflegen darunter theoretische Tiefe, Scharfe und Lebendigkeit, Energie, Adel und Fruchtbarkeit zu verlieren. Von verschiedenen Disciplinen der Philosophie, von der Geschichte, Philologie, Mathematik, einer Encyklopadie der Natur- und Heilkunde, wohl in Verbindung mit einer mehr nur äußerlichen Literargeschichte derselben, sowie von den Hauptzweigen der Naturkunde selbst bereits bedrangt, warten ihrer sofort allgemeine und specielle menschliche, vergleichende und pathologische Anatomie. So geht es dann leicht mit einseitig empirischem Sinne und insbesondere einem mehr nur anatomischen Blicke weniger an die ganze wissenschaftliche Anthropologie, als vielmehr nur an die Physiologie und mit ihr haufig abermals an eine von Ideen zu wenig durchdrungene und belebte empirische Masse. Und indem es so für eine wahrhaft wissenschaftliche Diatetik, allgemeine Pathologie, Therapie und Heilmittellehre um so mehr an der nothigen Vorbereitung und Empfanglichkeit fehlen muß, als sich nun alsbald auch der Wust der speciellen Arzneimittellehre herbeidrangt, so wird jenen allgemeinen wissenschaftlichen Grundlagen auch von anderer Seite nicht die nöthige Aufmerksamkeit gewidmet. Indeß auf den Lehrstuhl der Anatomie, der eben nicht ganz zweckmaßig die Physiologie oft gewisser Massen nur als Anhangsel zugefügt ist, ein entsprechendes Gewicht gelegt wird, am hochsten aber die klinischen Lehrstellen gehalten zu werden pflegen, erfreuen sich jene allgemeineren Grundlagen selbst von den Facultaten und Regierungen fast in der Regel keineswegs der nöthigen Aufmerksamkeit und Fürsorge. Und wie für sie oft jeder Lehrer gut genug scheint, so wird um so mehr von Studirenden häufig nur zu leicht über sie hin zur speciellen Pathologie und

Therapie, zur Chirurgie und Geburtshülfe geeilt, die ihrer Natur nach mehr empirischen Charakters sind, dabei aber gerade die Psychiatrie, welche so manche wünschenswerthe Anknüpfung mit sich brächte, am leichtesten vergessen oder geringfügig behandelt. Was Wunder, wenn dann die Kliniker in einem allzu günstigen Verhaltnisse mehr nur einer praktischen Routine dienstbar werden, zumal da es zur Zeit noch an einer psychiatrischen fehlt und wohl auch ein eindringlicheres und zusammenhangendes Studium der Geschichte der Medicin um so mehr vernachlassigt wird, als man davon an der schon der Encyklopadie beigegebenen Literargeschichte und an den in den einzelnen speciellen Lehrfächern vorgekommenen historischen Anknüpfungen genug zu haben meint! Auf jene allgemeinen und eben darum mehr speculativ zu haltenden Grundlagen der Medicin, sowie auf deren eigenes weiteres Fundament, die allgemeine Biologie und die Anthropologie, sowie endlich insbesondere auf ein, ernsteren Anforderungen an wissenschaftliche Bildung entsprechendes, Studium der Geschichte der Medicin, mit der sich auch erst die gesammte Theorie in ihrem rechten Geiste und Zusammenhange vollends herausstellt, sollte und wird hoffentlich mehr Gewicht gelegt werden und kann es namentlich auch dadurch, daß das Verhaltniß zwischen Natur- und Heilkunde besser beachtet, daß sich die letztere mehr ihrer eigenthümlichen Selbstständigkeit bewußt wird und daß mehr Concentration auf dieselbe Statt findet.

Zu diesem Behufe dürfte es gut sein, mit der allgemeinen Biologie und mit der Anthropologie, von welcher die Physiologie nur einen Theil bildet, von der Anatomie vorerst mehr nur dasjenige zu verbinden, was medicinische im engeren Sinne genannt werden könnte und was an österreichischen Universitaten durch höhere Anatomie bezeichnet zu sein scheint, was aber jedenfalls die vergleichende zugleich mit begreifen müßte. Die übrige möchte mit näherem Anschlusse an die Chirurgie besser erst nachfolgen. Dagegen sollte wohl Krankenbeobachtung nicht erst selbst nach der speciellen Pathologie und Therapie folgen, vielmehr mit vorzugsweiser Beziehung auf das Pathologische nicht blos schon mit dem Lehrvortrage dieser, sondern bereits selbst mit dem der allgemeinen Pathologie und Therapie verbunden sein. Das würde zugleich auch den Lehrern eine wünschenswerthe praktische Beschäftigung geben und, wenn nicht überhaupt, so doch von solch' einem Maase von Privatpraxis abhalten, das dem Lehramte und der Wissenschaft meistens viel mehr nachtheilig als vortheilhaft wird. —

Noch ist in Bezug auf die praktische Seite der Medicin im Zusammenhange mit eigenthümlichen Gesundheits-, Krankheits- und Heilungsverhältnissen namentlich Folgendes zu bedenken. Die Geschichte der Medicin bezeugt es, was ohnedieß zu schließen und zu postuliren wäre, daß je früher, die acuten Krankheiten überhaupt und die pandemischen insbesondere ein um so günstigeres Verhältniß behaupteten, indeß später sporadische Krankheiten überhaupt und chronische insbesondere im Ganzen verhältnißmäßig immer vorherrschender wurden und dieß wohl noch weiter thun werden. Je mehr wir nun neuerlich die Naturheilkraft wieder erkennen und schätzen lernten, desto mehr befestigte sich auch die Ueberzeugung, daß bei acuten Krankheiten die Heilung im Allgemeinen zu einem großen Theile von ihr geleistet werde und daß dagegen die Kunstheilung bei chronischen Krankheiten mehr zu thun habe. Mit Recht setzte Paracelsus in deren Heilung die Hauptstärke der Heilkunst und darin ist ein wesentlicher Fortschritt der neueren Medicin gegen die alte, insbesondere gegen die Hippokratische, zu erkennen. Mit der Zunahme der chronischen Krankheiten steigern sich also offenbar die Anforderungen an die Heilkunst oder künstliche Heilung. Und auch dieß dürfte zum Antrieb dienen, daß sich dieselbe mehr in ihrer eigenthümlichen Sphäre zu concentriren und zu befestigen suche und aus einer gewissen Vermengung und Verfließung mit der Naturwissenschaft nach Möglichkeit zurückziehe und sammle. Diese Forderung steigert sich durch die Erwägung, daß die sporadischen Krankheiten ein immer noch günstiger werdendes Verhältniß einnehmen und daß diese die Heilkunst auch deßhalb mehr in Anspruch nehmen, weil sie aus manchfaltigeren individuellen Verhältnissen resultiren, wodurch sie in jedem einzelnen Falle in pathologischer und therapeutischer Hinsicht mehr und Eigenthümlicheres fordern. Dazu kommt, daß im Fortgange der Entwickelung des Menschengeschlechts überhaupt und der Civilisation insbesondere die Beziehungen des psychischen und geistigen Lebens zur Gesundheit, Krankheit und Heilung immer manchfaltiger und eigenthümlicher werden. Dadurch hat auch die ärztliche Praxis immer mehr an höhere menschliche Lebensbeziehungen anzuknüpfen und mehr eigentlich und vollstandig anthropologisch zu werden. Dieß gewisser Massen auch dadurch, daß mit wachsendem Uebergewichte chronischer Krankheiten und formloserer bloser krankhafter Zustande — und derlei vermehren sich in der That in demselben Verhaltnisse, als sich nicht blos acute, sondern auch überhaupt concretere Krankheiten verhaltnißmaßig vermindern — auch die diatetische Beziehung des Heilgeschafts ein günstigeres Verhaltniß zur Therapie im engeren Sinne einnimmt. Die so sehr im Wachsthume begriffene Wasserheilkunde in dem oben bezeichneten weitesten Sinne des Worts ist deshalb ein sprechendes Zeichen der Zeit.

Zudem kann nicht entgehen, daß die Diatetik für sich in neuerer Zeit mehr als irgend ein anderer Zweig der Heilkunde darnieder liege und die Sorge und Thätigkeit der Aerzte um so mehr in Anspruch nehme, als unstreitig Sicherung, Erhaltung und Förderung der Gesundheit ein ungleich wünschens- und dankenswertheres Geschäft der Heilkunde bildet, als die beste und glücklichste Therapie. Leider aber stößt diese nur zu oft auf Aufgaben, an denen sie sich fruchtlos abmüht, dergleichen ihr aber manchfach erspart werden konnten, wenn die Diätetik mehr Spielraum hatte und wenn beide, richtiger verbunden und früher angewendet, Manches glücklicher im Keime bekampften, was bis auf einen gewissen Grad eingewurzelt, gediehen und erstarkt den größten Anstrengungen nicht mehr weicht.

Auch dafür fehlt es nicht an mahnenden Zeichen der Zeit. Wie lange wird doch schon und mit hinreichendem Rechte über augenscheinliches bedenkliches Herabkommen der Gesundheit, über immer mehr überhand nehmende Ueberreizung, Abspannung, Abschwächung und Zerrüttung geklagt! Maßigkeitsvereine, homöopathische Diät, die diätetische Seite der Wasserheilkunde, Turnanstalten, Anklagen gegen die Schulen u. dergl. sind dadurch veranlaßte Reactionen, welche die Aufmerksamkeit der Aerzte gar sehr in Anspruch nehmen und sie zur Theilnahme auffordern. —

Damit aber derlei Anforderungen der Zeit hinreichend und erfolgreich von den Aerzten entsprochen werden könne, thut der Stellung des ganzen ärztlichen Standes im Staate manches Noth. Dadurch nämlich, daß die Mehrheit derselben einen blosen Gewerbsstand bildet, dessen Mitglieder vom Publikum in Anspruch genommen werden können oder nicht und wann es diesem beliebt, dessen Angehörige nur von dem darnach prakar fließenden Lohne der sie gebrauchen Wollenden leben und vom Staate selbst mehr nur auf Behandlung von Krankheiten angewiesen sind, ermangeln einerseits die Aerzte der Veranlassung und Befugniß, für Erhaltung und Verbesserung der Gesundheit und zur Heilung geringerer Störungen derselben, die aber in ihren Folgen leicht bedeutend und selbst unbesiegbar werden, thätig zu sein, und wird andrerseits ein großer Theil des Publikums schon aus Scheu vor den Kosten abgehalten, sich ihrer oft und zeitig genug zu bedienen. Zudem ist das Publikum rücksichtlich seines Verhaltnisses zur Heilkunde und besonders der Erhaltung seiner Gesundheit großentheils noch viel zu wenig unterrichtet, noch viel zu vorurtheilsvoll und weniger mündig als in mancher anderer Hinsicht. Selbst wenn die Aerzte gegen ihren eigenen Vortheil, um der Sache und Gottes Willen für Sicherung und Förderung der Gesundheit und zur Verhütung größerer Uebel thatig sein wollten, stünden ihnen Maximen, wie: **medicus non veniat, nisi vocatus** u. dergl. entgegen. Auch der kleinere Theil der als Staatsdiener angestellten Aerzte aber ist mehr nur auf allgemeinere gesundheitspolizeiliche Rücksichten angewiesen, indeß es sich doch beim ärztlichen Wirken so sehr um Individualisiren handelt, und hat selbst dann weniger freie Hand und unmittelbare Autorität und Macht, sowie weniger Lohn als für Geschäfte, welche sich auf die Rechtspflege beziehen, zu erwarten.

Eine allgemeine Stellung der Aerzte ähnlich der von Polizei- und Verwaltungsbeamten, Geistlichen und Lehrern, sowie bestimmtere Anweisung auf Bewachung und Behandlung der relativen Gesundheit und Vorbauung gegen beträchtlichere Krankheiten liegt aber gleicher Weise im Interesse des Staats, der einzelnen Staatsbürger, der Heilkunde im Ganzen und der einzelnen Aerzte*). Das Wachsthum der dem Staate und Einzelnen zur Last fallenden Armuth, Noth, Unzufriedenheit u. s. w. hangt manchfach auch mit Gesundheit und Krankheit zusammen, und von den Aerzten selber ist bei ihrer bisherigen Stellung ein großer Theil nicht blos persönlich den traurigsten Verhaltnissen ausgesetzt, sondern auch die arztliche Wissenschaft und Kunst leidet empfindlich durch solchen Nothdrang und durch die von Einzelnen zu ergreifenden Mittel, sich seiner zu entledigen.

So wird sich denn wohl auch hier die Noth über kurz oder lang mit der besseren Einsicht zur Erwirkung zweckmaßigerer Einrichtungen verbinden, mit denen auch eine theilweise Abanderung des Apothekerwesens Statt finden dürfte. Die Noth wird dazu von selbst das Ihrige thun, das Uebrige besseres Wissen und Gewissen.

---

*) Es wird nicht überflüssig sein, hier zu erinnern an Nasse: über die Stellung der Aerzte im Staate. Leipz. 1823. Vergl. mein: Paieon S. 452 u. f.

Anhang.

Bei allem Ueberreichthume unsrer Zeitschriften = Literatur schien mir doch seit Jahren noch Raum und Bedürfniß für eine weitere Zeitschrift für Heilkunde vorhanden zu sein. Um mich darüber vollends zu vergewissern, entwarf ich bereits vor einiger Zeit nachstehende Proposition, deren weitere Verbreitung jedoch erst hiermit um so zweckmaßiger erfolgen mag, als die Tendenz und Charakter derselben durch den Inhalt der letzten Abschnitte dieser Schrift selbst erst vollends erhellen können. Hiermit um Erklärung zustimmenden Anschlusses bittend, darf ich zugleich aufrichtig versichern, daß mir auch jede wirkliche Belehrung eines Besseren willkommen sein werde.

Im nachsten Jahre beabsichtigt der Unterzeichnete, in Verbindung mit gleichgesinnten Aerzten unter dem Titel:

„Jatrosophische Blätter“

eine Zeitschrift für Heilkunde zu eröffnen, deren Tendenz und Charakter folgende Andeutungen vorlaufig bezeichnen mögen.

Die Ueberzeugung, daß auch für die Heilkunde eine Krisis in unsre Tage gefallen sei, drangt sich immer vielseitiger und unabweislicher auf. Bei ungemein reger Thatigkeit und mannigfaltigen Erfolgen wird aber gleichwohl im Ganzen zu wenig auf die deßfallsigen Zeichen der Zeit geachtet. Die nur auf Anhaufung von Material ausgehende, und selbst dabei meistens noch allzu einseitig aus = und abwarts neigende empirische Richtung waltet unverhältnißmaßig vor. Reflexion und Abstraction, die sich zunächst über sie erheben und sich mit ihr zur sogenannten rationellen Empirie verbinden, vermögen die Masse des Materials nicht wirklich zu bewaltigen, entstellen und verfalschen dasselbe zum Theil sogar, gelangen mehr nur zu sich widerstreitenden Einseitigkeiten und Schattenbildern des wirklichen harmonischen Ganzen und vermehren so noch die Noth. Ein schlaffer Eklekticismus wählt und verwirft, trennt und verbindet unter der bunten Masse mehr nach schwankenden Begriffen, einseitigen Rücksichten und mattem Belieben, als nach festen Grundsatzen, umfassendem Ueberblicke und sicherem Urtheil. Ein nur zu großer Theil auch der medicinischen Literatur ist, von Unberufenen zum Mittel der Befriedigung eitlen Dünkels oder des Broderwerbs gemacht und handwerk- und fabrikmaßig betrieben, einer gesunden und gedeihlichen Entwickelung mehr hinderlich als forderlich. Und die Medicin ist durch all' das immer sichtlicher mit der Gefahr bedroht, nach innen an Geist und Leben, Einheit und Harmonie, Sicherheit und Würde, wie nach außen an Wirksamkeit, Achtung und Vertrauen leicht mehr zu verlieren als zu gewinnen.

Dem gegenüber handelt es sich daher immer dringender darum, auch ihre speculative Seite mehr hervorzuheben, lebendige Ideen, einen tiefer gründenden, allseitiger anknüpfenden, zur Einheit verbindenden und belebenden Geist in ihr mehr anzuregen und zu nahren, festere Grundbegriffe, sicherer leitende Principien, eine wahrer und umfassender Erfahrung mehr entsprechende Methode zu fördern und sich über Hergang, Stand und Ziel der Entwickelungsepoche bestimmter zu orientiren und zu verstandigen, in der sie immer unverkennbarer bereits begriffen erscheint.

Diesem Bedürfnisse steuern aber namentlich die bereits bestehenden Zeitschriften der Heilkunde, die doch übrigens eine so betrachtliche Rolle spielen, im Ganzen bei weitem nicht in dem Maase, als zu wünschen ist und noththut. Wenn ihm daher die iatrosophischen Blatter vorzugsweise gewidmet sein sollen, so wollen sie nicht sowohl, Wasser in's Meer tragend, die Zahl jener nur so ohne Weiteres vermehren, als vielmehr ein nothwendiges Complement mehr oder weniger aller bilden.

Sie selbst aber sollen vor diesseitiger Einseitigkeit und Willkühr insbesondere auch durch ein möglichst historisch-genetisches und vergleichendes Zuwerkegehen zu schützen gesucht werden, das zunächst auf einer tieferen und objectiveren Auffassung der Geschichte der Medicin und weiterhin der Geschichte überhaupt beruhe.

Wie verschieden übrigens die Gegenwart der Heilkunde, deren Verhaltniß zur Vergangenheit und ihre nächste Zukunft auch noch gedeutet werden möge, so scheint doch auf mehrseitiges Einverständniß namentlich insofern bereits gerechnet werden zu dürfen, als es an der Zeit erachtet wird, daß sich die Medicin, weit entfernt, vollends blos ein Zweig der empirischen Naturkunde zu werden, vielmehr für Theorie und Praxis des anthropologischen Charakters erst ganz und recht bemächtige, der ihr von Anfang und an sich stets vorzugsweise zukam. Damit giebt sie ihr Verhältniß zur Naturkunde nicht auf; sondern geht nur ein anderes, beiden würdigeres und vortheilhafteres ein. Und indem sie eine des Namens würdige Anthropologie — in der sich, namentlich auch mittels einer tieferen und umfassenderen allgemeinen Biologie, Natur und Geist, Organisches und Persönliches in eigenthümlicher Einheit und Vermittelung darstellen und auch Physiologie, Psychologie, Pneumatologie u. s. w. als Theile Eines Ganzen sich gegenseitig erganzen und berichtigen — als ihre wahre nächste Grundlage erkennt, wird sie sich noch mancher Einseitigkeit entledigen, noch mancher ihrer wartenden Aufgabe besser genügen, zugleich an Vielseitigkeit und Einheit des Charakters wesentlich gewinnen und sich der Würde, des Einflusses und der Achtung mehr und mehr versichern, die ihr gebühren, an denen sie aber ausserdem von Neuem eher verlieren als gewinnen zu müssen scheint.

Die für die iatrosophischen Blätter bestimmten und nach diesen Gesichtspunkten zu bemessenden Aufsätze können sich übrigens auf dem ganzen Gebiete der Medicin nach allen Richtungen frei bewegen, sollen sich namentlich auch auf Anstalten und Zuwerkegehen behufs der Bildung von Aerzten, sowie auf Medicinalverfassung u. dgl. beziehen und auch so um so mehr practische Tendenz in einem weiteren und höheren Sinne bewähren, als sie immer möglichst von Historisch-Gegebenem ausgehen und in historisch-genetischer und vergleichender Haltung auf Befriedigung bestimmter Bedürfnisse der Gegenwart und nächsten Zukunft hinarbeiten. Anknüpfungspunkte bilden natürlich auch im guten und schlimmen Sinne einflußreiche Erscheinungen in der medicinischen Literatur. Doch soll dabei möglichst Bedacht genommen werden, daß dergleichen je unter allgemeinere Gesichtspunkte gestellt, in einen größeren Zusammenhang gebracht, gedrängte Uebersichten von Verwandtem und, soviel möglich, vermittelnde Erörterungen von Widerstreitendem gewährt werden.

Endlich soll überall eine Auffassung und Darstellung angestrebt werden, in denen sich der Eine Geist höherer Bildung und wissenschaftliche Methode überhaupt nur in besonderer Richtung auf den Gegenstand der Heilkunde bewähren und die, indem sie gerechten Anforderungen an wissenschaftliche Gründlichkeit, Strenge und Würde entsprechen, doch auch nicht blos den besseren Theil der erst noch auf Universitaten heranreifenden ärztlichen Generation, sondern zum Theil selbst das gebildete nichtarztliche Publicum zu Gunsten der Sache anzusprechen vermögen.

Dr. J. M. Leupoldt.

FSC
www.fsc.org
MIX
Papier | Fördert gute Waldnutzung
FSC® C083411

Kolibri 360 GmbH
Ferdinand-Jühlke-Straße 7
99095 Erfurt, Deutschland
produktsicherheit@kolibri360.de